Achte Österreichische Ärztetagung Salzburg

3. bis 5. September 1954

Tagungsbericht

Herausgegeben für die

Van Swieten-Gesellschaft

von

Professor Dr. Leopold Arzt

Mit 36 Textabbildungen

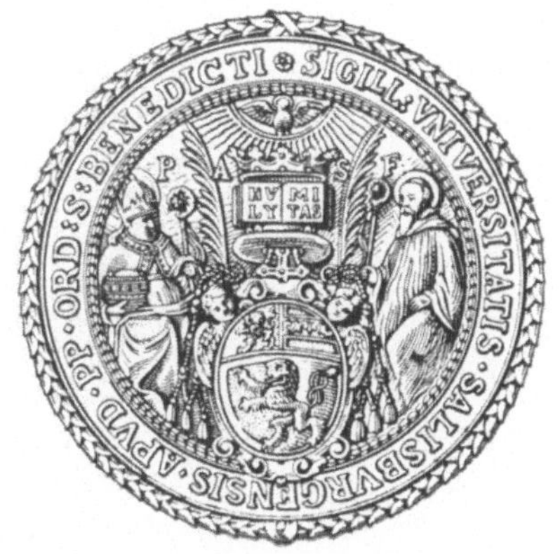

Wien
Springer-Verlag
1955

ISBN 978-3-211-80381-3 ISBN 978-3-7091-5071-9 (eBook)
DOI 10.1007/978-3-7091-5071-9

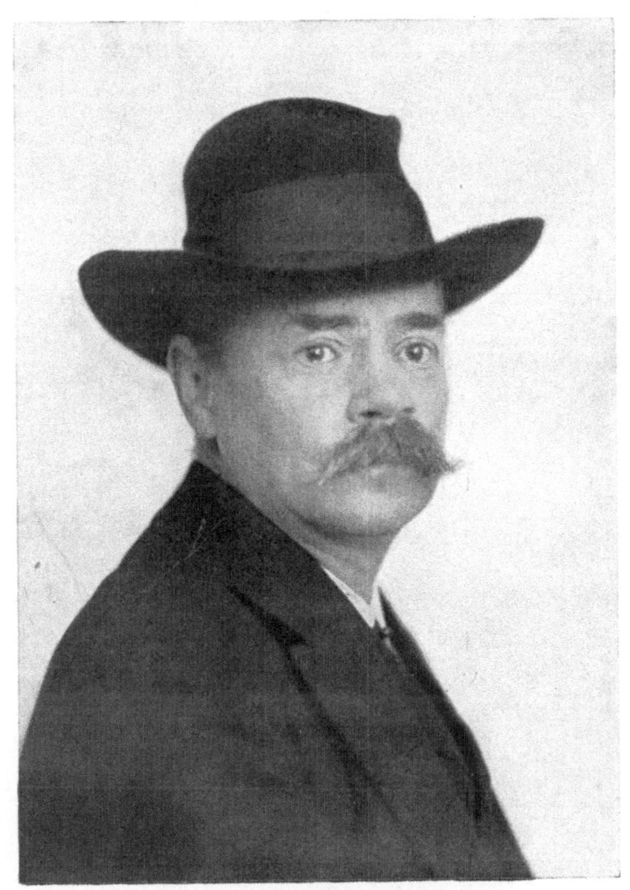

N. von Ortner-Rodenstaedt

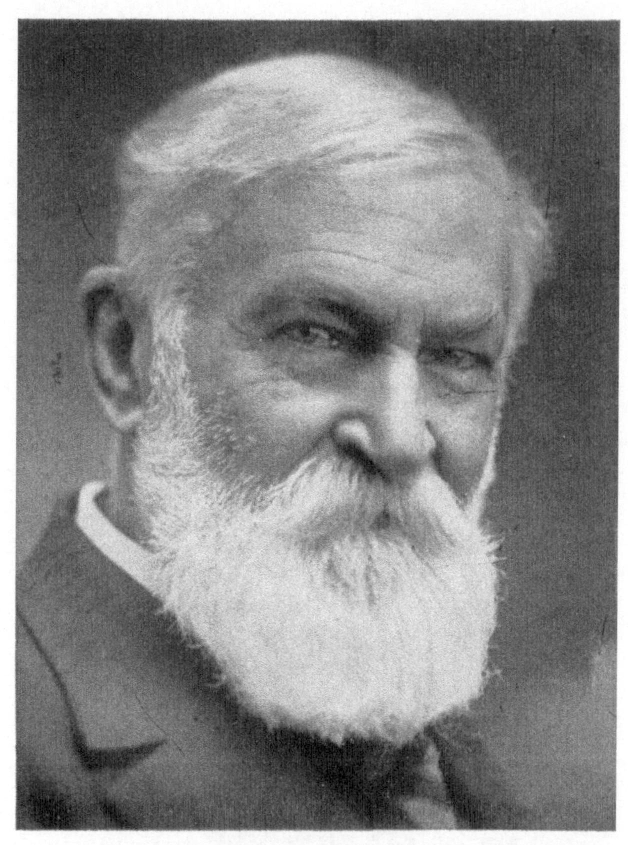

Adolf Lorenz

Inhaltsverzeichnis

Tagungsbericht

3. September 1954

Seite

Eröffnungs- und Begrüßungsansprachen 1

Hoff, F.: Kritische Erörterung der modernen Krankheitstheorien 11

Pirwitz, J.: Die Cystostatica in der Behandlung maligner Tumoren 13

Brücke, F.: Ueber den Einfluß von Hormonen auf maligne Geschwülste 14

Antoine, T.: Die Hormonbehandlung des weiblichen Genitalkarzinoms 34

Bayer, R.: Die interne Behandlung des weiblichen Genitalkarzinoms 41

Kofler, E. und Palmrich, A. H.: Der Einfluß des Follikelhormons auf Entstehung und Wachstum des Korpuskarzinoms 47

Schmauss, A. K.: Experimentelle Untersuchungen über die Hemmung des Hypophysenvorderlappens durch Steroidhormone und ihre Bedeutung für die Hormonbehandlung des inoperablen Mammakarzinoms und die prophylaktische Hormonbehandlung bei der Radikaloperation 53

Fellinger, K.: Die radioaktiven Isotope in der Karzinomtherapie 59

Hofmann-Credner, D.: Erfahrungen mit Radiogoldbehandlung bei 27 Fällen von malignen Tumoren 71

Scheller, E. F.: Ein neues Krebs-Chemotherapeutikum 75

Fleischhacker, H.: Die symptomatische Behandlung des Krebskranken 78

Pischinger, A.: Grundlagen und Bedeutung der Frischzelltherapie 89

Kautzky, R.: Neue Gesichtspunkte in der Behandlung der Claudicatio intermittens 94

Kopf, H.: Zur Behandlung der akuten und chronischen Osteomyelitis 98

4. September 1954

Seite

Hoff, H.: Über die Epilepsie 107

Kraus, H.: Die chirurgische Behandlung der Epilepsie 119

Gund, A.: Erfahrungen mit der Elektrocorticographie 123

Jesserer, H.: Die Tetanie des Erwachsenen................. 127

Mörl, F.: Zur Problematik des Wundstarrkrampfes 140

Siegl, J.: Die akuten Krampfkrankheiten im Kindesalter..... 150

Tapfer, S.: Symptomatologie und Therapie der Präeklampsie und Eklampsie 160

Ledermair, O.: Statistisches über die Eklampsie an der Innsbrucker Frauenklinik....................................... 180

Tomek, St.: Ueber die Wirksamkeit eines Total-Herzextraktes auf den Ablauf des Myokardinfarktes....................... 189

Reimer, E. E.: Zur Therapie erworbener hämolytischer Anämien 193

Thalhammer, O.: Pränatale Erkrankungen an vier Beispielen demonstriert.. 202

Gross, H.: Die Behandlung des Säuglingsekzems 209

Kaindl, F.: Die Behandlung der Angina pectoris............ 216

Mlczoch, F.: Medikamentöse Therapie des Hochdruckes...... 226

Lauda, E.: Die Therapie der Colitis ulcerosa............... 238

Mandl, F.: Zur Chirurgie der Colitis ulcerosa gravis 241

Swoboda, W. und Zweymüller, E.: Neue Verzögerungsinsuline beim Diabetes mellitus im Kindesalter....................... 245

Kölbl, H.: Früh- und Späterfolge bei Ikterus gravis-Kindern nach Blutaustauschtransfusion 250

Filmvorführungen.. 259

5. September 1954

Rissel, E.: Zur Therapie der Virushepatitiden............... 263

Feurstein, V.: Serumhepatitis und Bluttransfusion 270

Spitzy, K. H.: Die orale Penicillintherapie.................. 277

Weithaler, K., Friza, F. und Schröder, C.: Experimentelle und klinische Untersuchungen mit einer Penicillin-Streptomycin-Omnadin-Kombination 281

Ehalt, W.: Die Sehnennaht 292

Böhler, J.: Behandlung der frischen Sehnendurchtrennung an Hand und Fingern... 297

Salzer, G.: Die moderne Behandlung der Brustfelleiterung ... 306

Reitinger, J. und Riess, H.: Die praktische Verwertbarkeit der modernen Thromboseprophylaxe und Therapie während der Schwangerschaft und im Wochenbett 313

Seite

Burian, K.: Fortschritte in der Behandlung der Speiseröhrenverätzung und deren Folgezustände 322

Tappeiner, S.: Indikationen der Radiumtherapie gutartiger Erkrankungen in der Praxis 330

Wittels, W.: Die moderne Therapie der Verbrennungen...... 339

Schmid-Schmidsfelden, O.: Wiederbelebung und Sauerstofftherapie.. 346

Homma, H.: Chronische Endometritis und Zykluspathologie.. 352

Wolf, H. G.: Die Therapie der hämolytischen Syndrome im Kindesalter.. 361

Rosenkranz, A.: Die neuzeitliche Therapie der eitrigen Meningitiden im Kindesalter und ihre Erfolge 366

Generalversammlung 372

Vorwort

Prof. Dr. Leopold Arzt hat seit der Gründung der Van Swieten-Gesellschaft alljährlich den Kongreßband der Oesterreichischen Aerztetagungen redigiert und herausgegeben. Auch dieser Band verdankt noch ihm und seiner unermüdlichen Arbeit sein Erscheinen. Wenn ich an Stelle von Prof. Arzt das Vorwort zu schreiben übernehme, kann es nur seinem Gedenken gewidmet sein, kann es nur dem Dank der Gesellschaft an ihn gelten. Arzt hat unermüdlich und mit lebendigster Anteilnahme der Van Swieten-Gesellschaft gedient. Ihre Aufgaben, die medizinische Forschung zu fördern und der ärztlichen Fortbildung zu dienen, hat Arzt mit seiner ganzen Arbeitskraft und seinem Temperament gefördert. Er hat dabei wahrhaftig nicht seine Ehre gesucht. Dreimal wurde er vom Vorstand der Gesellschaft gebeten, die Präsidentschaft zu übernehmen. Jedesmal hat er entschieden abgelehnt. Wenn auch sein Name und seine Arbeit mit der Van Swieten-Gesellschaft verbunden bleiben wird, so ist doch eben durch den schweren Verlust, den die Gesellschaft durch seinen Tod erlitten hat, der beste Dank an ihn die intensive Mitarbeit an den Zielen der Gesellschaft.

Der vorliegende Kongreßband mußte in einigem gekürzt werden, um nicht allzu großen Umfang anzunehmen.

E. Domanig, Salzburg

Tagungsbericht

3. September 1954

Eröffnungs- und Begrüßungsansprachen

Hr. Prof. Dr. Ferdinand Scheminzky:

Meine Damen und Herren! Wenn wir nun die Tagung des Oesterreichischen Aerztekongresses beginnen, so ist es mir als Präsident dieses Jahres eine angenehme Pflicht, eine Reihe von prominenten Gästen und Besuchern dieser Tagung zu begrüßen. Der Herr Bundesminister für Unterricht hat sich entschuldigen lassen, da er durch die Einweihung der Medizinischen Klinik in Innsbruck verhindert ist, wenigstens heute früh hier anwesend zu sein, er hofft aber der Nachmittagssitzung beiwohnen zu können. In seiner Vertretung ist Herr Ministerialrat Dr. Meznik erschienen, den ich hiermit herzlich begrüße. Der Herr Bundesminister für soziale Verwaltung hatte ursprünglich seine Teilnahme zugesagt, mußte sich aber wegen dringender dienstlicher Verhinderung gleichfalls entschuldigen und hat als seinen Vertreter Herrn Ministerialrat Dr. Bruzl entsandt, dem ich herzlich unsere Grüße entbiete. Besonders freuen wir uns, in unserer Mitte den Herrn Landeshauptmann des Gastlandes Salzburg Dr. Klaus begrüßen zu können, dann Herrn Bürgermeister Pacher von Salzburg-Stadt, und eine besondere Freude ist es uns auch, daß Magnifizenz Prof. Dr. Schönbauer, der Rektor der Wiener Universität, unserer Einladung gefolgt ist und in unserer Mitte weilt, den wir gleichfalls herzlich willkommen heißen. Dann begrüße ich noch den Herrn Präsidenten der Oesterreichischen Aerztekammer Dr. Niederberger und Herrn Landes-Sanitätsdirektor Dr. Bogdanowicz. Zu unserer großen

Freude ist auch Herr Prof. Dr. Wagner, der Präsident der Bayrischen Akademie der Wissenschaften, in unserem Kreis erschienen, dem wir unsere besonderen Grüße entbieten. Weiter sind die zahlreichen ausländischen Gäste willkommen zu heißen, die als Teilnehmer unserer Tagung aus Deutschland, aus der Schweiz, sogar aus Japan und aus den USA. erschienen sind, und nicht zuletzt möchte ich unserer dankbaren Freude Ausdruck geben, daß der Ehrenpräsident unserer Gesellschaft, Herr Prof. Denk, wie alljährlich, in unserer Mitte weilt. Dann möchte ich auch noch allen Vortragenden, die am wissenschaftlichen Programm mitwirken, danken und sie hier begrüßen, insbesondere die Vortragenden, die aus dem Ausland zu uns gekommen sind. Unser Programm ist überaus inhaltsreich und ich möchte deshalb nicht viele Worte machen, damit wir bald an die wissenschaftliche Arbeit schreiten können. Ich darf deshalb gleich Herrn Ministerialrat Dr. Meznik bitten, im Namen des Herrn Bundesministers für Unterricht, Dr. Kolb, zu uns zu sprechen.

Hr. Ministerialrat Dr. Adalbert Meznik (Wien):

Hohes Tagespräsidium, sehr verehrter Herr Landeshauptmann, hochansehnliche Versammlung! Einen Tag vor Beginn dieses Kongresses hat, ebenfalls im Bereich der Medizin, auch in Innsbruck ein Ereignis stattgefunden, dem das Interesse der Unterrichtsverwaltung ebenso gilt, wie es jetzt dem von der Van Swieten-Gesellschaft veranstalteten Oesterreichischen Aerztekongreß 1954 in Salzburg gewidmet ist. In Innsbruck wurden gestern Hörsaal und Laboratoriumstrakt der während des Krieges zerstörten und nun wieder neu aufgebauten Medizinischen Universitätsklinik durch Herrn Bundesminister für Unterricht, Dr. Kolb, in die Unterrichtsverwaltung übernommen. Zu seinem größten Bedauern konnte der Herr Bundesminister sein Reiseprogramm nicht so gestalten, daß es ihm möglich gewesen wäre, an diesem Kongreß schon in der Stunde seiner Eröffnung teilzunehmen. Wie der Herr Präsident bereits mitgeteilt hat, wird aber der Herr Bundesminister im Laufe des Tages in Salzburg eintreffen und gewiß die Nachmittagssitzung des Kongresses besuchen. In einstweiliger Vertretung des Herrn Bundesministers habe ich nun die Ehre, Ihnen, sehr verehrte Damen und Herren, voran allen Gästen aus dem Ausland, des Herrn Ministers persönliche herzliche Grüße zu entbieten und Ihnen einen schönen erfolgreichen Verlauf des

Kongresses und aller in seinem Rahmen stattfindender Veranstaltungen zu wünschen.

Kaum erst sind bei den eben zu Ende gegangenen diesjährigen Salzburger Festspielen die letzten Dichterworte und Melodien verklungen, und schon werden in derselben Stadt, die während ihrer Festspiele der Kunst gehuldigt hat, jetzt im Rahmen des Kongresses Bannerträger der Medizin das Wort ergreifen. In dieser unmittelbaren Aufeinanderfolge von Festspielen und Kongreß findet die fruchtbare kulturfördernde Verbindung von Wissenschaft und Kunst einen sinnfälligen Ausdruck. Es ist daher ganz besonders zu begrüßen, daß diese herrliche Stadt Salzburg nicht nur Stadt der Festspiele ist, sondern durch eine nun schon mehrjährige Tradition auch die Stadt des Oesterreichischen Aerztekongresses der Van Swieten-Gesellschaft geworden ist. Auf die eben vergangenen Wochen musikalischer Freuden und Genüsse folgen jetzt in diesem Festspielhaus Tage ernstester Arbeit im Dienste und zum Wohle der gesamten Menschheit. Weil die Medizin alle angeht und weil jeder Mensch irgendwann einmal mit ihr Bekanntschaft macht, darum ist wohl kaum eine andere Wissenschaft so sehr wie gerade die Medizin berechtigt, aber auch verpflichtet, für eine rasch wirksame, weit reichende Verbreitung ihrer Forschungsergebnisse zu sorgen. Daher aber kommt auch insbesondere jedem medizinischen Kongreß wegen seiner Publizitätswirkung und als Forum für die Verkündigung jüngster Ergebnisse medizinischer Forschungsarbeit außerordentliche Bedeutung zu. Ein sehr reichhaltiges Vortragsprogramm und auch Diskussionen über Themen mit teils ganz neuen, teils abgewandelten Fragestellungen, vom menschlichen Forschungsgeist immer wieder die Lösung neuer Probleme fordernd, werden Ihrem Kongreß den wissenschaftlichen Inhalt geben. Eine Erscheinung allerdings, unter der wir Menschen des 20. Jahrhunderts alle leiden, wird sich wohl auch auf diesem Kongreß bemerkbar machen. Ich meine die liebe Zeitnot, auf die auch der Herr Präsident schon angespielt hat. Sie erlaubt es nicht, den Kongreß auf längere Zeit auszudehnen, und sie fordert gebieterisch, daß die sehr knapp bemessenen drei Tage, mit Einschluß sogar eines seiner biblischen Bestimmung entkleideten Sonntags, auf das rationellste ausgenützt werden. Daher werde ich sofort meine Ausführungen schließen, daher haben aber auch Sie in Ihrem Kongreßgesetz untersagt, daß bereits veröffentlichte wissenschaftliche Erkenntnisse vorgetragen werden. Dieses

Verbot einerseits, die große Zahl der angekündigten Vorträge anderseits und schließlich, aber bei weitem nicht zuletzt die Forscherpersönlichkeiten der Vortragenden lassen uns in gespannter Erwartung überzeugt sein, daß dieser Kongreß als Ergebnis viele erste Berichte über neue wertvolle Erfahrungen und Erkenntnisse der medizinischen Forschungsarbeit bringen wird.

Hr. Ministerialrat Dr. Josef Bruzl (Wien):

Sehr geehrter Herr Präsident! Meine Damen und Herren! Der Herr Bundesminister für soziale Verwaltung beabsichtigte ursprünglich, persönlich sein Interesse an dem Kongreß der Van Swieten-Gesellschaft durch sein Erscheinen zu bekunden und zu Ihnen über Probleme der Volksgesundheit zu sprechen, welche seit 1945 durch die Sanitätsverwaltung behandelt wurden, die Erfolge aufzuzeigen, welche im Rahmen der Kompetenz der Obersten Gesundheitsverwaltung erzielt werden konnten, und die Aussichten für weitere zielstrebige Maßnahmen zu erörtern. Der Herr Bundesminister bedauert, wegen anderweitiger dienstlicher Verpflichtungen diesen seinen Wunsch im heurigen Jahre nicht verwirklichen zu können. Die Auswirkungen der Tätigkeit des Volksgesundheitsamtes sind aber bekannt und den jährlichen Tätigkeitsberichten zu entnehmen. Entscheidende Fortschritte auf dem Gebiete der öffentlichen Gesundheitsverwaltung konnten und können nur in Zusammenarbeit mit anderen Staaten, in Angleichung an bewährte Einrichtungen im Auslande gemacht werden und bedürfen der Hebung des wissenschaftlichen Niveaus vor allem der Aerzte, aber auch aller anderen im Gesundheitsberufe tätigen Personen. In dieser Hinsicht begrüßt der Herr Bundesminister die gegenwärtige Tagung, welche Ergebnisse medizinischer Forschung in Oesterreich und in anderen Staaten einem breiten ärztlichen Forum aufzeigen bzw. vermitteln soll und wünscht dem Kongreß vollen Erfolg.

Hr. Landeshauptmann Dr. Josef Klaus (Salzburg):

Sehr verehrter Herr Präsident! Meine Damen und Herren! Wenn wir anerkanntermaßen Wien als das Haupt Oesterreichs, seiner Lage und seiner Funktion nach, bestimmen und immer festgehalten haben, so ist seiner Lage und seiner Funktion nach Salzburg das Herz unseres Vaterlandes. Ich gebrauche diesen antropomorphen Vergleich vor Ihnen, verehrte Teilnehmer des Oesterreichischen Aerztekongresses 1954, um Ihnen damit zu bekunden, daß der Willkommgruß des Landes und der Landesregierung aus dem Herzen kommt, und auch der Wunsch, daß diese Tagung ein voller Erfolg für Ihren Beruf und Stand sowie für die wissenschaftlichen Sorgen dieses Kongresses werden möge.

Hr. Bürgermeister Stanislaus Pacher (Salzburg):

Herr Präsident! Meine Damen und Herren! Wenn nach den verklungenen Festspielen die großen Meister der Kunst, der bildenden und darstellenden Kunst, uns die große Zeit verschönern geholfen haben, so ist, wie heute bereits durch den Vertreter des Bundesministeriums für Unterricht ausgeführt wurde, jetzt der Aerztekongreß, die Forschung nach medizinischer Wissenschaft in die Folge getreten, und ich möchte beinahe sagen, ich weiß nicht, ob mit Recht oder Unrecht, von einem Wettergott begleitet sind, den ich vorher vermißt habe. Jedenfalls bietet Ihnen die Sonne die Möglichkeit, daß Sie auch in der Freizeit, die gewiß im Rahmen Ihrer Forschungstagung und Ihrer wissenschaftlichen Tagung sein wird, die Schönheiten der Stadt und des Landes kennenzulernen, und ich wünsche Ihnen dazu die bestmögliche Gelegenheit und Ihrem Kongreß den besten Erfolg. Namens der Landeshauptstadt Salzburg, der Stadtverwaltung heiße ich alle Delegierte und Gäste des In- und Auslandes herzlich willkommen.

Se. Magnifizenz Rektor Prof. Dr. Leopold Schönbauer (Wien):

Herr Landeshauptmann! Meine Herren Vertreter der Regierung! Meine Herren Präsidenten! Meine Damen und Herren! Als Rektor der Wiener Universität bringe ich Ihnen die besten Grüße dieser Hochschule. Wie wir vom Herrn Präsidenten gehört haben, sind Aerzte aus nah und fern, aus dem Ausland und wie wir sehen, viele von den Bundesländern gekommen. Die wunderbare Festnummer der Wiener klinischen Wochenschrift zeigt, daß eine ganze Anzahl von Wissenschaftlern sich bemüht, das Niveau dieser Gesellschaft hochzuhalten. Man kann sagen, die Van Swieten-Gesellschaft hat sich ausgezeichnet entwickelt, und ich möchte sie dazu aufs herzlichste beglückwünschen. Als diese Gesellschaft vor Jahren nach 1948 gegründet wurde, da hingen schwere Wolken am Himmel unseres Vaterlandes. Wir können nicht behaupten, daß diese Wolken verschwunden sind, sie haben sich im Laufe der Jahre wohl zerteilt, das Firmament ist klarer geworden, aber noch nicht gereinigt, noch nicht, wie wir sagen, ausgeputzt, und doch ist es überall und aller Wege besser geworden. Deshalb glaube ich, daß die Bedingungen, unter denen die Gesellschaft gegründet wurde und unter denen Salzburg, diese herrliche Stadt, zum Aufenthaltsort und Sitzungsort bestimmt wurde, vielleicht nicht mehr so ganz bestehen, und daß es vielleicht nicht unbescheiden ist, die Bitte und die Einladung vorzubringen, daß doch einmal die Gesellschaft vielleicht Wien die Ehre gibt und dort tagt. Wir würden uns sicher sehr bemühen, den Herren und Damen es wunderschön zu machen, so schön, wie man es eben in Wien machen kann. Daß Sie es aber hier recht schön haben, daß Ihnen die ärztlich-medizinischen Vorträge volle Frucht und die gesellschaftlichen Veranstaltungen volle Freude bringen, das ist der Wunsch, den ich hier vorzubringen habe.

Hr. Obermedizinalrat Dr. Karl Niederberger, Präsident der Oesterreichischen Aerztekammer (Wien):

Herr Präsident! Herr Landeshauptmann! Meine Damen und Herren! Gestatten Sie, daß ich Sie im Namen der Oesterreichischen Aerztekammer herzlich begrüße.

Die Oesterreichische Aerztekammer nimmt an den jährlichen Veranstaltungen der Van Swieten-Gesellschaft deshalb mit besonderem Interesse Anteil, da diese nebst dem wissenschaftlichen Zweck die Fortbildung der Aerzte zum Ziele haben.

Die Oesterreichische Aerztekammer ist auf Grund der ihr gesetzlich übertragenen Aufgaben bemüht, der Aerzteschaft eine Stellung im Staate und in der Gesellschaft zu sichern, die den Besonderheiten des ärztlichen Berufes und den Interessen der Aerzte entspricht, das Ansehen der Aerzteschaft wahrt und eine beste und erfolgreiche Ausübung des ärztlichen Berufes gewährleistet.

Hierfür ist in erster Linie umfassendes fachliches Wissen und Können erforderlich, und darum mißt die Oesterreichische Aerztekammer der Fortbildung der Aerzte größte Bedeutung bei. Beinahe von gleicher Bedeutung sind daneben die ärztliche Persönlichkeit, die ärztliche Haltung! Diese ist wohl im Charakter, in der Berufung des einzelnen begründet. Entwickelt wird sie aber auf der Hochschule und anläßlich der Spitalsausbildung am Krankenbett, und bewähren muß sie sich in der Praxis im Umgang mit dem Kranken und den Kollegen!

Anläßlich dieser Bewährung muß nun gerade die Standesvertretung manches Mal Mängel feststellen, die mich veranlassen, den Gedanken zur Erwägung zu stellen, ob es nicht zweckmäßig und geboten erscheint, anläßlich der ärztlichen Fortbildungstagungen neben den fachlich-wissenschaftlichen Fragen auch Probleme der Standesethik, der ärztlichen Haltung einer tiefgründigen Untersuchung und Besprechung zu unterziehen.

Bei diesem Anlasse möchte ich mir gestatten, auch noch einen zweiten Gedanken auszusprechen.

Die Aufgaben der Aerztekammern werden vielfach verkannt. Viele sind geneigt, die Aufgabe der Aerztekammern vorwiegend in der Vertretung der wirtschaftlichen Interessen der Aerzte zu erblicken. Das ist eine falsche Einschätzung der Aerztekammern. Wohl wurde durch das Aerztegesetz den Aerztekammern auch die Vertretung der wirtschaftlichen Interessen der Aerzte übertragen. Mindestens gleich wichtig ist aber die Vertretung der Standesinteressen, die Wahrung des Standesansehens und die Ueberwachung der Erfüllung der Berufspflichten und die Schaffung günstiger Voraussetzungen für eine beste und erfolgreiche Berufsausübung im Interesse der Volksgesundheit.

Bei Erfüllung dieser Aufgaben erscheint mir die Zusammenarbeit zwischen der Standesvertretung und unseren Hochschulen bzw. unseren Professoren und Lehrern völlig unzureichend.

Ich möchte mir daher erlauben, den Vorschlag zur Erwägung zu stellen, daß in Hinkunft bei Vertretung der Standesinteressen der Aerzteschaft die Hochschulen, d. h. unsere Professoren und Lehrer und die Aerztekammern inniger als bisher zusammenwirken zum Wohle der Aerzteschaft und der Volksgesundheit!

Verzeihen Sie, daß ich mir erlaubt habe, anläßlich der Eröffnung des Oesterreichischen Aerztekongresses der Van Swieten-Gesellschaft diese Gedanken auszusprechen. Ich hielt aber diesen Anlaß für besonders geeignet hierfür.

Lassen Sie mich der Van Swieten-Gesellschaft für die Veranstaltung dieses Kongresses danken und besten Erfolg wünschen!

Hr. Landes-Sanitätsdirektor Dr. Franz Bogdanowicz (Salzburg):

Herr Präsident! Meine Damen und Herren! Es ist mir eine ganz besondere Ehre, als Landes-Sanitätsdirektor des Landes Salzburg Sie hier in Salzburg begrüßen zu können.

Ich glaube, es ist nicht mehr notwendig, viele Worte hier zu machen, es ist schon genügend über den heutigen Kongreß gesprochen worden. Ich wünsche dem Kongreß einen recht guten Verlauf.

Hr. Präsident Prof. Dr. F. Scheminzky (Innsbruck):

Bevor wir in das eigentliche wissenschaftliche Programm eingehen, ist es noch meine Pflicht, der Toten des letzten Jahres zu gedenken.

Unser Blick wendet sich vor allem zurück an die Gestalt von Prof. Dr. Viktor Orator, einem Chirurgen von Rang und Namen, Schüler v. Eiselsbergs und v. Haberers, bekannt durch zahlreiche wissenschaftliche Arbeiten zur Chirurgie des Magens und des Darmtraktes, des Kopfes sowie als Verfasser bemerkenswerter Fachbücher. Er war lange Zeit in Deutschland tätig und ist 1944 wieder nach Oesterreich zurückgekehrt, wo er dann in Wiener Neustadt, an seiner letzten Arbeitsstätte, verschieden ist. Unsere Gesellschaft verliert in ihm nicht nur ein langjähriges Mitglied, das ihr seit der Gründung angehörte, sondern wir verlieren in ihm auch ein verdientes Mitglied unseres Vorstandes.

Als weitere Verluste haben wir zu nennen: Prim. Dr. E. Krösbacher in Innsbruck, dann Prim. Dr. Stöhr in Wien und erst in den allerletzten Tagen ist uns die Nachricht zugekommen, daß Prof. Dr. F. Hamburger, der frühere Vorstand der Wiener Kinderklinik, verstorben ist. Trotz seines hohen Alters hat er immer regelmäßig an unseren Sitzungen teilgenommen und sich stets aktiv an der Diskussion beteiligt. Nach einem uns zugekommenen Telegramm wird die Beerdigung morgen, Samstag, den 4. September, in Pitten erfolgen.

Ich danke Ihnen dafür, daß Sie sich zum Zeichen des Gedenkens unserer Toten von den Sitzen erhoben haben.

Erlauben Sie mir noch, meine Damen und Herren, daß ich an die Vortragenden und an die Diskussionsredner noch die herzliche Bitte richte, sich streng an die vorgegebene Sprechzeit zu halten und nicht ungehalten zu sein, wenn das Präsidium nach Ablauf dieser Zeit energisch auf den Schluß der Rede dringen muß. Es ist das kein böser Wille und kein persönlicher Angriff gegen den betreffenden Vortragenden, aber, bitte, bedenken Sie, daß das Präsidium die Pflicht hat, dafür Sorge zu tragen, daß alle angemeldeten Redner zu Worte kommen und daß kein späterer Redner durch die Zeitüberschreitung eines vorhergehenden verkürzt oder sonst benachteiligt wird; wir haben aber auch die Pflicht, den Zuhörern gegenüber dafür Sorge zu tragen, daß die vorgesehene Zeiteinteilung eingehalten und die den Zuhörern und Mitwirkenden verbleibende kurze Erholungszeit nicht abgekürzt wird. Deshalb bitte ich nochmals, sich streng an die vorgesehene Redezeit zu halten.

Prof. Scheminzky begrüßt den inzwischen eingetroffenen Bundesminister für Unterricht, Dr. Kolb, mit folgenden Worten: Es ist mir eine freudige Pflicht, unseren Herrn Bundesminister für Unterricht, Dr. Kolb, hier herzlichst zu begrüßen. Der Herr Minister hat eine sehr anstrengende Reise hinter sich; er war gestern in Innsbruck bei der Eröffnung des Neubaues der Medizinischen Universitätsklinik, hatte dann noch in Bregenz zu tun und ist seit heute morgens unterwegs, um zu uns zu kommen. Wir sind ihm ganz besonders dankbar, daß er noch in unserem Kreis erschienen ist. Der Herr Minister hat sich bereit erklärt, noch ein paar Worte zu uns zu sprechen, und so darf ich ihn bitten, das Wort zu ergreifen.

Unterrichtsminister Dr. E. Kolb (Wien):

Hochgeschätzte Damen und Herren! Mein Besuch auf Ihrer Tagung hat den Zweck, Sie nicht nur des Interesses des Unterrichtsministeriums zu versichern, sondern es Ihnen zu bezeugen, zu bekunden und zu begründen. Das Unterrichtsministerium hat an Ihren Arbeiten vor allem in zweifacher Hinsicht ein großes Interesse. Zunächst einmal sind Sie Akademiker, Träger der Wissenschaft, wie vielleicht wenig andere Berufe immer darauf aus, mit den neuesten Erkenntnissen und Ergebnissen vertraut zu werden, immer bemüht, den neuesten Stand der Forschung zu halten. Gewiß gibt es auch in anderen Bereichen der Unterrichtsverwaltung den Sommer über Fortbildungskurse, aber für das ganze Volk ist wohl kaum eine Tagung so bedeutend wie der Salzburger Aerztekongreß. Man kann ruhig diese Bezeichnung wählen, denn es sind meiner Meinung nach drei Vorzüge, die Ihre Tagung auszeichnen, der Ort, die Zeit und die Art, wie sie stattfindet. Man weiß, daß diese Tagung alljährlich zu Beginn des Monates September, vor Schulanfang stattfindet, man weiß, daß sie in Salzburg, einem zentralgelegenen Ort, abgehalten wird, und was besonders nett ist, sie wendet sich an die medicinae universae doctores. Es geht hier nicht um irgend ein kleines Teilproblem, sondern es kommen die Gesamtgebiete der Heilkunde zur Sprache, und durch diese klare Programmierung nach Art und Ort und Zeit wird es auch dem fernsten Landarzt möglich, sich rechtzeitig anzumelden und sich die Teilnahme an Ihren Veranstaltungen zu sichern. Ein weiterer Vorzug darf auch erwähnt werden: die Referate erscheinen in einem gefälligen Buch und bereichern dann die Handbibliothek der praktischen Aerzte, und so darf ich eben Ihre Bemühungen begrüßen als etwas im Dienst der Wissenschaft Stehendes, als etwas ebenso im Dienst der Gesundheit des ganzen Volkes Stehendes, und ich darf Ihnen auch den Dank dafür aussprechen, daß Sie von den nun, wie es scheint, schön werdenden Tagen des Hochsommers oder des Frühherbstes im schönen Salzburg einige opfern, und nicht bei Sonne und Wasser, sondern bei künstlichem Licht und bei Projektionen Vorträge zu hören, um das Wissen aufzufrischen und zu bereichern. Ich darf Sie aber namens der Unterrichtsverwaltung auch als Mitarbeiter und Helfer begrüßen in Ihrem ganzen Berufsstand. Sie haben doch mit den zwei Kategorien viel zu tun, die in erster Linie dem Unterrichtsministerium anvertraut sind, zwei Standesgruppen von höchster Ethik, den Lehrern und den Priestern; genau so wie die Lehrer und Priester sind die Aerzte von höchster Ethik beseelt. Ich darf einen Beweis dafür anführen, der vielleicht von den Medizinern übersehen wird, den aber ein Jurist um so klarer erkennt. Wenn einmal irgendwo etwas passiert mit einem Arzt, dann ist das für eine gewisse Presse eine wahre Sensation. Sie reißt sich deswegen so darum, dieses Skandälchen oder diesen Skandal darzustellen und auszumalen, weil er wahren Raritätenwert besitzt, weil es eben eine Seltenheit ist, daß sich Aerzte gegen die Standesethik vergehen, und darum darf ich Sie als Vorbilder, als Leuchte, zu denen das Volk aufschaut, bitten, sich mit den Erziehern der großen Aufgabe auch weiterhin bewußt zu sein und mitzuwirken auch an der Erziehung des Volkes. Ich hoffe, Ihnen damit begründet zu haben, daß das Ministerium wirklich ein herzliches, ein aufrichtiges Interesse am Wohlergehen und Blühen eines gesunden Aerztestandes hat, daß es daher Tagungen, wie die hiesige, nur begrüßen kann, und ich darf Ihnen versichern, daß ich Ihrer Tagung rechten und vollen Erfolg wünsche.

Kritische Erörterung der modernen Krankheitstheorien

Von

Ferdinand Hoff

Frankfurt a. M.

Die Vertreter der modernen Krankheitstheorien, etwa der Relationspathologie, der Neuralpathologie oder der Lehre von den Adaptationskrankheiten, behaupten in der Regel, die klassischen Krankheitstheorien seien veraltet und unrichtig. Das muß bestritten werden, denn alle großen Krankheitstheorien in der Geschichte der Medizin haben einen auch heute noch gültigen richtigen Kern. Die Humoralpathologie lebt in Form der modernen physiologischen Chemie, die Organpathologie ist immer noch die Grundlage unserer Lehrbucheinteilungen, die Zellularpathologie ist unentbehrlich, wie schon die Bedeutung der Keimzellen für Zeugung und Erbkrankheiten und die Aufgaben der Leukozyten, losgelöst vom Gewebe und ohne Verbindung zum Nervensystem, beweisen. Diese alten Lehren treffen zu in ihren positiven Aussagen, sie irren durch das, was sie verschweigen, durch ihren Totalitätsanspruch. Die gleiche Einseitigkeit zeigen die modernen Krankheitstheorien. Die Neuralpathologie behauptet zu Unrecht, das Nervensystem sei stets die erste Ursache des Krankheitsgeschehens. Nervensystem, Säfte und Zellen sind Fiktionen, durch das analytische Denken aus der Einheit des Lebens herausgelöst. Könnten wir wirklich Nerven, Säfte und Zellen trennen, so wären sie sämtlich tot; erst gemeinsam bewirken sie Leben und Krankheit. Von diesen Systemen hat keines das unbedingte Primat, sie sind in Funktionskreisen miteinander verbunden, bei denen jedes Glied im Prinzip Anfang und Ende sein kann. Der Totalitätsanspruch dieser Systeme beruht u. a. auf dem Analogieprinzip, dem Satze

„Gleiche Ursache — gleiche Wirkung". Dieser Satz trifft in der Physik zu, in der Ursache und Wirkung genau meßbar und in ihrer Größe einander proportional sind. Im lebenden Organismus besteht nicht die einfache Beziehung Ursache — Wirkung, sondern die Beziehung Reiz — Reaktion. Zwischen Reiz und Reaktion ist die wechselvolle Reaktionsfähigkeit des Organismus eingeschaltet. Deshalb können gleiche Ursachen (Reize) verschiedene Wirkungen (Reaktionen) haben, anderseits unterschiedliche Reize die gleiche Reaktion auslösen. Es wird auf die Lehre Johannes Müllers von der „spezifischen Energie" hingewiesen, die wir heute als spezifische Potenzen des Organismus bezeichnen würden. Auch wird die Bedeutung der „Auslösung" im Sinne von J. R. Mayer betont, bei der kleinste Reize große Reaktionen hervorrufen können.

Unter diesen allgemeinen Gesichtspunkten werden moderne Krankheitstheorien im einzelnen erörtert, z. B. die Lehre von der Diencephalose (Veil und Sturm), vom neurodystrophischen Standardsyndrom (Speransky) und vom Stress bzw. Adaptationssyndrom (Selye). Auch diese modernen Theorien enthalten ihren richtigen Kern, aber ebenfalls Irrtümer, die auf ihrer Einseitigkeit beruhen. Diese Einseitigkeit entsteht durch die jeweilig allein angewandte Forschungsmethode. Eine humoralpathologische Untersuchungsmethode kann nur humoralpathologische Resultate liefern, eine neuralpathologische Methode nur neuralpathologische Ergebnisse, die psychosomatische Forschungsrichtung nur psychosomatische Erkenntnisse usw. Leben und Krankheit können nur durch eine vielseitige Betrachtungsweise, durch eine Synthese der verschiedenen wissenschaftlichen Methoden erforscht werden. Hierbei sind chemische, physikalische, biologische und psychologische Methoden gleichermaßen erforderlich. Alle auf einer einzelnen Methode beruhenden Krankheitstheorien bedeuten dogmatische Erstarrung. Der Ruf nach der „Einheitsmedizin" ist eine Idealforderung, ein unerreichtes Ziel. Mit Goethe sollte der Arzt sich dahin bescheiden, das Erforschliche zu erforschen und das Unerforschliche ruhig zu verehren.

Die Cystostatica in der Behandlung maligner Tumoren

Von

J. Pirwitz (Klinik Heilmeyer)*
Freiburg/Br.

* Trotz wiederholter Aufforderungen, sowohl durch den Sekretär der Van Swieten-Gesellschaft als auch durch den Herausgeber des Tagungsberichtes beim Autor direkt als auch indirekt durch Mitglieder der Freiburger Medizinischen Fakultät — welchen dafür herzlichst gedankt sei —, war es nicht möglich, ein Manuskript zu erhalten.

Ueber den Einfluß von Hormonen auf maligne Geschwülste

Von

F. Brücke

Wien

Der Einfluß, welchen verschiedene Hormone auf die Entstehung und auf das Wachstum bösartiger Geschwülste nehmen können, ist sehr mannigfaltig. Zunächst gibt es Organe, welche zum Wachstum und zur Ausreifung besonders ihres epithelialen Anteiles auf das Vorhandensein gewisser Hormone angewiesen sind. Fehlen diese, dann bleibt die Organanlage derartig rudimentär, daß gewissermaßen das Substrat fehlt, auf welchem sich im Laufe des Lebens eine Geschwulst entwickeln könnte.

Ein bekanntes Beispiel hierfür ist die Brustdrüse männlicher Mäuse, die ungewöhnlich unentwickelt bleibt und auch bei genetisch und durch den Milchfaktor stark zu Brustkrebs disponierten Stämmen so gut wie nie ein Karzinom entwickelt. Bekanntlich hat zuerst Lacassagne[1] gezeigt, daß in solchen Fällen häufig Krebs entsteht, wenn die Tiere unter den Einfluß östrogener Hormone kommen, ein Befund, der in verschiedensten Modifikationen immer wieder bestätigt wurde. Wegen der unvollkommenen Entwicklung der Genital-Anhangsdrüsen bekommen menschliche Kastraten nie ein Prostatakarzinom.

Manche von den Organen, die zu ihrer Ausbildung stark auf die Wirkung von Hormonen angewiesen sind, zeigen diese Abhängigkeit auch bei den bösartigen Geschwülsten, die sich aus ihnen entwickeln, selbst wenn sich diese durch Metastasierung von ihrem Mutterboden getrennt haben. Der bekannteste Fall dieser Art ist bekanntlich das menschliche Prostatakarzinom, von dem später ausführlich gesprochen werden soll.

Ein dritter Fall besteht darin, daß organotrope Hormone des Hypophysenvorderlappens so intensiv und so lange auf ein Erfolgsorgan einwirken, daß es krebsig entartet. Dies kann nicht nur durch Zufuhr derartiger Hormone von außen geschehen, vielmehr auch dann, wenn Stoffe, die in den Erfolgsorganen solcher Hormone gebildet werden, ihren hemmenden Einfluß auf die Hypophyse nicht mehr ausüben können. So können bekanntlich durch Thyreostatika, welche die Bildung des Schilddrüsenhormons verhindern, Krebse der Schilddrüse dadurch hervorgerufen werden, daß es zu einer lang dauernden und übermäßigen Einwirkung des thyreotropen Hormons auf die funktionsuntüchtige Drüse kommt.

Ein anderes, interessantes Beispiel ist folgendes: Implantiert man ovariektomierten Ratten ein Ovarium in das Quellgebiet der Pfortader, dann müssen die vom Transplantat gebildeten Hormone die Leber erreichen, wo sie abgebaut werden. Hierdurch fällt z. B. die hemmende Wirkung der Oestrogene auf den HVL. aus und das nun im Uebermaß ausgeschüttete gonadotrope Hormon erzeugt häufig Tumoren des transplantierten Ovariums.

Umgekehrt können injizierte östrogene Hormone zu einer Atrophie des körpereigenen Ovariums führen, weil sie die Hypophyse hemmen und dadurch eine hormonal bedingte Kastration bewirken, die sich darin auswirkt, daß Tumoren, welche unter dem Einfluß des Ovariums stehen, Rückbildungserscheinungen zeigen. Solche Erwägungen haben B. Zondek schon 1936 bewogen, die Verwendung von östrogenen Hormonen beim Mammakarzinom zu empfehlen. Einen ähnlichen hemmenden Einfluß kann Thyroxin auf Schilddrüsentumoren ausüben.

Schließlich gibt es Hormone, welche direkt wachstumshemmende Wirkungen auf bestimmte Zelltypen ausüben und dadurch das Tumorwachstum beeinträchtigen, falls es von derartigen Zellen ausgeht. Ein Beispiel hierfür ist die vorübergehend bessernde Wirkung des Cortisons auf Lymphosarkome.

Die eben gegebene Uebersicht wird jedenfalls zeigen, daß es neben direkten Einwirkungen von Hormonen auf Tumoren sehr komplexe und keineswegs immer geklärte indirekte Wirkungen gibt, und daß man gut tut, sein Augenmerk auch auf das Ungleichgewicht der Hormone zu richten, wie dies z. B. W. U. Gardner[3] empfiehlt.

Wegen der großen praktischen Bedeutung wollen wir uns im Folgenden hauptsächlich dem hormonabhängigen Wachstum gewisser Organe und ihrer Tumoren zuwenden.

Der am meisten bearbeitete Fall dieser Art ist bekanntlich das menschliche Prostatakarzinom. Schon 1939 haben Huggins und seine Mitarbeiter[4] eine Methode entwickelt, um bei Hunden das Prostatasekret frei von Urin aufzufangen und seine tägliche Menge zu bestimmen. Diese betrug, besonders unter Reizung durch Pilokarpin, etwa 50 ccm, ging jedoch nach Kastration fast völlig zurück. Einen ähnlichen Einfluß übten östrogene Hormone aus. Hierdurch wurde der schon früher bekannte maßgebliche Wachstumseinfluß der androgenen Hormone auf die Prostata einer quantitativen Betrachtung zugänglich, was bekanntlich zur Therapie der Prostatatumoren durch Kastration und östrogene Stoffe geführt hat. Ohne auf die Ihnen ja bekannte Frühgeschichte dieser Therapie, die in zahlreichen guten Zusammenfassungen[5,6] dargestellt wird, einzugehen, möchte ich gleich erwähnen, daß schon 1941 Charles Huggins und C. V. Hodges[7] beobachten konnten, daß es menschliche Prostatakarzinome gibt, die primär gegen eine derartige Behandlung unempfindlich sind.

Das hierdurch aufgeworfene Problem konnte nur dadurch etwas geklärt werden, daß es gelang, im Tierversuch ein Prostatakarzinom zu erzeugen. Es muß freilich berücksichtigt werden, daß gerade bei den Genitaldrüsen die morphologischen Speziesunterschiede außerordentlich groß sind, und daß es keineswegs angeht, die an niederen Tieren gewonnenen Ergebnisse direkt auf den Menschen zu übertragen. Eine weitere Schwierigkeit bestand darin, daß die für derartige Versuche verwendeten Mäuse niemals spontane Prostatakarzinome entwickeln.

Injiziert man nun in das Prostatagewebe von Mäusen karzinogene Substanzen, so erzielt man zwar maligne Tumoren, doch sind es meist vom Bindegewebe ausgehende Sarkome, die keine Hormonabhängigkeit zeigen. Es ist jedoch E. S. Horning[8] gelungen, in folgender Weise bei Mäusen ein transplantables Adenokarzinom der Prostata zu erzeugen: Er schnitt aus Prostatagewebe Streifen, legte auf die Epithelseite kleine Kristalle von Methylcholanthren, die derart eingewickelt wurden, daß sie nicht an die äußere Oberfläche herankommen konnten, und verpflanzte solche Präparate normalen männlichen Tieren unter die Haut. Hierauf entwickelten sich histologisch identifizierbare Adenokarzinome, wobei bemerkenswert war, daß diese Tumoren nie von stark sezernierenden Epithelteilen ausgingen, sondern von solchen Partien des Gewebes, deren Sekretion nach Ansicht des Autors erschöpft war, die also einen eigentümlichen abnormen Funktionszustand aufwiesen. Daneben entstanden vom Epithel des Gangsystems aus auch Plattenepithelkrebse. Horning machte nun bei der Ueberpflanzung solcher Tumoren an andere Tiere bemerkenswerte Beobachtungen: Während bei seinem stark ingezüchteten Mäusestamm Transplantate auf normale männliche Tiere gut angingen und wuchsen, zeigten sie bei Transplantation auf frühkastrierte männliche Mäuse Rückbildungserscheinungen oder verschwanden sogar gelegentlich ganz. Solche in Rückbildung begriffenen Geschwülste konnten jedoch manchmal durch Testosteron wieder zum Wachsen gebracht werden. Dagegen zeigten die Plattenepitheltumoren der Prostata keine Hormonabhängigkeit. Horning konnte auch zeigen, daß Adenokarzinome durch mehrfache Tierpassage so weit entdifferenziert werden können (meist unter Metaplasie des Epithels), daß sie nun auch auf Frühkastraten angehen.

Ich habe diese Versuche deshalb etwas ausführlicher referiert, weil ich ebenso wie F. Linder[9] und viele andere der Meinung bin, daß die ursprüngliche, aber auch die im Laufe einer Hormontherapie erworbene Resistenz von Tumoren gegen Hormone nichts mit einer „Giftfestigkeit" zu tun haben, sondern mit dem fortschreitenden Verlust an Organspezifität. Auf dem zweiten Freiburger Symposium hat ja auch Druckerey[10] diesen Verhältnissen große Beachtung geschenkt und sie an einem schönen Beispiel von Weiler[11] illustriert, der fand, daß Extrakte aus den Mitochondrien von Hepatomen, die durch Buttergelb erzeugt wurden, keine serologische Organspezifität mehr erkennen ließen.

Unter dem Eindruck der erheblichen Verlängerung der Lebenserwartung beim Prostatakarzinom durch die Hugginssche Therapie scheint mir gegenwärtig die Aufmerksamkeit etwas zu stark auf den rein antiandrogenen Charakter dieser Behandlung gerichtet zu sein. Auch die Oestrogentherapie, die vor oder nach erfolgter Kastration eingeleitet wird, soll durch eine derartige antagonistische Wirkung erklärbar sein. So hat z. B. Nathanson[12] schon frühzeitig die Meinung geäußert, die Oestrogene wären dadurch wirksam, daß sie die Ausschüttung von gonadotropem HVL.-Hormon hemmen. Da jedoch diese Therapie auch bei kastrierten Personen deutlich wirksam ist, denen also das Erfolgsorgan der Gonadotrophine fehlt, müßte man einen wenig erwiesenen direkten Einfluß solcher Hormone auf die Prostata annehmen. Auch hat schon 1894 Aschoff beschrieben, daß man am Drüsenepithel des männlichen Neugeborenen Veränderungen (vakuoläre Degeneration, Metaplasie zu Pflasterepithel) findet, die offenbar auf den Einfluß mütterlicher östrogener Hormone zurückzuführen sind. Hier dürfte wohl ein direkter Einfluß wahrscheinlicher sein, als ein indirekter über den HVL. Man muß sich vor Augen halten, daß auch im männlichen Körper reichlich östrogene Hormone gebildet werden, und daß es für die normale Ausbildung der Prostata auf ein normales Gleichgewicht sowohl von androgenen als auch von östrogenen Hormonen ankommt.

Eine wichtige Wirkung der östrogenen Hormone besteht nun darin, daß sie ein abnormes Wachstum, ja sogar gelegentlich echte Tumoren des HVL., hervorrufen. Dies hat B. Zondek zuerst an Ratten beobachtet und auch für menschliche Fälle nachgewiesen. Diese Vergrößerung des HVL., auf deren Histologie hier nicht eingegangen werden kann, führt offenbar zu einer verstärkten Sekretion von ACTH und zu einer beträchtlichen Verbreiterung der Nebennierenrinde.

Da dieses Organ androgene Stoffe bilden kann, haben zuerst Huggins und Scott[13] bei Prostatakarzinomen, welche gegen die Oestrogenbehandlung und gegen Kastration sich als resistent erwiesen, den großen Eingriff einer doppelseitigen (Cox[14] einer einseitigen) Nebennierenexstirpation versucht, wieder in der Absicht, den Spiegel der Androgene im Blut herabzudrücken. Neuerlich sind derartige Operationen auch in Deutschland durch K. H. Bauer vorgenommen worden. In solchen Fällen kann das Leben nur durch dauernde Zufuhr von anfangs etwa 200 mg, später etwa 50 mg Cortison pro die unter zusätzlicher Medikation mit 2 bis 3 mg Cortexon (Desoxycorticosteron) erhalten werden. Nun haben kürzlich Thorn und Mitarbeiter[15] an derartigen Patienten direkt die Ausscheidung von 17-Ketosteroiden und insbesondere von Androgenen im Harn verfolgt. Es zeigte sich, daß zusätzlich zu dem durch Kastration bewirkten Abfall der im Hahnenkammtest geprüften Androgene, tatsächlich diese Hormone im Harn auf einen sehr niedrigen Wert abfallen. Unter der Erhaltungstherapie mit Cortison- und noch mehr mit Hydrocortisonazetat, steigen sie jedoch wieder an und können bei etwas größeren Dosen sogar höhere Werte erreichen, als vor der

Operation. Es ist also der Natur der Sache nach nicht möglich, die Produktion der männlichen Sexualhormone beim Kranken völlig zu unterdrücken. Tatsächlich gewinnt man auch aus der Literatur nicht den Eindruck, daß die ursprüngliche Hugginssche Therapie durch die beiderseitige Epinephrektomie entscheidend verbessert werden kann; die meisten Fälle sind wenige Monate nach diesem Eingriff gestorben, wenn sie auch manchmal eine Linderung ihrer subjektiven Beschwerden angaben. Immerhin hat L. M. Franks[16] bei einem obduzierten Fall sehr ausgedehnte zentrale Nekrosen im Primärtumor und in allen Metastasen histologisch nachgewiesen.

Einen wesentlich weniger eingreifenden Weg schlägt R. Uebelhör[17] ein: A. Lindner[18] hatte an meinem Institut nachgewiesen, daß bei Ratten die mächtige Nebennierenhypertrophie, die man nach Implantation von Oestrogenkristallen sieht, durch Verabreichung von Cortison völlig verhindert werden kann, ja, daß man sogar unter solchen Umständen eine Atrophie der NNR. beobachtet. Dies geschieht offenbar durch Hemmung der ACTH-Ausschüttung, und Lindner meinte auch, man könne auf diese Weise den Androgenspiegel bei therapieresistenten Prostatakarzinomen senken. Uebelhör hat diese Therapie erprobt und in allerdings noch recht wenigen Fällen sicher eine zusätzliche Besserung des Zustandes, und zwar nicht nur des subjektiven Befindens, sondern auch des Tastbefundes erzielt.

Als Nebenwirkung der intensiven Behandlung mit Oestrogenen beobachtet man neben Wasser- und Salzretention, die zu Oedemen und Herzerweiterung führen können, in letzter Zeit eine bedenkliche Erscheinung, die mit unserem Thema direkt zusammenhängt. Nach längerer Zeit kommt es neben einer Vergrößerung und manchmal hohen Schmerzempfindlichkeit der Mamillen zu einer deutlichen, aber meist reversiblen, knotenartigen Anschwellung der männlichen Brustdrüse, die unzweifelhaft in manchen Fällen zu einem Karzinom geführt hat. Vor 1948 sind in der Literatur nur ganz wenige Fälle bei Frauen bekanntgeworden, bei denen eine unzweckmäßig ausgedehnte und intensive Oestrogentherapie als Ursache für ein Mammakarzinom geltend gemacht werden konnte. In diesem Jahre haben aber gleichzeitig G. Liebegott[19] in Deutschland, G. Reimann-Hunziker[20] in der Schweiz und W. Abramson und H. Warshawsky[2] in Amerika Fälle von Brustdrüsenkrebs bei männlichen Patienten beschrieben, die ganz unzweifelhaft auf die Oestrogenbehandlung zurückzuführen waren, und ich verdanke Herrn Prof. H. Gögel in Innsbruck eine Zusammenstellung aus der Literatur, die 9 Fälle enthält. Diese Komplikation ist also durchaus ernst zu nehmen und verlangt eine dauernde Beobachtung der mit Oestrogenen behandelten Männer.

Wir kommen hiermit zum zweiten Teil dieser Ausführungen, nämlich zur Frage des Einflusses von Hormonen auf das Mammakarzinom und seiner therapeutischen Bedeutung.

Als erster hat 1882 der Freiburger Chirurg Schinzinger[22] vor der Deutschen Chirurgischen Gesellschaft die Ovariektomie empfohlen, um — wie er sagte — ein vorzeitiges Altern der Frauen herbeizuführen. Er hatte damals den Eingriff selbst nicht ausgeführt. Dies hat jedoch 1896 ganz unabhängig der Glasgower Chirurg Beatson[23] in 3 Fällen getan. Er ging dabei von der Aehnlichkeit aus, welche zwischen dem Wuchern, der Abstoßung und der fettigen Veränderung der Epithelzellen bei der Laktation und dem Geschehen beim Karzinom zu bestehen schien, da er nun wegen des Fehlens der Menstruation während der Laktation auf eine Inaktivität des Ovariums schloß, so wollte er durch Kastration ein Einschmelzen des Tumorgewebes erreichen. Tatsächlich trat auch bei einem Fall ein deutliches Zurückgehen der Metastasen auf, und insbesondere waren die Schmerzen sehr gebessert. Es mag erwähnt werden, daß Beatson damals zusätzlich peroral Schilddrüsentabletten empfahl.

Wir wissen heute, daß die Kastration allein beim Mammakarzinom keine lebensverlängernde Wirkung hat, wohl aber die Beschwerden bessern kann. Sie soll eher durch chirurgischen Eingriff als durch Röntgenstrahlen vorgenommen werden, weil einerseits doch nach der Bestrahlung die Oestrogenbildung wieder einsetzen kann und anderseits in den exstirpierten Ovarien nicht selten Fernmetastasen gefunden werden.

Eine wissenschaftliche Begründung erhielt die Ovariektomie jedoch erst durch die wichtige Beobachtung Leo Loebs[24], daß Frühkastration von Mäusen, deren Stamm häufig von Mammakarzinom befallen wird, bei weiblichen Tieren das Auftreten des Karzinoms verhindert. Dieser Befund ist inzwischen häufig bestätigt worden. Umgekehrt kann Oestrogenzufuhr, wie neuerdings in einer besonders breit angelegten Studie mit über 5000 Mäusen aus Stämmen mit verschiedener Tumorfrequenz die Schule Butenandts[25] gezeigt hat, bei diesen Tieren die Tumorzahl für einen jeweils betrachteten Lebensabschnitt vergrößern und die Manifestation vorverlegen. Aber auch die größten Oestrogendosen konnten die genetischen Verschiedenheiten der einzelnen Stämme nicht verändern: Es bekam immer nur ein charakteristischer Bruchteil der Tiere einen Tumor. Da wir außerdem durch die Untersuchungen Bittners, auf die hier nicht eingegangen werden kann, die Rolle des „Milchfaktors" bei der Tumorgenese der Maus kennen, wird heute den Oestrogenen keine direkte karzinogenetische Wirkung zugeschrieben, sondern nur eine unterstützende.

Man sollte jedoch nicht vergessen, daß die prophylaktische Ovariektomie in den Loebschen Versuchen etwas ganz anderes ist, als das, was beim Menschen mit Brustkrebs geschieht: Erst in diesem Jahr haben C. Martinez und J. J. Bittner[26] den Versuch bei Tumormäusen so modifiziert, daß sie die Ovariektomie erst dann vornahmen, wenn der manifeste Brusttumor auftrat! In diesem Fall gingen die Tumoren weder durch beidseitige Ovariektomie noch durch beidseitige Epinephrektomie zurück, und nur die Hypophysektomie konnte in 11% der Tiere den Tumor beeinflussen. Es ist auch interessant, daß M. Dargant[27] an einem großen Material aus Lyon feststellte, daß in 1·6% von 2000 Mammakarzinomen die bösartige Geschwulst erst nach der aus anderen Gründen vorgenommenen Ovariektomie auftrat. Das ist sogar häufiger als das Karzinom in der Schwangerschaft, dessen besondere Bösartigkeit in einer etwas zu stark vereinfachenden Weise auf den erhöhten Oestrogenspiegel bezogen wird. Dabei traten die Krebse der ovariektomierten Frauen oft erst viele Jahre nach dem Eingriff auf, so daß nicht anzunehmen ist, sie hätten zur Zeit der Ovariektomie schon bestanden. Solche Krebse, bei denen wohl von einer besonders starken Einwirkung von östrogenen Hormonen keine Rede sein kann, sind sogar besonders bösartig, wenn die Ovariektomie lange Zeit vor der Menopause durchgeführt wurde. Noch ein Beispiel zeigt, daß die Zusammenhänge zwischen Mammakarzinom und östrogenen Stoffen beim Menschen sehr komplex und noch wenig verständlich sind: Es gibt nur eine Form des inoperablen Brustkrebses, der bei Hormontherapie sehr günstige Aussichten bietet, nämlich das Spontankarzinom des Mannes, das etwa 0·8% aller Brustdrüsenkrebse ausmacht. Und hier besteht die Behandlung in Entfernung der Keimdrüsen und Verabreichung großer Dosen von Oestrogenen. Wenn man diese

Tatsache mit dem oben beschriebenen Mammakarzinom des Mannes bei intensiver Oestrogenbehandlung zusammenhält, dann erkennt man die Schwierigkeiten, die das Problem bietet.

Anderseits besteht kein Zweifel darüber, daß Androgene in mancher Beziehung antagonistische Wirkungen zu den Oestrogenen zeigen. In Parabioseversuchen zwischen je einer männlichen und einer weiblichen Maus eines Stammes mit hohem Brustdrüsenkrebsbefall zeigte schon 1937 Murray[28], daß keine Tumoren auftraten. Lacassagne[29] hat die hemmende Wirkung von androgenen Hormonen auf das Mammakarzinom weiblicher Mäuse bewiesen und ihre Anwendung bei Menschen empfohlen. Diesen Rat hat P. Ulrich[30] als erster befolgt, und noch heute spielen diese Hormone eine wichtige Rolle bei der Behandlung inoperabler menschlicher Brustdrüsentumoren. Nach der großen Uebersicht des Councils on Pharmacy and Chemistry[31] sollen hierdurch neben einer oft ausgezeichneten Wirkung auf das Allgemeinbefinden vor allem die Schmerzen durch Knochenmetastasen gut beeinflußt werden, und man sieht häufig auch eine Verkalkung ostoklastischer Metastasen. Es ist mit etwa 20% Besserungen zu rechnen, aber die Lebenserwartung wird nach A. Gellhorn[32] trotzdem nicht signifikant verlängert. Es mag übrigens erwähnt werden, daß trotz großer Androgendosen offenbar die Epithelzellen der Brustdrüse voll ausgereift bleiben, da es kürzlich Ch. Huggins und Th. L. Y. Dao[33] gelungen ist, bei derartigen Patientinnen durch Injektion von Lutotrophin (Prolactin) geringe Milchbildung zu erzielen.

Die Wirkung der Androgene scheint direkt auf das Drüsenparenchym der Brustdrüse gerichtet zu sein; es ist vielfach beobachtet worden, daß auch die normale weibliche Brustdrüse beim Menschen, wenn aus therapeutischen Gründen Androgene verabreicht werden, sich verkleinert, so wie dies ja auch im höheren Alter der Fall ist, in welchem ebenfalls ein Ueberwiegen von androgenen Substanzen anzunehmen ist. Der beste Beweis für die örtliche Wirkung besteht jedoch darin, daß bei lokaler Applikation von Androgenen z. B. prämenstruelle Schwellungen der Brustdrüse beeinflußt werden.

Ebenso schwierig wie die Rolle der Androgene ist auch die Oestrogenwirkung auf die weibliche Brustdrüse beim Menschen zu beurteilen. Die Schwierigkeit entsteht hier erstens dadurch, daß diese Wirkung bei verschiedenen Tierspezies und beim Menschen völlig verschieden ist, so daß Rückschlüsse aus dem Tierversuch auf den Menschen nur mit größter Vorsicht möglich sind. Bei manchen Tierarten wird nämlich durch Oestrogene hauptsächlich das Gangsystem der Brustdrüse im Sinne einer Wachstumsförderung beeinflußt, bei anderen hauptsächlich das sezernierende Epithel der Drüsenschläuche. Bei einigen Tierarten rufen Oestrogene Milchsekretion hervor, bei anderen nicht. Zweitens steht die Ausbildung der Drüse unter dem Einfluß sehr vieler verschiedener hormonaler Faktoren. Neben den Oestrogenen spielt zunächst auch das Progesteron eine Rolle und dann in einer noch durchaus unklaren Weise der Hypophysenvorderlappen. Manche Autoren glauben noch heute, daß die Oestrogenwirkung über den HVL. erfolgt, der unter ihrer Einwirkung verschiedene „mammogene Faktoren" bilden soll, andere meinen, daß das Wachstumshormon des HVL. maßgeblich beteiligt sei, natürlich neben den gonadotrophen Hormonen. Sicher ist zur eigentlichen Milchbildung auch beim Menschen der luteotrophe Faktor des HVL. notwendig, den Riddle als Prolactin bezeichnet hatte.

Aus diesen Gründen kann natürlich auch die Veränderung des Organs, die während der Pubertät oder während der Schwangerschaft auftritt, nicht einfach den östrogenen Einflüssen zugeschrieben werden.

Bei der Schwangerschaft spielen ja auch Plazentarhormone eine entscheidende Rolle. Noch weniger wäre die Ansicht vertretbar, daß Karzinome der Brustdrüse immer unter dem Einfluß östrogener Hormone entstehen und durch sie gefördert werden, während eine „antiöstrogene" Therapie günstig wirke. Schon das oben erwähnte Beispiel des männlichen Spontankrebses der Brustdrüse widerlegt diese Auffassung.

Fast alle Daten, die einen erheblichen fördernden Einfluß der Oestrogene auf die Entstehung und auf das Wachstum von Tumoren der Brustdrüse feststellen, stammen aus der experimentellen Krebsforschung an Mäusen. Um so bemerkenswerter ist der in zahlreichen Fällen erwiesene günstige Einfluß von Oestrogenen auf metastasierende menschliche Brustdrüsenkarzinome. Es kann auch keineswegs gesagt werden, daß solche günstigen Erfolge, die nach Ansicht des Councils on Pharmacy and Chemistry[31] vor allem in einem Rückgang von Weichteilmetastasen (Lymphknoten, Lunge usw.) bestehen, aber durchaus auch Knochenmetastasen betreffen können, nur bei alten Frauen nach dem Klimakterium auftreten[34]. Nicht nur ist die Zahl der Kranken, die durch Oestrogene gebessert werden konnten, größer als die, welche durch Androgene beeinflußt werden, sondern A. Gellhorn stellt fest, daß nur bei der Oestrogenbehandlung eine signifikante Verlängerung des Lebens erzielt werden konnte.

Dennoch hat sich diese Therapie offenbar auf dem europäischen Kontinent bisher wenig durchsetzen können, weil sie keineswegs ungefährlich ist. Nicht nur können die erheblichen notwendigen Hormonmengen zu schweren Genitalblutungen führen, die ja den Gynäkologen wohlbekannt sind, sondern vor allem können Karzinomfälle bei jüngeren Frauen unter dieser Therapie eine rasche und eindeutige Progredienz zeigen. Bevor wir in der Lage sind, solche Fälle auszuschalten, ist es daher die Regel, nur Frauen im 5. oder sogar erst nach dem 10. Jahr der Menopause mit Oestrogenen zu behandeln. Sicher ist es auch vorsichtig, bei präkanzerösen Erscheinungen junger Frauen Oestrogene streng zu vermeiden.

Auf eine noch wenig erklärbare Komplikation bei der Behandlung von Mammakarzinomen, besonders mit Androgenen, sei hingewiesen: In manchen Fällen tritt nach längerer Behandlungszeit Mattigkeit, Erbrechen usw. ein, sowie ein auffälliges Ansteigen des Reststickstoffes. Diese Erscheinungen, die klinisch nicht richtig eingeschätzt werden, beruhen auf einer beträchtlichen Hyperkalzämie, die nur durch Plasmakalziumbestimmung erkannt werden kann. Aub[35] und seine Mitarbeiter, die einige derartige Fälle besonders sorgfältig untersucht haben, empfehlen kalkarme Diät und eventuell sogar Infusionen von 250 ccm einer 2·5%igen Natriumzitratlösung, wobei natürlich auf das Auftreten tetanischer Erscheinungen geachtet werden muß.

Auch beim Mammakarzinom ist aus ähnlichen Erwägungen wie beim Prostatakarzinom die beidseitige Nebennierenexstirpation empfohlen und ausgeführt worden, doch sind auch hier die Erfolge noch wenig überzeugend. Daß manchmal große Dosen von Progesteron wirksam sein können, sei erwähnt.

Eine weitere Hoffnung, das Mammakarzinom des Menschen hormonal beeinflussen zu können, besteht in der Hypophysektomie. Dieser große Eingriff ist in Amerika wiederholt vorgenommen worden. So berichtete z. B. R. Luft über 30 Fälle von inoperablen Mammakarzinomen, denen er die ganze Hypophyse entfernte: 10 Frauen zeigten eine dramatische subjektive und objektive Besserung und bei weiteren 10 Frauen war der Prozeß des Fortschreitens verlangsamt. Dies würde mit den oben angeführten experimentellen Daten von Martinez und Bittner übereinstimmen. Allerdings hat eine Reihe von früheren experimentellen Untersuchungen ergeben, daß durch Hypophysektomie das Tumorwachstum wohl verzögert, aber nicht verhindert werden kann.

Wenig erfolgreich war dagegen bisher die Bestrahlung der menschlichen Hypophyse mit Röntgenstrahlen, selbst 3000 r, auf verschiedene Felder verteilt, konnten die Funktion kaum beeinflussen.

Hier eröffnen sich jedoch durch eine Arbeit von E. Kotscher, O. Voelkel und F. Wachtler[36] durchaus ernst zu nehmende neue Möglichkeiten: Diese Autoren zeigten nämlich an Ratten, deren Hypophyse ebenfalls resistent gegen Röntgenstrahlen ist, daß die mächtigen Hypertrophien, die man durch Implantation von Oestrogenen erzielen kann, unter der Einwirkung von Röntgenstrahlen außerordentlich stark schrumpfen und auf diese Weise tatsächlich eine starke Atrophie des HVL. erzielt werden kann. Es wäre durchaus möglich, auch die menschliche Hypophyse durch eine vorangehende intensive Behandlung mit Oestrogenen strahlenempfindlich zu machen.

Wenn zum Schluß noch ein paar Worte über die verwendeten Präparate für die Hormonbehandlung von Tumoren gesagt werden dürfen, so muß zunächst darauf hingewiesen werden, daß unter den östrogenen Stoffen die synthetischen ebensogut verwendet werden können wie die natürlichen. Gewöhnlich werden heute die Ester vorgezogen, wobei der östrogen am stärksten wirksame Körper offenbar das Aethinystilböstrol ist, aber es kann ein ebensoguter Erfolg mit Stilböstroldipropionat oder mit Dienöstrol und mit Hexöstrol erzielt werden. Sehr lange anhaltend wirksam sind die von Schering entwickelten Oenathate. Die Implantation von Kristallen wird allgemein abgelehnt, und es ist sicher zweckmäßig, dem Vorschlag von Ufer[37] zu folgen und anfangs nicht zu hohe Dosen zu geben, um eine Steigerung zu ermöglichen. Auch darf die Therapie bei eintretender Besserung nicht ausgesetzt werden, weil sonst gelegentlich deutliche Rückschläge eintreten. Diese werden mit einer Enthemmung des Hypophysenvorderlappens erklärt, welcher unter solchen Bedingungen gonadotrophe Hormone in erhöhtem Maße ausschüttet, doch treten auch an Kastrierten solche Rückschläge auf.

Viel Beachtung hat der Vorschlag von Druckrey und Raabe[38] gefunden, beim Prostatakarzinom das Diphosphat des Diäthylstilböstrols zu verwenden. Eine sehr nahe verwandte Substanz, nämlich das Hexöstroldiphosphat, die in Oesterreich seit Jahren als Retalon aquosum im Handel ist, ist ebenfalls gut wasserlöslich und kann daher intravenös verabreicht werden. Die Substanz wird als Ester sehr rasch durch den Harn ausgeschieden, wirkt jedoch erheblich länger, wenn das Phosphat abgespalten wird. Da nun bekanntlich das Sekret der Prostata und auch der Tumoren dieser Drüse viel Phosphatase enthält, die in vitro imstande ist, den Ester zu spalten (bei saurer Reaktion), meinten Druckrey und Raabe, es müsse dadurch zu einer Anreicherung im Tumor kommen. Daß auch dieses Oestrogen wirksam ist, konnte dadurch gezeigt werden, daß die bei vielen Prostatakarzinomen im Plasma vermehrt angetroffene saure Phosphatase rasch absank. In einem von Raabe[39] beschriebenen Fall kam es allerdings zunächst zu einem starken Anstieg, der auf einen erhöhten Zerfall von Karzinomzellen bezogen wurde. Ob in vivo die Verhältnisse so liegen, wie sie von Druckerey und Raabe theoretisch angenommen werden, erscheint mir derzeit noch unbewiesen, doch ist es interessant, darüber mehr Erfahrung zu sammeln. Ein Zurückgehen der sauren Phosphatase (wenn sie erhöht war) bekommt man natürlich mit den anderen Oestrogenen auch, doch ist vielleicht die Steuerbarkeit bei dem wasserlöslichen Präparat besser.

Bei den Androgenen besteht bekanntlich sehr viel weniger Auswahl. Vor Methyltestosteron wird wegen der möglichen Leberschädigung bei langer Anwendungsdauer gewarnt.

Es ist klar, daß die hier gegebene Uebersicht große Lücken aufweist und wegen der Kürze der Zeit auch große Gebiete des Themas unberücksichtigt lassen muß. Es kam mir jedoch mehr darauf an, gewisse interessante Aspekte etwas hervorzuheben.

Literatur: 1 Lacassagne, A.: C. r. Soc. Biol., 195, 630 (1932). — 2 Zit. nach Gardner, W. U.: In Advances in Cancer Research Academic Press Inc., Publishers New York (1953), S. 185. — 3 Derselbe: S. 178. — 4 Huggins, C., Masina, M. H., Eichelberger, L. und Wharton, J. D.: J. exp. Med., 70, 543 (1939). — 5 Z. B. „Oestrogens and Neoplasia", H. Burrows und E. Horning, Blackwell Scientific Publications, Oxford (1952). — 6 Linder, F.: Aerztl. Wschr., 5, 317 (1950). — 7 Huggins, Ch. und Hodges, C. V.: Cancer

Research, 1, 293 (1941). — [8] Horning, E. S.: Brit. J. Cancer, 3, 211 (1949). — [9] Linder, F.: l.c. — [10] Druckrey, H.: In: „Grundlagen und Praxis chemischer Tumorbehandlung". Wien: Springer-Verlag. 1954. — [11] Weiler, E.: Z. Naturforsch., 7 b, 324 (1952). — [12] Nathanson, J. T.: N. England J. Med., 231, 764 (1944). — [13] Huggins, Ch. und Scott: Ann. Surg., 122, 1031 (1945). Siehe auch: Huggins, Ch. und Bergenstal, D. M.: Cancer Research, 12, 134 (1952). — [14] Cox, H. J.: Lancet, 1947, II., 425. — [15] Munson, L., Goetz, F. C., Laidlaw, J. G., Harrison, J. H. und Thorn, G. W.: Clin. Endocrinology, 14, 495 (1954). — [16] Franks, L. M.: Brit. med. J., 1953, II., 359. — [17] Uebelhör, R.: Wien. klin. Wschr., 1953, S. 807. — [18] Lindner, A., Satke, I. und Voelkel, O.: Wien. klin. Wschr., 65, 789 (1953). — [19] Liebegott, C.: Klin. Wschr., 26, 599 (1948). — [20] Reimann-Hunziker, G.: Helv. chir. Acta, 15, 242 (1948). — [21] Abramsom, W. und Warshawsky, H.: J. Urol., 59, 76 (1948). — [22] Schinzinger: Verh. Dtsch. Ges. Chir., 18, 28 (1889). — [23] Beatson, G. T.: Lancet, 1896, II., 104 u. 162. — [24] Loeb, L.: J. Med. Research., 40, 477 (1919). — [25] Kaufmann, C., Müller, H. A., Butenandt, A. und Friedrich-Freksa, H.: Z. Krebsforsch., 56, 482 (1949). — [26] Martinez, C. und Bittner, J.: J. Proc. Soc. exp. Biol., 86, 92 (1954). — [27] Dargant, M.: Brit. Med. J., 1949, II., 54. — [28] Murray, W. S.: Amer. J. Cancer, 30, 517 (1937). — [29] Lacassagne, A.: C. r. Soc. Biol., 122, 183 u. 1060 (1936). — [30] Ulrich, P.: Acta Unio. int. Cancer, 4, 377 (1939). — [31] Council on Pharmacy and Chemistny, J. A. M. A., 146, 471 (1951). — [32] Gellhorn, A.: Cancer Research, 13, 205 (1953). — [33] Huggins, Ch. und Dao, L. Y. Th.: Cancer Research, 4, 303 (1954). — [34] Douglas, Mary: Brit. J. Cancer, 6, 32 (1952). — [35] Kennedy, B. J., Tibbets, D. M., Nathanson, I. T. und Aub, J. C.: Cancer Research, 13, 445 (1955). — [36] Kotscher, E., Voelkel, O. und Wachtler, F.: Radiologia Austriaca, 1954, 175. — [37] Ufer: In: „Grundlagen und Praxis chemischer Tumorbehandlung. S. 280. Wien: Springer-Verlag. 1954. — [38] Druckrey, H. und Raabe, S.: Klin. Wschr., 1952, 882. — [39] Raabe, S.: In: „Grundlagen und Praxis chemischer Tumorbehandlung. S. 243.

Aussprache: Hr. Prof. Dr. B. Breitner (Innsbruck): Ich möchte — zur Diskussion eingeladen — nicht allzuviel Bekanntes und oft Gesagtes wiederholen. Vielleicht helfen in der gegenwärtigen Situation einige Einzelbeobachtungen.

Kein einziges Fach der Medizin kann von den Behandlungserfolgen beim Mammakarzinom befriedigt sein. Die Chirurgie, selbst in ihrem extremsten Vorgehen, so wenig wie die Strahlenbehandlung. Die Koordination beider hat nach allgemeinem Dafürhalten eine Verbesserung der Resultate gebracht. Neue Hoffnungen weckte die Kombination von Operation — Vor- und Nachbestrahlung —, Kastration und die systematische Zufuhr heterologer Hormone.

Jeder, der sich damit beschäftigte, wird über manchmal staunenswerte Beobachtungen verfügen.

Sie sind staunenswert, weil sie noch immer selten sind und weil eine Reihe von Fällen, die wir für gleichgelagert halten, geringen oder keinen Erfolg aufweisen.

Die Berechtigung zur Erfolgshoffnung kam von reichlichen Erfahrungen bei der Behandlung mit gekreuzten Hormonen beim Prostatakarzinom. Es wurde ein biologischer Verwandtschaftsnachweis beider Organe versucht, der allerdings einige Lücken aufweist. Beide Fragen rühren unmittelbar an das Grundproblem und an die Frage der Aetiologie des Karzinoms.

Aus dem Wirrsal von Beobachtungen, Deutungen und Meinungen sind nach meiner Meinung einige besonders beachtlich. Die Substitutions- und die Entlastungswirkung der Hormone (Niehans, Schaetzinger, Autor), die Libidosteigerung bei Mammakarzinompatientinnen durch Testosteron (Bleuler und Züblin); die kaum mehr bestrittene Feststellung der größten Häufigkeit der Mammakarzinome vor der Menopause, das zahlenmäßige Absinken nach dieser und die Seltenheit in der Schwangerschaft (Wanke). Fikentscher liest aus den bisher veröffentlichten Statistiken allerdings das Gegenteil ab. Und schließlich die Schlußfolgerung auch aus experimentellen Beobachtungen (Mühlböck), daß ein hormonaler Faktor bei der Entstehung im Vordergrund steht.

Die kanzero-genetische Wirkung der Sexualhormone wird nicht mehr bezweifelt. Männliche Kastraten erkranken nicht an Prostatakarzinom, weibliche nicht an Mammakarzinom. Ebensowenig die schmerzstillende, vielfach roborierende, fast immer lebenverlängernde Wirkung heterologer Hormone.

Daher erscheinen Operation, Kastration (anatomisch oder Strahlentechnisch) und die Verabfolgung heterologer Hormone als therapeutische Forderung.

Die Frage, ob der Hormontherapie nur die Wirkung einer „inneren" Kastration zukommt — ohne Rücksicht darauf, ob dabei der Weg über die Bremswirkung auf die Hypophyse geht —, ist nicht beantwortet. Die Bejahung läge in Hinblick auf die anatomische Kastrationswirkung nahe. Aber damit ist die fast immer rasch eintretende Schmerzstillung und die roborierende Wirkung nicht erklärt.

Es liegt die Frage nahe, ob der Aetiologie des Mammakarzinoms das im normalen Zustand wirksame, im gegebenen Fall mangelnde Gegengewicht in der Gestalt des heterologen Sexualhormons gegen das kanzero-genetisch wirkende homologe Sexualhormon zugrunde liegt?

Wenn dies der Fall ist, müßte dieses notwendige Gegengewicht zeitlebens zugeliefert werden. Es müßte aber dann auch theoretisch damit der Tod aus dieser Mangelursache abgewendet werden.

Die praktische Erfahrung erfüllt diese Forderung keineswegs. Ein Grund hierfür kann sein, daß die bloße Substitution nicht genügt, daß es vielmehr nötig wäre, die eigene Hormonproduktion anzuregen. Diese wird aber durch die Zufuhr von fertigem Hormon eher gedämpft als angeregt (Aufgabenentlastung nach Niehans). Die Wirkung der „Hormonschaukel", die bei der benignen Prostatahypertrophie günstig erscheint, wird sichtbar. Zu einer praktischen Folgerung müßte aber vorerst bekannt sein, ob eine Eigenproduktion überhaupt noch besteht.

Wir mögen nun von jedem wirklichen Einblick noch recht weit entfernt sein — bei der Sicherheit der Annahme der Wirksamkeit des hormonalen Faktors in dem pathologischen Geschehen drängt sich zwangsläufig die Frage auf: Warum kam es zur Störung des hormonalen Gleichgewichtes?

Die nächstliegende Deutung wäre, die Theorie von Lackner, Ziegler und Swoboda heranzuziehen: das nicht synchrone Altern der persönlichen Erbteile. Also ungefähr jene Auffassung, die die Chinesen vor 4000 Jahren vertreten haben.

Ziegler und Lackner haben den Eingriff des „spontanen Erbschwundes" angeführt. Ackermann hat in seinen schönen Untersuchungen über das Verhalten der Aminosäuren die Tatsache des nicht synchronen Alterns erwiesen. Da sich hier ein deutlicher Unterschied zwischen Männern und Frauen zeigt, mag die Annahme des „ungleichmäßigen Senilismus" des männlichen und des weiblichen Erbgutes naheliegen. Damit wäre aber auch die Wirkung der gekreuzten Hormone beim Karzinom irgendwie verständlich.

Das ist nun allerdings eine reichlich grobfingrige Erklärung. Aber sie ist vielleicht besser als gar keine. Und vielleicht wird man doch endlich die sozusagen biologische Aetiologie des Karzinoms, die ich vor 5 Jahren zur Debatte stellte, in den Kreis entsprechender Untersuchungen stellen. Und vielleicht wird uns dieser Versuch therapeutisch weiterhelfen, wenn auch die Grundanschauung nichts als eine andere Form der Anschauung eines biologisch-pathologischen Geschehens ist.

Hr. Prof. Dr. R. Uebelhör (Wien): Zuerst berichte ich Ihnen in Kürze die Krankengeschichte eines Mannes zur Illustration dessen, was man mit der Hormonbehandlung des Prostatakarzinoms erreichen kann.

Ein 50jähriger Mann litt 5 Monate lang an zunehmenden Kreuzschmerzen als bohrend geschildert, später Ausdehnung dieser Schmerzen gegen die Beine, Schmerztyp der Ischialgie. Schließlich langsam zunehmende Schwäche beider Beine und Paraplegie. Aufnahme an einer neurologischen Abteilung. Dort neben anderen Untersuchungen Myelographie und Feststellung eines Stops in Höhe des schwer veränderten 3. Lendenwirbelknochen. Dieser Wirbel destruiert. Vermutung einer Metastase. Jetzt urologische Begutachtung. Feststellung eines Prostatakarzinoms. Metastasen auch in den Beckenknochen. Behandlung des Patienten an meiner Abteilung mit Oestrogenen, und zwar wasserlöslichen, zum Teil mit Honvan (früher Ast St 52), zum Teil mit Retalon aquosum. Gesamtdosis etwas über 20.000 E. Ergebnis nach 2monatlicher Behandlung: Der Patient verläßt in wesentlich gebessertem Allgemeinzustand, schmerzfrei und gehfähig die Abteilung und benützt zum Aufsuchen der Ambulanz zwecks Weiterbehandlung stets die Straßenbahn. Der Prostatatumor war kleiner geworden, aber immer noch hart und unabgrenzbar. Keine Miktionsbeschwerden (die auch früher nicht wesentlich waren). Die Röntgenbilder (Demonstration) am Beginn der Behandlung und beim Abschluß der stationären Behandlung zeigen keinen allzu deutlichen Unterschied, vielleicht eine Besserung des Kalkgehaltes. Die Phosphatasewerte zeigten einen charakteristischen Verlauf: Ansteigen der alkalischen Phospatase von 4·2 auf 9·5 und Sinken der sauren Phosphatase von 1·0 auf 0·6. Der Patient steht jetzt, etwa 6 Monate nach Abschluß der stationären Behandlung, weiter in Kontrolle der Ambulanz und erhält derzeit Progynon „M"-Tabletten sowie einmal in der Woche 500 mg Honvan. Er denkt daran, seine Arbeit wieder aufzunehmen.

Es ist fast bei allen Patienten, die ein Prostatakarzinom haben, unbedingt notwendig, die Behandlung pausenlos durchzuführen. Eine Unterbrechung der Behandlung ist nach allen bisherigen Erfahrungen nur ausnahmsweise gerechtfertigt. Die klinische Beobachtung zeigt, daß bei Aufhören der Therapie und einer Zeit verhältnismäßigen Wohlbefindens eine Art Zusammenbruch erfolgen kann, der dann kaum mehr oder sehr schwer zu beeinflussen ist. Die Intervalltherapie begünstigt vielleicht jene Entdifferenzierung des Karzinoms, von der Prof. Brücke gesprochen hat. Man könnte sich wohl vorstellen, daß das Hin und Her des Rückgangs des Tumors, das neuerliche Wachstum und die wiederholte hormonell bedingte Veränderung eher zu jener Entdifferenzierung führt, als die pausenlose Unterdrückung jeden Wachstums.

Nun stellt diese notwendige Dauerbehandlung in der Praxis ein Problem dar. Dieses Problem ist etwa lösbar, wenn die Implantationsbehandlung genügt, ebenso bei der durchaus möglichen peroralen Dauertherapie. Schwierigkeiten ergeben sich erst bei der Notwendigkeit häufiger intravenöser oder intramuskulärer Injektionen und ambulanter Patienten. Auch ist ein Kontrolldienst unumgänglich notwendig, um die Patienten zu den regelmäßigen Untersuchungen und neuerlicher Festsetzung der Therapie zu veranlassen. Wie Sie ja wissen, ist der Vorgang etwa so: Der Patient bekommt im Augenblick der Entlassung einen Brief an den behandelnden Arzt. Dieser führt nun die weiteren Kontrollen und die angegebene Behandlung durch oder weist den Patienten zu einem Facharzt, damit dieser Kontrolle und Therapie durchführt. Wurde eine sehr intensive Therapie angeregt, scheitert dies oft an der Art des Honorierungssystems der Kassen, es ist weder dem Praktiker noch dem Facharzt zuzumuten, ganze Injektionsserien in eigener Regie durchzuführen. Die Ambulanzen der Krankenhäuser sind anderseits angewiesen, eine derartige Behandlung möglichst nicht durchzuführen. Weder der Praktiker noch der Facharzt können sich eine Kontrollkartothek mit den notwendigen Mitarbeitern leisten. Die Krankenabteilungen haben wohl manchmal einen derartigen Kontrolldienst, doch wird dieser meines Wissens nur selten so durchgeführt, daß wirklich alle Patienten dauernd erfaßt sind. Nur dann, wenn ein Assistent etwa eine Arbeit verfassen will, werden wieder einmal alle Patienten verständigt. Eine wirklich leistungsfähige nachgehende Fürsorge existiert also nicht. Das oben angedeutete Problem erscheint also in keiner Weise gelöst. Wie man dieses Problem lösen könnte, ohne die Abneigung der Aerzte gegen eine weitgehende Zentralisierung zu verletzen, ist recht schwierig zu sagen. Ich konnte dies alles in einer Diskussion nur andeuten, Anregungen dazu wären jedenfalls sehr erwünscht.

Hr. Prof. Dr. R. Herbst (Graz): Meine Diskussionsbemerkung soll der Frage gelten: Was lehrt den Praktiker die sogenannte Hormontherapie des Prostatakarzinoms, was ist gesichertes Wissensgut, was ist noch problematisch?

Für dieses Karzinom gilt die durch Erfahrung gefundene Tatsache, daß es durch bestimmte chemische Körper, die Oestrogene, in einem großen Prozentsatz der Fälle mehr oder weniger zum Rückgang gebracht werden kann, eine Tatsache, die für kein anderes Karzinom in diesem Ausmaße gilt und vielleicht das Prostatakarzinom zur Grundlagenforschung einer konservativen Karzinomtherapie überhaupt macht.

Die exakte Diagnose eines Prostatakarzinoms ist oft schwer, da wir in dieser Hinsicht auf unseren unzuverlässigen Tastsinn angewiesen sind. Dies gilt auch für die Feststellung der Rückbildung dieses Karzinoms. Wir haben nur zweierlei Kriterien der Rückbildung: 1. die durch rektale Unterstützung festgestellte Größenänderung, 2. das Weicherwerden des Tumors. Was aber das Weicherwerden des Karzinoms auf Oestrogenbehandlung betrifft, möchte ich an dieser Stelle eine Warnung aussprechen. Wir wissen, daß das Prostatakarzinom in den meisten Fällen mit einer sogenannten Hypertrophie vergesellschaftet ist. Das kann die Diagnose oft erschweren. In letzter Zeit aber wird auch die sogenannte Prostatahypertrophie mit Oestrogenen behandelt. Ich möchte davor warnen, weil auf diese Weise sich nicht nur die Karzinome dem Nachweis lange Zeit entziehen können, sondern auch unvollkommen behandelt werden, so daß das Karzinom, wenn es entdeckt wird, unter Umständen auf Oestrogene nicht mehr anspricht.

Der Begriff Hormonbehandlung ist ungenau, da das Karzinom auch und gerade auf Stoffe anspricht, die chemisch völlig different sind vom weiblichen Hormon.

Diese Körper aber wirken auch untereinander sehr verschieden auf das Prostatakarzinom und es ist völlig falsch, ihre karzinolytische Fähigkeit proportional der feminisierenden zu setzen. Von den Stilbenen hat sich am besten das Diäthylstilböstrol bewährt, auch in seiner Veresterung mit Propionsäure, was man z. B. von den Hexöstrolen nicht behaupten kann.

Daraus kann der Schluß gezogen werden, daß die chemische Konstitution maßgeblich an der karzinolytischen Wirkung beteiligt ist.

Was die Dosierung betrifft, so gibt es kein einheitliches Schema. Die Implantation von Tabletten und Stäbchen ist unzuverlässig. Die gleichmäßige intramuskuläre Injektion gelöster Substanz ist die beste. Ich habe in den letzten Jahren die besten Resultate mit einem veresterten Stilböstrol der Fa. Ebewe, und zwar 50 mg in öliger Lösung jeden zweiten Tag, unter Umständen auch jeden Tag, injiziert, erzielt, worüber noch andernorts berichtet wird. Ich habe aber vor 8 Jahren mit einer Dosis von nur 5 mg eines Stilböstrols, nämlich Cyren B, jeden zweiten Tag injiziert, ein Prostatakarzinom auch schwinden gesehen.

Daraus folgt, daß jeder Fall eines Prostatakarzinoms erst klinisch-therapeutsich getestet werden soll.

Der Begriff Erhaltungsdosis eines Oestrogens ist zwar sprachlich vielverheißend, aber unhaltbar, denn was wollen wir erhalten: einen Hormonspiegel, einen bestimmten Allgemeinzustand oder einen bestimmten Grad des Prostatakarzinoms? Das Prostatakarzinom bedarf vielmehr intensivster Weiterbehandlung bis zu jenem Augenblick, in welchem es nicht mehr auf Oestrogene anspricht, weiterwuchert und metastasiert.

Der Optimismus, ein Prostatakarzinom lediglich mit Oestrogenen zu heilen, ist noch ungerechtfertigt. Ist ein Prostatakarzinom operabel, so muß es operiert werden, ob ohne oder, was ich für besser halte, mit Oestrogenvorbehandlung. Da der überwiegende Teil der Prostatakarzinomkranken inoperabel zum Facharzt kommt, kann der Praktiker wertvollste prophylaktische Arbeit leisten, wenn er grundzätzlich seine über 50 Jahre alten Patienten rektal untersucht.

Was die besonders interessante Frage der histologisch faßbaren Rückbildungsvorgänge eines behandelten Prostatakarzinoms betrifft, sind wir eigentlich enttäuscht. Nekrosen und fettige Degeneration sind kein Zeichen eines durch Oestrogene bewirkten Rückbildungsprozesses. Ich konnte lediglich als Untergangsformen große Zellen mit vakuolärem Protoplasma und pyknotischem, aber auch bläschenförmigem Kern beobachten, eine Feststellung, die mit der amerikanischer Autoren übereinstimmt. Dabei ist an manchen Stellen das Stroma aufgelockert oder auch mit Leukozyten infiltriert. Wir müssen annehmen, daß die Prostatakarzinomzelle auf Oestrogene durch eine Stoffwechselstörung sich auflöst, wobei wir aber über den eigentlichen Vorgang nichts Sicheres feststellen können.

Das Problem des Prostatakarzinoms kann aber nur in Ganzheitsbetrachtung, unter Berücksichtigung der nervalen Steuerung, des Mesenchyms und der kapillaren Durchblutung des betreffenden Gewebes richtig gesehen werden. Es besteht kein Anhaltspunkt, daß die Oestrogene lediglich nur direkt auf die Karzinomzellen wirken. Läge eine reine Mitosegiftwirkung vor, müßte eine solche auch bei anderen Karzinomen festzustellen sein, was nicht der Fall ist, insbesondere, da oft kleine Dosen wirksam sind. Das Geheimnis, warum gerade dieses Karzinom auf Oestrogene anspricht, liegt wohl darin, daß der Gewebskomplex der Prostatadrüse in seinem Auf- und Abbau dem Zwischenhirnhypophysensystem in einer besonderen Art und Weise unterworfen ist, und in diesem System die genannten Stoffe angreifen, so daß sie im Erkrankungsfall, fast könnte man sagen gezielt, eingreifen können. Dabei sei aber der endokrinen Achse — Hypophyse — Nebenniere ebenfalls gedacht.

Nach meinen Beobachtungen spricht das Prostatakarzinom kaum mehr auf Oestrogene an, wenn es in den Blasenhals eingewuchert ist und jene Form annimmt, die von einem Blasenkarzinom schwer unterscheidbar ist. Es scheint mir, daß ein solches Karzinom deshalb anders reagiert, weil es einem ursprünglichen Innervationsgebiet nicht mehr unterliegt.

Inwieweit aber den von der Nebenniere abgesonderten Androgenen eine Förderung des Karzinomwachstums zuzuschreiben ist, ist noch problematisch. Wir wissen, daß auf Oestrogene eine Hypertrophie der Nebennierenrinde in allen Fällen eintritt. Es ist sicher, daß diese Rindenhyperplasie durch Cortison verhindert wird. Aber es fehlt noch der Nachweis, ob 1. die durch Oestrogene hervorgerufene Hyperplasie auch wirklich vermehrte Androgenausschüttung bewirkt und ob 2. diese Androgene das Karzinom fördern. Immerhin wissen wir aus der Praxis, daß gerade in einem Großteil der Fälle auch ohne Nebennierenausschaltung eine Wirkung auf das Prostatakarzinom zu erzielen ist, was aber nicht der Fall sein könnte, wenn die durch das Oestrogen in allen Fällen hervorgerufene Nebennierenrindenhyperplasie das Karzinom fördern würde.

Wohl habe ich eine andere Nebenwirkung der Oestrogenbehandlung gesehen, die ich mit Nebennierenrindenhyperplasie in Zusammenhang bringen möchte, nämlich den Hochdruck.

Die Prostatakarzinomtherapie kann als Beispiel der Karzinomtherapie der Zukunft gelten, da sie bewirkt: Cazellyn ohne Nekrose, ohne massiven Einbruch von Abbauprodukten in Blut- und Lymphbahn, trotz Karzinomvernichtung Erhaltung des Stoffwechsels, ja sogar Ansatz, Hebung des Körpertonus und der Psyche.

Die Hormonbehandlung des weiblichen Genitalkarzinoms

Von

T. Antoine

Wien

Therapeutische Versuche, Genitalkarzinome hormonal zu behandeln, sind wesentlich jüngeren Datums als die beim Brust- und Prostatakrebs. Dies ist eigentlich verwunderlich, besonders beim Korpuskarzinom, das wie kein anderes die Bedingungen erfüllt, die für eine Hormonbehandlung notwendig sind: nämlich, daß es einem Organ entstammt, das normalerweise unter hormonaler Kontrolle steht, und daß das Karzinom mit dem Muttergewebe noch weitgehende Aehnlichkeit hat. Dies trifft für die ausgereiften Formen des Uteruskörperkrebses in hohem Maße zu. Trotzdem sind bis zum Beginn einer Therapie fast 50 Jahre verstrichen, seitdem Schinzinger 1889 zur Unterstützung der Mammakarzinomtherapie die Ovarektomie empfohlen und damit das Tor zu einer segensvollen Behandlung gewisser Krebsformen eröffnet hat. Die Grundlagen für diese Therapie waren ursprünglich rein empirisch, hatte man doch noch herzlich wenig Ahnung von der inneren Sekretion. Man glaubte nur, wenn sich eine bestimmte Krebsform unter dem Einfluß der Keimdrüsen besser und schneller entwickle als ohne diese, so müsse wohl die Entfernung dieser Drüsen die Heilung unterstützen. Und — nachdem ja immer ein Gegensatz zwischen weiblichen und männlichen Gonaden bestünde — so müßte eventuell auch die Zufuhr des konträren Hormons eine gute Wirkung haben. Man hat angenommen, daß die Zufuhr des gegengeschlechtlichen Hormons so etwas wie eine Neutralisierung des eigenen bewirke. Daß dies sicher *nicht* so ist, ist eine der wenigen gesicherten Tatsachen, die wir heute wissen. Und daß wir gerade in der Gynäkologie schlechter daran sind mit unseren Kenntnissen, liegt weniger an den Gynäkologen als an den besonderen Verhältnissen, die wir beim weiblichen Genitalkarzinom antreffen. Hat man ursprünglich angenommen, daß es sich bei dem ganzen Problem nur um den Gegensatz: hie weiblich — hie männlich handle, so hat man bald eingesehen, daß eine wesentliche, wenn nicht ausschlaggebende Rolle die Hypophyse als übergeordnetes Organ (Hofbauer 1932) spiele. Dazu kommt, daß der Uterus kein so stummes Erfolgsorgan ist wie die Mamma oder Prostata, sondern unter einer eingreifenden hormonalen Behandlung recht unangenehme Zwischenfälle produzieren kann.

Bevor wir uns die erstrebten und erreichbaren Wirkungen der Hormontherapie beim Genitalkarzinom der Frau ansehen, sei betont, daß das zu sagende nur für dieses Karzinom Gültigkeit hat, da alle Karzinome ihre Eigengesetzlichkeit haben und auf eine Hormontherapie anders ansprechen.

Die hormonale Behandlung des Genitalkarzinoms kann auf zweifache Weise geschehen. Durch Zufuhr von (meist gegengeschlechtlichem) Hormon und durch Kastration. Auf den ersten Blick könnte man meinen, daß beide das gleiche bedeuten. Es besteht aber ein wesentlicher Unterschied in ihrer Wirkungsweise. Wir haben schon früher erwähnt, welche wichtige Rolle die Hypophyse spielt. Nicht nur, weil sie das dem Ovar übergeordnete Organ darstellt, sondern weil ihre Hormone (die gonadotropen und das somatotrope) auch selbst geschwulsterzeugend wirken können, wie man aus Erfahrungen im Tierversuch weiß. Hypophysen- und Ovarialhormone stehen normalerweise in einem Gleichgewicht, dessen Niveau bei Kind, geschlechtsreifer Frau und im Alter verschieden hoch liegt. Die gonadotropen Hormone der Hypophyse fördern die ovarielle Tätigkeit, der Eierstock hemmt mit seinen Wirkstoffen die Hypophyse. Entzieht man nun im Tierexperiment die Hypophyse der Einwirkung des Ovarialhormons, indem man ein Ovarium exstirpiert und das zweite in die Milz implantiert, so daß es seine Wirkstoffe über die Leber leiten muß, die sie zerstört, so kommt es zu einer immer stärker werdenden Aktivität der Hypophyse, als deren Ausdruck wir eine zystische Degeneration, ja Tumorbildung im Ovar sehen. Wir wissen nicht, wieweit bei der Frau auch ohne diese im Experiment gestellten Bedingungen ein Einfluß der Hypophyse auf die Bildung von Ovarialtumoren geht. Möglich ist ein solcher jedenfalls. Man ist, wie oben erwähnt, im allgemeinen geneigt, die Kastration und die paradoxe Hormonbehandlung als im Wesen gleich anzusehen. Dies ist aber keineswegs so. Daher kann man auch nicht davon reden, eines durch das andere zu ersetzen. Kastriert man eine Patientin, so kommt es zu einer Enthemmung der Hypophyse mit einer vermehrten Produktion gonadotroper Substanzen. Führt man männliches Hormon zu, so bremst man die Hypophyse, sie schränkt die Produktion der gonadotropen Hormone wesentlich ein. Dadurch wird auch die Ovarialtätigkeit stark beeinträchtigt. Der Endeffekt ist also annähernd gleich, der Weg aber ganz verschieden. Inwieweit sich die Enthemmung der Hypophyse durch Kastration auswirkt, ist noch nicht genau bekannt. Es scheint aber so zu sein, daß nicht nur die gonadotropen, sondern auch die anderen glandotropen Hormone der Hypophyse vermehrt abgesondert werden, und daß es dadurch auch zu einer vermehrten Produktion von sexualhormonähnlichen Stoffen (in unserem Fall östrogenähnlichen) in der Nebennierenrinde kommt. Die Wertung dieser zweifellos eintretenden vermehrten Oestrogenproduktion durch die NNR. ist bei den einzelnen Autoren verschieden. Wir wollen festhalten, daß — beim Karzinom des weiblichen Genitales zumindest — die Wirkung des männlichen Hormons weder auf das bereits produzierte weibliche noch auf das Hypophysenhormon gerichtet ist, sondern daß es wahrscheinlich einzig und allein bremsend auf die Hypophyse wirkt. Aus dieser Tatsache sind auch die Wirkungen zu erklären. Ist nun die Hypophysenhemmung das Wesentliche, so nimmt es nicht wunder, daß man auch versucht hat, Oestrogene, die ja eine stärkere hypophysendämpfende Wirkung haben als die Androgene, zur Behandlung heranzuziehen. Männliche und weibliche Hormone sind in bezug auf die Hypophyse nicht Gegengspieler, sondern Synergisten. Natürlich könnte sich da der oft behauptete geschwulstwachstumsfördernde Einfluß dieses Hormons geltend machen. Das hat auch dazu geführt, daß man die weiblichen Hormone im allgemeinen nicht verwendet. Einige Autoren (Runge und Wimhöfer, Nieburgs, Li Voti und Mutolo) haben es getan und nie ein eindeutiges Wachstum des Tumors gesehen. Auch Corpus luteum-Hormon wurde versucht. Ein Effekt ließ sich aber auch mit hohen Dosen nicht erreichen (A. Müller). Platt konnte — allerdings mit hohen Dosen von 150 bis 200 mg täglich — zytologische Veränderungen im Smear von Collumkarzinomkranken nachweisen und Hertz und Mitarbeiter meinten, bei 17 Collumkarzinomen einen gewissen Rückgang des Tumors zu sehen.

Die Hormonbehandlung stellt eine Art Chemotherapie dar. Also jene Art der Krebsbekämpfung, die sicher einmal berufen sein wird, besser als Messer und Strahlen, dieses Leiden zu heilen. Unser Idealziel wäre eine Heilung des Krebses. Davon kann nun gar keine Rede sein. In der ganzen Literatur findet sich ein einziger von H. Köhler berichteter Fall eines inoperablen Ovarialkarzinoms, das wirklich geheilt wurde. Alle anderen Beobachtungen halten einer strengen Kritik nicht stand. Wenn nun keine Heilung zu erzielen ist, so wäre schon eine Besserung ein großer Erfolg. Aber auch das läßt sich in den wenigsten Fällen erweisen. Sicher wirkt das Hormon nicht zytolytisch, höchstens zytostatisch, aber auch dieses ist nicht erwiesen. Die Beurteilung der Wirkung ist deshalb so erschwert, weil man ja nur vorgeschrittene Fälle, bei denen eine andere Therapie aus verschiedenen Gründen ausgeschlossen ist, einer rein hormonalen Behandlung zuführen kann. Und da ist es eben sehr schwer zu beurteilen, wie weit eine Wirkung auftritt. Abarbanel hat eine Wirkung der Androgene beschrieben, die vielleicht imstande ist, das Tumorwachstum zu hemmen, nämlich eine Vasokonstriktion der Myometriumgefäße. Durch diese relative Ischämie könnte das Wachstum eingeschränkt werden.

Sind alle diese Wirkungen problematisch, so können doch auch einwandfrei günstige nachgewiesen werden. Sie richten sich allerdings nicht auf den Tumor, sondern auf den Gesamtorganismus der Trägerin. Es ist erwiesen, daß das männliche Hormon anabolisch, eiweißretinierend und aufbauend wirkt und damit der Organismus in seiner Abwehrkraft gestärkt wird. Vielleicht erfolgt eine solche Steigerung der Abwehrkraft auch lokal durch Einwirkung auf das umgebende Bindegewebe, wie es beim männlichen Hormon möglich, beim weiblichen sicher ist (Drescher, Runge und Wimhöfer). Gleichzeitig erfolgt sehr häufig auch eine psychische Umstimmung. Kräftigung des Körpers und neuer Lebensmut, nicht zuletzt das — nicht zu erklärende — Verschwinden der Schmerzen lassen den Patienten dann auf lange Zeit wieder ein erträgliches Leben führen. Trotz einer fehlenden nachweislichen Wirkung auf den Tumor ist also die Hormontherapie durchaus positiv zu bewerten. Es fragt sich nur, ob nicht auch unerwünschte Folgen damit verbunden sind. Eine Reihe davon ist allbekannt. Sie sind die infolge der nötigen hohen Dosen eintretende Virilisierung, die oft unerwünschte Libidosteigerung. Andere sind nicht so geläufig wie die Hyperkalzämie und die Beeinträchtigung der ganzen Hypophyse, so daß auch die übrigen innersekretorischen Drüsen in ihrer Funktion gehemmt werden. Deshalb führt Loeser, so wie es auch schon Beatson 1896 tat, immer auch etwas Schilddrüsenhormon zu, da dieses die Zellen lipoidärmer und histaminreicher macht und dadurch die Tendenz zum Karzinom herabsetzt. Bei den hohen Dosen androgener Hormone kann es auch zu Leber- und Nierenschädigungen kommen, weshalb Pasetto und Pece Vitamin B_{12} verordnen. Vasterling und auch wir (Picha und Weghaupt) sahen nach Androgenmedikation in einem Fall ein rasches Größerwerden palpabler Lymphdrüsen. Vasterling lehnt deshalb die Androgenverabreichung bei solchen Drüsen ab. Ich glaube, zu Unrecht, denn es dürften wohl alle Fälle, die der Hormontherapie zugeführt werden, schon befallene Drüsen haben, wenn sie auch nicht tastbar sind. Trotzdem sieht man normalerweise eher eine Hemmung des Tumorwachstums. Erwähnt muß auch werden, daß das Bewußtsein, große Mengen männliches Hormon zu bekommen, für manche Frauen etwas Bedrückendes hat. Allerdings verschwinden diese Bedenken gewöhnlich mit Eintritt der positiven Wirkung.

Es fragt sich jetzt nur noch, in welchen Dosen das Hormon gegeben werden muß. Im allgemeinen war es mit geringen Variationen üblich, sich etwa an folgende Formel zu halten: In den ersten 3 Wochen täglich 50 mg, in den folgenden 3 Wochen jeden zweiten Tag 50 mg und dann durch die gleiche Zeit 2mal wöchentlich 50 mg zu geben; weiterhin durch Implantation von etwa 3mal 100 mg Tabletten oder eines Depotpräparates alle 6 Wochen eine „Erhaltungsdosis“ zu geben. Auch wir haben an der Klinik (Picha und Weghaupt) bisher eine ähnliche Dosierung gegeben, nur statt der Implantation 250 mg Testosteronönanthat (Schering) in öliger Lösung. Die Erfolgsziffer betrug zirka 85%. Als größtes Negativum der Hormontherapie muß man es vielleicht bezeichnen, daß sie — einmal begonnen — nie wieder abgesetzt werden darf. Setzt man nämlich aus, so kommt es gewöhnlich sehr rasch zur Katastrophe, da es zu einer Art „rebound effect“ an der Hypophyse kommt. Die oben angegebene Dosierung hat nun durch eine vor ganz kurzem erschienene Arbeit von Hohlweg einen argen Stoß erlitten. Er konnte an Tierversuchen, die in diesem Fall wohl auf den Menschen zu übertragen sind, zeigen, daß das erwähnte Schema unphysiologisch sei. Es kommt bei längerer Androgenmedikation immer zu einer Gewöhnung der Hypophyse an das Hormon, und es müssen immer höhere Dosen gegeben werden, um einen Bremseffekt zu erzielen. Es ist also nötig, die Dosis nicht zu senken, sondern im Gegenteil eventuell zu erhöhen. Der Begriff „Erhaltungsdosis" wäre also falsch. Es fehlen noch klinische Erfahrungen über diese neue Methode der Behandlung, sie erscheint mir aber sehr plausibel. Für ihre Richtigkeit spricht auch, daß trotz gleichbleibender Dosierung manchmal plötzlich eine Verschlechterung auftritt, die auch durch höchste Androgendosen dann nicht mehr aufzuhalten ist. Folgt man den Hohlwegschen Anschauungen, so müßte man mit relativ kleinen Dosen, etwa 25 mg, täglich oder jeden zweiten Tag beginnen und bei Nachlassen der Wirkung die Dosis steigern. Das Unangenehme dabei ist nur, daß es dann viel länger bis zum Wirkungseintritt, der selten vor verabreichten 1000 mg erfolgt, dauert.

Eine weitere, ebenfalls von Hohlweg inaugurierte Hormontherapie eines malignen Tumors stellt die Behandlung des Chorionepithelioms mit Oestrogenen dar. Das Chorionepitheliom ist der einzige nichtkörpereigene Tumor, den wir in der menschlichen Pathologie kennen, geht er ja nicht vom mütterlichen Organismus, sondern vom Ei aus. Er produziert in großen Mengen das Choriongonadotropin, ein dem Hypophysengonadotropin fast identisches Hormon. Gibt man nun nach dem Vorschlag von Hohlweg große Dosen von Oestrogenen, so kommt es auch auf diesen Tumor zur Bremswirkung mit histologisch nachgewiesener Degeneration der Tumorzellen. Es ist dies ein weiterer schöner Beweis für die hemmende Wirkung der Steroidhormone.

Fassen wir zusammen, so müssen wir sagen, daß die Hormontherapie des weiblichen Genitalkarzinoms noch voll der Widersprüche und der ungelösten Probleme steckt. Trotzdem leistet sie Gutes, wenn sie auch bis jetzt das Leben der Betroffenen kaum zu verlängern vermag. Sie kann aber den Rest des Lebens noch lebenswert machen. Kein monatelanges Siechtum mit Schmerzen und zunehmender Kachexie, sondern ein rascher Zusammenbruch nach einer Zeit relativen Wohlbefindens und erhaltener Lebensfreude ist das Ende. Wir müssen uns nur bewußt sein, daß die Therapie — einmal eingeschlagen — uns zwingt, sie bis ans Ende fortzusetzen.

Literatur: Abarbanel: Amer. J. Obstet., 38, 1043 (1939). — Beatson: Zit. nach Rawson: Amer. J. Obstet., 66, 999 (1953). — Drescher: Strahlenther., 89, 52 (1953). — Hertz und Mitarbeiter: J. nat. Cancer Inst., 11/5, 867 (1951). — Hofbauer: Zbl. Gynäk., 1026 u. 1032 (1932). — Hohlweg: Abhandl. d. Deutsch. Akad. d. Wissenschaften zu Berlin, 1953, 34. — Köhler: Zbl. Gynäk., 780 (1952). — Li Voti und Mutolo: Giornale di Medicina, Palermo, 5/9—10, 197 (1948). — Loeser: Aerztl. Praxis, 1950/II, 52. — Derselbe: Internat. Gyn.-Kongr. 1954, Genf. Sammelbericht, S. 533. Verlag: Librairie de l'université. — Müller, Aurel H.: Strahlenther., 86, 425 (1952). — Nieburgs: Obstet. a Gynecol., 2, 213 (1953). — Pasetto und Pece: Ann. Obstet., 74, 759 (1952). — Picha und Weghaupt: Wien. med. Wschr., 734 (1954). — Platt: Amer. J. Clin. Path., 22, 662 (1952). — Runge und Wimhöfer: Dtsch. med. Wschr., 501 (1951). — Schinzinger: Beil. Zbl. Chir., 1889, 29, 55. — Vasterling: Dtsch. med. Wschr., 1222 (1952). — Derselbe: Zschr. Geburtsh., 136, 177 (1952).

Die interne Behandlung des weiblichen Genitalkarzinoms

Von

R. Bayer

Graz

Abgesehen von der Tatsache, daß eine absolut wirksame interne Karzinombehandlung ein unschätzbares Wunschziel darstellt, zwingt die derzeitige Therapielage, auch bei den gynäkologischen Karzinomen jede Möglichkeit einer zusätzlichen internen Beeinflussung zu ergreifen, um das Schicksal der behandelten, aber gefährdeten Fälle günstiger zu beeinflussen und um das unbeeinflußbar scheinende Schicksal der inkurablen Fälle zu erleichtern.

Ueberblicken wir die Behandlungsergebnisse der verschiedenen Lokalisationen des weiblichen Genitalkarzinoms durch Operation und Bestrahlung oder durch die Radium-Röntgenbestrahlung allein, so müssen wir feststellen, daß die Gesamtzahlen der 5-Jahresheilung trotz schöner Einzelerfolge noch immer deprimierend wirken, da wir praktisch von unseren Patienten nach 5 Jahren nur mehr ein Viertel bis höchstens die Hälfte lebend vorfinden.

Sehen wir von den schönen Spitzenergebnissen der Operationsresultate des Collumkarzinoms aus der Klinik Antoine sowie des Korpuskarzinoms ab, die einerseits der subtilen Technik, anderseits aber wohl auch schon der Früherfassung zuzuschreiben sind, so stellen nur die Ergebnisse der Chorionepitheliombehandlung eine befriedigende Ausnahme dar, die wohl auch wieder einer kausal bedingten Früherfassung zuzuschreiben sein dürfte.

Damit zeichnet sich aber auch der wahre Grund der im allgemeinen schlechten 5-Jahreheilungsziffer ab, die somit nicht der operativen Technik oder der eingeschränkten Reichweite der Strahlenbehandlung, sondern der frühen

Tabelle 1

	Geheilt %	Ungeheilt %
Karzinom allgemein (K. H. Bauer):		
Operation + Bestrahlung	17·9	82·1
Gynäkologisches Karzinom:		
Vulva (Operation)	22·5 (Rostock) bis 26·6 (Kiel)	75
Vagina (Ra.-Rö.)	17·8 (Kiel)	82·2
Collum uteri:		
Operation + Bestrahlung	30 (Mailand) bis 58·9 (Wien)	
Ra.-Rö.	40·1 (München, Leipzig) bis 42·3 (Radium Hemmet)	41·1 bis 70·4
10-Jahresheilung	20	80
Portiostumpf-Ca.	24·8 (Rostock) bis 50 (Kiel)	50 bis 75·2
Corpus uteri	30·7 (Mailand) bis 67·3 (Wien)	32·7 bis 69·3
Tuben-Ca.	21·7 (Kiel)	78·3
Ovarial-Ca.	20·8 (Basel) bis 41·8	59 bis 79·2
Mamma-Ca.	37 bis 60	40 bis 63
Chorionepitheliom	86·4 (Kiel)	13·6

und symptomlosen Fernausschwemmung karzinomatöser Zellen und vor allem einer Fernverschleppung in die tiefen und hohen Lymphwege und Lymphdrüsen anzulasten sind.

Wir müssen nach dieser Uebersicht feststellen, daß praktisch schon die klinisch häufig völlig symptomlose Gruppe I als Spätfall zu rechnen ist und nur die Gruppe der präinvasiven Karzinome eine volle Heilungsmöglichkeit aufweist, so daß vorläufig all unsere Anstrengung auf die Frühesterfassung sowie auf die Behandlung der präkanzerösen Stadien ausgerichtet sein muß.

Anderseits ersehen wir aber auch, wie zwingend eine zusätzliche Behandlung ist, um einerseits die Metastasenneigung oder schon nicht mehr erfaßbare Fernmanifestation auch lokal günstiger Gruppenfälle zu beeinflussen und dadurch dem schicksalhaften Verlauf zu entziehen und um

Tab. 2. Gruppenheilung weiblicher Genitalkarzinome

Ca. colli uteri	Operation	Bestrahlung
Ca. in situ	bis 100%	
Gruppe I (Antoine)	69·5%	69·2%
II	60·7%	51·4%
III	17·6%	24·9%
IV	0	0—22% (Schröder)
Ca. mammae:		
Steinthal I (Demmer)	73%	
II	35%	
III	8%	
Ca. vulvae:		
Gruppe I (Bachmann)	60%	
II	55·6%	
III	8·3%	
IV	0	

anderseits die große Zahl der inkurablen Fälle noch irgendwie günstig zu beeinflussen.

Die fortschreitende Forschung am karzinomkranken Menschen, die aber noch viel intensiver gestaltet werden muß, hat uns gezeigt, daß wir über die vielen Stoffwechselbesonderheiten des Karzinoms zahlreiche Einflußmöglichkeiten besitzen, die allerdings weder die Intensität der zellschädigenden und zellzerstörenden Strahlenbehandlung vorläufig ersetzen kann, aber doch im allgemeinen eine Erweiterung der Wirkbreite der Strahlenbehandlung schaffen und im Einzelfall verloren scheinende Fälle zu heilen vermag.

Diese Heilungsmöglichkeit einzelner Fälle hängt aber für den gynäkologischen Sektor noch immer m e h r von der Eigenart des betreffenden Karzinomfalles als von der Wirktiefe unserer Behandlung ab. Aus diesem Grunde sind die Ergebnisse einer internen Behandlung nur aus der Erfassung einer großen Zahl von Fällen zu beurteilen und dürfen nie vom Einzelfall aus betrachtet werden.

Ich demonstriere Ihnen einen Fall eines Mammakarzinoms, das von der Patientin nur mit einer selbsthergestellten Ringelblumensalbe über 15 Jahre latent gehalten wurde und von mir als Scirrhus verifiziert selbst 9 Jahre kontrolliert werden konnte.

Derartige Fälle dürfen nicht zur Annahme einer sogenannten Wunderheilung verleiten, sondern müssen Anlaß zu besonderen Untersuchungen geben, da wir hier vielleicht Anhaltspunkte für die Art körpereigener Abwehrkräfte gegen das Karzinom bekommen könnten.

Die Wege einer internen Behandlung beim gynäkologischen Karzinom können nach dem heutigen Wissen wie bei jedem Karzinom versuchen, durch diätetische Maßnahmen und durch Zystostatika dem Karzinomstoffwechsel wichtige Bausteine zu entziehen oder vorzuenthalten, ferner in den Ablauf der unvollständigen Oxydationsvorgänge des Zellstoffwechsels einzugreifen, weiter die abgeartete Fermenttätigkeit zu beeinflussen, eine Störung der überreichen Zellteilungsvorgänge über Mitosegifte anzustreben und die Aktivierung und Hebung körpereigener Abwehrkräfte zu erreichen. Außerdem muß Hand in Hand damit eine Bekämpfung der Intoxikationsvorgänge einsetzen. Für den gynäkologischen Sektor speziell wäre zu hoffen, daß eine entsprechend hormonale Behandlung zum Ziel führt, wenn wir die Parallele zu den Behandlungserfolgen beim Prostatakarzinom uns vor Augen führen.

Hier aber kommen wir schon zu Grenzen, die wir noch nicht überschreiten können und die nur Hoffnungen für die Weiterentwicklung wirksamer Stoffe eröffnen.

Jedenfalls ist einzusehen, daß eine wirksame interne Therapie möglichst vielseitig sein muß und daß wir nach meiner Erfahrung für das gynäkologische Karzinom sowohl diätetische Maßnahmen als auch zytostatische Maßnahmen einsetzen müssen, um Wirkerfolge zu sehen.

Unter den Diätmaßnahmen möchte ich die durch die Veröffentlichungen von Kretz und mir propagierte Freund-Kaminer-Diät allen voran nennen: Einschränkung der Kohlehydrate, Ersatz der Fettzufuhr durch reines Olivenöl, Darmspülungen und Umstimmung der Darmflora durch Menthol sind die wichtigsten Momente dieser wirkungsvollen Maßnahme. Wenn auch kein Einfluß auf den karzinomatösen Tumor selbst erreicht werden kann, so kommt es zum Rückgang der peritumoralen Entzündungszonen, zur Abschwemmung der vor dem Tumor liegenden bindegewebigen Oedemseen, die nach Mahnert, Moser und Ratzenhofer für das Weiterwachsen des Karzinoms maßgebend sind und damit zu einem scheinbaren Wachstumsstillstand des Geschwulstprozesses.

Andere Autoren versuchen, die Tumoralkalose durch Ansäuerung und ähnliche Maßnahmen der Nahrungseinschränkung zu beeinflussen (Fischer-Wasels) oder durch Frischgemüsesäfte, wie Gerson, eine Umstellung zu erzielen. Wichtig ist meines Erachtens, daß in 3- bis 4monaten Abständen ein Wechsel der Diät stattfindet, da wir damit eine Funktionssteigerung des retikuloendothelialen Systems entsprechend den Ergebnissen gleichgerichteter Tierversuche von Caspari und Ottensooser anstreben.

Neben diesen Maßnahmen müssen noch spezielle Zytostatika zum Einsatz kommen, von denen ich nur aus der großen Zahl versuchter Stoffe die wirkungsvollsten anführen möchte.

Die Behandlung mit Stickstofflost ist auch in Verbindung mit der Strahlenbehandlung, selbst bei interarterieller Zufuhr zu den Genitalkarzinomen, wirkungsschwach und zu toxisch.

Sehr gute Erfolge habe ich mit einer zusätzlichen Colchicinbehandlung zur Bestrahlung erzielt, wodurch der Strahlenwirkerfolg außergewöhnlich gesteigert wurde und bei 22 Fällen 4 desolate Fälle zur Abheilung und 14 zur Besserung gebracht werden konnten.

Die hormonalen Zytostatika werden heute hauptsächlich als androgene Stoffe in Form des Testosteronpropionates und auch als östrogene Stoffe angewendet, wobei letztere keine wesentliche Wirkbreite erkennen lassen.

Eine Direktwirkung auf den Primärtumor können wir auch mit höchsten Dosen androgener Wirkstoffe nicht erzielen.

Portiokarzinome bleiben im Tumorbereich auch bei einer Dosierung von 2000 mg in 10 Tagen, also einer täglichen Zufuhr von 200 mg, zellmäßig unbeeinflußt.

Auch Adenokarzinome des Corpus uteri können nach meiner Erfahrung trotz signifikanter Wirkung auf eine mitlaufende Endometriumhyperplasie, selbst bei Beschränkung auf die Schleimhaut, nicht am Neuwachstum nach Kürettage und 600 mg Testosteronpropionat gehindert werden.

Bekannt ist die Wirkung auf Knochenmetastasen beim Mammakarzinom, bei dem es bei Dosen von über 3000 mg zu schönen Kalzifizierungsvorgängen kommt.

Jedoch vermag bei vorhandenem Drüsenbefall weder eine Dosenhöhe von 6000 mg noch die mitlaufende Röntgenbestrahlung das unabwendbare Ende zu verhindern.

Eine sehr gute Allgemeinwirkung, aber sicher keine lokale Tumorwirkung hat das Acinine Berna, das ich mit ausgezeichnetem Erfolg zusammen mit Diätmaßnahmen auf breiter Basis anwende. Aber auch hier sind die Wirkgrenzen deutlich abgesteckt, wie der Fall eines Cervixkarzinoms zeigt, der der Gruppe III zugehörig, radikal mit Drüsenausräumung operiert wurde und trotz 450 Ampullen Acinine nach 1½ Jahren an Knochenmetastasen bei normalem lokalen Tastbefund zugrunde ging.

Nach Abgrenzung dieser Wirkbreiten fragt sich, was wir dann überhaupt mit einer internen Behandlung erreichen. Hierfür möchte ich vorerst einige kleine statistische Zusammenstellungen sprechen lassen.

So glauben Haas und Verhagen, an 13 Carcinomcolli-Fällen bei einer Stoßbehandlung von 1500 mg Testosteronpropionat in 10 Tagen an 7 Fällen eine Lebenszeitverlängerung feststellen zu können. Hallberg vermag an einem schon größeren Vergleichsgut von 254 Mammakarzinomfällen ohne Androgenbehandlung gegenüber 97 androgenbehandelten Fällen bei letzteren eine Lebenszeitverlängerung von 6 Monaten — bei Menopausefällen von 9 Monaten — zu errechnen. Evers wieder beobachtet eine Senkung der Metastasierungshäufung auf 12%, die ohne Androgenbehandlung bei 33% lag.

Diese Erfolgszusammenstellung, die mit dem Fehler der kleinen Zahl belastet ist, kann vorerst nur eine Anregung zur weiteren Forschung darstellen. Darüber hinaus aber vermögen wir für das gynäkologische Karzinom als subjektive Wirkerfolge einer zusätzlichen internen Behandlung festzustellen, daß wir allgemein

eine Schmerzhemmung ohne analgetische Maßnahmen,

Appetitzunahme, Gewichtszunahme und oft eine Wiedererlangung der Arbeitsfähigkeit,

die Beeinflussung der Knochenmetastasen,

eine scheinbare Wachstumshemmung des Primärtumors

sowie eine inkonstante Lebensverlängerung unter erträglichen Verhältnissen erzielen können.

In besonderen Fällen jedoch vermögen wir über die günstige Beeinflussung der inkurablen Fälle eine Schicksalsumkehr des Karzinomgeschehens zu erreichen, die allein schon unseren gesamten therapeutischen Einsatz berechtigt erscheinen läßt.

Literatur beim Verfasser.

Der Einfluß des Follikelhormons auf Entstehung und Wachstum des Korpuskarzinoms

Von

E. Kofler und **A. H. Palmrich**

Wien

Besonders in den letzten Jahren haben sich zahlreiche Autoren mit der Rolle des Follikelhormons (FH) hinsichtlich der Entstehung beziehungsweise einer Wachstumsbeeinflussung des Carcinoma corporis uteri beschäftigt. Nun sind diese Untersucher mehr oder weniger in zwei Lager gespalten, wobei die eine Gruppe der Ansicht ist, daß dem FH irgend eine Bedeutung beim Wachstum oder sogar bei der Entstehung des Endometriumkarzinoms zukommt. Zu dieser ersteren Gruppe gehören vor allem C. L. Randall, Fremont-Smith, Meigs, Graham und Gilbert, Riesco, Mestwerdt, Gusberg, Mussey, Dockerty und Masson, Vazy, Vass, Novak, Hußlein, H. G. Müller, Huber und Besserer, Walz, Hußlein und Schüller, Limburg und Schubert. Eine zweite Gruppe von Forschern vertritt hingegen den Standpunkt, daß das FH keine oder zumindest keine wesentliche Rolle bei der Entstehung des Korpuskarzinoms spielt, es seien hier besonders Jones und Brewer, Geist, Walter und Salomon, v. Wattenwyl, Fahlund und Broders, Cramer, Kaufmann und Müller, Winter, Gruber und Rüttner, Rimbach, Emge und Larson genannt, wobei bezüglich der Wachstumsbeeinflussung meist keine dezidierten Ansichten geäußert wurden.

Rein theoretisch können wir zwar eine kanzerogene Wirkung und einen wachstumsfördernden Einfluß des FH unterscheiden, wobei bei der kanzerogenen Wirkung eine direkt kanzerogene von einer indirekt kanzerogenen (synkanzerogenen) zu trennen wäre.

Für die Praxis ist es aber unseres Erachtens nur wichtig, ob das FH in irgend einer Weise einen Einfluß auf Entstehung oder Wachstum des Korpuskarzinoms auszuüben imstande ist. Denn es ist ja gleichgültig, ob sein Vorhandensein zur Entstehung eines Karzinoms im Endometrium führt oder ob es in Vergesellschaftung mit anderen Noxen Krebs erzeugen kann bzw. auch nur bereits vorhandene Krebsanlagen schneller heranwachsen läßt; abgesehen davon, daß derzeit durch keine Statistik und durch keinerlei Versuchsanordnungen eine derartige Differenzierung möglich ist.

Nun wollen wir uns einmal fragen, ob für die Entstehung des Korpuskarzinoms die Anwesenheit von FH bzw. eines nachweisbaren FH-Spiegels überhaupt notwendig ist. Dagegen spricht allein schon die Tatsache, daß das Korpuskarzinom in etwa 70% der Fälle in der Menopause auftritt und daß neben dem Korpuskarzinom weit häufiger als eine Hyperplasie ein atrophisches Endometrium gefunden wird. Dagegen sprechen auch unsere (Kofler) sowie Wieds Smearuntersuchungen bei Korpuskarzinomträgerinnen, die in der überwiegenden Mehrzahl der Fälle in der Menopause keinen Anhaltspunkt für eine wesentliche östrogene Aktivität ergaben. Man könnte nun einwenden, daß das Karzinom bereits viele Jahre vorher entstanden sei, als noch ein entsprechender FH-Spiegel vorhanden war. Die Fälle mit atrophischem Smear und mit atrophischem Endometrium zeigen zumindest, daß ein Weiterwachsen des Krebses auch bei ganz niedrigem FH-Spiegel stattfinden kann; daß aber auch die Entstehung eines Korpuskarzinoms bei niedrigem FH-Spiegel möglich ist, dafür sprechen vor allem die Fälle von Kastratinnen (Smith 3 Fälle, Novak und Mohler 1 Fall, J. H. Randall, Mirick und Wieben 4 Fälle), die bereits 15 bis 30 Jahre vor dem Aufscheinen des Korpuskarzinoms ovarektomiert worden waren.

Im letzten Jahrzehnt sind nun mehrere kasuistische Arbeiten erschienen, in denen das Auftreten von Endometriumkarzinomen nach lang dauernder, mehr oder minder hochdosierter FH-Therapie u. a. von Fremont-Smith, Meigs, Graham und Gilbert, Corscaden und Gusberg, Vass, Novak, Limburg, Machado, H. G. Müller, Riehm und Stoll, Gruber und Rüttner und Walz beschrieben wurden. Dazu wäre zu sagen, daß es sich dabei um ganz kleine Zahlen handelt und daß eben immer nur jene Fälle beschrieben werden, bei denen sich ein Karzinom entwickelt hat, nicht aber die vielen anderen Frauen, bei denen es trotz jahrelanger FH-Behandlung nicht zur Krebsentstehung gekommen ist. Das zeigt sich bei den 206 von Geist, Walter und Salomon durch Jahre mit hohen FH-Dosen behandelten Frauen, von denen keine an einem Karzinom erkrankte.

Außer dieser exogenen Oestrogenzufuhr wird auf Grund einer in 40% (Hußlein) und 50% (Limburg) vorhandenen Hyperplasie des Endometriums neben dem Karzinom bzw. auf Grund einer häufigeren Vergesellschaftung von feminisierenden Ovarialtumoren und Korpuskarzinomen (Gusberg, Speert, Mussey, Dockerty und Masson, Ingram und Novak, H. G. Müller) auf einen hohen FH-Spiegel und damit auf eine ursächliche Bedeutung des FH für das Endometriumkarzinom geschlossen.

Nun tritt bekanntlich eine glandulär-zystische Hyperplasie des Endometriums an sich sehr häufig in den klimakterischen Altersstufen auf, in denen auch das Korpuskarzinom zu finden ist; außerdem haben wir in zahlenmäßig größeren Statistiken (Novak und Yui, Kofler) sowie in einer alle größeren Statistiken umfassenden eigenen Sammelstatistik nur in 24% der 517 Fälle eine Hyperplasie neben dem Korpuskarzinom gefunden. Wie schon früher erwähnt (Kofler), trifft man in der Majorität der Fälle neben dem Karzinom ein atrophisches Endometrium an (s. auch Fahlund und Broders). Man findet aber auch gar nicht so selten (in 15·9% unseres Materials von 132 Fällen) neben dem Karzinom eine normale Schleimhaut entweder in der Proliferationsphase oder sogar in der Sekretionsphase (Jones und Brewer 6 Fälle, Limburg 6 Fälle, Kofler 8 Fälle).

Ebenfalls in einem kleineren Zahlenmaterial mit feminisierenden Ovarialtumoren wurde, besonders von Mussey, Dockerty und Masson sowie von Ingram und Novak, eine relativ hohe Frequenz (15 bis 25%) an Korpuskarzinomen festgestellt. In den großen Sammelstatistiken von Emge und Larson aber fand sich eine derartige Vergesellschaftung nur in 3·3 bzw. 4·8%. Dieser Prozentsatz von 3·3 bzw. 4·8% ist zwar noch immer höher, als dem prozentualen Auftreten des Korpuskarzinoms im Durchschnitt bei der Gesamtbevölkerung entspricht, das sicher unter 1% liegen dürfte. Dies erklärt nun Larson, der bei einer Sammelstatistik von 1696 Frauen mit Korpuskarzinom in 6·3% mehrfach primäre Karzinome gefunden hat, ziemlich plausibel durch das Vorliegen von Tumormultiplizität; d. h., daß bei Menschen, die schon einen malignen Tumor hatten oder haben, bekanntlich häufiger ein zweites, primäres Karzinom auftritt als bei tumorfreien Individuen (s. auch Slaughter).

Nach alledem ist also ein kanzerogener Effekt des FH hinsichtlich des Korpuskarzinoms keineswegs erwiesen; im Gegenteil, die großen Zahlen sprechen dagegen.

Zur wachstumsfördernden Wirkung des FH auf den Endometriumkrebs hat kürzlich Hußlein in interessanter Weise Stellung genommen und an seinem großen Material gefunden, daß das Durchschnittsalter von „östrogen beeinflußten" Korpuskarzinomträgerinnen niedriger ist als das der übrigen Patientinnen mit Krebs im corpus uteri. Nun hat Hußlein in dieser Gruppe mit „östrogener Beeinflussung" u. a. Fälle mit gleichzeitiger Hyperplasie neben dem Endometriumkarzinom, vorhergegangener FH-Medikation, gleichzeitig vorhandenen Granulosa- oder Thekazelltumoren und solche mit Hiluszellwucherungen und Stromahyperplasie in den Ovarien verwertet. Hierbei wäre unseres Erachtens folgendes zu bedenken:

1. Die Fälle mit gleichzeitiger Hyperplasie neben dem Karzinom umfassen ein Material von an sich schon jüngeren Frauen, denn das durchschnittliche Alter der Hyperplasiefälle ohne Karzinom beträgt in unserem Material etwa 46 Jahre, ist also genau so hoch wie das jener Frauen mit Hyperplasie und Karzinom im Endometrium (zirka 47 Jahre in unserem Untersuchungsgut).

2. Auch eine FH-Therapie wird wohl vorwiegend bei jüngeren, kaum aber bei sehr alten Frauen vorgenommen, so daß diese Gruppe ebenfalls für einen signifikanten Vergleich kaum geeignet erscheint.

3. Die Frage einer FH produzierenden Funktion der „Hiluszellen" in den Ovarien (Hußlein, Klees und Müller, Huber) ist nach den Untersuchungen von Dhom und Niendorf ebenso ungeklärt wie die Bedeutung der sogenannten „Stromazellhyperplasie der Ovarien" für die Genese des Korpuskarzinoms (s. Sommers und Lombard).

Der nach Abzug dieser drei Gruppen noch verbleibende Rest an „östrogen beeinflußten" Fällen mit Korpuskarzinom dürfte aber zahlenmäßig zu klein sein, um daraus bindende Schlüsse ziehen zu können.

In einer eigenen, etwas größeren Sammelstatistik von 80 Fällen mit gleichzeitigen Granulosa- bzw. Thekazelltumoren und Korpuskarzinom beträgt das Durchschnittsalter 60·7 Jahre, liegt also sogar um 3 bis 4 Jahre höher, als dem durchschnittlichen Alter der Korpuskarzinomträgerinnen überhaupt (56 bis 58 Jahre) entspricht.

Nun sprechen aber außerdem alle jene Arbeiten und Untersuchungen, die einen kanzerogenen Effekt des FH ausschließen, auch gegen eine wachstumsfördernde Wirkung; denn wenn in einem „östrogen beeinflußten" Material tatsächlich mehr Korpuskarzinome aufscheinen sollten als im Vergleichsmaterial, kann man unseres Erachtens nicht entscheiden, ob unter dem Einfluß des FH mehr Endometriumkarzinome entstanden sind oder sich lediglich aus noch nicht erkennbaren, latenten Krebsanlagen entwickelt haben. Es soll hier jedoch nicht in Abrede gestellt werden, daß manche Korpuskarzinome vom FH in ihrem Wachstum beeinflußt werden können. Wenn dies allerdings in der Majorität der Endometriumkarzinome der Fall wäre, müßte das in den großen Statistiken von Emge und Larson entsprechend zum Ausdruck kommen.

Zusammenfassend für die Therapie in der Praxis möchten wir auf Grund dieser theoretischen Ueberlegungen folgendes sagen; wir wollen dabei als Richtlinien für das praktische Handeln nicht nur einseitig unsere eigene Meinung zusammenfassend zum Ausdruck bringen, sondern uns objektiverweise auf statistisch bewiesene Tatsachen stützen, die im vorhergehenden besprochen wurden. Es sollen ferner mögliche Wirkungen des FH, die sich nicht mit Sicherheit ausschließen lassen, mitberücksichtigt werden:

Eine direkt kanzerogene Wirkung des FH ist abzulehnen und wird heute auch nur mehr von ganz wenigen Autoren angenommen.

Eine indirekt kanzerogene (synkanzerogene) und eine wachstumsbeeinflussende Wirkung des FH ist keineswegs bewiesen, kann aber bei einzelnen Fällen auch nicht ganz ausgeschlossen werden. Auf Grund der großen Statistiken und Tierexperimente (Butenandt u. a.) ist jedoch beides für die Mehrheit der Fälle nicht anzunehmen.

Wir möchten aber trotzdem eine strengste Indikationsstellung bei der FH-Behandlung fordern und besonders bei hereditärer Krebsbelastung oder bei Ausfallserscheinungen nach Operation eines Korpus- sowie auch

4*

eines Kollumkarzinoms möglichst einen Ersatz des FH durch männliches Hormon oder noch besser durch die ausgezeichnet wirkenden Kombinationspräparate von androgenen und östrogenen Wirkstoffen befürworten.

Literatur: Dhom, G.: Verh. dtsch. Ges. Pathol., 36. Tagung, Freiburg 1952. — Emge, L. A.: Obstetr. Gynec., 1 (1953), S. 511. — Fahlund, G. T. R. und Broders, A. C.: Amer. J. Obst. Gyn., 51 (1946), S. 22. — Fremont-Smith, M., Meigs, J. V., Graham, R. M. und Gilbert, H. H.: J. Amer. med. Assoc., 131 (1946), S. 805. — Geist, S. H., Walter, R. I. und Salomon, U. J.: Amer. J. Obst. Gyn., 42 (1941), S. 242. — Huber, H. und Besserer, G.: Geburtsh. u. Frauenhk., 12 (1952), S. 708. — Hußlein, H.: Endokrine Gesichtspunkte beim Carcinoma corporis uteri. Vortrag, Intern. Congress f. Gyn., Genève, Juli 1954. Genève: Verlag Georg. 1954. S. 229. — Ingram, J. E. und Novak, E.: Amer. J. Obst. Gyn., 61 (1951), S. 774. — Jones, H. O. und Brewer, J. I.: Amer. J. Obst. Gyn., 42 (1941), S. 207. — Kofler, E.: Glandulär-zystische Hyperplasie und Korpuskarzinom. Vortrag, Oesterr. Ges. Gyn., Wien, 11. Mai 1954. Zbl. Gyn., 51, 1954. — Larson, J. A.: Obstetr. Gynec., 3 (1954), S. 551. — Limburg, H.: Ann. Brasil. de Ginec., 36 (1953), S. 249. — Mussey, E., Dockerty, M. B. und Masson, J. C.: Proc. Mayo Clin., 23 (1948), S. 63. — Niendorf, Fr.: Arch. Gynäc., 182 (1952), S. 351. — Novak, E. und Yui, E.: Amer. J. Obst. Gyn., 32 (1936), S. 674. — Randall, J. H., Mirick, D. F. und Wieben, E. E.: Amer. J. Obst. Gyn., 61 (1951), S. 596. — Riehm, H. und Stoll, P.: Geburtsh. u. Frauenhk., 12 (1952), S. 985. — Smith, G. S. v.: New. Engl. J. Med., 225 (1941), S. 608. — Sommers, S. C. und Lombard, O. M.: Arch. Pathol., 56 (1953), S. 462. — Slaughter, D. P.: Intern. Abstr., 79 (1944), S. 89. — Wied, G. L.: Geburtsh. u. Frauenhk., 13 (1953), S. 492.

Die ausführliche Literatur kann beim Verfasser eingeholt werden.

Experimentelle Untersuchungen über die Hemmung des Hypophysenvorderlappens durch Steroidhormone und ihre Bedeutung für die Hormonbehandlung des inoperablen Mammakarzinoms und die prophylaktische Hormonbehandlung bei der Radikaloperation

Von

Dr. **Albert K. Schmauss**

Berlin

Mit 3 Abbildungen

Die wachstumshemmende Wirkung der Steroidhormone beim Mammakarzinom beruht nicht so sehr auf einem direkten Einfluß auf das Geschwulstgewebe durch die Senkung des Vitamin B_6-Spiegels und dem anabolen Effekt der androgenen Hormone, sondern in erster Linie auf dem Ausfall des auf das Mammakarzinom proliferierend wirkenden Follikelhormons durch die Blockierung der inkretorischen Funktion des Hypophysenvorderlappens (HVL.). Als wir noch nicht über ausreichende Hormonmengen verfügten, beobachteten wir, daß nach der Unterbrechung der Hormonzufuhr oder nach dem Uebergang auf die Behandlung mit Implantaten bzw. beim Uebergang des den HVL. stark hemmenden Testosteronpropionats (Tp.) auf Methylandrostendiol meist eine rapide Verschlechterung und ein beschleunigtes Wachstum des Karzinoms eintrat. Dann aber haben wir auch gesehen, daß besonders bei jüngeren Frauen, die in den ersten Wochen ausgezeichnet auf die Hormontherapie ansprachen, nach wenigen Wochen trotz laufender Zufuhr der gleichen Menge Hormon die Wirkung aufhörte. Da Hohlweg schon 1934 eine „Desensibilisierung" der Rattenhypophyse nach lang dauernder Oestrogenbehandlung angenommen hatte, haben wir jetzt in seinem Institut in mehreren Versuchsreihen die Reaktion der Hypophyse auf die Unterbrechung der Hormonzufuhr, die Reduktion der verabreichten Hormonmengen und die laufende Verabreichung einer gleich hohen Dosis untersucht.

Bei weiblichen Ratten führten 2mal 0·5 mg Tp. zu einer vollkommenen Hemmung des HVL. und der Zyklus sistierte nach der 1. oder 2. Injektion. Als nach der 10. Injektion die Hormonzufuhr unterbrochen wurde, trat bei allen Tieren der Zyklus wieder auf, ja bei einigen sogar stärker und regelmäßiger als vor der Tp.-Behandlung. Die Blockierung des HVL. hört also fast unmittelbar mit dem Ende der Zufuhr der androgenen Hormone auf und es kann danach sogar zu einer temporär gesteigerten Aktivität des HVL. kommen. Diese Versuchsergebnisse stehen mit dem von Heckel, Rosso und Kestel beschriebenen „Rebound Effekt" in Uebereinstimmung und sie geben uns eine Erklärung für die Verschlechterung der Mammatumoren nach der Unterbrechung der Hormonbehandlung. (Abb. 1.)

In einer zweiten Versuchsserie haben wir diese 2mal 0·5 mg Tp. laufend weitergegeben und beobachteten dabei, daß bei allen Tieren, etwa von der 5. bis 7. Woche, der Zyklus trotz ununterbrochener Hormonzufuhr wieder auftrat. Daraus folgt, daß sich der HVL. nach einer bestimmten Zeit an diesen Hormonspiegel gewöhnt hat und seine Funktion wieder aufnahm. Dies erklärt uns, warum bei einigen Patientinnen die Wirkung der Hormonbehandlung schon nach wenigen Wochen wieder aufhört. (Abb. 2.)

In anderen Versuchen wurde bei männlichen Ratten der HVL. mit Oestrogenen blockiert und der Effekt an der dabei auftretenden Hodenatrophie und der Depression der Spermiogenese bestimmt. Verringerte man bei diesen Tieren nach einigen Wochen die verabreichte Hormonmenge, so war die kleinere Dosis überhaupt nicht wirksam, selbst wenn sie für sich allein gegeben zu einer völligen Blockierung des HVL. geführt hätte. (Abb. 3.)

In jetzt laufenden Versuchen konnte durch eine laufende Erhöhung der Hormonmenge und eine Verringerung des Injektionsintervalls die Blockierung des HVL. über einen langen Zeitraum aufrechterhalten werden.

Intervall
Pro-Oestrus
Oestrus
Met-Oestrus
10x0,5mg Testosteronpropionat in 0,2ccm Mohnöl subcutan

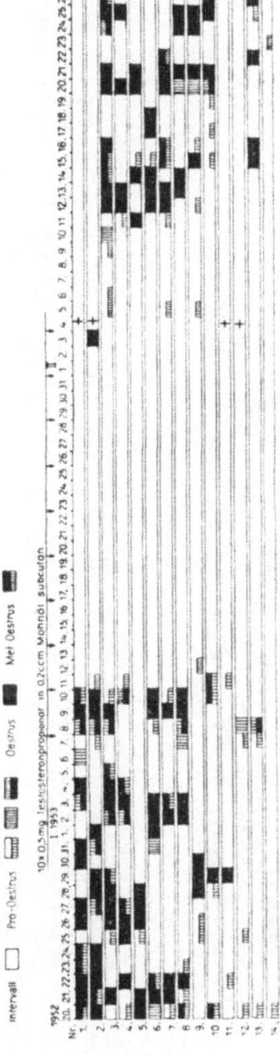

Abb. 1

500 γ Testostevonpropionat 2x wöchentlich (31 Injektionen)
1953
A1
A4
zum Bock gesetzt

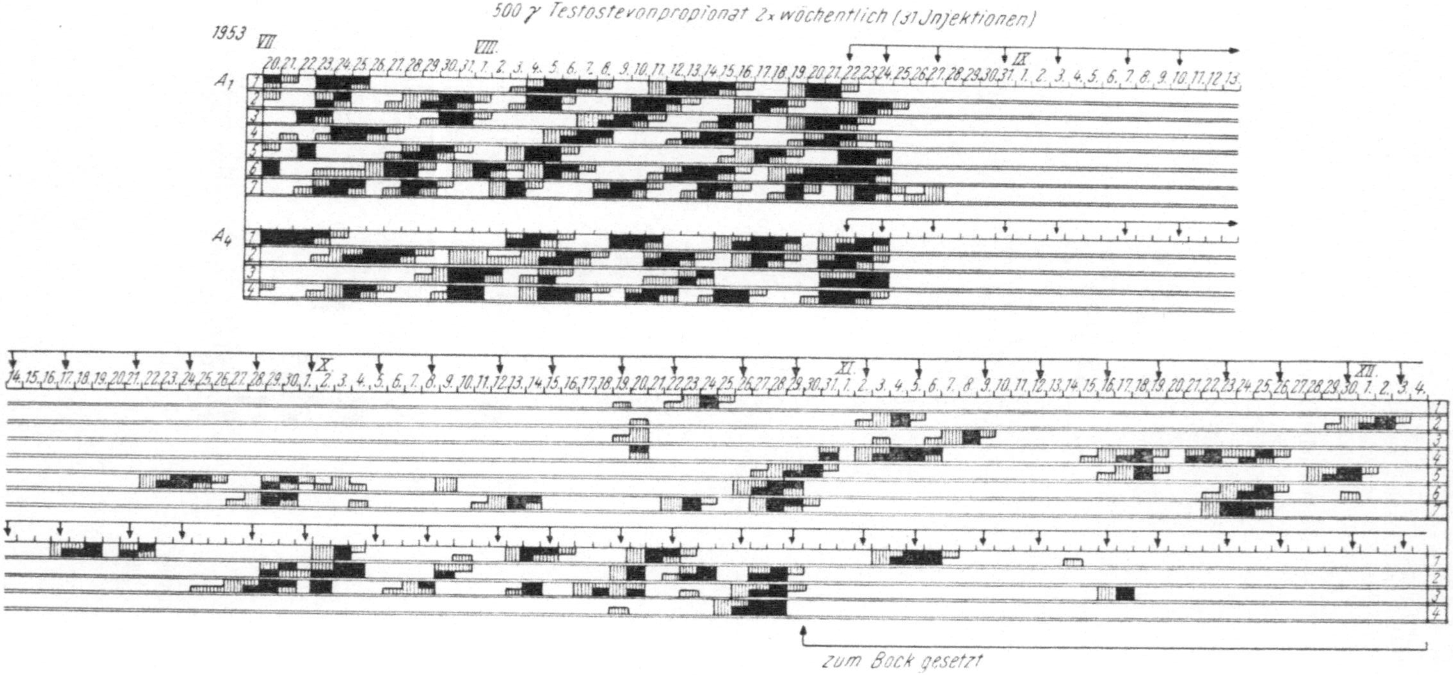

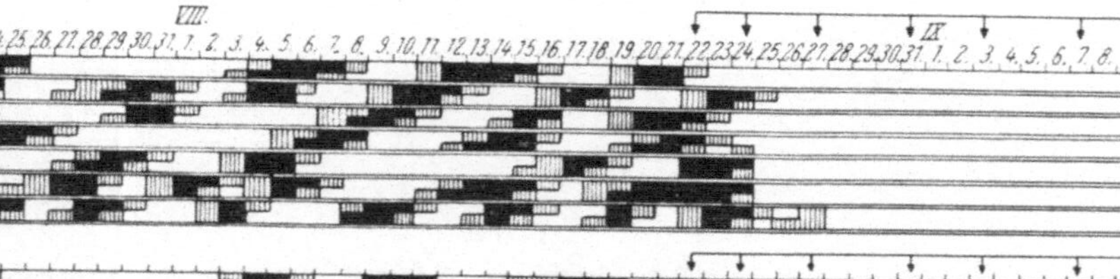

Abb. 2

Für die praktische Hormontherapie des Carcinoma mammae ist aus den Ergebnissen dieser Versuche zu folgern, daß die Hormonbehandlung nicht unterbrochen und

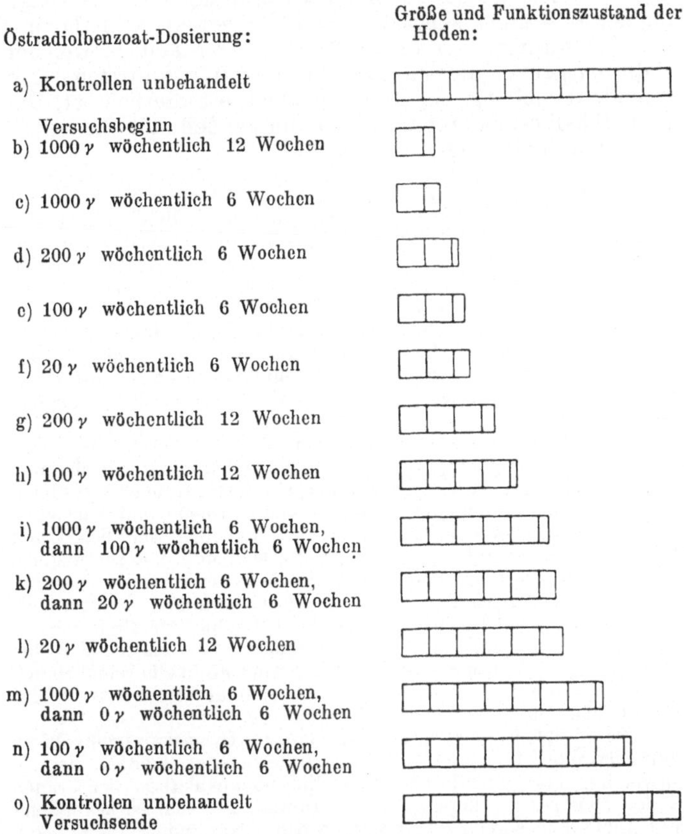

Östradiolbenzoat-Dosierung:

Größe und Funktionszustand der Hoden:

a) Kontrollen unbehandelt
Versuchsbeginn

b) 1000 γ wöchentlich 12 Wochen

c) 1000 γ wöchentlich 6 Wochen

d) 200 γ wöchentlich 6 Wochen

e) 100 γ wöchentlich 6 Wochen

f) 20 γ wöchentlich 6 Wochen

g) 200 γ wöchentlich 12 Wochen

h) 100 γ wöchentlich 12 Wochen

i) 1000 γ wöchentlich 6 Wochen, dann 100 γ wöchentlich 6 Wochen

k) 200 γ wöchentlich 6 Wochen, dann 20 γ wöchentlich 6 Wochen

l) 20 γ wöchentlich 12 Wochen

m) 1000 γ wöchentlich 6 Wochen, dann 0 γ wöchentlich 6 Wochen

n) 100 γ wöchentlich 6 Wochen, dann 0 γ wöchentlich 6 Wochen

o) Kontrollen unbehandelt
Versuchsende

Abb. 3

die Hormonmenge auch nicht verringert werden darf, sondern daß sie im Abstand von je 4 Wochen immer etwas erhöht und auch das Injektionsintervall verringert werden soll. Dadurch wird man doch einigen Patientinnen die nach dem Aufhören der Hormonwirkung empfohlene bilaterale Adrenalektomie oder die Hypophysektomie ersparen können.

Für die jetzt von vielen Seiten angeregte prophylaktische Hormonbehandlung zusätzlich zur Radikaloperation folgt aus diesen Versuchen, daß diese schon einige Tage vor der geplanten Operation mit der Hormonmenge eingeleitet werden soll, die den HVL. gerade noch hemmt und, daß während der ersten 6 Monate, der Zeit, in welcher erfahrungsgemäß die meisten Frührezidive auftreten, eine laufende Erhöhung der Hormongaben erforderlich ist, um die Follikelhormonproduktion in dieser Zeit mit Sicherheit ganz zu unterdrücken.

Aussprache: Hr. Dr. A. H. Palmrich (Wien): Wie Sie gehört haben, sind die Ansichten über die Wirkung des Follikelhormons auf Entstehung und Wachstum des Korpuskarzinoms recht divergent. Glücklicherweise sind wir uns aber hinsichtlich der Richtlinien für die Praxis durchaus einig. Wir müssen hier zwei verschiedene Gesichtspunkte unterscheiden, den für die Prophylaxe und Therapie maßgebenden und den Gesichtspunkt des gerichtlichen Gutachters. Beim gerichtlichen Gutachten können wir uns nur auf gesicherte Ergebnisse stützen. Die Prophylaxe dagegen wird wahrscheinliche, ja sogar mögliche Gefahren auszuschalten trachten. Ein Beispiel dafür:

Vor Jahren wurde in USA. ein Arzt verurteilt, weil seine Patientin nach langjähriger Follikelhormonbehandlung ein Mammakarzinom aquiriert hatte. Wie Sie aus den Ausführungen von Herrn Prof. Brücke entnommen haben, ist das Problem ein sehr komplexes und es erscheint das Gutachten, auf das sich das Urteil stützte, zumindest anfechtbar. Es könnte sich nun ebenso ereignen, daß ein Arzt angeklagt und verurteilt würde, wenn seine Patientin nach Follikelhormonbehandlung ein Korpuskarzinom aquiriert. Es wäre zweifellos ein Fehlurteil, denn das Gutachten müßte in diesem Fall lauten: Es läßt sich im Einzelfalle nicht sagen, daß die Entwicklung eines Korpuskarzinoms auf eine Follikelhormonbehandlung zuruckzuführen ist. Es besteht nicht einmal eine gewisse Wahrscheinlichkeit dafür.

Da es jedoch möglich ist, daß manche Korpuskarzinome durch Follikelhormon in ihrem Wachstum begünstigt werden, ist es notwendig, daß wir mit der Follikelhormonmedikation bei Frauen in der Menopause, die noch einen Uterus besitzen, zurückhaltend sind. Sicherlich sprechen nur wenige Korpuskarzinome auf Follikelhormon an, die Mehrzahl nach den großen Statistiken jedoch nicht. Um mich den Ausführungen von Herrn Prof. Brücke anzuschließen, wäre das so zu formulieren, daß die Mehrzahl der Korpuskarzinome offenbar hormonal entdifferenziert sind.

Die radioaktiven Isotope in der Karzinomtherapie

Von

Prof. Dr. **K. Fellinger**

Wien

Diese kurze Uebersicht soll keineswegs dem Zwecke dienen, sich mit den großen und zahlreichen wissenschaftlichen Problemen auseinanderzusetzen, die in der modernen Klinik derzeit über die Anwendung radioaktiver Isotope zur Diskussion stehen, sondern soll vielmehr einem breiteren medizinischen Kreis eine kurze Zusammenfassung darüber geben, was heute als gesichertes Wissens- und Erfahrungsgut bezeichnet werden kann und zur praktischen Verwendung nun zur Verfügung steht. Es mag vielleicht als Einleitung auch angezeigt sein, ein Wort darüber zu sagen, warum der Internist und nicht der Strahlentherapeut heute vorwiegend über diese Fragen diskutiert. Dies kann wohl damit beantwortet werden, daß es eben anfänglich (und auch zum großen Teil heute noch) weniger physikalisch-radiologische und strahlentechnische Fragen waren, die durch die Isotope aufgeworfen wurden, sondern vor allem das Problem, die Isotope dorthin zu bringen, wo man sie im Körper braucht. Da die Isotope in ihrem chemischen Verhalten durchaus den entsprechenden stabilen Elementen entsprechen, verwertet sie der Körper so wie diese; es besteht also vielfach die Möglichkeit, sich den Stoffwechsel des Körpers so zunutze zu machen, daß die Isotope an den Ort ihrer Wirksamkeit durch den Körper selbst konzentriert werden (Beispiel: Konzentration des Jods in der Schilddrüse) und dort ihre Strahlenwirkung entfalten. Selbstverständlich sind es daher in erster Linie der physiologische Chemiker und der Internist, die die

Voraussetzungen zur Durchführung einer derartig gerichteten Therapie schaffen mußten. Dort also, wo die Isotope rein örtlich oder äußerlich zur Anwendung kommen und ihr Vorzug gegenüber den bisherigen wichtigsten Strahlenquellen (Röntgen, Radium) nur darin besteht, daß sie vielleicht wohlfeiler, in vielerlei Formen zu bringen und daher leichter applikabel usw. sind, dort überall wird auch heute noch der Strahlentherapeut sich in erster Linie mit der Handhabung der radioaktiven Isotope beschäftigen. Dort aber, wo die Isotope in ihrem vollen Wert ausgenützt werden, d. h. wo sie durch den Stoffwechsel des Körpers oder durch sonstiges biologisches Geschehen an den Ort der beabsichtigten Wirkung gebracht oder konzentriert werden, wird es der Internist sein, dem diese Aufgabe zufallen wird. Begreiflicherweise werden sich daher meine folgenden Ausführungen vorzüglich mit jenen Problemen beschäftigen, die im obigen Sinne als die Isotopenprobleme im engeren Sinne bezeichnet werden können, d. h. mit den Möglichkeiten der selektiven Aufnahme und Lokalisation der Isotope durch körpereigene, meist stoffwechselmäßige Vorgänge. Die rein äußerlichen Applikationsformen sollen jedoch vollständigkeitshalber kurz mitbesprochen werden.

Ein kurzes Wort voraus über die Auswahl der zur medizinischen Therapie geeigneten Isotope: Von den gegen 100 im Isotopenkatalog handelsmäßig zur Verfügung stehenden Isotopen kommen nur wenige für medizinische Zwecke in Verwendung. Der Grund liegt darin, daß sie, um für medizinische Zwecke geeignet zu sein, bestimmten allgemeinen Bedingungen entsprechen müssen. Diese können vielleicht am kürzesten so formuliert werden: sie müssen eine geeignete Strahlung besitzen (für interne Zwecke in der Regel vorwiegend die korpuskuläre und nicht tief reichende β-Strahlung) und sie müssen eine geeignete Wirkungsdauer (Halbwertzeit) aufweisen. Isotope mit besonders kurzer Halbwertszeit, also mit zu raschem Zerfall (etwa unter 24 Stunden), sind nur in unmittelbarer Nähe ihrer Erzeugungsstätten anwendbar und auch da ist die Dosierung wegen des allzu raschen Abfalles ihrer Strahlenintensität schwierig. Isotope mit sehr langer Halbwertszeit bringen die Gefahr mit sich, daß sie, wenn sie in den Stoffwechsel des Körpers eingebaut werden, ihre Strahlung dort dauernd ausüben und so schädigende Wirkungen hervorbringen können. Am geeignetsten erweisen sich also Isotope, deren Wirkungsdauer zwischen etwa 24 Stunden und etwa 20 Tagen oder kurz darüber liegt. Durch diese Bedingungen ist die Zahl der verwendbaren Isotope schon ganz erheblich eingeschränkt; zusammen mit der Erwägung der physikalischen, chemischen und pharmakodynamischen Eigenschaften kann gesagt werden, daß es letzten Endes etwa 10—20 Isotope sind, die zur medizinischen Verwendung gelangten und von diesen wiederum nur einige wenige, die eine breitere Verwendung gefunden haben: vor allem das radioaktive Jod, Gold, Phosphor und Kobalt.

Ueber die allgemeine Strahlenwirkung und ihre physikalischen und biologischen Grundlagen soll hier nicht näher gesprochen werden, es genüge anzumerken, daß sie durchaus Gesetzen entspricht, die wir von der allgemeinen Strahlenkunde (Röntgenologie und Radiologie) her bereits seit Jahrzehnten kennen. Es sei nur kurz daran erinnert, daß der Zellkern wesentlich empfindlicher gegenüber Strahlenwirkung ist, als das Protoplasma (obwohl auch darüber noch verschiedene Ansichten herrschen) und daß Zellen, die sich rasch teilen, erhöht radiosensitiv sind. Die Strahlenenergie bewirkt bei teilenden Zellen eine Hemmung der Mitose, Bruch der Chromosomen und eine Sperre der Teilungsfähigkeit der Chromosomen. Wahrscheinlich ist es die Synthese und der Aufbau der Desoxyribonukleinsäure, die die biochemische Grundlage der geschilderten morphologischen Veränderungen darstellt. Ganz allgemein können 1. die hämatopoetischen Organe, 2. die Gonaden, 3. der Gastrointestinaltrakt und 4. die Haut (in dieser Reihenfolge absteigend) als die strahlenempfindlichsten Organe des Körpers betrachtet werden.

Die grundsätzlichen therapeutischen Anwendungsmöglichkeiten radioaktiver Substanzen und damit auch radioaktiver Isotopen lassen sich aus folgender Tabelle entnehmen.

Uebersicht der therapeutischen Anwendungsmöglichkeiten

1. Fernbestrahlung.

2. Lokalisierte Anwendung:

a) Oberflächenbestrahlung,

b) interstitielle Einbringung,

c) Infiltrationsmethoden,

d) intrakavitäre Einbringung.

3. Interne Applikation:

a) intravenöse Allgemeintherapie,

b) stoffwechselbedingte Selektion (Radiojod-Schilddrüse, Phosphorzellkerne-Knochen, Gold-RES),

c) physikalische Selektion.

4. Sekundäraktivierung durch Organismusbestrahlung im Kernreaktor.

Im folgenden sollen diese verschiedenen Anwendungsformen kurz durchbesprochen werden, wobei nochmals darauf hingewiesen sei, daß vorwiegend jene Applikationen, welche die den Isotopen besonders charakteristischen stoffwechselmäßigen Fixationsmethoden ausnützen, eingehender erörtert werden.

1. Die Fernbestrahlung.

Die Technik entspricht im Wesen durchaus der Röntgentiefentherapie, nur wird als Strahlenquelle ein größeres Quantum eines radioaktiven Isotops verwendet, meist radioaktives Kobalt, das ein intensiver γ-Strahler ist (Fernwirkung!) und eine lange Lebensdauer aufweist. Der Kobaltkern befindet sich in einer entsprechenden strahlensicheren Kammer („Kobaltkanone"), die Bestrahlung wird statt durch Ein- und Ausschaltung des Stromes durch Oeffnen und Schließen einer Blende reguliert. Die modernen Apparate enthalten Kobaltkerne bis zu 1500 Curie und übertreffen leistungsmäßig die stärksten üblichen Therapieapparate. Inwieweit sie sich gegen die modernen „Elektronenschleudern" durchsetzen werden, bleibt abzuwarten. Hervorzuheben ist, daß die Unabhängigkeit von Stromzufuhr bei gewissen Voraussetzungen (Feldgeräte für Armeen, Expeditionen, Katastropheneinsatz usw.) auch für diagnostische Zwecke bedeutsam werden kann.

2. Die lokalisierte Bestrahlung.

Wie aus der Tabelle zu ersehen ist, können verschiedene Techniken benützt werden, um die strahlende Substanz an die zu bestrahlende Oberfläche oder in das zu bestrahlende Gewebe an- bzw. einzubringen. Wiederum wird die Auswahl der Strahler von Bedeutung sein, insofern als für Strahlungen, die nur oberflächlich wirksam sein sollen, vorwiegend β-Strahler gewählt werden, für Strahlungen, die auch die Tiefe erreichen sollen, gemischte Strahler (also solche auch mit kräftiger γ-Strahlung). Eine bei vielen künstlichen radioaktiven Isotopen neben der β-Strahlung bestehende geringe γ-Strahlung ist in diesem bescheidenem Ausmaß meist erwünscht, weil sie eine Kontrolle der Strahlung durch Meßapparate aus entsprechender Entfernung ermöglicht. Künstliche Isotope haben bei lokaler Applikation, weiter gegenüber den Röntgen- und Radiumstrahlen den Vorteil, daß sie physikalisch oder chemisch verarbeitet (gelöst, gemischt, in Verbindungen chemisch eingebaut) und daher in für den jeweiligen Zweck geeignetster Form zur Anwendung gebracht werden können, was durch ihre relative Billigkeit (gegenüber Radium!) natürlich auch wirtschaftlich erleichtert wird.

a) Die Oberflächenbestrahlung entspricht im wesentlichen der bekannten Oberflächentherapie mit Röntgen oder mit Auflage von Radiumträgern. Doch bietet die Anwendung der künstlich-radioaktiven Isotope (abgesehen wiederum von der Billigkeit) eine Reihe technischer Vorteile: einmal die schon diskutierte Wahl zwischen β- und γ-Strahlern. Ferner fällt eine Reihe von umständlichen und unhandlichen Vorsichtsmaßregeln weg, da — im Gegensatz zum Radium — die radioaktiven Isotope kein radioaktives Gas emanieren. Darüber hinaus wiegt auch die Möglichkeit, daß die Substanz ohneweiters in verschiedener Weise derart verarbeitet werden kann, daß sie, dem jeweiligen Zweck entsprechend, günstigst appliziert wird.

So kann z. B. pulverisiertes metallisches Kobalt in inaktives plastisches Bindemittel (plastilinähnliche Substanzen) eingebettet und diese zu Moulagen geformt werden, die dem jeweiligen Krankheitsherd ideal anliegen und dabei ein völlig homogenes Strahlungsfeld liefern (Becker und Scheer). Eine solche Masse wird z. B. unter dem Namen „Plastobalt" in den Handel gebracht und dient vorzugsweise als Moulagenauflage bei Hautkarzinom, besonders solchen mit Tiefenausdehnung (etwa bei exulzerierten Mammakarzinomen usw.). Bei rein oberflächlichen Tumoren, also z. B. bei flachen Basaliomen, wählt man besser reine β-Strahler, z. B. Radiophosphor (P 32), mit dem man etwa gewöhnliches Löschpapier tränken kann, das auf das Epitheliom direkt aufgelegt und mit Heftpflaster o. ä. befestigt wird. Es werden auch stabile Folien (z. B. phosphorhaltige Polyvinylfolien) hergestellt und in den Handel gebracht, die zum Gebrauch nur entsprechend zurechtgeschnitten werden. Für besondere Anwendungsweisen (Bestrahlung am Auge) wurden einige Applikatoren konstruiert, die radioaktive Präparate, meist das β-strahlende Strontium 90, enthalten, usw.

b) Die interstitielle Einbringung (direkte Einbringung in das kranke Gewebe) wird meist mit der sogenannten Spickmethode durchgeführt, die aus der Radiumtherapie wohlbekannt ist: der Tumor wird mit Nadeln in geeignetem Abstand durchstochen, wobei wiederum die Isotope den Vorteil haben, daß man die Art der Strahlung wählen kann, daß man wegen der Wohlfeilheit des Materials sich Drähte, Nadeln, Schlingen usw. selbst schneiden und biegen kann (auch unter Gefahr von Materialverlust) und so sich wieder dem Einzelfall in besonderer Weise anpassen kann.

Auch haben die Nadeln, Drähte usw. aus strahlendem Material den Vorteil, daß sie die Strahlung gleichmäßig verteilt abgeben, nicht wie die Radiumträger sie an einer Stelle konzentriert haben. Es wurden statt der Drähte wiederholt auch Plastikröhrchen verwendet, die mit strahlendem Material gefüllt wurden und die in das Gewebe auch versenkt werden und liegenbleiben können (etwa am Bronchusstumpf nach Lobektomie wegen Bronchuskarzinom). Durch geeignete Wahl des strahlenden Materials bezüglich Halbwertszeit kann die gewünschte zeitliche Begrenzung der Strahlung von Anfang an berechnet werden, so daß eine Entfernung der Strahlungsträger nicht mehr nötig ist. Auch die Radiumpistole von Hodt und Sinclair gehört hierher: ein pistolenartiges Instrument wird mit kleinen Stückchen radioaktiven Golddrahtes gefüllt und diese kleinen Stückchen in das Gewebe hineingedrückt oder durch Federdruck usw. „geschossen", so daß dieses völlig durchspickt werden kann.

Die Spickmethoden, wie oben beschrieben, werden vorwiegend für massive Tumoren angewendet: große Cervixkarzinome, große Blasentumoren u. a.

c) Bei direkter Infiltration des Gewebes (mit Lösungen radioaktiver Isotope) muß vor allem dafür gesorgt werden, daß die infiltrierte Lösung möglichst lange am Ort der Einbringung verbleibt. Kolloidale Lösungen erscheinen begreiflicherweise dafür besonders geeignet, daher man gerne Radiogold, Radioyttrium oder Chromphosphat verwendet. Ein gewisser Abtransport des strahlenden Materials ist übrigens nicht ganz unerwünscht, da er ja auf dem Lymphweg erfolgt und so die Strahlenwirkung auch diesen und damit die regionären Lymphdrüsen erfaßt.

Wir selbst haben diese Technik vor allem zur Behandlung isolierter, besonders oberflächlich gelegener, metastatischer Lymphknoten verwendet. So sahen wir z. B. nach Infiltration von 20 ccm Au 198 in Drüsenmetastasen eines Melanokarzinoms rasche Verkleinerung und Verhärtung der Drüsengeschwulst. Nach drei Wochen wurde diese dann exzidiert und erwies sich histologisch ausgedehnt nekrotisch, ohne erkenntliche Gewebsstruktur, nur in der Peripherie waren noch vereinzelt Melanoblasten erkennbar. Aehnliches sahen wir bei Drüsenmetastasen nach einem Melanosarkom usw. Wirkliche Heilerfolge werden sich wohl nur in besonders günstigen Fällen erzielen lassen, doch scheint erhebliche Verzögerung des Verlaufes in vielen Fällen durchaus in den Bereich der Möglichkeit gerückt. — Zunehmend wird man auch an die Möglichkeit der direkten Infiltration von intraperitoneal gelegenen Tumoren denken müssen. Gelegentlich sieht man dabei Erfolge, die unwahrscheinlich anmuten.

So haben wir einen Fall in Evidenz, der vor Jahren wegen eines Neoplasma Coli radikaloperiert wurde. Im Januar 1953 wurde in der Leber ein Knoten getastet, bei gleichzeitiger Abnahme des Allgemeinzustandes. Es wurde relaparotomiert und eine kleinapfelgroße Metastase in der Leber festgestellt, in die 20 mC Radiogold infiltriert wurden. Patient ging es 18 Monate sehr gut, dann trat wieder Abmagerung und tastbare Gewebsknoten im linken Unterbauch auf. Auf Drängen des Patienten wurde nochmals laparotomiert und dabei konnte die Metastase in der Leber nicht mehr nachgewiesen werden, nur ein Narbenfeld war erkenntlich. Die tastbare Resistenz entsprach einem Lokalrezidiv im Colon ascendens. Es wurden wieder 60 mC Gold intraperitoneal gegeben und der Bauch verschlossen. Es ging wieder eine Zeit lang besser, bis dann im Herbst 1954 wieder Verschlechterung eintrat.

Wir haben ferner gelegentlich auch versucht, Bronchuskarzinome, deren Inoperabilität sich nach Eröffnung des Thorax ergab, direkt mit kolloidalem Gold zu infiltrieren. Wir haben wohl mehrfach eine Verkleinerung des Primärtumors und der regionären Lymphknoten gesehen, doch konnte der Fortgang des Prozesses, insbesondere von den Lymphknoten der anderen Seite aus, nicht aufgehalten werden. — Zu einer gewissen Hoffnung berechtigen die Versuche, peripher gelegene Bronchuskarzinome durch Injektion großer radioaktiver Kolloidpartikel, z. B. an Kohle adsorbiert, mittels eines Herzkatheters direkt in die Lungenarterie zu beeinflussen.

Günstige Erfolge werden auch von der Infiltration des Prostatakarzinoms berichtet, wo die fibröse Kapsel ein besonders langes Verbleiben der Goldsuspension im gewünschten Bereich sichert. Es wird vor allem längerer Beobachtung und größerer Erfahrung bedürfen, bis man die Möglichkeiten und Erfolgsaussichten dieser Anwendungsarten der Isotope wird einigermaßen abschätzen können.

d) Die intrakavitäre Anwendung bietet bei geeigneten Fällen selbstverständlich ausgezeichnete technische Voraussetzungen, da eine natürliche Begrenzung der Ausbreitung der eingebrachten Substanz und eine günstige Strahlenverteilung von vornherein gewährleistet ist.

Zunächst ist die Einbringung von (echten oder kolloidalen) Lösungen zu nennen. Vor allem J. H. Müller in Zürich hat die „offene" Einbringung solcher Lösungen zur Behandlung der Peritonealkarzinose, aber auch zur vorbeugenden Behandlung von Metastasen im Bauchraum nach Radikaloperationen (besonders gynäkologischer Art) empfohlen und berichtete schon vor 2 Jahren über 100 Fälle, bei denen (bei histologisch gesicherter Peritonealaussaat) jahrelange Erscheinungsfreiheit bestand. Selbstverständlich haben vorgeschrittene Fälle wenig Aussichten, die Therapie wird sich besonders auf beginnende Fälle und die Prophylaxe konzentrieren müssen. — Die übliche Dosis beträgt für das Peritoneum 100 bis 150 mC radioaktiven Goldes und wird eventuell im Abstand einiger Wochen wiederholt. Im allgemeinen werden keine gröberen Nebenerscheinungen beobachtet, doch kommt stärkerer Meteorismus vor; wir sahen sogar einen Fall eines paralytischen Ileus, der sich aber unter entsprechender Therapie rasch besserte. — Wie Holzner aus dem Institut Chiari zeigen konnte, wird das Gold auf dem Lymphweg auch zu den regionären Drüsen (Netz, retroperitoneal usw.) transportiert und dort etwas angereichert, was natürlich eine äußerst erwünschte Bestrahlung dieser Drüsen mit ihren eventuellen Karzinomzellnestern ergibt. Selbstverständlich kann das Gold auch in die Pleura bei Pleurakarzinose usw. eingebracht werden.

Wir selbst sahen in etwa der Hälfte der Fälle zumindest eine rasche „Trockenlegung“ der Ergüsse im Thorax- und Bauchraum, was neben der Beseitigung der Verdrängungserscheinungen auch deshalb von Bedeutung ist, weil den Patienten der durch die wiederholten Punktionen bewirkte starke Eiweißverlust erspart bleibt.

Neben der „freien“ Einbringung strahlender Flüssigkeiten wird für bestimmte Zwecke auch die „geschlossene“ Einbringung geübt. Ein typisches Beispiel hierfür ist die Bestrahlung von Karzinomen und Papillomen der Harnblase mittels eines Gummiballons, der durch ein Zystoskop in die Harnblase eingeführt und mit einer radioaktiven Lösung (Natrium, Kobalt) aufgefüllt wird. Da das System völlig geschlossen ist und daher keine Resorption eintreten kann, können auch langlebige Isotope verwendet werden. Die wesentlich günstigere Dosisverteilung macht diese Methode den bisherigen Bestrahlungsverfahren überlegen.

Endlich werden nach Becker und Scheer Kügelchen aus radioaktivem Kobalt usw. (in einer festen Grundsubstanz) zur Füllung von größeren oder kleineren Hohlräumen verwendet. Sie können wie Perlen an einem Faden aufgereiht werden und sind so leicht und sicher aus engen Spalten, Hohlräumen (Oesophaguskarzinom!) usw. wieder zu entfernen. Sie können aber auch freischwebend in Lösungen appliziert werden, wobei sie je nach dem spezifischen Gewicht der verwendeten Suspensionsflüssigkeit oben oder unten schweben werden, so daß die Hauptmasse der Strahlung an den jeweils gewünschten Ort dirigiert werden kann. Selbstverständlich können auch plastische Massen mit eingearbeiteten strahlenden Isotopen in Hohlräumen eingebracht werden.

3. Interne Applikation.

a) Intravenöse Allgemeintherapie ist grundsätzlich möglich und technisch relativ einfach durchzuführen, etwa durch Injektion von radioaktivem Natrium

(Na-24) in Form einer physiologischen Kochsalzlösung. Es wurde diese Technik ursprünglich für Leukosen, Polyzythämien, auch für diffuse Karzinosen versucht, ist aber heute durch die spezifischen Methoden verdrängt.

b) Selektion durch Stoffwechsel. Hier handelt es sich um die für den Internisten interessanteste Technik — es werden die chemischen Eigenschaften des Isotops benützt, um dieses an bestimmten Stellen des Körpers zu lokalisieren und zu konzentrieren und so die Strahlenwirkung des Isotops an eben dieser Stelle zur Geltung kommen zu lassen. Selbstverständlich ist für den Ausbau derartiger Methoden eine genaue Kenntnis der Stoffwechselverhältnisse einerseits, aber auch der radiologischen Eigenschaften des Isotops anderseits unerläßlich. Die Halbwertszeit, also die Frage, ob es sich um ein kurzlebiges oder langlebiges Isotop handelt, wird hier in engem Zusammenhang mit dem Stoffwechselverhalten gemäß seiner chemischen Natur erwogen werden müssen. Ein Isotop etwa, das gemäß seiner chemischen Natur (wie z. B. Phosphor) vom Stoffwechsel in die verschiedensten Zellen, vor allem aber in die Knochenzelle eingebaut wird und dort ja dann lang dauernd liegen bleibt, darf natürlich nur eine relativ kurze HW-Zeit aufweisen, da es sonst zu einer andauernden inneren Strahlenwirkung im Organismus kommen würde. Umgekehrt können Isotope, die im Stoffwechsel rasch umgesetzt und ausgeschieden werden, ohneweiters auch längere HW-Zeiten aufweisen. Daher ist stets auch in Erwägung zu ziehen, auf welchem Wege und in welcher Konzentration das Isotop ausgeschieden wird, da ja die Ausscheidungsorgane und -wege dabei der Strahlenwirkung unterliegen usw.

Das klassische Beispiel für solche stoffwechselmäßig gelenkte Anwendung eines Isotops ist die Verwendung radioaktiven Jods zur Bestrahlung der Schilddrüse. Die Schilddrüse speichert Jod rasch und ausgiebig, so daß der Hauptteil der Strahlenwirkung dort zur Geltung kommt. Der nicht gespeicherte Rest wird rasch ausgeschieden, so daß neben der Schilddrüse nur noch Nieren-Harnwege in mäßigem Grade mitbestrahlt werden, wobei bei voller Blase eine gewisse Gefahr einer Sekundärschädigung auf die anliegenden Keimzellen der Frau besteht. Die Bestrahlung des Körpers durch das im Blut kreisende Radiojod spielt nur eine geringe Rolle.

Leider liegen die Verhältnisse beim Schilddrüsenkarzinom (auf die vielfach ausgezeichnet wirkende Behandlung der Hyperthyreosen soll hier nicht eingegangen werden) in der Praxis nicht so ideal, als es zunächst scheinen mag. Die beschriebene gute Konzentration des zugeführten Jodisotops in der Schilddrüse gilt nämlich leider nur für die gesunde oder überfunktionierende Drüse — das Karzinom der Thyreoidea speichert meist wenig oder nicht, je nach dem Zustand seiner geweblichen Unreife. Das gleiche gilt von den Metastasen: nur ein recht bescheidener Teil, also jene, die gewebsmäßig noch eine Aehnlichkeit mit Schilddrüsengewebe erkennen lassen, speichern einigermaßen. In Ansehung dieser Verhältnisse sind daher im ersten Beurteilungsgang höchstens 10% der Thyreoideakarzinome geeignet zur Radiojodtherapie. Diesen bescheidenen Prozentsatz kann man sekundär noch etwas erhöhen: Durch Entfernung der Schilddrüse (Karzinom und Rest der normalen Thyreoidea) bessert sich oft die Speicherungsrate der Metastasen, da sie unter dem Einfluß des nun intensiv ausgeschütteten thyreotropen Hormons bis zu einem gewissen Grad aktiviert werden können; es ist immer wieder erstaunlich, zu sehen, wie manchmal Metastasen, die ursprünglich überhaupt keine Speicherung zeigten, nun wieder eine gewisse Schilddrüsenfunktion aufnehmen.

Die meist üblichen (auch an dieser Klinik angewendeten) Grundregeln zur Therapie der Schilddrüsenmalignome lauten also auf kürzeste Form gebracht:

1. Radikale Entfernung des Primärtumors einschließlich der Reste noch vorhandenen normalen Gewebes oder, falls dies technisch nicht möglich ist, Verabreichung einer „Vordosis" zur Ausschaltung der normalen Schilddrüse.

2. Abwarten des Einsetzens des Myxödems, da durch Wegfall der Thyroxinproduktion eine vermehrte Ausschüttung von thyreotropem Hormon erfolgt, die manchmal das Tumorgewebe und die Metastasen ausreifen läßt.

3. Falls dies allein nicht ausreicht, Erhöhung der Speicherung in den Metastasen durch langmonatige Thiouracilgaben (vermehrte TSH-Produktion) oder direkte Verabreichung von TSH.

4. Falls dadurch ausreichende Speicherung erzielt, Gabe von hohen und höchsten Dosen Radiojod (bis zu 300 mC).

Mit Hilfe dieser Techniken kann die Zahl der überhaupt ansprechenden Fälle etwa auf zirka 20 bis 25% erhöht werden, so daß man etwa sagen kann, daß jeder vierte bis fünfte Fall einer Radiojodbehandlung zugänglich ist. Die Erfolge im einzelnen hängen dann noch weitgehend von der Lage des Falles (wie weit vorgeschritten, Lokalisation, Grad der Bösartigkeit usw.) ab. Wirklich geheilt werden wohl nur Einzelfälle; doch läßt sich innerhalb der genannten Quote recht häufig eine beachtliche Abbremsung der Verlaufsschnelligkeit erreichen und wir sahen in unserem Material einige Fälle, die nun praktisch seit ein, zwei Jahren völlig stationär sind, obwohl bereits ausgedehnte Metastasen bestanden, als die Therapie in Angriff genommen wurde.

Als Beispiel möge hier ein Fall zitiert werden, den uns Herr Prof. Brücke, Mürzzuschlag, zugewiesen hat. Es handelte sich um eine Spontanfraktur im Schaft des linken Oberschenkels, die sich bei der Nagelung durch eine Metastase eines Schilddrüsenkarzinoms bedingt erwies. Die Metastase zeigte ursprünglich keine Speicherung; wir ließen daher komplett strumektomieren, worauf nach etwa 3 Monaten über dem Oberschenkel eine Speicherung nachgewiesen werden konnte. Nach Verabreichung von 200 mC kam es zur Knochenneubildung in der Pseudarthrose, so daß die Patientin heute völlig beschwerdefrei ist und ohne Stock gehen kann. Weitere Metastasen sind seither nicht aufgetreten.

Die größten Triumphe haben die radioaktiven Isotope bisher in der Therapie der malignen Bluterkrankungen gefeiert. Die Bestrahlung der primären Polyzythämie mit Radiophosphor ist heute als die Therapie der Wahl anzusprechen. Ihre Wirkung beruht auf der hohen Speicherung des Phosphors in den hyperaktiven blutbildenden Organen (Knochenmark) und im Knochen selbst, so daß auch von dieser Seite her eine Bestrahlung des Knochenmarkes erfolgt. Wir benützen diese Methode seit über vier Jahren mit ausgezeichnetem und nie versagendem Erfolg, wobei wir als initiale Dosis sofort 7 mC intravenös geben und, falls nach sechs Wochen noch kein eindeutiger Abfall der Erythrozyten eingetreten ist, nochmals 7 mC folgen lassen. Die durchschnittliche Remissionsdauer ist mindestens ein Jahr, doch haben wir schon Fälle gesehen, die nach drei Jahren noch immer ein normales Blutbild aufwiesen. — Radiophosphor eignet sich weiter recht gut zur Behandlung der chronischen Leukämien. Versuche, auch Myelome, Metastasen maligner Tumoren, Lymphogranulome usw. zu behandeln, sind nicht sehr erfolgreich verlaufen.

Radioaktives kolloidales Gold wird in Leber und Milz gespeichert, falls es intravenös injiziert wird (allerdings mehr durch die Abfangtätigkeit des RES in den kleinsten Kapillaren, so daß man diese Art der Speicherung fast mehr zur physikalischen, denn zur Stoffwechselselektion rechnen könnte). Entsprechend einer Anregung von Hahn haben wir (Fellinger und Vetter) es mit gutem Erfolg bei einer größeren Zahl von chronischmyeloischen Leukämien verwendet. Man erzielt mit etwa 50 mC intravenös eine ausgiebige Remission, die im Durchschnitt 7 Monate anhält. Die Bestrahlungsbeschwerden halten sich in sehr geringen Grenzen, so daß die Therapie (einmalige Injektion!) ohneweiters ambulant durchgeführt werden kann. Neben der Erzielung einer langmonatigen Beschwerdefreiheit und Arbeitsfähigkeit scheint der Hauptvorteil der Methode darin zu liegen, daß sie noch mit gutem Erfolg bei Fällen angewendet werden kann, die schon gegen Röntgen- und Chemotherapie resistent geworden sind. Die gute Wirkung auf die Erythropoese (ausgiebige Retikulozytenkrisen!) möchten wir besonders hervorheben.

Radioaktives Arsen wurde für Hautmelanosarkom, auch für Lymphogranulom versucht, Strontium und Gallium für Knochenmetastasen. Ueberzeugende Erfolge sind noch nicht bekanntgeworden.

Ein völliges Neuland auf diesem Gebiet stellt der Versuch dar, stoffwechselmäßig höher aufgebaute Präparate zu verwenden. Etwa Stoffe, wie Mitosehemmer, die ein radioaktives Element eingebaut erhalten, so daß sich die chemische Wirkung mit der Strahlenwirkung kombiniert. Spezielle Körper, z. B. Tyrosin (ebenfalls mit strahlenden Isotopen besetzt), die der Körper für den Aufbau gewisser Tumorarten (Tyrosin bei Melanomen) benötigt, werden zugesetzt; sie werden dann in den Tumor selbst eingebaut und entfalten dort ihre Strahlenwirkung. Hier öffnet sich noch ein ganz großes, derzeit noch unbeackertes Neuland, dessen Erfolgsmöglichkeiten sich noch gar nicht abschätzen lassen.

4. Aktivierung von im Organismus eingebauten Elementen im Kernreaktor.

Endlich sei noch ein weiterer, völlig neuartiger Weg erwähnt, der auf der Idee beruht, ein in einem Tumor selektiv gespeichertes Element erst an Ort und Stelle radioaktiv zu machen. Bor scheint eine besondere Affinität zu Hirntumoren zu besitzen; die Patienten werden nach der Verabreichung des inaktiven Bors in den Uranofen in Brookhaven gebracht und dort einer Bestrahlung mit langsamen Neutronen ausgesetzt, die das Bor im Tumor selbst radioaktiv machen und so eine Bestrahlung des Tumors bewirken. Ueber die endgültigen Erfolgschancen dieser Methode, die vielleicht nur den ersten Schritt zu einem neuen Prinzip der Bestrahlungstherapie darstellt, ist natürlich bis jetzt noch nichts bekannt.

Erfahrungen mit Radiogoldbehandlung bei 27 Fällen von malignen Tumoren*

Von

D. Hofmann-Credner

Wien

In den letzten $1\frac{1}{2}$ Jahren wurden von der Isotopenabteilung der I. Medizinischen Universitätsklinik in Wien (Prof. Dr. E. Lauda) insgesamt 27 Patienten (10 Männer und 17 Frauen) mit kolloidalem Radiogold behandelt, wovon 10 Patientinnen wegen eines gynäkologischen Grundleidens in stationärer Behandlung der II. Universitäts-Frauenklinik in Wien (Prof. Dr. H. Zacherl) standen, aber von uns kontrolliert wurden.

Bei den Patienten handelte es sich um folgende Erkrankungen:

16 Peritoneal-Karzinosen ovariellen Ursprungs (10 Patienten nach operativer Totalexstirpation, 6 Patienten nach Probatoria).

7 Peritoneal-Karzinosen nach operiertem Magen- und Pankreaskarzinom und operiertem Hypernephrom.

4 Tumoren des Brustraumes (1 Bronchuskarzinom, 1 Ewing-Sarkom der Rippe, 2 Pleurametastasen nach Magenkarzinom).

In 18 Fällen wurde das Radiogold intraperitoneal als „Rollkur", 4mal intrapleural und 5mal in den Tumor selbst injiziert, wobei dieser bei 3 Patienten intraabdominell lag (Leber und Mesenterialansatz), in 2 weiteren Fällen in inguine perkutan erreichbar war. Die applizierte Dosis bewegte sich bei den Kavitätsfüllungen zwischen 100 und 150 mC pro dosi, bei den Tumorinfiltrationen wurde ungefähr die Hälfte davon, also zirka 50 bis 100 mC injiziert.

---

* Diskussionsbemerkung zum Vortrag von Prof. Dr. K. Fellinger, gehalten anläßlich der Van Swieten-Gesellschaft beim Oesterreichischen Aerztekongreß 1954 (vom 3.—5. September).

Bei 8 Patienten wurde die intraabdominelle Gabe nach 6 bis 10 Wochen wiederholt. In allen Fällen wurde die interne Isotopenbehandlung durch eine äußere Röntgentherapie unterstützt. Bisher sind 7 Patienten nach einer Ueberlebenszeit von einigen Wochen bis 5 Monaten gestorben. Gerade diese Mißerfolge zeigen, daß das Indikationsgebiet noch weit schärfer abzugrenzen und enger zu fassen ist, als dies bisher bei uns bewußt getan wurde. Selbst aus der relativ kleinen Zahl der von uns behandelten Fälle läßt sich erkennen, daß zu den Indikationen unzweifelhaft das Peritonealkarzinom (ovariellen oder sonstigen Ursprungs) nach Radikaloperation, insbesondere noch im kleinknotigen Zustand zählt, d. h. also im Stadium jener unauffälligen Kleinmetastasen, die dem chirurgischen Zugriff entgehen. Sind erst tastbare, größere Metastasenpakete vorhanden, so ist eine auch nur papilliative Erfolgsaussicht wesentlich geringer. Damit erhebt sich die dringende Forderung nach möglichst frühzeitiger, postoperativer prophylaktischer Applikation, ähnlich der heute usuellen Röntgennachbestrahlung. Es erscheint uns aber berechtigt, eine Radiogoldgabe während der Operation vor Schließung des Abdomens abzulehnen, wegen begründeter Gefahr einer Wundheilungsverzögerung, Fistelbildung usw. Bei einer Radiogoldgabe 10 bis 14 Tage post operationem bei normalem p. p. Heilungsverlauf ist aber eine Komplikation nicht mehr zu erwarten. Dagegen können und sollen nicht exidierbare größere Tumorbezirke — zu denken sei hier besonders an solitär imponierende Lebermetastasen nach Magen-, Pankreas-, Ovarial- oder Mammakarzinom — während der Operation unter Kontrolle des Auges mit dem Kolloid infiltriert werden, eine Behandlung, die post operationem gegebenenfalls durch intravenöse Gabe oder zusätzliche intraabdominelle Applikation von Radiogold und unter Umständen Röntgen- oder Radiumbestrahlung ergänzt und unterstützt werden kann. In diesem Zusammenhang verdient ein Fall mit einem solitären, kirschgroßen, oberflächlichen Tumor der Leber Beachtung. Dem Patienten war bei der ersten Laparotomie Radiogold in den Tumor injiziert worden. Ueber zwei Jahre war der Patient — mit Ausnahme einer vorübergehenden hämorrhagischen Kolitis — beschwerdefrei und konnte seinem Beruf voll nachgehen. Während der ganzen Zeit konnten klinisch keine Zeichen von Leberschädigung erhoben werden. Auch palpatorisch schien die Leber metastasenfrei. Erst bei der neuerlichen Operation im Sommer dieses Jahres fanden sich zahlreiche

Metastasen um den alten behandelten Tumor herum. Hier ist der Prozeß durch die Infiltration zweifellos „aufgehalten" worden. Die Wachstums-„Begrenzung" der sicherlich schon bei der ersten Operation vorhandenen Lebermetastasen hat dem Patienten mindestens zwei Lebensjahre geschenkt.

Anders liegen die Verhältnisse bei schon palpabler multipler Lebermetastasierung, eventuell sogar mit Aussaat in den Pleuraraum. Hier bleibt der Behandlungsversuch mit Radiogold meist ebenso infaust wie eine gleiche, auch höchstdosierte Behandlung des Karzinoms ohne vorherige radikale operative Entfernung des Primärtumors. Wir haben sogar den Eindruck, daß in solchen Fällen eine Radiogoldgabe einen relativ langsam fortschreitenden Prozeß beschleunigt.

Günstige Resultate ergab die intrapleurale Applikation von Radiogold in kolloidaler Form bei pleural-metastasierenden Prozessen nach operiertem Magenkarzinom. Auch unser Patient mit Ewing-Sarkom der 4. Rippe gehört zu unserer Erfolgsgruppe. Schon 6 Wochen nach intrapleuraler Gabe von Radiogold war der Tumor weitgehend zurückgegangen und röntgenologisch erkennbare Zeichen von Knochenneubildung in zuvor destruiertem Knochengewebe festzustellen. Der Patient fühlte sich wohl. Der von uns am längsten kontrollierte Fall nach einer Kavitätsapplikation — eine Peritonealkarzinose nach operiertem Magenkarzinom — stand 15 Monate in unserer Beobachtung. Dieser 64jährige Mann ist im April dieses Jahres zu seinem Sohn ins Ausland abgereist.

Die Verträglichkeit der Radiogoldgaben ist auffallend gut. Die intraperitoneale und -pleurale Injektion wird völlig reaktionslos vertragen. Bei Injektionen in das Tumorgewebe kann es zu Reaktionen der nekrotisierenden Einschmelzung mit Fieber usw. kommen. Ueberraschend war auch bei unseren Patienten die schon kurze Zeit nach der Gabe einsetzende Schmerzlinderung, die zuvor nur mit Alkaloiden erzielt werden konnte. Das Wiederauftreten von Schmerzen galt uns als Zeichen zur neuerlichen Kolloidgabe. Das rasche Ausschwemmen des sonst so resistenten Aszites — ein oft beschriebenes Wirkungssymptom — kann auch von uns bestätigt werden.

Die Applikation des kolloidalen Radiogoldes durch den eingelegten Drain in ein Operationsgebiet hat sich in beiden von uns behandelten Fällen wegen Verklebungen, Fistelbildung, Bauchdeckeninfiltrationen usw. nicht bewährt. Aehnlich ungünstig lagen die Verhältnisse bei den, allerdings ohne unser Wissen durchgeführten, Isotopeninfiltrationen in die metastasischen Inguinaldrüsen.

Bei unserem einzigen Fall von Bronchuskarzinom handelte es sich um einen Patienten, der die vorgeschlagene Lobektomie abgelehnt hatte. Wir waren uns von vornherein bewußt, daß eine einmalige intrapleurale Gabe von 150 mC insuffizient sein mußte. In ähnlichen Fällen verspricht die wiederholte, höchstdosierte Instillation von Radiogold durch einen eingelegten Bronchialkatheter bzw. Katheterisierung der Lungenarterien bessere Erfolge. Wir möchten aber an dieser Stelle betonen, daß die Radiogoldbehandlung nach dem heutigen Stand der Erkenntnisse noch keineswegs als d i e Therapie der Wahl bei malignen Tumoren gelten kann. Die Methode ist noch zu jung, um ein abschließendes Urteil hierüber zu gestatten. Daß sie eine neue Arbeitsrichtung erschließt und erfolgversprechende Aspekte eröffnet, kann selbst im jetzigen Anfangsstadium der Entwicklung nicht geleugnet werden. Sie wird heute noch dem operativen Eingriff den Vorrang lassen müssen und erst dort einsetzen, wo der Chirurg aufhört oder ablehnt, obwohl — und das sei hier ebenso deutlich betont — die chirurgischen und gynäkologischen Statistiken über die hier zur Debatte stehenden Fälle keineswegs günstigere Resultate aufweisen. Aber gerade diese Erkenntnis läßt die Weiterentwicklung neuer Methoden um so notwendiger erscheinen, und hierzu zählt zweifellos an erster Stelle die schonungsvolle Behandlung mit Radiogold.

Ein neues Krebs-Chemotherapeutikum

Von

Dr. Dr. **E. F. Scheller,** Facharzt für innere Medizin

München

Es ist bekannt, daß Mitosegifte normale Mitosetätigkeit und daher auch das Krebswachstum hemmen könnten. F r a n k e erwähnt in seinem chemotherapeutischen Ausblick die Studien von M a r q u a r d t über die Mitosegifte. Dieser hat eine Einteilung in Ruhekerngifte, Zellteilungsgifte und Spindelgifte vorgeschlagen und in gleicher Reihenfolge Stickstofflost, metallorganische Verbindungen und Colchicin als Mittel dafür angeführt. Ein neues Chemotherapeutikum besteht aus Derivaten dieser drei Komponenten. A-Blastomase, eine Goldlösung in einem Polypeptid, ist eine Mischinjektion aus drei Komponenten von p-Oxyphenylamin, einem Gold-Sol und 1,2-Keto-Cycloheptan. Es handelt sich also 1. um biogene Amine von Thyraminderivaten. Biogene Amine sind solche, die in Pflanzen und Tieren aus Aminosäuren entstehen. Das Erstbekannte war das Hordenin, das in Gerstenkeimen entsteht. Das uns Aerzten im menschlichen Körper bekannteste ist das Histamin, das in der Leber entsteht. Es handelt sich 2. um eine besondere Goldlösung. Die chemotherapeutische Wirkung von Gold ist bekannt. Goldlösungen können toxisch wirken. Hier liegt nicht eine echte Lösung von Gold, sondern eine kolloidale Lösung, eine organische Auri-Verbindung, vor, die nicht toxisch ist. Es handelt sich 3. um Cycloheptanderivate. Von der Ausgangssubstanz im Colchicin, dem Gift der Herbstzeitlose, ist besonders seit L e t t r é bekannt, daß es ein Zellwachstum hemmender Katalysator und ein Mitosegift ist. Mit diesen drei Faktoren wirkt A-Blastomase umfassend auf die Mitose ein.

Im Hygienischen Institut der Universität München konnte in Tierversuchen, die nun abgeschlossen sind, nachgewiesen werden, daß A-Blastomase sich als ungiftig und unschädlich erwiesen hat. Das Injektionsmittel ist aus dem Versuchsstadium heraus und im Handel zu haben. Es ist ministeriell genehmigt (III 7—54 58 P 38) und sozusagen registriert.

Entscheidend sind die Erfahrungen am Krankengut. Tierversuche sprechen nicht das letzte Wort. Der Kampf gegen den Krebs wird am Bett des Kranken ausgetragen. Wir können in der Praxis nicht eine 5-Jahresgrenze abwarten, um Endgültiges über den Wert eines Krebsmittels aussagen zu können, da wir inoperable und moribunde Kranke zur Nachbehandlung von der Klinik bekommen. Da von der A-Blastomase nur 30 bis 40 meist tägliche Injektionen unter die Haut zu geben sind, lassen sich sehr bald Wirkungen feststellen. In erster Linie fallen die gute Verträglichkeit und die subjektive Besserung auf. Im Mai erhielt ich von der Chirurgischen Poliklinik München einen Patienten im Zustand nach 5 Darmoperationen bei Sigmoidkarzinom und Anus praeter und Metastasen. Nach der A-Blastomase-Kur erscheint sein Leben verlängert, das Gewicht hat zugenommen, Blutungen haben nachgelassen. Eine Kranke mit Collumkarzinom, inoperabel, kachektisch, vergeblich mit Radium und Hormonen behandelt, kam November 1953 zur Behandlung mit A-Blastomase. Bei der Kontrolle im April 1954 zeigte sie eine Gewichtszunahme von 48 Pfund, wobei der Tumor vom Gynäkologen nicht mehr festzustellen war. Es liegen ausreichende Erfahrungen aus Italien vor. Histologisch gesicherte und inoperable Kranke zeigten nach der Injektionskur Stillstand des Tumorwachstums und objektive Besserung. Einige Beispiele: 39jähriger Mann war wegen Kehlkopfkrebs 1951 erkrankt, 1952 mit Radium behandelt ohne Erfolg und 1953 nach 30 Injektionen A-Blastomase so wiederhergestellt, daß nichts Krankhaftes zu finden war und er seinen Dienst als Briefträger wieder versehen kann. Ein anderer, 55jähriger Mann mit Kehlkopfkrebs mit Streuung und Metastasen in den Lymphdrüsen erhielt 3 Wochen nach Abschluß einer Radiumbehandlung, da er immer kachektischer wurde, A-Blastomase mit dem Erfolg, daß das Gewicht 15 kg bleibend zugenommen hat und kein Tumor mehr festzustellen war. In mehreren Fällen histologisch gesicherter Lymphogranulomatose zeigten sich nach A-Blastomase bis jetzt bleibende Remissionen. Prof. Scopesi, Leiter des Radiotherapeutischen Instituts der Universität Florenz, mit dem ich im März 1954 länger sprechen konnte, empfiehlt daher eine

Kombination von Operation und Bestrahlung, besonders Radium mit A-Blastomase und zur Nachbehandlung. Prof. Amadei von der Universitätsklinik Parma hat neuerdings überraschende Ergebnisse zu verzeichnen. Es scheint, daß A-Blastomase als neues Krebs-Chemotherapeutikum berufen ist, über ein Umstimmungsmittel hinaus weitreichend in den Tumorstoffwechsel einzugreifen und damit für stationäre und ambulante Krebsbehandlung ein schon erprobtes und erfolgversprechendes Mittel zu werden.

Literatur: Franke, H.: Frühdiagnostik des Karzinoms in der inneren Medizin. Berlin 1953, S. 176 f.

A-Blastomase: Herstellung Phaherma, München 9.

Aussprache: Hr. Prof. Dr. E. Domanig (Salzburg): Unser ältester Fall von Behandlung eines Schilddrüsenkrebses mit radioaktivem Gold ist bemerkenswert.

Ein 45jähriger Mann wurde vor 5 Jahren wegen eines Schilddrüsenkarzinoms operiert und röntgenbestrahlt. Seither zweimaliges Rezidiv, das jeweils operativ entfernt und bestrahlt wurde. Das 3. Rezidiv veranlaßte uns, den Patienten in die Klinik Fellinger zur Isotopenbehandlung zu schicken, die auch durchgeführt wurde. Seither ist der Patient nun 3 Jahre rezidiv- und metastasenfrei.

Ein zweiter bemerkenswerter Fall: Ein junger Mann, der seit 2 Jahren an einem Prostatakarzinom leidet, wird wegen unerträglicher Schmerzen, die fortlaufende Morphiuminjektionen erfordern, eingeliefert. Auf eine lokale Infiltration des Tumors mit radioaktivem Gold verschwinden die Schmerzen vollkommen, so daß der Patient schmerzfrei entlassen werden kann.

In jüngster Zeit mußte der Patient, weil neuerliche Beschwerden aufgetreten waren, wieder aufgenommen werden; der Lokalbefund ist unverändert geblieben.

Die symptomatische Behandlung des Krebskranken

Von

Prof. Dr. **Hanns Fleischhacker**

Wien

Neben den operativen Methoden stehen uns zur Bekämpfung der malignen Tumoren die verschiedenen Formen der Bestrahlungstherapie, die Zytostatika und Hormone zur Verfügung. In den letzten Jahren trachtete man auch durch Mittel, denen eine mesenchymaktivierende und allgemein umstimmende Wirkung zugeschrieben wird, das weitere Wachstum und vor allem die Metastasierung der Neoplasien zu verhindern.

Vor einigen Jahren (1952) erregte die Mitteilung von Schaffer, daß es durch Polydyn, einen spezifischen Gewebsextrakt, gelänge, das Wachstum bestimmter Karzinome zu beeinflussen, berechtigtes Aufsehen. Das Präparat sollte seinen Einfluß auf und über das Bindegewebssystem unter Mitwirkung neurovegetativer und humoraler Schaltsysteme, vor allem der Zwischenhirn-Hypophysen-Nebennierenrindenachse entfalten. Den ersten optimistischen Berichten, die auch zu enthusiastischen Veröffentlichungen in der Tagespresse Veranlassung gaben, folgte bald eine Ernüchterung, und es fehlte nicht an Stimmen, die dem Präparat jede Wirkung absprachen. Es kann heute als feststehend angenommen werden, daß Polydyn kein Krebsmittel darstellt: Es führt weder zu einer Rückbildung vorhandener Tumoren, noch ist es imstande, die Metastasierung zu verhindern. Wir stimmen aber mit Ries, und Blasius überein, daß ihm eine Reihe von Wirkungen zukommt, die seine zusätzliche Anwendung bei der Krebsbehandlung gestatten. Außer einer subjektiven Beeinflussung, die wohl an erster Stelle anzuführen ist, konnten wir bei einzelnen Fällen, die aber die Ausnahme darstellten, eine Rückbildung entzündlicher Infiltrate, eine Linderung der Schmerzen, einen geringeren Verbrauch von Alkaloiden, ein Absinken erhöhter Temperaturen und eine psychische Erholung der Patienten, einhergehend mit einer Hebung des Appetites und des körperlichen Wohlbefindens feststellen. Hervorzuheben ist ein inkonstantanter leichter diuretischer Effekt, der sich aber nur bei den ersten Injektionen nachweisen ließ. Recht gute Ergebnisse haben wir bei subkutaner und periartikulärer Umspritzung arthrotisch veränderter Gelenke gesehen (S. Schmid). Ischalgien, insbesondere symptomatische, erwiesen sich fast durchwegs als unbeeinflußbar. Soweit man mit dem Präparat überhaupt eine Wirkung erzielt, ist sie zeitlich begrenzt und hält höchstens 3 Wochen hindurch an.

Genau die gleichen Erfahrungen haben wir mit dem Elpimed gewonnen.

Eines noch weit größeren Ansehens als Krebsmittel erfreut sich — insbesondere in Laienkreisen — das zytotoxische Serum (Berna). Es wird vom Schweizerischen Impf- und Seruminstitut in Bern nach den Vorschriften des russischen Forschers Bogomoletz hergestellt und als anti-retikuloendotheliales Serum bezeichnet. Das Ausgangsmaterial stellt eine Aufschwemmung von Milz- und Knochenmarkzellen dar, die von einem 30jährigen gesunden Menschen kurz nach dem Tode entnommen und unter bestimmten Bedingungen einem Kaninchen injiziert werden. Der sich entwickelnde Antikörpergehalt des Serums wird auf einen entsprechenden „Anti-Knochenmark-Milz-Titer" auf Grund seiner Komplementbindungsfähigkeit eingestellt und dann das Serum getrocknet in sterilen Ampullen verschlossen. Bei Zimmertemperatur soll es eine Haltbarkeit von etwa 3 Jahren besitzen.

Bogomoletz stellte sich vor, daß die Reaktionsfähigkeit des retikuloendothelialen Systems durch ein spezifisch darauf gerichtetes Serum gesteigert und dadurch der Organismus in den Zustand optimaler Reaktions- und Leistungsfähigkeit gebracht werden könne.

Das Mittel stellt nach Hörtnagl und Jesserer jedenfalls einen starken Reizkörper dar, da es auf eine intrakutane Injektion zu einer lokalen und Allgemeinreaktion kommt. Wir geben in der Regel 6 bis 10 Injektionen, wobei wir, wenn keine stärkeren Reaktionen auftreten, zweimal wöchentlich an der gleichen Extremität intrakutan, steigernd 0·1, 0·2, 0·3, 0·5, 0·75 und schließlich

1·0 ccm spritzen. Alle zusätzlichen Medikamente, Alkohol, Nikotin usw. sollen weggelassen werden. Weitere Injektionskuren sind frühestens nach 3 Monaten durchzuführen.

Nach einer vorübergehenden Störung des Allgemeinbefindens, die sich in Müdigkeit, Schläfrigkeit, Krankheitsgefühl äußert, stellt sich eine gewisse Kräftigung, Zunahme des Appetites und subjektive Besserung ein. Wie bei jeder Reizkörpertherapie kommt es zu Beschleunigungen der Senkungsgeschwindigkeit, Verschiebungen der Leukozytenformel und zum Aufflackern latenter Herde. Das von der Herstellungsfirma angegebene Indikationsverzeichnis ist naturgemäß groß; gewiß ist, daß man auch mit diesem Präparat keinen Einfluß auf das Wachstum und die Ausbreitung maligner Neoplasien nehmen kann.

Von dem gleichen Institut wird auch das Acinin (Berna) mit folgender Zusammensetzung hergestellt:

Extract. test. fluid.	0·05 U. J.
Extract. lipoid cerebr.	0·5 g
Liquor. amnion.	ad 2·0 ccm

Dosierung: Jeden zweiten Tag eine Ampulle intramuskulär. Stellt sich daraufhin kein genügender Erfolg ein, kann auch täglich eine Ampulle verabfolgt werden. Behandlungsdauer: Mindestens 3 Monate ohne Unterbrechung. Gleichzeitig werden hohe Dosen von Vitamin C und Kalzium empfohlen. Prophylaktisch soll in 6monatlichen Intervallen an 12 aufeinanderfolgenden Tagen je eine Ampulle gegeben werden. Auch nach einer Acininkur wird eine solche Injektionsserie 12 Tage hindurch alle 3 Monate empfohlen, um den bewirkten Heilungseffekt zu erhalten.

Die Hauptwirkung des Präparates ist auf die darin enthaltenen Hormone zurückzuführen. Ein wohlfunktionierendes Hormonsystem gewährt einen gewissen Schutz vor der Krebskrankheit. Nach Steinmann und Strehler sind aber auch chemische Systeme im Acinin vorhanden, die den Sauerstoffverbrauch von atmendem Gewebe durch Förderung der oxydo-reduktiven Vorgänge erhöhen. Es wäre daher vorstellbar, daß es ähnliche Substanzen, die beim Karzinomkranken vermindert sind, ersetzen könnte. Schließlich soll es auch die Histaminase und Diaminoxydase aktivieren, Fermente, die in Plazentaextrakten in größerer Menge enthalten sind.

Die praktische Erprobung des Präparates ergab aber, daß sich außer geringen und rasch vorübergehenden Besserungen, angedeuteten Gewichtszunahmen und einer gewissen subjektiven und psychischen Beeinflussung keine weiteren Wirkungen erzielen lassen. Das Tumorwachstum selbst bleibt vollkommen unbeeinflußt.

Aehnliche fermentchemische Ueberlegungen waren wohl auch für die Herstellung des Oxydans von Christiani ausschlaggebend. Bei Karzinomkranken kommt es zur Erschwerung der Oxydationsvorgänge in den Geweben, im Harn findet man oft eine Verminderung an reduzierenden Substanzen. Oxydans, das aus einem Entaktivator (saures Oxydationsprodukt des Ergosterins) mit reinem Glykokoll in hypertoner Lösung besteht, wird bei allen dysoxybiotischen Zuständen empfohlen. Dosierung: 20 Injektionen zu je 20 ccm intravenös. Nach jeder Serie soll eine Pause von 1 bis 4 Tagen eingeschaltet werden. Mit dem Präparat lassen sich mitunter geringe tonisierende und roborierende Wirkungen erzielen, auf das Tumorwachstum hat es keinen Einfluß.

Auch das von Lumière angegebene Reducton erwies sich in dieser Hinsicht als wirkungslos.

Gottschalk versuchte, auf die Fehlsteuerung des Organismus mit seiner Hefetherapie Einfluß zu nehmen. Er stellte sich vor, daß ein Mittel, das den Tumorstoffwechsel vom Gärungstyp wieder in den Atmungstyp zurückbringen kann, zu Besserungen führen müßte. Die Hefe sollte infolge ihrer Affinität zum Tumorgewebe imstande sein, ihre Fermente, vor allem das gelbe Atmungsferment, unmittelbar an die Krebszellen heranzubringen und außerdem eine destruktive Wirkung auf die Tumorelemente ausüben. Vor der Behandlung muß der wirksamste Hefestamm durch Hauttestung ermittelt werden, der dann in exakter Dosierung intravenös gegeben wird. Ueber gute Erfolge wurde bei Lungen- und Dickdarm- sowie Mammakarzinomen berichtet. Eigene Erfahrungen fehlen.

In diesem Zusammenhang wären noch die verschiedenen Versuche mit einer Hypergisierungstherapie anzuführen. Alle 8 bis 10 Tage wird ein künstlicher Fieberstoß verabfolgt, der bis zu 39·5 führen soll. Gleichzeitig werden Bluttransfusionen, Zytostatika, Schilddrüsen- und Nebennierenrindenpräparate im Verein mit einer eher kochsalzreichen Kost empfohlen. Auch Schwitzbäder werden als zweckmäßig erachtet.

Ueberblicken wir die folgende Reihe der weiteren Therapieversuche, dann stoßen wir bei der Erklärung zunächst auf die Vorstellungen von Filatow. Er ging bei seinen Untersuchungen von der Beobachtung aus, daß das

Wachstum einer „überalterten“ Gewebskultur durch Zusatz von Stückchen der gleichen zoologischen und histologischen Gewebsart wieder angeregt werden kann und fand nun, daß verschiedene Transplantate besser einheilten und vertragen wurden, wenn sie einige Tage bei niedrigen Temperaturen, etwa zwischen +2 bis 4° C, gehalten wurden. Zur Erklärung nimmt er an, daß jedes menschliche und tierische Gewebe, das vom Organismus abgetrennt, unter ungünstigen, aber nicht tödlichen Bedingungen gehalten wird, sich in biochemischer Hinsicht umstellt, wobei besondere Substanzen, die „biogenen Stimulatoren“, gebildet werden, die nun in ihrem Muttergewebe die biochemischen Prozesse unterhalten. Werden sie auf einen kranken Organismus übertragen, dann verstärken sie die vitalen Reaktionen und tragen zur Gesundung bei. Die Heilwirkung eines frischen Gewebes ist daher viel geringer als die eines bei tiefen Temperaturen konservierten. Später wurde nachgewiesen, daß die „biogenen Stimulatoren“ durchaus unspezifisch und hitzebeständig sind, so daß man das zu übertragende Gewebe, nach der Aufbewahrung bei niedrigen Temperaturen, durch eine Stunde im Autoklaven bei 120° sterilisieren kann. Aehnliche Wirkungen erhielt man auch, wenn nur wässerige, eiweißfreie Gewebsextrakte als intramuskuläre Injektion verwendet wurden.

In der Folge wurden bei den verschiedensten Krankheiten fast alle Gewebe, vor allem menschliche Plazenta, aber auch Hoden, Muskeln, Gehirn, Nerven, Milz, Unterhautzellgewebe, Augengewebe usw., von der Leiche implantiert. Ebensogut können Gewebe von Rindern, Schafen, Schweinen, Kaninchen u. a. verwendet werden. Auffallend ist die Tatsache, daß bei solchen Transplantationen keine anaphylaktischen Erscheinungen beobachtet werden. Besonders in den Vordergrund gerückt ist die Verwendung konservierter homoioplastischer Transplantate durch die Erfolge des Amerikaners Gross bei Operationen wegen Mißbildungen an den großen herznahen Gefäßen.

Als Quelle der Biostimulatoren wird heute vor allem die Plazenta verwendet. Ein reiner Plazentaextrakt liegt auch dem Biostimulin (Berna) zugrunde. Es wird örtlich als Salbe oder Flüssigkeit und parenteral (täglich oder jeden zweiten Tag eine Ampulle intramuskulär) gegeben. Es löst keine schädlichen Nebenwirkungen, lokale Reizerscheinungen und Allergisierung aus. Vielfach wurde über schlagartige Besserungen, Hebung des Allgemeinzustandes und des Appetites bei Erschöpfungszuständen, schlechter Wundheilung und verzögerter Rekonvaleszenz berichtet (Arquint und Hauser). Abgesehen von verschiedenen Hautkrankheiten, Röntgengeschwüren, Röntgenatrophien, Sklerodermien, Psoriasis und Neurodermitis (Santler), wurden auch beim Lupus vulgaris, ferner bei Magen- und Zwölffingerdarmgeschwüren, bei Radikulitis, beim Asthma bronchiale und sogar beim Diabetes mellitus Besserungen gefunden. Es fällt dabei auf, daß es sich vorwiegend um Krankheitsbilder handelt, bei denen der Einfluß des vegetativen Nervensystems besonders hervortritt. Wieder müssen wir aber feststellen, daß auch mit diesem Verfahren das Tumorwachstum nicht zu hemmen ist. Außer geringen Allgemeinwirkungen, die rasch vorübergehen, konnten wir keine Besserungen verzeichnen.

In diesem Zusammenhang sind auch die Versuche von Guarnieri mit dem Leber-Milzextrakt „Faktor AF2", der aus Schafembryonen und Organen junger Schafe bereitet wird, anzuführen. Die Nachprüfungen des Präparates, das nicht nur als Krebstherapeutikum, sondern auch als wirksame Prophylaxe empfohlen wird, ergaben aber eine vollständige Wirkungslosigkeit bei Tumoren. Gleiche Erfahrungen machten wir auch mit dem Hypagon (Holzinger). Keine besseren Erfolge sind mit den Präparaten zu erzielen, die aus frischem Granulationsgewebe verschiedener Tiere hergestellt werden.

Am besten bewährten sich noch die Implantationen von Epiphysen. 1950 berichteten Bergmann und Engel über Erfolge mit Zirbeldrüsenextrakten bei menschlichen Tumoren. Hofstätter wies auf deren Bedeutung in der Nachbehandlung von Karzinomen und zur Beeinflussung der Hypersexualität hin. Auch aus den Tierversuchen beim Ehrlichschen Adenokarzinom der weißen Mäuse und Jensenschen Rattensarkom ist eine tumorhemmende Wirkung der Epiphyse zu entnehmen. Auf Grund der bisherigen Untersuchungen müssen wir einen Antagonismus zwischen dem Epiphyseninkret und dem Hypophysenvorderlappen, vor allem dem Wachstumshormon, annehmen. Kutscherenko konnte nachweisen, daß die Epiphysen bei Tumorkranken kleiner sind als normal und die Zeichen einer Involution und Atrophie aufweisen. Für die Therapie werden die Epiphysen junger Tiere (Schweine und Kälber) sofort nach dem Schlachten entnommen, in Kohlensäureschnee eingefroren und dann, in Penicillin aufgetaut, implantiert. Wöchentlich werden zwei Epiphysen subkutan den Krebskranken eingepflanzt. Reaktionen stellten sich dabei fast nie ein.

Fast ebeno gute Erfolge erreichten wir auch mit dem Epiphysan (Ampullen zu 5·0 ccm), das einen Extrakt aus Rinderzirbeldrüsen darstellt.

Am besten sprachen Mamma- und Bronchuskarzinome an. Es kam zu Linderungen und sogar zum Schwinden der Schmerzen, oft zu einer Wiederkehr des Appetites, zu beachtlichen Gewichtszunahmen und fast immer zu einer allgemeinen Kräftigung. Eine Verlangsamung der Senkungsgeschwindigkeit und ein Absinken erhöhter Temperaturen konnten wir mit großer Regelmäßigkeit feststellen (Sander und Schmid). Bei Kombination der Epiphysenimplantationen mit der paradoxen Hormontherapie ergab sich ein potenzierter Effekt, was auf die Neutralisierung des Hypophysenwachstumhormons zu beziehen ist. Thieblot konnte auch nachweisen, daß die Hormonproduktion der Epiphyse durch hohe Testosterondosen gesteigert wird.

Wenn sich durch die Epiphysenimplantationen auch oft recht eindeutige, auffallende Besserungen erzielen lassen und Stillstände im Tumorwachstum bis zu einem Jahre und länger nachzuweisen sind, gehen die Erfolge doch nicht wesentlich über die mit der paradoxen Hormontherapie bei den Karzinomen der sekundären Geschlechtsmerkmale hinaus.

Große Bedeutung wurde lange Zeit der Nahrung zuerkannt, wobei vor allem der günstige Einfluß der Kalorienbeschränkung hervorgehoben wird, die infolge der hemmenden Wirkung auf die Hypophysenfunktion wirksam sein soll. Aus größeren Statistiken ist jedenfalls die Tatsache zu entnehmen, daß bei Uebergewichtigen Karzinome häufiger gefunden werden als bei Unter- und Normalgewichtigen. Eiweißarmut vermag nur bei stärkstem, allgemein schädigendem Grad einen schwach hemmenden Einfluß auf das Tumorwachstum auszuüben. Fett wirkt nicht unmittelbar kanzerogen, sondern nur über die Kalorienerhöhung. Der Einfluß der Vitamine ist verschieden beurteilt worden. Aneurinmangel kann das Wachstum von Tumoren vermindern, Laktoflavin entfaltet auf bestimmte Karzinome eine hemmende Wirkung.

Aus allen Zusammenfassungen geht hervor, daß es keine spezifische krebsgefährliche oder krebsfeindliche Diät gibt. Prophylaktisch glauben wir, daß der Kalorienbeschränkung eine Bedeutung zukommt. Bei inoperablen Tumoren empfehlen wir aber immer eine gemischte, schmackhafte, gut aufschließbare, soweit möglich auch eine eher eiweißreiche Kost, die weitgehend den Wünschen der Patienten anzupassen ist. Rohkost, wie sie besonders Malten empfiehlt, der dabei über Gewichtszunahmen und allgemeine Besserungen berichtet, wurde von unseren Patienten in der Regel schon nach kurzer Zeit abgelehnt. Sie erwies sich uns auch als wirkungslos.

Schon aus den bisher angeführten Ergebnissen ist zu entnehmen, daß der Hypophyse ein großer, von manchen Seiten sogar ein entscheidender Einfluß auf das Tumorwachstum zugestanden wird. So war es naheliegend, zu untersuchen, ob die Behauptung: „Ohne Hypophyse kein Tumor", in irgend einer Weise zu Recht bestünde. Es erscheint gesichert, daß beim Karzinom größere Mengen hypophysärer Wachstums- und Kernteilungshormone im Blute kreisen, die bei entsprechender, oft erbbedingter Anlage an chronisch geschädigten Stellen zur malignen Entartung führen könnten. Eine kausale Prophylaxe und Therapie mußten daher versuchen, die verstärkte oder entgleiste Funktion des Hypophysenvorderlappens rechtzeitig abzubremsen oder zu normalisieren. Dies gelingt zum Teil durch die Sexualhormone, insbesondere in Kombination mit Epiphysenimplantationen oder entsprechenden Extrakten. Die Hypophysektomie ergab keine grundlegende Beeinflussung, wenn auch in einer nennenswerten Anzahl der Fälle, ungefähr in einem Drittel, lang anhaltende Besserungen erreicht wurden.

Aus solchen Ueberlegungen heraus trachteten wir in der letzten Zeit, die weitere Ausbreitung von Tumoren durch den Winterschlaf, also durch eine Art medikamentöser Hypophysektomie, hintanzuhalten. Laborit fand in den Phenothiazinen Medikamente, die den Hirnstoffwechsel senken und eine Ueberfunktion der endokrinen Drüsen unterbinden. Durch das Verfahren werden die vegetativen Reflexe je nach der Dosis ausgeschaltet oder gedämpft, die Temperatur sinkt ab, was bei der großen Winterschlaftherapie durch zusätzliche Abkühlung noch unterstützt wird. Auch der Blutdruck wird niedriger, es kommt zu einer allgemeinen Schonstellung.

Wir verwendeten in der Regel ein lytisches Gemisch von Largactil und Phenergan, das meistens dreimal täglich intramuskulär, ausnahmsweise auch als Dauertropfinfusion, gegeben wurde. Die Patienten werden dabei ruhiger, zeigen eine gewisse Euphorie, die Schmerzen schwinden weitgehend, der Appetit bessert sich. Oft hatten wir auch bei sehr schweren Fällen eine Gewichtszunahme zu verzeichnen. Aus dem ruhigen, natürlichen Schlaf sind die Kranken leicht erweckbar, ansprechbar und nicht benommen. Besonders schätzen lernten wir diese Behandlung bei dem schweren, unbeeinflußbaren Juckreiz von Lymphogranulomen, ferner bei starkem Erbrechen. Besteht eine ausgeprägte Kachexie oder eine höhergradige Anämie, ist der erhöhten Kollapsneigung wegen eine sorgfältige Betreuung und Beobachtung notwendig.

Von denselben Erwägungen ausgehend, haben wir dann auch das Serpasil (Ciba) bei Tumorkranken gegeben. Seine komplexe Wirkung ist vor allem durch zentrale Angriffspunkte gekennzeichnet. Nach höheren Dosen kommt es bei Tieren zur Beruhigung, Senkung des arteriellen Blutdruckes mit Bradykardie, Beeinflussung des Wärmezentrums, mäßigen Atemhemmung, Peristaltikanregung, gelegentlich auch zur Miosis. Die Symptome zeigen demnach Aehnlichkeit mit einem bei der Katze auslösbaren diencephalen Bild. Immer kommt es zu einer natürlichen Ruhe- und Schlafstellung, aus der die Tiere jederzeit erweckbar sind. Die Wirkung ist vollkommen verschieden von der der Alkaloide, Barbiturate und Bromsalze und zeigt größte Aehnlichkeit mit der von Largactil bzw. Megaphen. Die Injektionen sind aber wesentlich angenehmer, praktisch schmerzfrei und führen zu keinen Infiltraten.

Wir behandelten unsere Kranken mit inoperablen Tumoren zunächst mit 3mal 1·0 mg Serpasil als intramuskuläre Injektion und stiegen dann auf 5·0 mg 2- bis 3mal täglich, mitunter sogar auf 20·0 mg täglich, an. Dauer der Therapie 2 bis 6 Wochen, wobei wir auch Perioden mit niedrigerer Dosierung einschalteten. Es kommt auch beim Menschen zu einer Beruhigung, Entspannung und ausgesprochen euphorischen Stimmungslage. Die Patienten sind dabei jederzeit ansprechbar, nicht schläfrig, man kann sich mit ihnen unterhalten. Der Blutdruck sinkt bei normotonen Patienten weniger ab als bei Hypertonien und kann durch periphere Kreislaufmittel gehoben werden, ohne daß dadurch die anderen erwünschten zentralen Symptome beeinflußt werden. Als Nebenerscheinungen bei hoher Dosierung konnten wir, wie Weber, gelegentlich ein parkinsonähnliches Bild mit Maskengesicht, Rigor, verwaschener Sprache, Bewegungsarmut und Speichelfluß beobachten, das aber bereits einige Stunden nach dem Absetzen des Präparates wieder verschwand.

In vielen Fällen war eine Anregung des Appetites zu verzeichnen, mitunter trat sogar Heißhunger auf. Ebenso gerne vermerkten wir eine Gewichtszunahme im Laufe der Behandlung. Erhöhte Temperaturen konnten wir fast durchweg innerhalb kurzer Zeit normalisieren. Störend wirken manchmal stärkere nächtliche Schweißausbrüche.

Mit dieser Behandlung, die sich besser als das Verfahren des kleinen Winterschlafes bewährte, konnten wir recht gute, allerdings immer nur vorübergehende, Besserungen erreichen, die Kranken in einen erträglichen Zustand bringen und auch vorübergehende Stillstände des Tumorwachstums beobachten. Ein entscheidender Erfolg blieb uns aber versagt.

Bei der Annahme, daß für das Tumorwachstum eine Dysfunktion der Hypophyse von Bedeutung ist, war es naheliegend, zu versuchen, ob es nicht gelänge, durch weitere zentrale Beeinflussungen einen Stillstand des Krebswachstums zu erreichen. Von mancher Seite wurde behauptet, daß durch Kurzwellendurchflutungen der Zwischenhirn-Hypophysengegend Besserungen zu erreichen sind. Wir haben eine größere Reihe von Karzinomkranken und Leukämien Wochen und Monate hindurch täglich 10 bis 20 Minuten mit Kurzwellendurchflutungen der Zwischenhirngegend behandelt, konnten dabei aber nicht den geringsten Effekt nachweisen.

Nach einer Kurzwellendurchflutung der Zwischenhirnregion kommt es bei den Tumorkranken zu den gleichen Aenderungen der Leukozytenwerte wie bei Gesunden. Sie sinken, so wie nach Röntgenkleinstdosenapplikation auf diese Gegend (Pape), vorübergehend etwas ab, um dann im Laufe der nächsten Stunden wieder auf normale oder leicht erhöhte Zahlen anzusteigen. Genaue Analysen des Liquors durch Uebertragung auf Tiere zeigten keine Unterschiede. Nur Leukämien verhielten sich in dieser Hinsicht anders. Allerdings konnten wir die wichtige Beobachtung von Brucker und Quant bestätigen, daß normaler Liquor auf Kulturen von Phycomyces blacesleeanus in kleinen Dosen wachstumsfördernd wirkt, während die Zugabe von Liquor der Kranken mit Karzinomen eine Wachstumshemmung ergab.

Als nächstes verabfolgten wir dann einer größeren Reihe von Karzinomkranken Elektroschocks, deren umstimmende Wirkung und Einfluß auf den gesamten Stoffwechsel bekannt ist. Auf den Elektroschock kommt es zu stärkeren Reaktionen als auf die Kurzwellenbestrahlung der Zwischenhirnregion. Wir konnten schon früher nachweisen, daß normaler Liquor, einem Gesunden intramuskulär injiziert, eine deutliche Leukozytose zur Folge hat, was wir bei der Behandlung von Granulozytopenien und Panmyelophthisen mit sehr gutem Erfolge ausnützten. Die Wirkung läßt sich verstärken, wenn man Liquor verwendet, der eine Stunde nach einem E.-Schock oder nach einer Kurzwellenbestrahlung der Zwischenhirngegend entnommen wurde.

Wenn man Karzinomkranke einer E.-Schockbehandlung unterzieht, zeigt sich auch bei Kachektischen oft eine schlagartige Besserung des Allgemeinzustandes, Anregung des Appetites bis zum Heißhunger, Abnahme der Schmerzen und in der Folge eine ausgesprochene Euphorie. Damit gehen deutliche Gewichtszunahmen und Kräftigungen einher. Aehnliche, wenn auch geringere, Besserungen kann man erzielen, wenn man täglich oder jeden zweiten Tag 10·0 ccm Liquor von Gesunden injiziert. Der geschilderte gute Einfluß der E.-Schockverabfolgung hält aber leider nicht lange an. Bei jeder Wiederholung ist die Wirkung geringer und weniger nachhaltig.

Am Schlusse werden wir bei den Tumorkranken doch immer wieder auf Alkaloide angewiesen sein, wenn nicht eine hinzutretende Komplikation die Patienten von ihrem Leiden rascher erlöst. Hier sei noch ein kurzer Hinweis gestattet. Slaughter konnte den Nachweis erbringen, daß die Morphinanalgesie durch Prostigmin potenziert wird. Die Wirkung von Pantopon oder Dilaudid wird durch Prostigmin verdoppelt, die von Kodein sogar verzehnfacht. Bei der Kombination von Opiaten mit Prostigmin (0·5 ccm) tritt die schmerzstillende Wirkung zwar etwas später ein, sie ist aber stärker und länger anhaltend. Dadurch werden auch die Obstipation, Harnverhaltung und andere unangenehme Nebenwirkungen der Alkaloide, wie Schweißausbrüche, Schwindelzustände und Pruritus, hintangehalten.

Zusammenfassend sei nochmals hervorgehoben, daß es uns wohl immer wieder einmal gelingen wird, mit einem der angeführten Präparate oder Verfahren vorübergehende, mitunter sogar recht eindrucksvolle Erfolge zu erzielen, daß sie aber alle nicht annähernd an die Wirkungen herankommen, die ihnen von der Reklame als „Krebsmittel" zugeschrieben werden.

Aussprache: Hr. Doz. Dr. R. Kautzky (Hamburg) weist darauf hin, daß totale Hypophysektomien zur Behandlung maligner Tumoren bereits in größerer Zahl u. a. von Olivecrona, Stockholm, ausgeführt wurden. Man konnte einen gewissen Erfolg, z. B. bei großen Mammakarzinomen, beobachten. Heilungen wurden bisher nicht erzielt.

Grundlagen und Bedeutung der Frischzelltherapie

Von

Prof. Dr. **Alfred Pischinger**

Graz

1949 habe ich auf Einladung bei Dr. Niehans in Clarens Gewebszüchtungsversuche durchgeführt und bei dieser Gelegenheit auch seine Therapie der sogenannten Frischzelleinspritzung kennengelernt. Da ich eben von der Therapiewoche in Karlsruhe komme, wo dieser Behandlungsart zwei Tage gewidmet waren, und ich außerdem mich seit 1949 mit der Erforschung der theoretischen Unterlagen beschäftigt habe, kann ich Ihnen also ein vollständiges Bild der Entwicklung der Frischzelltherapie bis zum heutigen Stand, und zwar von einem eigenen begründeten Betrachtungsstandpunkt, aus geben.

Ich habe seinerzeit in Clarens Vorstellungen über die Grundlagen der Therapie angetroffen, die mit den Grundsätzen und Erfahrungen der Biologie und Medizin unvereinbar waren. Niehans war der Ansicht, die er auch schriftlich festlegte, daß er lebende Zellen einverleibt, die als solche weiterwirken und sozusagen in den defekten Organen eine Substitution machen. Selbstverständlich habe ich mir erst den Zustand des Materials angesehen, was bis dahin noch nicht geschehen war. Ich habe von fast allen zur Injektion präparierten Geweben Proben mikroskopisch untersucht und gefunden, daß durchwegs von lebenden Zellen nicht die Rede sein konnte. Soweit die Zellen morphologisch intakt waren, trugen sie die Zeichen des Zelltodes; vielfach war aber nur mehr Zelldetritus zu sehen, ferner reichlich isolierte Zellkerne, Gewebsfetzchen usw. Es war auch im Gewebszüchtungsexperiment unter den Bedingungen, die Niehans bei der Präparation der Gewebe einhält, nicht mehr möglich, Zellkulturen zum Angehen zu bringen. Das Gewebe war also eindeutig tot. Dazu wurde nie berücksichtigt, daß durch die Zerkleinerung in physiologischer Kochsalzlösung oder Ringerlösung eiweißhaltige wässerige Organ- und Gewebsextrakte im wahrsten Wortsinne gemacht wurden, die man natürlich miteinspritzt. Daß für die Wirkung nicht der Lebenszustand der Zellen notwendig war, habe ich dadurch bewiesen, daß ich das Material nach der Gefrier-Trockenmethode in Pulver verwandelte und dann einspritzte. Es stellten sich die gleichen Wirkungen wie mit frischem Material ein. Ein therapeutischer Effekt am Patienten ist zweifellos vorhanden; ich habe z. B. mit einer Frau (Fall von Ménière-Syndrom) gesprochen, die über eine weitgehende Besserung zu berichten wußte. Wenn aber behauptet wird, daß man mit der Methode die mongoloide Idiotie heilen kann, so ist das nicht richtig: wie aus den Berichten H a u b o l d s hervorgeht. Die Patienten werden zwar lebhaft, sie kommen in einen besseren Ernährungs- und Allgemeinzustand, sie bleiben aber, soweit ich selbst gesehen habe, geistig defekt.

Es schien mir im weiteren wichtig, einmal festzustellen, welches Schicksal das einverleibte Gewebe erleidet, und ich habe dazu im Histologischen Institut Wien Serien-Tierversuche durchgeführt. Man sieht, daß nach 48 Stunden um das eingespritzte kleine Gewebsstückchen eine Rundzellinfiltration aufgetreten ist. Nach 5 Tagen hat die Kernfärbung im Implantat stark gelitten; an der Peripherie ist eine üppige Wucherung des interstitiellen Zellgewebes beim Wirt erfolgt, die offenbar durch Stoffe angeregt wird, die aus dem Gewebsstück stammen und mit jenen identisch sind, welche wir zur Anregung des Zellwachstums in der Gewebskultur gewinnen. Nach 10 bis 14 Tagen ist der Gewebsrest vollkommen nekrotisch geworden. Es gibt keinen färbbaren Zellkern mehr, das ganze Stück ist stark eosinophil, besteht also sicherlich aus den Resten der Gewebseiweißkörper, den basischen Histonen, die bekanntermaßen vom Organismus schwer vertragen werden und, wie wir wissen, Allergisierungen und Permeabilitätsstörungen verursachen. Daher sieht man im Präparat, daß um diesen nekrotischen Komplex eine große Masse eosinophiler Zellen aufgetreten ist, dazu noch eine ungeheure Menge von Leukozyten, welche den Eiweißrest durchsetzen und abbauen.

Auf Grund dieser und anderer Versuche wie Beobachtungen habe ich folgende Sätze aufgestellt:

1. Das einverleibte Gewebe lebt nicht mehr und braucht auch nicht zu leben, wie übrigens auch Filatow bewiesen hat; es wird im Wirt abgebaut und resorbiert unter lebhafter Beteiligung des Bindegewebes mit schließlicher Ausbildung eines oder multipler kleiner Reizabszesse.

2. Bei diesem Abbau läßt sich eine erste Phase, die Schockphase, unterscheiden. Eine zweite Phase ist durch die starke Wucherung des Bindegewebes ausgezeichnet. In dieser fühlen sich die Patienten infolge einer allgemeinen Stimulierung des Bindegewebes und RES. relativ wohl (positive Reizphase). Es folgt eine Periode, in der ein basischer, nekrotisierender Restkomplex zur Wirkung kommt. Ich bezeichne sie als Belastungsphase. In dieser beginnen die Patienten sich weniger gut zu fühlen. Ist der Patient mit seiner leukozytären Abwehr gehemmt, so kommt es zu Allergisierungen (z. B. allergische hämorrhagische Gastritis) und noch schwereren Zwischenfällen, bei denen erfahrungsgemäß auch der Tod eintreten kann, wie z. B. bei Koronarsklerosen (Rietschel).

3. Die Wirkung der Therapie ist die einer unspezifischen Reiz- bzw. Umstimmungstherapie, neben der man natürlich die Sekrete endokriner Drüsen als spezifischen Faktor nicht übersehen darf; dies ist ja seit langem sicher erwiesen.

Mit meiner Formulierung habe ich bei den Anhängern Niehans' großen Widerstand erfahren. Ich konnte aber in der Folgezeit keine Momente finden, die mich davon abbringen konnten — im Gegenteil —, ich wurde immer mehr bestärkt.

Ich habe schließlich die Forderung aufgestellt, daß diese Behandlungsart, bevor sie propagiert wird, klinisch und laboratoriumsmäßig genau untersucht werden muß, auch wegen der Infektionsgefahr.

Auf dem diesjährigen Therapiekongreß haben sich, allgemein gesehen, zwei neue Gesichtspunkte ergeben. Es wurden klinische Untersuchungen (Klinik Hoff, Frankfurt; Klinik Kuhn, Heidelberg; Rietschel, Herford; Lipross, Dortmund) begonnen, und zwar mit frischem und getrocknetem Material. Soweit überhaupt Wirkungen gesehen wurden, handelt es sich vorwiegend um Allgemeinwirkungen und Wirkungen von Enkreten. Es wurden auch Schädigungen erwähnt. Daß es neben der Allgemein- und hormonalen Wirkung der Therapie noch eine spezifische organotrope gäbe, etwa derart, daß bestimmte Organzellen auf das korrespondierende Organ im Patienten Einfluß nähmen — wie es Niehans und seine Mitarbeiter annehmen —, konnte die Klinik nicht erhärten.

Diese Frage wurde durch theoretische Untersuchungen von Lettré und Kuhn zu klären versucht. Beide konnten tatsächlich nachweisen, daß man durch Einverleibung von Gewebe organspezifische, nicht aber artspezifische Antikörper erzeugen könne. Dabei fragt sich nur, ob diese Antikörper therapeutisch eine Rolle spielen. Es läßt sich von vornherein schwer vorstellen, daß man eine geschädigte Zelle dadurch zur Regeneration bringt, daß man Antikörper gegen deren Eiweiß zur Wirkung bringt. Wir kennen übrigens solche Organantikörper: z. B. das Masugi-Nierenserum. Dieses aber erzeugt schwere Nephritiden und man wird wohl kaum behaupten wollen, daß man so eine Nephritis heilen kann. Zudem ist bezeichnend, daß dieses nierenspezifische Antiserum primär nicht an der Epithelzelle, sondern am bindegewebigen Glomerulusapparat angreift, also auch wieder schwerlich eine Zellspezifität besitzt.

So wurden also durch diese streng klinischen und wissenschaftlichen Studien meine Ansichten bestätigt, ebenso wie meine Meinung, daß die Behandlungsart ihre besonderen Gefahren in sich birgt.

Ein Wort noch zur Abderhaldenschen Reaktion! Die Probe wurde theoretisch immer schon angefochten. Es hat sich gezeigt, daß sie eine Menge Fehlerquellen hat. Einfache Prüfung der Verläßlichkeit der Methode, wie sie derzeit für die Praxis im Rahmen der Niehansschen Therapie durchgeführt wird, hat ergeben, daß man sich auf die Ergebnisse durchaus nicht stützen kann. Sie ist vor allem nicht geeignet, die spezifisch organotrope Wirkung der Frischzelltherapie zu beweisen; denn wenn man nach der Anzeige der Probe eine Reihe von Organen geschädigt findet, und darnach oft bis zu 7 und 8 Organe — also fast einen vollständigen Embryo in reduzierter Quantität — dem Patienten einverleibt, wie will man dann sagen, welches Gewebe ein Organ im Patientenkörper beeinflußt hat. Ich habe seinerzeit nur geringe Mengen getrockneten Lebergewebes implantiert und damit die verschiedensten Zustände günstig beeinflussen können.

Zum Schluß noch einige Worte über die Anwendung der Therapie beim Karzinom. Was darüber die illustrierten Zeitungen und die Presse berichtet haben, ist nicht richtig. Im Gegenteil, Lettré und Druckrey warnen vor ihrer Anwendung beim Karzinom und Rietschel berichtet, daß er hier eher eine schlechte Wirkung, nicht zuletzt hinsichtlich der Metastasen, gesehen hat. Ich bin einige Male von Aerzten auf Grund ihrer Erfahrungen gefragt worden, ob ich es für möglich halte, daß durch Frischzelleinspritzung eine Manifestierung von Krebs verursacht werden könne. Wenn man diese Frage auch nicht ohneweiters beantworten kann, so geht doch zumindest das eine klar hervor, daß nach dieser Behandlung selbstverständlich immer noch Krebse entstehen können. Was letzthin in einer Mitteilung Niehans' (Medizinische Klinik, 49. Jg., S. 1289) berichtet wurde über die Verwendung von Milz aus Ratten, die vorher durch Inokulation von Tumorgewebe in der Abwehr stimuliert werden, so habe ich zu berichten: Hoepke sieht in der Milz so vorbehandelter Ratten große Mengen von Plasmazellen auftreten und vermutet in diesen einen entsprechenden Abwehrstoff. Ich möchte nur darauf hinweisen, daß das Carzin von Pavlotzky, das wir im Vorjahre in der illustrierten Presse in recht eigenartiger Beleuchtung kennengelernt haben, nach ähnlichen Grundsätzen hergestellt wurde, aber schon Anfang der Vierzigerjahre klinischerseits als Mittel erkannt wurde, mit dem eine Krebsheilung nicht erzielt wird.

Neue Gesichtspunkte in der Behandlung der Claudicatio intermittens

Von

Dozent Dr. **Rudolf Kautzky**

Hamburg-Eppendorf

Wenn man ein zuverlässiges Urteil über Behandlungserfolge bei peripheren Durchblutungsstörungen gewinnen will, muß man zwei Vorbedingungen erfüllen: 1. muß man Fälle mit und ohne organischen Verschluß der großen Bein- und Beckenarterien trennen und 2. muß man den Einfluß der Therapie auf die Hautgefäße einerseits und den auf die Muskeldurchblutung, d. h. auf die Gehleistung anderseits, auseinanderhalten. Alle Therapie peripherer Durchblutungsstörungen bestand bisher in vasodilatatorischen Maßnahmen, von Bädern und Massage angefangen über das ganze pharmazeutische Arsenal bis zur Sympathektomie. Wohl kann man mit diesen Methoden in vielen Fällen die Hautdurchblutung wesentlich bessern. Günstige Resultate bei der Claudicatio, über die viele Autoren berichten, werden aber leider vorwiegend durch Mißachtung der eben geforderten Voraussetzungen vorgetäuscht. Dies gilt wenigstens für organische Gefäßverschlüsse, die ja nahezu jedem Fall von intermittierendem Hinken zugrunde liegen. So zeigt der Arbeitsversuch während gut sitzender Sympathicusblockaden, die zu einer Erhöhung der Hauttemperatur um 7 bis 12^0 geführt haben, kaum eine signifikante Verbesserung der Muskelleistung (Demonstration).

Aber auch die Nachuntersuchung von 45 Patienten mit organischen Gefäßverschlüssen, die jahrelang bestanden und mit allen möglichen konservativen und operativen vasodilatatorischen Maßnahmen behandelt worden waren, ergab ein äußerst unbefriedigendes Resultat. Nur bei 5 von diesen 45 Patienten konnte objektiv eine gewisse Besserung festgestellt werden. 2 hatten vorübergehend eine befriedigende Gehleistung; zur Zeit der Nachuntersuchung konnten aber auch von den 5 gebesserten Patienten keiner über 200 m gehen, ohne stehen zu bleiben.

Deshalb haben wir uns in den letzten $2^1/_2$ Jahren zwei Methoden zugewandt, die sich grundsätzlich von der bisher üblichen Therapie der Claudicatio unterscheiden. Beide Methoden verfolgen das Ziel, die obliterierte Blutbahn wieder herzustellen. Die Methode von Kunlin überbrückt die verschlossene Arterienstrecke durch freie Venentransplantation. Die Thromboendarteriektomie nach Cid dos Santos rekanalisiert die obliterierte Arterie.

Die Venentransplantation geht folgendermaßen vor sich (Demonstration von Operationsphotos): Bei einem Verschluß der Arteria femoralis wird zunächst die Vena saphena auspräpariert und ein durchschnittlich 30 cm langes Stück entnommen. Dann wird die Arteria femoralis unterhalb des Leistenbandes und die Arteria poplitea knapp peripher vom Adduktorenkanal freigelegt. Nach zentraler und peripherer Abklemmung wird (peripher von der Obliteration) eine Längsinzision in die Arteria poplitea gelegt. Hierauf wird (wegen der Klappen) das zentrale Venenende seitlich in die Arterie eingepflanzt. Das Venentransplantat wird in der Sartoriusloge bis in die Inguinalgegend geführt und hier das periphere Venenende (zentral von der Obliteration) in gleicher Art seitlich in die Arteria femoralis implantiert. Häufig beginnt der Verschluß der Arteria femoralis knapp peripher vom Abgang der Arteria profunda femoris. Da dies die gewünschte Implantationsstelle ist, muß man hier oft ein kurzes Stück des verschlossenen Gefäßes rekanalisieren, indem man alles Füllgewebe ausräumt, bis von zentral ein kräftiger pulsierender Blutstrom austritt.

Für die Thromboendarteriektomie wird die ganze verschlossene Arterienstrecke freigelegt und von einer oder mehreren kurzen Längsinzisionen aus rekanalisiert. Man entfernt dabei die thrombotischen Massen einschließlich der Intima, oft in einem Stück. Danach werden die Inzisionsstellen wieder genäht. Schließlich wird der während des beschriebenen Vorgehens durch Arterienklemmen unterbrochene Blutstrom wieder freigegeben (Demonstration eines Arteriogramms vor und nach Rekanalisation der verschlossenen Arteria iliaca communis). Während der Ausführung beider Methoden wird die Blutgerinnungszeit durch eine Vetreninfusion stark verlängert.

Wir haben bisher insgesamt 70 Patienten etwa zu gleichen Teilen mit den beschriebenen Methoden operiert. Die unmittelbaren Erfolge liegen bei 80%. Das besagt freilich für den Wert der Methoden noch sehr wenig. Aufschlußreicher ist schon eine Kontrolle der ersten 17 Fälle, die 1 Jahr nach zunächst erfolgreicher Operation nachuntersucht wurden: Von 10 gelungenen Venentransplantationen waren 8 zu dieser Zeit noch intakt, von 7 Thrombektomien nur 2. Auch diese Nachbeobachtungszeit ist noch viel zu kurz, und so ist es von Interesse, daß von Kunlins ersten 8 gelungenen Venentransplantaten nach 6 Jahren noch 4 durchgängig waren.

Die Ergebnisse der Venentransplantation scheinen uns demnach durchaus ermutigend: daß die als vorläufige Erfolge gebuchten Fälle mit Recht als solche bezeichnet werden, geht aus den Ergebnissen der Nachuntersuchung im einzelnen hervor: Alle Patienten hatten 1 Jahr nach der Operation tastbare Fußpulse, die vor der Operation gefehlt hatten. Die Oszillometerwerte, die vor der Operation maximal 4 betragen hatten, lagen mit einer Ausnahme, bei der sie 1 Jahr nach der Operation 15 betrugen, zwischen 25 und 50. Das Entscheidende für den Patienten war aber vor allem das Gehvermögen. Vor der Operation maßen die Gehstrecken 60 bis 350 m, 1 Jahr nach der Operation konnten alle Patienten unbeschränkt schmerzlos gehen.

Eine solche Besserung vor allem der für die Patienten entscheidenden Gehfähigkeit ist mit keiner der bisherigen Behandlungsmethoden auch nur annähernd zu erreichen.

Die Thromboendarteriektomie ist nach dem Gesagten wenigstens bei der bisherigen Technik und im Bereich der Arteria femoralis praktisch wertlos. Im Beckenbereich scheint die Prognose nach Cid dos Santos wie nach unseren eigenen Erfahrungen wesentlich besser zu sein.

Es ist natürlich nicht möglich, hier alle Fragen zu besprechen, die sich aus den mitgeteilten Erfahrungen ergeben. Nur ein grundsätzlicher Einwand soll herausgegriffen werden. Man könnte sagen: Was hat es für einen Sinn, bei generalisierten Leiden, wie den obliterierenden Arterienerkrankungen an einer Stelle „herumzuflicken“. Dieser

Einwand ist natürlich nicht unberechtigt, und trotzdem muß er, wie in unserer ersten Mitteilung vor 1½ Jahren, nach unseren jetzigen Erfahrungen noch entschiedener zurückgewiesen werden. Sicher handelt es sich bei der Arteriosklerose wie der Endangiitis obliterans grundsätzlich um generalisierte Krankheitsprozesse, praktisch wirken sie sich aber oft jahrelang nur an einer Prädilektionsstelle aus. So gibt es zahlreiche Patienten, die subjektiv eben nur an ihrer Claudicatio leiden. Könnte man dieses Symptom beseitigen, so wäre das schon ein großer Erfolg. Aber sollten wir auch einmal in die Lage kommen, die Arteriosklerose durch eine kausale Therapie oder Prophylaxe zu beherrschen, so ist es unwahrscheinlich, daß durch eine solche auch bereits bestehende Obliterationen beseitigt würden. Dann käme die Venentransplantation erst recht zur Geltung. So sind wohl alle Bemühungen gerechtfertigt, die Indikationsstellung und Technik der vorgetragenen, ja noch jungen Methoden zu vervollkommnen, um so zu besseren Resultaten in der Behandlung des intermittierenden Hinkens zu gelangen als bisher.

Aussprache: Hr. Priv.-Doz. Dr. F. Rosenauer (Linz): Herr Kautzky meint, daß nach lumbaler Sympathektomie die Muskelgefäße von der gefäßerweiternden Wirkung des Eingriffes so gut wie nicht profitieren. Es ist wohl richtig, daß die Hautgefäße auf den Eingriff bedeutend besser reagieren als die Muskelgefäße, aber auf Grund einer Erfahrung von fast 400 lumbalen Sympathektomien wegen Durchblutungsstörungen an den unteren Extremitäten kann ich sagen, daß in der Mehrzahl der Fälle die Muskelleistung (Anzahl der möglichen Schritte) oft um mehr als das Doppelte erhöht wird. Die lumbale Sympathektomie ist heute in geschulten Händen ein Eingriff mit einer Mortalität von unter 1%. Bei Durchblutungsstörungen ist sie ein in den meisten Fällen suffizienter Eingriff und muß als solcher in erster Linie empfohlen werden. Nach Fontaine soll übrigens bei allen Eingriffen an den Gefäßen die Sympathektomie zusätzlich ausgeführt werden.

Einen neuen Gesichtspunkt kann ich in den Ausführungen des Herrn Kautzky nicht sehen, da die Gefäßtransplantation und die Endarterektomie vielseits schon seit etwa 10 Jahren geübt wird.

Zur Behandlung der akuten und chronischen Osteomyelitis

Von

Prim. Dr. **H. Kopf**

Linz/Donau

Die akute hämatogene Osteomyelitis (a. h. O.) ist eine bakterienspezifische Allgemeinerkrankung unter dem Bilde eines meist schweren septischen Zustandes. Der artspezifische Erreger ist der Staphylococcus aureus, im spezifischen Sinne auf das Knochenmark vor allem der langen Röhrenknochen sich auswirkend, wie vergleichsweise der Pneumococcus auf die Pneumokokkenperitonitis. Die Virulenz des gerade wirksamen Staphylokokkenstammes ist in erster Linie für die Schwere des akuten Krankheitsbildes verantwortlich, erst in zweiter die Abwehrposition des betroffenen Organismus. Wie bei einer Reihe anderer Erkrankungen sind auch dabei der Einfluß und die Auswirkung im neurovegetativen, endokrinen und kardiovaskulären System von besonderer Wichtigkeit (Kovacevic).

Gerade bei den schweren Formen der a. h. O. zeigt es sich, daß durch den toxischen Einfluß der gesamte Organismus getroffen wird und daß sie nicht, wie früher angenommen, im Knochenmark beginnt und sich auf das umgebende Gewebe fortsetzt, sondern sie ergreift alle Schichten am Orte der infektiösen Einwirkung, wie sich dies ja auch manchmal am gleichzeitig entzündeten Hautbezirk dokumentiert. Oft zeigen sich mehr oder minder später, nach Stunden oder Tagen, die lokalen Symptome, die nach der zweiten Woche auch bereits röntgenologisch nachweisbar sind.

Durch die besondere anatomische Eigentümlichkeit am Orte der Schädigung resultiert das entsprechende lokale Geschehen. Die Infektion vollzieht sich in und teilweise auch entlang der Gefäße; die Weichteile werden ihrer mit eventuell nötiger chirurgischer Unterstützung leichter Herr, im Mark jedoch breitet sie sich rasch aus, die Bakterien finden hier einen besonders günstigen Nährboden; der subperiostale Abszeß ist als Resultat der in der aufgelockerten Corticalis sich abspielenden Entzündung aufzufassen, nicht als Durchwanderung aus dem Mark. Hier im Mark geht die Infektion weiter, wenn es nicht möglich ist, sie raschestens, d. h. in den ersten 24 bis 48 Stunden, zu kupieren. Die Sequestration erfolgt in den dem Knochenmark anliegenden Corticalispartien durch lokale Gefäßschädigung, durch Thrombose derselben und dadurch Nekrotisierung der von diesen nicht mehr ernährten Knochenteile.

Selyes Lehre vom Wesen der Erkrankung gibt bei der a. h. O. den therapeutischen Weg an. Nach seiner Auffassung bedeuten viele menschliche Krankheiten nichts anderes als Erkrankungen und Schädigungen des Adaptationsapparates, während die Fähigkeit der Adaptierung auf aufgetretene Schädigungen das Zeichen der Vitalität und Widerstandsfähigkeit des Körpers ist. Diese Adaptationsfähigkeit ist begrenzt, vor allem dann, wenn den zur Verteidigung eingesetzten Systemen, vor allem den endokrinen Organen und hier besonders der Nebennierenrinde und Hypophyse, nicht genügend Zeit bleibt, die Abwehrkräfte zu mobilisieren. Dies kann in ganz seltenen Fällen schwerster septischer Erkrankung auch bei der a. h. O. der Fall sein, wie z. B. auch bei ganz bestimmten Fällen einer foudroyant verlaufenden letalen Peritonitis, bei welcher dem Organismus keine Zeit gegeben ist, ein antitoxisches Exsudat zu bilden. Anderseits ist diese Adaptationsfähigkeit dann begrenzt, wenn sie in ihrer ersten Wirksamkeit gestört wird, wenn zur ersten krankheitserzeugenden Schädigung eine eingreifende operative hinzukommt. Durch diesen zweiten Reiz kommt es zur unvollkommenen Adaptation, zur Unmöglichkeit der Entstehung einer vollkommenen, damit zum Nachlassen der Widerstandskräfte und zur möglichen Gefährdung des Lebens.

Das Prinzip der Behandlung ist demnach im ersten akuten Stadium ein konservatives, unterstützendes; je früher die zweckmäßige Therapie einsetzt, um so schneller und besser wird der Erfolg sein.

Es gilt gerade für diese Fälle die dringliche Indikation zur Einweisung an eine chirurgische Krankenhausabteilung, genau so wie dies bei der akuten Appendizitis längst üblich geworden ist, wenn auch nicht zur sofortigen Operation, sondern zur notwendigen Ruhigstellung des Kranken und dessen erkrankten Gliedes, zur genügenden Medikation mit Sulfonamiden und Antibioticis, zur Kreislaufbehandlung und zu häufigeren kleinen Bluttransfusionen, zur eventuell nötigen Inzision eines Unterhaut- und subperiostalen Abszesses.

Wenn diese Therapie in den ersten 24 bis 58 Stunden, vom Beginn der Erkrankung gerechnet, einsetzt, so gelingt es in seltenen Fällen, einen vollkommenen Erfolg zu erzielen und den weiteren Fortschritt der Erkrankung zu kupieren. Meist jedoch ist die Infektion so stark, daß Knochenmark, Knochengewebe und Periost infiltriert, die Gefäße thrombosiert sind, womit die weitere Prognose bereits entschieden ist, sind auch die akuten Erscheinungen bereits abgeklungen, Temperatur und Puls zur Norm zurückgekehrt, die Zahl der Leukozyten nicht mehr ansteigend, Appetit und Schlaf gebessert. Der lokale Befund aber ändert sich nicht im gleichen Maß, die schmerzhafte Schwellung bleibt bestehen, sie lokalisiert sich zirkulär um den Knochenprozeß, die Röntgenaufnahmen zeigen einen fortschreitenden Prozeß. Diese Röntgenkontrollen sind nun entscheidend für die Festsetzung der weiteren Therapie, und zwar für den Zeitpunkt der radikalen Operation. Sobald der entzündlich verbreiterte Periostmantel vermehrten Kalkgehalt zeigt, das ist meist schon in der 5. bis 6. Krankheitswoche der Fall, so kann damit gerechnet werden, daß genügend Halt geboten ist, um eine sichere körpereigene Schienung des knöchernen Rohres zu erwarten. Die Corticalis ist zwar noch relativ weich, immerhin vermag sie zu diesem Zeitpunkt leichten Hammerschlägen auf den Meißel ohne Gefahr der Frakturierung standzuhalten.

Anderseits soll nicht allzu lange damit zugewartet werden, da unter Umständen eine totale Sequestrierung eines langen Diaphysenstückes droht, das von der Einwirkung des Eiters, des entzündlichen Gewebes und dessen Druck befreit werden soll, damit es sich wieder regenerieren kann. Dem Organismus wird ein langer Kampf erspart, es ist ihm damit der Weg des Einsetzens seiner Abbaukräfte freigemacht. So wird es in manchen Fällen der a. h. O. möglich sein, bereits nach 2 bis 3 Wochen vom Beginn der Erkrankung an gerechnet, die Markausräumung durchzuführen, wenn die Allgemeinsymptome geschwunden sind und das Röntgenbild ein Fortschreiten des Prozesses zeigt.

Die oben radikal genannte Operation gestaltet sich keineswegs schwierig, lang dauernd und mit großem Blutverlust verbunden, wenn sie sich auf die Notwendigkeit der Entfernung des kranken Knochenmarkes konzentriert. Haut-, Faszien- und Muskeldurchtrennung erfolgen am Ort der Wahl, das ist über der erkrankten Stelle, möglichst am Punkte der geringsten Entfernung zwischen Haut und Knochen. Es wird kaum einmal mehr als ein größeres Gefäß durchtrennt, das ligiert werden muß. Das aufgelockerte Periost läßt sich nach Spaltung bequem abschieben und auseinanderhalten. Mit einigen leichten Meißelschlägen wird die Corticalis in einer Ausdehnung von $1\frac{1}{2}$ bis 2 cm Breite und 5 bis 8 cm Länge ausgemuldet. Meist kommt schon bei der ersten Eröffnung Eiter zum Vorschein oder aber das Mark ist damit infiltriert. Die weitere Operation ist nun einach: mit verschieden langen, verschieden großen scharfen Löffeln wird Mark und Granulationsgewebe von der Ausmuldung aus nach oben und unten vorgehend sorgsam entfernt. Wichtig erscheint gleich nach Spaltung des Periostes noch vor Beginn der Ausmuldung die sorgsame Abdeckung der Umgebung des Knochens mit einem feuchten Tupfer, damit keine Knochenspäne oder Markreste sich in den Muskellogen verfangen, die unter Umständen eine nachträgliche Eiterung verursachen können.

Die Notwendigkeit einer folgenden Ausspülung mit physiologischer Kochsalzlösung ist meist nicht gegeben, da das durch die Entzündung vermehrt ausströmende Blut diese Arbeit spontan verrichtet. Nach Einbringung eines dickflüssigen Breies aus 400.000 i. E. Penicillin + 10 g Martadal wird ein vorher präparierter, gestielter Muskellappen in die Höhle eingelegt, wobei es keineswegs nötig ist, daß er sie zur Gänze ausfüllt, wie es ebensowenig notwendig ist, die Ausmuldung so weit auszudehnen, als das Knochenmark erkrankt erscheint. Nicht selten ist nämlich das ganze Mark des betreffenden Röhrenknochens eitrig infiltriert und eine totale Ausmuldung in der ganzen Knochenlänge erschiene dabei aus Gründen der zu erhaltenden Statik als untragbar. Auch bei der Hellerschen Jalousienmethode der Resthöhlenbehandlung ist es nicht immer möglich, den vorhandenen oder entstandenen Hohlraum komplett auszufüllen, und doch wird dabei der angestrebte Zweck erreicht. In gleicher Weise vermag auch im Falle der restierenden Höhle eines langen Röhrenknochens nach der Ausmuldung und Markausräumung ein Muskellappen zu wirken.

Mit einigen Katgutnähten der Faszie wird ein genügender Halt des gestielten Lappens erreicht, darauf ohne Drainage die Hautwunde verschlossen und die betreffende

Extremität auf einer Schiene ruhiggestellt. Postoperativ werden noch einige Tage hindurch Sulfonamide und Penicillin parenteral gegeben, am 12. Tag die Nähte entfernt und darauf der Kranke mit einem Gehgips für 2 Monate, wenn die untere Extremität betroffen ist, entlassen; im Falle der Erkrankung eines Oberarmknochens aber genügt eine Armschlinge. Insgesamt 3 bis 4 Monate bei der unteren, 2 bis 3 Monate bei der oberen Extremität dauert damit Erkrankung und Behandlung, der Patient ist damit gesund und arbeitsfähig; er wird fernerhin nicht zu der großen Zahl jener Kranken gehören, die nach Monaten oder Jahren mit septischen Temperaturen, Schmerzen am Orte der ersten Infektion immer wieder ins Krankenhaus zur Inzision eines Abszesses, zur Entfernung eines Sequesters kommen, wobei häufig eine Fistel bestehen bleibt, die sich zeitweise wieder schließt, um neuerlich aufzubrechen. Gerade diese Kranken mit chronischer Osteomyelitis sind es, die auf chirurgischen Abteilungen die voluminösesten Krankengeschichten haben, die meisten Röntgenbilder benötigen, immer wieder Penicillin und Sulfonamide erhalten, oft Zeit ihres Lebens an ihr leiden und deren erkranktes Glied in nicht allzu seltenen Fällen der Amputation verfällt.

Die alleinige antibiotische Therapie der akuten und chronischen Form enttäuscht immer wieder, wenn auch ein augenblicklicher Erfolg gegeben erscheint. Angesichts der Tatsache jedoch, daß Rezidive erst nach Jahren wieder auftreten können — Bürkle de la Camp berichtet von einem Rezidiv nach 52 Jahren, Krafft von einem solchen nach 32 —, so sind Berichte mit starker Einschränkung zu werten, die, z. B. bei Grace und Bryon, von Remissionen von 1 bis 5 Jahren sprechen. Penicillin kann gar nicht in genügender Dosierung an den Krankheitsherd der chronisch gewordenen Osteomyelitis herangebracht werden, und dies um so weniger, je fortgeschrittener die Sklerosierung des Knochens ist (Büscher). Dasselbe gilt auch für die lokale Applikation, da die einzelnen Buchten und Höhlen nicht immer miteinander kommunizieren. Die eigenen Versuche mittels mehrerer Schraubennadeln, deren Spitze in das kranke Mark reichen und durch die hohe Penicillindosen unter Druck gepreßt wurden, schlugen ebenso fehl wie Gummidrains, die nach Tunnelierung des Markes mittels des Küntscher Nagels eingeführt und mit Penicillin so das Mark beschickt wurde.

Das Knochenmark ist hier der Abszeßinhalt: wenn dieser zur Gänze entfernt wird, heilt auch die Membran, hier der Knochen, aus. Die Entfernung des kranken Knochenmarkes bringt selbst bei Jugendlichen, auch bei der a. h. O., keinen Schaden, denn es kann seine Funktion ohnehin nicht mehr ausüben, genau so wenig wie die kranke Gallenblasenschleimhaut bei phlegmonöser Entzündung der Wand.

Es wird immer vom Abszeß und Sequester gesprochen und geschrieben, nie vom vereiterten Mark: primär ist dieses vorhanden; in ihm halten sich bekanntlich Bakterien leicht, sie können sich darin bequem ausweiten. Ein das erste septische Bild begleitendes Empyem des benachbarten Gelenkes läßt sich durch lokale antibiotische Behandlung sterilisieren, nicht aber der Knochen, wie am eigenen Krankengut beobachtet wurde und wie dies auch Scheidt berichtet. Das Begleitempyem kann nur auf hämatogenem Wege entstehen, es führen ja keine Kanälchen aus dem Mark dahin. Nicht allzu selten findet man Fälle von a. h. O. mit gleichzeitiger Beteiligung von Diaphyse, Epiphyse und Gelenk. Dabei ist das Wachstum der einen erkrankten Extremität Jugendlicher nicht gestört, mag die Infektion auch die Epiphysenlinie überschritten haben.

Eine besondere Eigentümlichkeit des Krankheitsbildes der Osteomyelitis ist es, daß sowohl die akute hämatogene als auch die traumatische Form sich im klinischen Bild der chronischen Osteomyelitis teilweise angleichen (H. Rettig). In beiden Fällen spielt die Markerkrankung die Hauptrolle; mögen aus den benachbarten Weichteilgebieten auch eventuell vorhandene Fremdkörper und Sequester entfernt werden, so wird die Eiterung vom Mark her unterhalten. Die Sequesterentfernung ist dabei nur eine Palliativmaßnahme. Es mag röntgenologisch ein kleiner Sequester gar nicht sichtbar sein, auf keinen Fall ist es ein Abszeß im Knochen. Darum ist die radikale Therapie bei den chronischen Fällen grundsätzlich dieselbe. Eine vorhandene Hautnarbe kann dabei exzidiert werden, wenn sie knochennah liegt, jedenfalls aber wird sie ausgeschnitten, wenn eine Fistel darin mündet. Das Periost sitzt dabei fest dem Knochen an und läßt sich unschwer so weit als nötig abschieben. Nun freilich beginnt oft eine relativ harte Arbeit: der sklerosierte Knochen weicht oft nur einem scharfen Meißel und kräftigen Hammerschlägen. Die Größe der Ausmuldung richtet sich auch hier nach der Ausdehnung des Prozesses und nach der Dicke der Knochenschale. Das Mark liegt nicht immer zentral, jedenfalls aber ist es, soweit erkrankt, von einem genügend großen Punkt aus für den scharfen Löffel zugänglich zu machen. In einem eigenen Falle war ein deutlicher knöcherner Demarkationswall gegen die gesunde Knochenmarkpartie festzustellen. Gelingt es leicht, einen gesunden Muskellappen einzulegen, so wird man diesen wohl immer bevorzugen gegenüber einem chronisch entzündeten schwartigen Weichteilstück (Knappe) oder einem gestielten Hautlappen, der naturnotwendig eine stärkere Deformation der Hautnarbe bedingt. Unbedingt notwendig aber erscheint mir ein intraponierter Weichteillappen nicht, wie dies in einem meiner Fälle festzustellen war, in dem nur derbe Hautnarben den Knochen umgaben (B. Bischofberger). Auch Flory nimmt niemals Plombierungen vor. Die lokale Anwendung der Antibiotika erscheint berechtigt, wenn auch andere Autoren (Sherman) sie für unnötig halten. Auf das Drain kann bestimmt verzichtet werden, denn es stört nur die primäre Heilung der Operation.

Postoperativ empfiehlt sich auch bei der chronischen Form für einige Tage die Medikation von Penicillin und Sulfonamiden, die Fixation der operierten Extremität richtet sich hierbei nach dem Ausmaß der vorangegangenen Ausmuldung. Ich pflege die Patienten mit einem Gehgips zu entlassen, mußte es aber mehrmals erleben, daß sie ihn selbst entfernten oder so beschädigten, daß er unnütz wurde.

In allen Fällen erfolgte nach der Radikaloperation eine komplikationslose Wundheilung mit Ausnahme eines Falles einer chronischen Osteomyelitis, wo der erwartete Erfolg ausblieb bzw. eine Fistel resultierte. Es mag dieser Versager darauf zurückzuführen sein, daß die Operation nicht radikal genug ausgeführt wurde oder werden konnte, denn sie hätte zu einer Kontinuitätsschädigung geführt. Die hier nötige Enukleation im Schultergelenk lehnte der Patient ab, da er ja „schon jahrelang damit gearbeitet habe“. Manche chronische Osteomyelitiden stellen eben auch hier Grenzfälle dar, die für eine Radikaloperation nicht mehr geeignet sind, weil der Prozeß zu weit fortgeschritten ist. Seine Osteomyelitis trug er 40 Jahre mit sich herum.

Im ganzen kamen 6 Fälle von akuter und 17 mit chronischer Osteomyelitis an der Abteilung zur operativen Behandlung. Alle Wunden heilten mit Ausnahme des eben berichteten Falles p. p., alle waren prompt entfiebert und schmerzfrei; besonders dankbar zeigten sich die Patienten mit der chronischen Form der Erkrankung, an der die meisten jahrzehntelang litten, ja, eine Patientin sogar ein halbes Jahrhundert. Die akuten Formen können nach Entfernung des Markes nicht in chronische übergehen, da durch die exakte Ausräumung des erkrankten Markes jede Voraussetzung dafür fortfällt.

Zusammenfassung: Die akute hämatogene Osteomyelitis bedingt durch ihre oft schwere Erkrankung eine ernste Gefährdung des Lebens, fast regelmäßig aber durch den Uebergang in die chronische Form eine manchmal Jahre hindurch anhaltende oder häufig rezidivierende Erkrankung, die auf chirurgischen Abteilungen immer wieder zur Behandlung kommt. Auf Grund der Erfahrung an 6 akuten und 17 chronischen Fällen der eitrigen Knochenmarkserkrankung wird eine radikale Behandlung empfohlen, die auf die exakte Ausräumung des erkrankten Knochenmarkes abzielt. Alle Fälle heilten mit Ausnahme einer weit fortgeschrittenen Erkrankung fistellos aus. Es wird die Meinung vertreten, daß durch zeitgerechte Operation der akuten Knochenmarkseiterung der Uebergang in die chronische Form und damit alle früheren Komplikationen, wie Spontanfraktur, Defektpseudarthrose, Sepsis, Polyarthritis, Gelenkversteifung, vorzeitige Gebrauchsunfähigkeit der betroffenen Extremität und damit verbunden die Amputation und schließlich die amyloide Degeneration vermieden werden kann, und daß auch die chronische Osteomyelitis in nicht allzuweit fortgeschrittenen Fällen dauernd heilbar ist.

Literatur: Bischofberger, C.: Zschr. Orthop., 84, 2 (1953), S. 234. — Bürkle de la Camp, H.: Dtsch. med. Wschr., 1949, S. 44. — Büscher, H. K.: Chirurg, 1952, S. 220. — Flory und Jennings: Brit. J. Surg., 32 (1944). — Grace, E. J. und Boyson, V.: Surg. etc., 91 (1950), S. 333. — Knappe, E.: Chirurg, 1953, S. 137. — Köle, W.: Langenbecks Arch. u. Dtsch. Zschr. Chir., 272, 3 (1952), S. 201. — Koracevis, Br.: Langenbecks Arch u. Dtsch. Zschr. Chir., Bd. 276, Kongreßbericht. — Krafft, L.: Chirurg, 1951, S. 541. — Neumann, H.: Zbl. Chir., 1952, S. 154. — Rettig, H.: H.: Z. Orthop., 83, 3 (1953), S. 452. — Scheidt, R.: Chirurg, 1952, S. 129. — Sherman, M. S.: Surg. Chir. N. Amer., 1949.

Aussprache: Hr. Prof. Dr. E. Domanig (Salzburg): Die Forderung nach Sofortbehandlung der Knochenosteomyelitis ist zu unterstreichen. Jede akute Osteomyelitis ist dringlich zu behandeln mit Ruhigstellung durch Gipsverband und Penicillin. Wir haben unter mehr als 100 Fällen akuter Osteomyelitis 95% penicillinempfindlich gefunden und nur 5% sind penicillinresistent. Mit dieser Behandlung gelingt es in der Mehrzahl der Fälle, die Infiltration im Knochen zu kupieren, so daß es nicht zur Knochennekrose und Bildung von Sequestern kommt. In jenen Fällen, in denen eine Knochennekrose zustande kommt, wird in der 10. Woche der Erkrankung operiert und die Knochennekrose zur Gänze entfernt. Bei der chronischen Osteomyelitis wird ebenfalls der ganze erkrankte Knochenanteil vollkommen entfernt, dabei bilden wir keine Knochenmulden und nehmen keine Muskelplastiken vor, da es lediglich darauf ankommt, daß der ganze erkrankte Knochenabschnitt bis ins Gesunde entfernt wird. Wir verschließen die Wunde immer primär und geben durch 5—8 Tage täglich 200.000 E. Penizillin lokal in die Wunde. Dadurch erreichen wir in allen Fällen die primäre Wundheilung.

4. September 1954

Ueber die Epilepsie

Von

Prof. Dr. **Hans Hoff**

Wien

Die Frage der Epilepsie ist in den letzten Jahren nicht einfacher, sondern eher komplexer geworden. Durch die praktische Verwendung des EEG. wurden neue Formen des epileptischen Geschehens entdeckt und wir haben gelernt, die symptomatische Therapie der Epilepsie auszudehnen und zu verbessern. Zum Kernproblem der Epilepsie konnten wir bisher jedoch nicht vordringen.

Wir müssen uns zunächst einmal fragen: Welche Art der epileptischen Manifestationen kennen wir? Hierher gehört:

1. der große epileptische Anfall,
2. der petit mal-Anfall,
3. der Jackson-Anfall,
4. die psychomotorischen Anfälle,
5. die psychosensorischen Anfälle,
6. die diencephalen Anfälle.

Der epileptische Anfall ist eine Synchronisation vieler oder aller Zellen der Hirnrinde. Wir müssen uns ungefähr die Funktion der Hirnrinde so vorstellen, wie das Leben der Menschen in einem geordneten Staat. Würde jeder tun, was er wollte, so würde das Staatsleben vernichtet sein. Eine vollständige Dysrhythmie der Entladung unserer Hirnrinde ist daher mit der Bewußtseinslage unvereinbar. Einen gewissen Grad von Dysrhythmie hält unsere Bewußtseinslage aus, eine solche dysrhythmisch funktionierende Hirnrinde ist allerdings vulnerabler. Wollten aber alle Bürger eines Staates dasselbe tun, so könnte der Staat auch nicht existieren und wir werden daher sehen, daß eine vollständige Synchronisation ebenfalls mit einer normalen Funktion des Gehirns unvereinbar ist und zum Verlust des Bewußtseins führt. Wenn alle Hirnzellen gleichmäßig synchron zur Entladung kommen, so folgt darauf wegen der längeren Erholungszeit der Nervenzellen eine Periode der Erschlaffung, die mit Bewußtlosigkeit verbunden sein muß. Es ist klar, daß manchmal in gewissen Teilen des Gehirns Zellen synchron funktionieren müssen und da die Zellen elektrisch geladen sind, werden sie andere Zellen, die in ihrem elektrischen Feld liegen, zur Entladung bahnend beeinflussen. Gelingt dieser Vorgang, so werden immer mehr und mehr Zellen in denselben Funktionskreis geraten. Schließlich wird die Stärke der Entladung und die steigende Frequenz, die mit der Stärke der Entladung verbunden ist, die Erregung über längere Bahnen zu anderen Teilen der Hemisphäre bringen. Schließlich wird auch die andere Hemisphäre zur Synchronisierung gezwungen und wir werden dann eine mehr oder minder vollständige Synchronisation erreicht haben. Diesen Vorgang nennen wir Rekrutierung. Wir finden diesen Vorgang besonders im Stirnhirn und im unteren Teil des Temporallappens.

Es ist aber auch verständlich, daß wir über Apparate verfügen, die verhindern, daß eine solche völlige Synchronisation auftreten kann. Diese Apparate sind die Hemmungszonen, bei deren Erregung die Synchronisation verhindert wird. Ein anderer Faktor ist im Verteilungsmechanismus gelegen, der jeder Erregungszone zukommt und durch den die Wucht eines solchen Impulseinbruches vermindert und ein epileptogener Herd zum Versanden gebracht wird. Zwei Mechanismen halten das Gleichgewicht aufrecht. Der eine ist die Tendenz zur Synchronisation, der andere die Tendenz zur Hemmung und zur Verteilung. Wo die Synchronisation überwiegt und der Hemmungs- und Verteilungsmechanismus versagt, wird es zum epileptischen Geschehen kommen. In Perioden des menschlichen Lebens, wo es zu einer physiologischen Dysrhythmie kommt, besteht bei sonst normaler Leistung eher eine Neigung zu epileptischen Anfällen. Nun wissen wir, daß die normale Halbsynchronisation sich erst ungefähr um das 10. bis 12. Lebensjahr einstellt und daß in der Periode vorher noch Dysrhythmien vorherrschen. Dies erklärt uns, weshalb Kinder viel häufiger an epileptischen Reaktionen leiden als

Erwachsene und daß mit der Reifung oftmals die Tendenz zum epileptischen Anfall verlorengeht. Wir wissen außerdem, daß im Schlafzustand, vor allen Dingen aber im Zustand des Einschlafens und Aufwachens das EEG. dysrhythmisch ist. Wir verstehen daher, daß bei seltenen epileptischen Anfällen diese recht häufig im Einschlafen oder Erwachen oder während des Schlafes auftreten. Wir müssen uns darüber klar sein, daß die Dysrhythmie nur einer der Faktoren ist, die zum epileptischen Anfall führen.

Versuchen wir nun, den großen epileptischen Anfall zu erklären. Wir müssen annehmen, daß jeder epileptische Anfall von einem Fokus oder mehreren Focis ausgeht. Ein solcher Fokus kann eine organische Grundlage (Narbe, Tumor) haben. Es gibt aber auch funktionelle Foci, denen kein organisches Substrat zugrunde liegt. Von diesem Fokus, der im Gehirn auch wandern kann, kommt es zur fortschreitenden Rekrutierung. Entladen sich Großteile beider Hemisphären synchron, so kommt es zur Bewußtlosigkeit. Der Patient stürzt zusammen. Um diese Zeit kommt es zum Ablauf der sogenannten Krampfpotentiale im EEG., die zeigen, daß die Funktion der Zellen der Großhirnrinde schwer gestört ist. Die sich gleichmäßig synchron entladenden Zellen der Großhirnrinde bombardieren das tektoretikuläre System, das gleichzeitig durch die Erschöpfung der Großhirnrinde von hemmenden Einflüssen befreit wird. Die Enthemmung des erregten tektoretikulären Systems führt zum tonischen Stadium des epileptischen Anfalles. Inzwischen hat sich das tektoretikuläre System erschöpft. Die tonische Haltung geht verloren. Das tektoretikuläre System hat aber das System der Zwischenneurone im Rückenmark in Erregung gebracht. Es kommt nun zu relativ langsamen aufeinanderfolgenden Entladungen der Vorderhornzellen, die dann als epileptische Zuckungen registriert werden. Die nächste Periode ist die der Erholung. Wir haben damit den großen epileptischen Anfall beschrieben.

Bei den kleinen epileptischen Anfällen scheint der Mechanismus ein anderer zu sein. Die Untersuchungen von Penfield und Jasper haben gezeigt, daß wir in der Tiefe des Gehirns, in der sogenannten massa intermedia, vor allen Dingen im Nucleus reuniens des Thalamus, ein Zentrum haben, das als Schrittmacher des Gehirns anzusehen ist. Dieses Zentrum bewirkt die teilweise Synchronisierung und die teilweise Desynchronisierung des ruhenden Gehirns. Das bedeutet also, daß ein gewisser Rhythmus dem Gehirn aufgedrängt wird, ein Rhythmus, der dann durch die Tätigkeit der Großhirnrinde in seine verschiedenen Bestandteile zerlegt wird. Bei noch nicht völlig ausgereifter Großhirnrinde wird dieser Rhythmus der tiefen Regionen dem Cortex aufgezwungen. Wir haben es hier wieder mit einer neuen, anderen Art der Synchronisation zu tun, die sich als petit mal-Anfall manifestiert (Spitzen- und Wellenmuster im EEG.). Nicht jeder sogenannte petit mal-Anfall gehört aber diesem Typus an; manchmal werden sie, vor allem bei Erwachsenen, durch unvollständig unterdrückte große und psychomotorische Anfälle vorgetäuscht (grobe Spitzen im EEG.). Die petit mal-Anfälle können in drei Formen vorkommen:

1. Als Absenzen.

2. Die zweite Form sind die sogenannten akinetischen Anfälle, bei denen das Kind zu Boden stürzt, sich gleich wieder erhebt; das ganze sieht wie eine Ungeschicklichkeit aus.

3. Die dritte Form sind kurze Absenzen verbunden mit Myoklonismen, die sich gewöhnlich durch Augenbewegungen, durch Zuckungen im Gesicht oder in den Händen bemerkbar machen.

Als Jackson-Anfälle bezeichnen wir ohne Bewußtseinsverlust ablaufende Krämpfe oder sensible Erscheinungen, deren Fokus meist im Bereich der vorderen und hinteren Zentralwindung liegt. Dort enden keine langen Bahnen, wie die fronto-okzipitalen und okzipito-frontalen, die frontotemporalen und die temporo-okzipitalen Bahnen. Es ist daher verständlich, daß der epileptische Reiz bei Läsionen der vorderen oder hinteren Zentralwindung auf diese Regionen beschränkt bleibt und nicht auf das gesamte Gehirn überspringt. Es ist nun interessant, daß der Verlauf dieser epileptischen Manifestationen längs der vorderen oder hinteren Zentralwindung abläuft, wobei gewisse Repräsentationen des Körpers leichter erregbar sind als andere. Wir sehen, daß nicht so selten das epileptische Geschehen physiologische Bedingungen imitiert, daß z. B. ein sensibler Reiz, der die Spitze des Daumens und des zweiten Fingers trifft, fast automatisch zu einer Greifbewegung zwingt. Wir erfahren aber auch, daß der Jackson-Anfall nicht durch die Zerstörung eines Anteiles der Großhirnrinde entsteht, sondern nur durch die Schädigung derselben. Narbenbildungen, Zug oder Druck auf die vordere oder hintere Zentralwindung wird den komplizierteren Anteil der Hirnfunktion stören, d. h. die Hemmung. Ueber das Zustandekommen dieser Hemmung weiß man freilich noch nicht sehr viel.

Es erscheint erwiesen, daß es keinen Hemmungsstoff als solchen gibt. Jung und Tönnis konnten zeigen, daß jede Spitzenentladung, die durch elektrische Reizung an der Großhirnrinde entsteht, von einer sogenannten Bremswelle gefolgt wird. Erst auf die Verflachung dieser Bremswelle folgt die Ausbreitung und Rekrutierung der Zellen in der Umgebung der Reizung. Diese Bremswelle wird aber dadurch bedingt, daß offenbar ein Selbststeuerungsmechanismus der Nervenzelle einsetzt. Ich konnte vor vielen Jahren an der überlebenden Ganglienzelle zeigen, daß wiederholte Reizung einer Ganglienzelle zu spontanen Weiterentladungen der Ganglienzelle Anlaß gibt, wenn die Reizung aufhört. Wird bei einer solchen erregten Ganglienzelle der Dendrit gereizt, so kommt es zu einem augenblicklichen Aufhören der Entladung der Ganglienzellen. Nun wurde von Gesell gezeigt, daß recht häufig Ganglienzellen Aeste ihres Achsenzylinders abgeben, die an den Dendriten endigen. Hat ein Impuls, der von einer Ganglienzelle ausgeht, sein Ziel erreicht, so wird durch einen selbstgesteuerten Rückmeldeapparat, durch Reizung der Dendriten, die Nachentladung der Ganglienzellen verhindert. Diese Hemmung zeigt sich dann als Bremswelle und verhindert die Weiterausbreitung des Impulses. Neben diesem Mechanismus in der Ganglienzelle selbst gibt es aber noch einen zweiten. Wir kennen kleine Ganglienzellen vom Typus Golgi II, deren geringe Erregung als Hemmung für die größeren Ganglienzellen in ihrer Nähe wirken. Steigert sich diese Erregung aber, dann kommt es zu einer Umladung dieser kleinen Ganglienzellen, so daß diese bahnend auf die größeren Ganglienzellen einwirken. Alle diese Mechanismen, die Selbststeuerung der Zelle, die Hemmung durch bestimmte Hemmungsregionen, müssen durchbrochen sein, bevor ein großer Anfall zustandekommt. Es ist verständlich, daß in der vorderen und hinteren Zentralwindung, wo feinste Bewegungen lokalisiert oder feinste Gefühle mit ihren Lokalzeichen versehen sind, der Hemmungsapparat ein ausgezeichneter sein muß. Es besteht daher eine geringe Gefahr, daß eine Erregung, die durch eine Narbe entsteht, auf das ganze Gehirn überspringen müßte. Wenn aber, wie Petsche gezeigt hat, der Hippocampus z. B. erregt wird, so werden hier Impulse auf dem bereits angegebenen Weg zum Hypothalamus gelangen und vegetative Reaktionen setzen. Vom hinteren Anteil des Hypothalamus springt die Erregung schlagartig über die hinteren hypothalamischen Kerne zum Thalamus über und nun wird mit einem Schlag die Erregung auf große Anteile des Cortex verteilt. Viele Foci werden entstehen, die alle die Tendenz zur Synchronisierung haben. Um zu einem großen epileptischen Anfall zu kommen, muß also die Erregung den Cortex verlassen und über lange tiefe Bahnen verschiedene Anteile des Cortex zur gleichen Zeit mobilisieren.

Die nächste Gruppe der Anfälle sind die psychomotorischen Anfälle. Hier unterscheiden wir drei Gruppen:

1. Die Bewegungsautomatismen, die in der Wiederholung derselben Bewegung, in einer sinnlosen Beschleunigung der Bewegung, bestehen.

2. Die epileptischen Dämmerzustände. Diese sind dadurch charakterisiert, daß der Patient sich so benimmt wie ein Normaler, in dieser Zeit Handlungen ausführt, die meist triebhaft sind und die zumindest äußerlich persönlichkeitsfremd sind. In dieser Zeit wird er

a) Aggressionen ausführen, die wieder einen triebhaften Charakter haben. Totschlag, Brandstiftung und Schändung werden die Verbrechen dieser Periode sein.

b) Dipsomane Attacken kommen vor. Ein solcher Mensch wird sinnlos zu trinken beginnen. Der Patient ist ein einsamer Trinker. In der Zwischenperiode trinkt er nichts oder außerordentlich mäßig.

Die dritte Gruppe sind die epileptischen Delirien. Sie sind charakterisiert durch einen Verwirrtheitszustand phantastischer Art, in dem der Patient glaubt, in den Himmel versetzt zu sein, Heilige sieht, Glocken läuten hört.

Alle diese epileptischen Manifestationen sind dadurch charakterisiert, daß sie mit einer mehr oder minder vollständigen Amnesie bedeckt sind, d. h. der Patient weiß nichts, was er während dieser Periode getan hat. Schilder hat nun gezeigt, daß Perioden dieser psychomotorischen Anfälle in der Hypnose wieder ins Bewußtsein gebracht werden können, während es immer einen zentralen Kern gab, der wirklich völlig amnesiert wurde. Er konnte zeigen, daß gerade bei der Amnesie Verdrängungsmechanismen, wie wir sie bei der Neurose, aber auch beim Gesunden finden, wirksam sind. Bei diesen epileptischen Manifestationen sind die pathologischen EEG.-Veränderungen im unteren Temporallappen zu finden. Man fand bei diesen Fällen gar nicht so selten eine Sklerose des Ammonshornes, die man früher als pathognomonisch für den epileptischen Anfall bezeichnete. Diese Veränderung kommt durch die traumatischen Veränderungen des Gehirns beim häufigen Hinfallen oder durch Anoxie des Anfalles zustande.

Die nächste Gruppe von epileptischen Manifestationen ist erst in den letzten Jahren mit Hilfe des EEG. festgestellt worden: Die sogenannten atypischen epileptischen Manifestationen, die nicht mit Bewußtlosigkeit einhergehen, die nicht zu motorischen Abläufen, sondern zu sensiblen Perzeptionen führen oder zu einer Veränderung des emotionellen Zustandes des Patienten. In diese Gruppe gehören:

1. die ménièreformen Anfälle,
2. die migräneartigen Anfälle,
3. eine Gruppe von Schmerzen in der Nabelgegend beim Kleinkind (Abdominal-Epilepsie), die manchmal später in der Aura großer epileptischer Anfälle auftreten können,
4. déjà vu, déjà entendu, déjà vécu-artige Zustände sowie Depersonalisationen. Nicht so selten sind diese Anfälle
5. mit einer Aenderung des Zeiterlebnisses verbunden. Alles bewege sich unendlich langsam, so als würde, so sagte einer dieser Patienten, die Zeit stillstehen. Andere wieder haben das Gefühl, als würde alles im Flug vergehen, „als würden Sekunden zum Ablaufen des ganzen Lebens genügen".

Diese Anfälle nennen wir psychosensorische Anfälle. Sie wurden meiner Meinung nach, die sich auf die Ansichten von Gastaut stützt, fälschlich als Temporallappenanfälle bezeichnet. Nur ein kleiner Teil dieser Anfälle hat wirkliche, oberflächliche, temporale Läsionen. Diese Anfälle, die relativ selten sind, gehen nicht so selten mit Halluzinationen einher. Meistens kommt es zu einer zwangsmäßigen Visualisierung von Erinnerungsbildern oder von Geruchs- oder Geschmackserleben, das in der Aura dieser Anfälle gelegen ist.

Die anderen Arten der Anfälle sind von tiefer Lokalisation und meist durch multiple Herde ausgelöst, deren abnorme Repräsentation im EEG. nur im Temporallappen gelegen ist. Nicht so selten ist der Nucleus amygdale betroffen, aber auch basale Anteile des Orbitallappens, des Diencephalon sowie des Thalamus sind oft Sitz der organischen Läsionen.

Besonderes Interesse erregte, daß bei manchen Patienten, die als Schizophrenie oder schizophrene Reaktion klassifiziert wurden, abnorme Ableitungen in der Gegend des Temporallappens festgestellt wurden. Es wurde nun die Frage aufgeworfen, ob nicht zumindest ein Teil der schizophrenen Reaktion durch temporale Läsionen bedingt ist.

Hirnpathologisch wäre eine solche Erklärung möglich. Wir wissen, daß der untere Teil des Temporallappens (Allocortex) einen anderen Bau hat als die übrige Großhirnrinde (Isocortex). Nach Pötzl nehmen wir an, daß im Wachzustand der Isocortex über den Allocortex überwiegt, während im Traum der Allocortex über den Isocortex überwiegt. Die Vorstellung geht dahin, daß von einer zentralen Schaltstelle im hinteren Anteil des Hypothalamus bald mehr der Isocortex, bald mehr der Allocortex eingeschaltet wurde. Nun gibt es sicher Formen der Schizophrenie (Oneirophrenie), bei denen das Traumhafte, Unwirkliche stark im Vordergrund steht. Wir glauben aber, daß die temporalen Veränderungen, die nicht nur in der Oberfläche, sondern auch in der Tiefe des Temporallappens gelegen sind, nur bei einer dazu disponierten Persönlichkeit und bei einem entsprechenden Schicksalsverlauf dazu führen, daß eine solche schizophrene Reaktion auftritt. Wir sind aber nicht der Meinung, daß jene Veränderungen im rückwärtigen Anteil des Temporallappens, die manchmal mit psychopathischen Zuständen einhergehen und die relativ häufig bei deliquenten Jugendlichen gefunden wurden, ein epileptisches Geschehen sind. Sie sind unserer Meinung nach nur ein Zeichen eines Zurückbleibens in der funktionsmäßigen Entwicklung eines Hirnanteils.

Wir wissen, daß die Epilepsie häufig mit der sogenannten epileptischen Charakterveränderung verbunden ist. Diese besteht in Erscheinungen einer organischen Demenz mit Vergeßlichkeit, Reizbarkeit, Umständlichkeit, die sich auch in der Sprache äußert, Verwendung von Phrasen und Kleben am Formalismus, Aggressivität, Tendenz zur formalen Frömmigkeit. Es wurde gedacht, daß diese Krankheit eine Erbkrankheit sei und sogar die Ansicht vertreten, daß die Eltern solcher Patienten abnorme Persönlichkeiten wären. Dieser Meinung wurde die Tatsache zugrunde gelegt, daß das EEG. der nichtepileptischen Eltern eines Epileptikers in einem großen Prozentsatz Dysrhythmien hat. Wir müssen uns daher fragen, wie oft kommt es zur epileptischen Charakterveränderung und epileptischer Demenz? Es gibt eine ungeheuer große Zahl von Epileptikern, die niemals über den Hausarzt hinweg zum Nervenarzt kommen und die niemals in Anstalten kommen. Der Anstaltspsychiater und der Kliniker, der nur die schwersten Fälle bekommt, hat ein völlig verzerrtes Bild über die Epilepsie. Ich kenne Männer in sehr gehobenen Positionen, die an Epilepsie litten (wie Jerry Price) und niemals eine epileptische Charakterveränderung bekamen. Die Meinung, daß das abnorme EEG. mit einer abnormen Persönlichkeit zusammenhängt, ist völlig irrig (Einstein ist Dysrhythmiker). Wir wissen, daß 10 bis 12% von uns ein dysrhythmisches EEG. haben, und trotzdem zeigen sie keine Spur einer epileptischen Charakterveränderung. Hingegen ist die Tatsache, ein epileptisches Kind zu haben, für die Eltern eine schwere Belastung. Strotzka und Navratil haben die Persönlichkeit der Eltern von Epileptikern, speziell der Mutter, beschrieben. Sie konnten zeigen, wie sehr unbewußte Aggressionen gegen das eigene Kind, das Leben und die Ehe der Mutter zu zerstören drohen, die Persönlichkeit der Mutter ändern. Sie trachtet das Kind gegen ihre eigenen unbewußten Aggressionen, ja sogar Todeswünsche, zu schützen. Sie wird zu dem, was wir eine „over-protective mother" nennen. Es gibt kaum Kinder, die dann nicht in ähnlicher Weise reagieren. Man akzeptiert die Babysituation, die vor so unendlich viel Verantwortung befreit. In derselben Zeit aber macht sich die Tendenz bemerkbar, selbständig und unabhängig zu sein. Dies führt zu einer Ambivalenz, einer Haß-Liebe, die schwer mit der gesunden Entwicklung einer Persönlichkeit verträglich ist. Haben Sie bedacht, was es bedeutet, immer in Angst zu sein, durch einen Anfall seine Position im Leben zu verlieren? (Schule, Beruf usw.) Wir werden verstehen, daß unter diesen Bedingungen eine abnorme Persönlichkeit entstehen muß. Es wäre aber falsch, die epileptische Charakterveränderung nur vom Standpunkt des Psychologischen zu betrachten. Wir haben gehört, daß die Anfälle selbst durch die häufigen Schädeltraumen, durch die Anoxien, Veränderungen im Gehirn setzen können, die sich dann in abnormen Persönlichkeitsreaktionen äußern werden. Wir sehen heute in der Psychiatrie, daß zum Zustandekommen abnormer psychischer Reaktionen pathologische Veränderungen des Gehirns und psychopathologische Entwicklungen sich vereinigen müssen. Dasselbe ist bei der epileptischen Charakterveränderung der Fall.

Wir haben kurz die verschiedenen Formen der Epilepsie und ihre Pathologie dargestellt und müssen uns nun fragen, was bedeutet denn überhaupt der epileptische Anfall, falls er nur ein Symptom und keine Krankheit für sich ist? Selbach hat mit Recht darauf hingewiesen, daß der epileptische Anfall durch ein Kipphänomen zu erklären ist, indem durch eine Situation, die physiologisch unerträglich geworden ist, ein Umschwung in einer anderen Richtung zustandekommt, der dann zur Homäostase führt.

Wir haben nun die Therapie der Epilepsie zu besprechen. Wir haben das Brom in fast allen Fällen verlassen. Wir sind dann zu den Barbituraten übergegangen und schließlich sind wir in das Bereich der Hydantoine gekommen. Jede dieser medikamentösen Aenderungen war ein großer Fortschritt. Auch die Hydantoine sind keineswegs eine ideale Lösung, denn wir wissen, daß sie zu toxisch sind.

Was verlangen wir von einem wirksamen antiepileptischen Präparat?

1. Daß es mit einer gewissen Sicherheit den Patienten vor Anfällen schützt.

2. Daß es keinerlei Erscheinungen macht, die den Patienten in seinem Berufsleben oder auch in seinem Lebensgenuß behindern.

Niemand wird ein Präparat nehmen, wenn es auch noch so wirksam ist, wenn er verschlafen und schwindlig, halb dement, durchs Leben torkeln muß. Wir müssen immer bedenken, daß ein Mensch durch Jahre dieses Medikament nehmen muß, nicht nur 1 bis 2 Tage. Man muß bei allen Präparaten sehr individuell vorgehen. Es gibt kein dreimal täglich ein Medikament nehmen. Bei einem mögen zwei Tabletten die richtige Dosis sein, beim andern sind es fünf oder sechs Tabletten. Es ist nicht richtig, daß eine hohe Dosierung die Schwere des Anfallbildes anzeigt und wenige Tabletten dafür sprechen, daß die Krankheit leichter wäre. Wir müssen mit den Medikamenten variieren, bis wir das richtige gefunden haben und wir werden oft in Kombinationen die richtige Behandlungsweise finden. Ich glaube, daß das Prominal und ähnliche Präparate, die doch noch der Barbitursäurereihe angehören, ihren Platz in der Epilepsiebehandlung haben. Ich glaube, daß die Kombination von Hydantoinen und solchen Präparaten am aussichtsreichsten ist. Es ist sinnlos, die Dosis zu ändern, wenn es dem Patienten gut geht. Wagner-Jauregg hat einmal darauf hingewiesen, daß auch der epileptische Anfall ein Engramm des Gehirns werden kann. Es ist so, als würde das Gehirn lernen, auf gewisse Veränderungen zu reagieren. Es ist daher wichtig, daß wir es am Erlernen verhindern, und das können wir nur dadurch, daß wir durch eine jahrelange Behandlung — zwei Jahre ist das Minimum — eine Anfallsfreiheit zu erzielen trachten. Wir müssen aber auch den Medikamenten eine Chance geben. Ich stehe auf dem Standpunkt eines langsamen Einschleichens der Medikamente. In dieser ersten Zeit werden wir zunächst keine Erfolge haben, weil wir die entsprechende Dosis nicht erreicht haben. Wir müssen das aber dem Patienten sagen, sonst wird er an der Wirksamkeit der Medikamente verzweifeln.

Ich glaube, es gibt keine Behandlung, die so sehr auf das individuelle Verhältnis zwischen Arzt und Patienten aufgebaut wäre, wie die Behandlung des Epileptikers. Wir müssen ihn verstehen und ihm zu verstehen geben, daß die richtige Behandlung auf seine Mitarbeit zu rechnen hat. Wir müssen ihm erklären, welche Intoxikationen er erwarten kann und wann und wie die Behandlung wirkt. Nur dann können wir von ihm verlangen, daß er regelmäßig seine Pillen nimmt. Wir können später den Versuch machen, alle Medikamente gemeinsam, vielleicht am Abend, zu geben. In manchen Fällen wird das gelingen.

Die Therapie des Status epilepticus, ein Zustand, wo gewöhnlich der Arzt auf sich allein gestellt und die Lebensgefahr eine sehr große ist, besteht in:

1. bis zu 1 g Pentothal oder Narconumal intravenös,
2. Tridione (eventuell Paraldehyd) intravenös,
3. Chloralhydratklysma (4 bis 6 g),
4. wenn erfolglos: Lachgas- (Lachgas-Aether-) Narkose,
5. Osmon intravenös,
6. Penicillin als Infektionsprophylaxe,
7. Einstellen auf Hydantoin,
8. Kreislaufmittel (Coramin, Sympathol), Herzmittel (Strophantin).

Es gelingt heute fast immer, einen Status epilepticus im Beginn zu unterbrechen. Versagt der Kreislauf, ist das Lungenödem da, dann ist es freilich zu spät.

Wir haben so oft gehört, daß bestimmte Diäten gegen die Epilepsie angepriesen wurden. Es ist durchaus vorstellbar, daß Stoffwechselerkrankungen die Ganglienzellfunktion direkt verändern können oder über den Weg Hypothalamus-Thalamus zu Veränderungen der Gehirnfunktion führen. Wir wissen aber nicht sehr viel davon. Wir wissen nur, daß schwere Störungen des Zucker- und des Wasserhaushaltes epileptische Anfälle herbeiführen können. Wir wissen, daß eine ketonreiche Nahrung im Kindesalter eher das Entstehen von Anfällen hemmt. Im allgemeinen ist aber unsere Erkenntnis der Stoffwechselveränderung, die zum epileptischen Anfall führt, noch zu gering. Ihr Patient ist aber kein Versuchskaninchen, namentlich seit Sie in bestimmten Medikamenten in den meisten Fällen eine wirksame symptomatische Therapie haben. Jede Einschränkung der persönlichen Freiheit wird vom Patient drückend und quälend empfunden. Geben Sie dem Epileptiker die Freiheit, die jeder Mensch haben will. Machen Sie nicht aus Kindern, die Epilepsie haben, neurotische Eigenbrötler, die in Angst und Furcht eine Charakterveränderung bekommen werden. Bedenken Sie, daß die Epilepsie nicht eine Anfallskrankheit ist, sondern eine Erkrankung, die schwer auf der Persönlichkeit lastet.

Der Epileptiker ist ein Mensch mit einer abnormen Reaktion des Gehirns, die unter bestimmten Verhältnissen auftritt, sonst aber ist er ein Mensch genau so gut wie Sie und ich, mit demselben Recht auf Lebensfreude.

Die chirurgische Behandlung der Epilepsie

Von

Dr. **H. Kraus**

Wien

Seit dem zweiten Weltkrieg sind auf dem Gebiete der chirurgischen Behandlung der Epilepsie grundlegende Erkenntnisse gesammelt worden, welche zu umwälzenden Aenderungen in der operativen Therapie geführt haben. Epileptische Anfälle sind ja eigentlich nur ein Symptom, welches durch exzessive synchrone Entladungen einer großen Zahl von Neuronen in der grauen Substanz entsteht und die verschiedenste Ursache haben kann. Es erübrigt sich, hier auf Tumoren, Abszesse oder Angiome als auslösende Ursache einzugehen, weil es ja selbstverständlich ist, daß diese Gebilde operativ entfernt werden müssen, um die Anfälle zum Schwinden zu bringen. Welche Formen von Epilepsie sind außer diesen der operativen Behandlung zugänglich? Die Sammelantwort ist: Alle jene Fälle, bei denen die Anfälle von einem einzigen, umgrenzten Herd ausgehen, der operativ entfernt werden kann. Wir nennen sie Fokalepilepsie.

Hierher gehören zunächst manche Formen der posttraumatischen Epilepsie, die ja in den Nachkriegsjahren eine große Rolle spielt. Sie werden verstehen, daß Patienten nach stumpfen Schädeltraumen mit multiplen Kontusionsherden oder diffusen Hirnschädigungen für die chirurgische Behandlung nicht geeignet sind. Meist offene und an einer Stelle lokalisierte Schädeltraumen können erfolgreich operiert werden. Nach einer offenen Schädelverletzung bildet sich nach Resorption des zertrümmerten Hirngewebes eine stark vaskularisierte, bindegewebige Narbe, welche später schrumpft und Zugwirkung verursacht. Die Narbe selbst ist im Bereiche des Knochendefektes mit der Haut verwachsen und reicht dreieckförmig mit der Spitze bis zum Ventrikel. Im Encephalogramm sieht man deutlich die Ausziehung des Ventrikels durch die Narbe, während es bei diffuser Schädigung des Gehirns nur zur Ausweitung des Kammeranteiles kommt.

Es war bei solchen Fällen unser Bestreben, durch die Operation die gesamte Narbe bis in den Ventrikel zu exzidieren, ein Vorgehen, welches Witzel bereits 1918 angegeben hat. Tönnis hat gezeigt, daß durch Schaffung glatter Wundverhältnisse und Ventrikeleröffnung keine bindegewebig schrumpfenden, sondern zarte gliöse Narben entstehen und der Hohlraum vom Ventrikel aus mit Liquor erfüllt wird. Gleichzeitig werden die Vernarbungen mit der Haut und damit die Gefäßanastomosen zwischen Karotis externa und interna gelöst und die Duralücke durch ein Faszientransplantat abgeschlossen. Schönbauer verlangt vor dieser Operation einwandfreie gute Hautverhältnisse. Meist findet man nach offener Verletzung breite, nur von einer Epithelschicht bedeckte Narben. Von den ersten 10 operierten Fällen sind 4 an einer Nekrose dieser Narbe mit nachfolgender Meningitis gestorben. Seitdem wir an der I. Chirurgischen Universitätsklinik in Wien vor der Gehirnoperation die Exzision der dünnen Narbe mit eventueller Hautplastik durchführen, haben wir diese Komplikation in mehr als 70 Fällen nicht mehr erlebt. Dabei hat sich auffallenderweise gezeigt, daß einige Fälle durch diesen Eingriff allein hinsichtlich ihrer Epi-Anfälle gebessert wurden und eine zweite Operation nicht mehr notwendig war. Huber fand unter 69 Fällen 6 anfallsfreie. Die Spätresultate nach Entfernung der Hirnduranarbe waren in einigen Fällen gut, im allgemeinen jedoch nicht befriedigend. Die Ursache konnte in den letzten Jahren durch das EEG. geklärt werden. Es hat sich gezeigt, daß die Krampfanfälle nicht von der Narbe selbst, sondern von ihrer Umgebung, oft von makroskopisch völlig gesund aussehenden Hirngebieten ausgehen. Mit der Narbenexzision allein hatten wir in vielen Fällen den Krampfherd nicht beseitigt.

Besonders im Problem der Epilepsie hat sich das EEG., also die Ableitung der Hirnströme vom geschlossenen Schädel, und das ECG., die Ableitung von der Gehirnoberfläche selbst, aufschlußreich erwiesen. Mit dem EEG. können wir das gesamte Gehirn erfassen und zunächst feststellen, ob es sich um eine diffuse Schädigung oder Fokalepilepsie handelt. Nur in letzterem Falle wird unter bestimmten Voraussetzungen operiert und mit dem ECG. während der Operation die Krampfherde bestimmt, umgrenzt und dann exzidiert. Das Vorgehen ist dasselbe bei der traumatischen Epilepsie wie auch bei der fokalen Epilepsie anderer Ursachen, z. B. Gefäßstörung, Zystenbildung, abgelaufene Infektion usw. Wir verwenden dazu die Elektrodenhalter von Riechert und Jung, weil sie infolge ihrer Anordnung am wenigsten bei der Operation hindern.

Bezüglich der Erfolge nach dieser Operation mit Kortikographie kann ich Ihnen aus eigenen Fällen keinen abschließenden Bericht geben, weil die Zahl noch zu gering und der Zeitraum seit der Operation zu kurz ist. Penfield und Erickson z. B. erzielten bei Hirnduranarben 22·5% Anfallsfreiheit, 22·5% wesentliche Besserung und 32% Besserungen. Warum keine 100%ige Heilung auftritt, wird Ihnen später verständlich werden.

Wir können als bestes Beispiel für die fokale Epilepsie die Temporallappenepilepsie mit psycho-motorischen Anfällen bringen, deren operative Behandlung von Bailey und Gibbs angeregt wurde. Wir finden dabei Herde im Temporallappen, meist einseitig, manchmal auch beidseitig, wobei man während der Operation oft verdickte Leptomeningen, Verfärbung des Temporalpoles, Atrophie oder Konsistenzänderung des Gehirns feststellen kann. Man hat versucht, diese Herde zu unterschneiden, die Herde zu exstirpieren oder die Resektion der vorderen zwei Drittel des Temporallappens durchzuführen. Die letzte Methode ergibt zweifellos die besten Dauerresultate, denn nach MacCullock sind vier Krampfausbreitungswege möglich: 1. über das dichte Netzwerk des Cortex, 2. über das Mark in andere Areale derselben Hemisphäre und über den Balken auf kontralaterale korrespondierende Punkte, 3. vom Rindenherd in tiefere Zentren und von dort rückläufig in die Rinde und 4. auf chemischem Wege. Es ist verständlich, daß wir mit der Markunterschneidung nur dann einen Erfolg haben werden, wenn der Weg 2 oder 3 vorliegt, worauf schon Tönnis hingewiesen hat.

Während die Ergebnisse der operativen Behandlung der Temporallappenepilepsie anfangs nicht befriedigend waren, konnten in letzter Zeit Penfield und ebenso Green über 50% Anfallsfreiheit berichten, Bailey bei einseitigem Herd sogar über 64%. Krayenbühl und Weber hingegen sind weniger optimistisch.

Bei der operativen Behandlung fokaler Epilepsien an anderen Stellen liegen die bisher besten Ergebnisse zwischen 24% Anfallsfreiheit (Penfield und Mitarbeiter) und 35% (Walker).

Warum sind die Ergebnisse auch bei bester Auswahl der Patienten bisher nicht besser? Erstens kann nach einer Operation in der Umgebung wieder ein neuer Herd entstehen, und zweitens geht aus Beobachtungen von Penfield, Jasper, Tönnis u. a. hervor, daß umschriebene Rindenfoci im Laufe der Zeit zur allgemeinen Krampfbereitschaft, also zur Generalisierung neigen. Man darf daher nicht zu lange mit der Operation warten. Wann sollen wir nun operieren? Es sind zur Indikation einer Operation folgende Grundsätze absolut zu fordern: 1. Der Fall muß genau analysiert sein, es darf sich nur um ein stationäres, nicht aber um ein progredientes Leiden handeln. 2. Der epileptogene Fokus muß an einer operativ zugänglichen Stelle liegen. 3. Der epileptogene Fokus muß durch mehrfache präoperative, elektroencephalographische Kontrollen am gleichen Ort bestätigt sein. 4. Es darf sich nur um den einen epileptogenen Fokus handeln, es darf keine allgemeine Krampfbereitschaft vorliegen, welche auf Bildung neuer Foci in der Umgebung der Operation schließen läßt. 5. Es muß jede interne Medikation erfolglos sein. Falls sie sich erfolglos erweist, darf man allerdings nicht zu lange warten. Nur dann, wenn diese Regeln wirklich beachtet werden, können wir auf befriedigende Ergebnisse hoffen.

Es sei noch erwähnt, daß von Riechert und Wolf Versuche im Gange sind, auch in subkortikalen tiefen Gebieten die Herde durch gezielte Elektrokoagulation auszuschalten.

Noch zum Schlusse einige Worte über die Hemisphärektomie bei Kindern. Aus Mitteilungen von Sorgo, Penfield, Krynauw u. a. geht hervor, daß ein geschädigtes Hirngebiet auch die gesunden Teile ungünstig beeinflußt, daß also die Funktionsausfälle geringer werden, wenn der erkrankte Anteil entfernt wird. Basierend auf dieser Tatsache wurden von verschiedenen Autoren, wie Obrador, Marshall und Walker, Krynauw, Penfield, MacKissock, Walsh, Tönnis, Schönbauer u. a., bei Kindern mit frühkindlichen ausgedehnten Hirnschädigungen, mit einseitigen Lähmungen, Anfällen und Entwicklungsstörungen die operative Entfernung einer ganzen Hemisphäre mit Ausnahme der Stammganglien durchgeführt und beachtliche Erfolge erzielt. Es ist kaum zu glauben, aber eine Tatsache, daß diese Kinder nach der Operation gehen, gezielte Bewegungen ausführen können, ja sogar in der paretischen Seite Berührungsempfindung haben. Allerdings sind diese Erfolge nur bei Kindern möglich.

Erfahrungen mit der Elektrocorticographie

Von

Albrecht Gund

Bad Ischl, Oberösterreich

Im Anschluß an die Ausführungen des Herrn Vorredners fällt mir die Aufgabe zu, Ihnen über die Elektrocorticographie (ECoG.) zu berichten. Unter ECoG. verstehen wir die Ableitung und Registrierung der bioelektrischen Tätigkeit der Cortexzellen intra operationem direkt von der freigelegten Hirnrinde. Unter bewußter Vernachlässigung der theoretischen Grundlagen, denen auf dem kommenden Neurochirurgen-Kongreß in Bad Ischl ein ganzer Tag gewidmet ist, will ich mich vor allem mit der Indikationsstellung und praktischen Anwendungsmöglichkeit dieser Methode beschäftigen. Ihre Domäne ist in der chirurgischen Behandlung der Krampferkrankungen zu suchen.

Als Voraussetzungen für eine ECoG. sind zu fordern:

ein im EEG. bereits faßbarer Herdbefund,

Konstanz desselben durch eine längere Beobachtungszeit,

schlechter oder fehlender Erfolg der konservativen Therapie.

An ergänzenden Untersuchungen führen wir, wenn möglich, vorher eine Pneumoencephalo- oder Arteriographie durch, die jedoch nicht immer pathologische Bilder ergeben müssen. Stimmen EEG.-Befund, Klinik und Ergebnisse der Kontrastmitteldarstellung überein, ist die unbedingte Indikation zu einer ECoG. gegeben. Jedoch kann auch ein klinisch als generalisiert erscheinender Anfall im EEG. einen Herdbefund aufweisen und so in Frage kommen, z. B. die Temporallappenepilepsie.

Die in Betracht kommenden Fälle lassen sich grob anatomisch in 2 Gruppen einteilen, solche mit makroskopischem Befund an der Hirnrinde, z. B. lokalisierte Hirnnarben, Zysten, Atrophien u. dgl. und solche ohne makroskopischen Befund, wie viele Fälle von Temporallappenepilepsien.

Unsere Erfahrungen beruhen auf bis jetzt 31 ECoG., die sich folgendermaßen aufteilen (Tabelle):

			Nachuntersucht	Gebessert	Unverändert
I.	Mit makroskop. Befund..	13	11	11	—
	Dura-Hirnnarben	7	5	5	—
	Sonstige lokale Veränderungen	6	6	6	—
II.	Ohne makroskop. Befund	13	9	7	2
	Temporallappen-Epi.....	8	6	5	1
	Jackson-Anfälle	4	2	1	1
	Reflex-Epi.	1	1	1	—
III.	Tiefenableitungen:				
	anl. einer Ventr.-Pkt...	3			
	„ „ Leukotomie .	1			
	„ „ Tumorexst. .	1			

Die Gruppe der Tiefenableitungen kann als Sonderform unberücksichtigt bleiben. Ueber die Resultate der Operationen in Gruppe I und II kann ich Ihnen in Anbetracht der kurzen Nachbeobachtungszeit keine endgültigen Ziffern nennen. Die vorläufigen Ergebnisse sind in der zweiten Hälfte der obigen Tabelle zusammengestellt. Da die bisher längsten Beobachtungszeiten nur zirka 1½ Jahre betragen, wurde auf die Unterteilung zwischen Besserung und Heilung verzichtet. Erwartungsgemäß sind die Ergebnisse bei den Fällen ohne makroskopischen Befund schlechter als in der ersten Gruppe. Gerade bei den Temporallappenresektionen schwanken die Erfolge in der Literatur sehr. Die älteren Statistiken (Penfield) bringen Besserungen um 50%, während in den letzten Veröffentlichungen der französischen Schule (Petit-Dutaillis) 68·7% angegeben werden.

Zu den einzelnen Gruppen ist nun noch einiges zu bemerken. Bei den Fällen mit makroskopischem Befund wurden schon früher häufig operative Eingriffe durchgeführt, allerdings meist zu wenig ausgiebig, da erst die CoG. zeigte, daß die makroskopische Läsion nicht mit dem bioelektrischen Fokus gleichzusetzen ist, sondern der Herd sehr oft im angrenzenden, anscheinend normalen Gebiet zu suchen ist. Dadurch erklären sich die unbefriedigenden Resultate mancher Hirnnarbenexzisionen. Man muß also bei der CoG. nicht bloß das verändert aussehende Rindengebiet, sondern auch dessen Umgebung mit den Elektroden abtasten und je nach Befund dann Art und Ausdehnung des chirurgischen Eingriffes bestimmen.

Fehlte ein makroskopischer Befund, war man früher allein auf das Ergebnis faradischer Rindenreizungen angewiesen. Erst die ECoG. ermöglicht die genaue Lokalisation eines Herdes und bestimmt damit Ort, Art und Ausmaß der notwendigen Eingriffe. Unsere Erfahrungen zeigen, daß diese besonders bei der Temporallappenresektion möglichst ausgiebig sein sollen. Liegt der Herd nahe dem Pol, werden alle drei Temporalwindungen und Teile der basalen Rinde im Bereich des vorderen und mittleren Drittels reseziert. Bei Herden weiter okzipitalwärts sind die Erfolgsaussichten von vornherein ungünstig. An weiteren hierher gehörenden Eingriffen führten wir eine Rindenexzision im Bereich des Daumenbeugefeldes bei einer Reflexepilepsie durch, weiter Rindenunterschneidungen und nach dem Beispiel von Tönnis Faserdurchtrennungen im Bereich der Hirnpole.

Bei allen derartigen Eingriffen scheint es uns sehr wichtig, die Patienten und deren Angehörige vorher auf die bestehenden Erfolgschancen aufmerksam zu machen, besonders angesichts der oft gefärbten Berichte in den illustrierten und sonstigen Blättern. Auch auf die Notwendigkeit der weiteren regelmäßigen medikamentösen Nachbehandlung muß immer wieder hingewiesen werden.

Abschließend noch einige Bemerkungen zur Technik: Nach Trepanation und Eröffnung der Dura werden die Elektrodenhalter — bei uns drei — am Knochenrand befestigt und die sechs beweglichen Elektroden unter leichtem Druck mit der Hirnoberfläche in Kontakt gebracht. Meist werden mehrere lineare Ableitungen, womöglich auch senkrecht zueinander, notwendig sein. Nach Bestimmung des Herdes werden die Elektroden zurückgeschwenkt, der chirurgische Eingriff durchgeführt und danach eine Kontrolle mit Ableitungen aus dem Wundbett und vom Rand der Hirnwunde abgenommen. Je nach deren Ergebnis kann dann noch weiteres pathologisch reagierendes Gewebe fortgenommen werden. Zur Provokation eines Herdes verwendeten wir zuerst mit Cardiazol getränkte Watteläppchen, die auf die herdverdächtige Stelle gelegt werden. Statt Cardiazol nehmen wir nunmehr Prostigmin und Azetylcholin, wobei vorher nach dem Beispiel von Chatfield und Purpura die entsprechende Rinde atropinisiert wird.

Sie sehen also, daß die Methode den Patienten in keiner Weise belastet. Grundbedingung ist allerdings genügend Zeit. In einem gehetzten Operationsbetrieb wird die ECoG. zu keinem befriedigenden Erfolg führen.

Zusammenfassend handelt es sich bei der ECoG. um eine Methode, die es erlaubt, die chirurgische Bekämpfung der Epilepsie in den dazu geeigneten Fällen gezielter und damit erfolgreicher als bisher zu gestalten. Die Möglichkeit einer Kontrolle während der Operation ist hierbei sehr wesentlich.

Aussprache: Hr. Dr. J. Kugler (Bad Ischl): Demonstration von Elektrokortikogrammen, wie sie zur Lokalisation von epileptogenen Herden unter dem Einfluß verschiedener Pharmaka und zur Kontrolle der Herdexzision abgeleitet wurden.

Die Tetanie des Erwachsenen

Von

Hans Jesserer

Wien

Als F. Corvisart 1852 die Bezeichnung „Tetanie“ in die medizinische Terminologie einführte, konnte er gewiß nicht ahnen, welche Schwierigkeiten es 100 Jahre später bereiten würde, sich über den Inhalt dieses Begriffes und die sich daraus ergebenden diagnostischen und therapeutischen Folgerungen zu verständigen. Und doch ist es heute so, daß kaum ein anderes Gebiet der menschlichen Pathologie derartige Differenzen der Meinungen aufweist, wie gerade das der Tetanie des Erwachsenen. Der Grund hierfür liegt in den Wandlungen, die die Vorstellungen vom Wesen dieses Leidens im Laufe der Zeit durchmachten, und man muß diese kennen, um die gegenwärtige Situation zu verstehen.

Am Anfang dieser Entwicklung steht die Beschreibung eines bis dahin beim Erwachsenen kaum bekannten Krankheitsbildes, das durch mehr oder weniger schmerzhafte, intermittierende, bilaterale, tonische Muskelkrämpfe eigenartiger Koordination bei freibleibendem Bewußtsein gekennzeichnet war. Da man über seine Ursache nichts wußte, bezeichnete man es zunächst rein deskriptiv als „intermittierenden Tetanus“ und legte damit die Betonung auf den anfallsmäßigen Charakter dieses Krampfleidens sowie auf die maßgebliche Beteiligung der Skeletmuskulatur. Die Benennung „Tetanie“[1] ergab sich, als zunehmende Erfahrung es offenkundig werden ließ, daß es sich hierbei nicht bloß um irgend eine beiläufige pathologische Entäußerung, sondern um ein mehr minder wohlumrissenes Erscheinungsbild handelte, über dessen Ursprung zwar auch weiterhin keine exakte Aussage möglich war, daß sich aber durch seine charakteristische Phänomenologie doch recht klar erfassen ließ.

Die nächste Etappe wurde durch die Erkenntnis bestimmt, daß ein solcher Zustand auch im Gefolge von Schilddrüsenoperationen in Erscheinung treten kann und dabei auf eine traumatische Schädigung des Epithelkörperchenapparates zurückzuführen ist. Als sich weiters zeigte, daß die klinischen Manifestationen dieser Tetanie über eine Verminderung des Blutkalkgehaltes zustande kamen und durch eine Normalisierung desselben zu beseitigen waren, wurde eine entsprechende Behandlung auch für andere inzwischen bekanntgewordene Tetanieformen, wie etwa die Tetanie bei Infektionen und Intoxikationen, die „Kindertetanie", die „Maternitätstetanie" oder die „idiopathische Tetanie", empfohlen, und als eine solche tatsächlich in vielen Fällen von Erfolg begleitet war, daraus der allgemeine Schluß gezogen, daß jede Tetanie, gleichgültig, ob spontan oder postoperativ auftretend, in einer derartigen Nebenschilddrüseninsuffizienz bzw. in dem sich daraus ergebenden Kalkmangel ihre Ursache habe[2].

Die Folge davon war, daß nunmehr Tetanie, Nebenschilddrüseninsuffizienz und Kalkmangel als mehr minder identische Begriffe gleichgesetzt wurden. Man schloß aus der Uebereinstimmung des klinischen Bildes auf eine Gleichartigkeit der Aetiologie und sah im Erfolg einer blutkalksteigernden Therapie den Beweis für die Richtigkeit dieser Auffassung. Ja, man ging in der Folgezeit sogar noch weiter. Als man erkannte, daß bei einer chronischen Nebenschilddrüseninsuffizienz auch außerhalb der typischen Krampfanfälle ein abnormer Zustand vorlag, der durch eine Reihe von subjektiven Beschwerden und gewissen nervösen Uebererregbarkeitserscheinungen gekennzeichnet war, nannte man diesen „latente Tetanie". Man meinte damit in Wahrheit eine latente Nebenschilddrüseninsuffizienz, nahm aber bald eine solche Störung auch dort als gegeben an, wo sich ein solches Zustandsbild auch ohne eine entsprechende Operation und ohne eine nachweisbare Veränderung des Blutkalkgehaltes entwickelt hatte, einfach darum, weil sich auch hier in vielen Fällen durch eine Kalziummedikation eine gewisse Besserung erzielen ließ. Man stützte sich dabei zwar zunächst noch auf ein zumindest zeitweiliges Auftreten charakteristischer tetanischer Krampferscheinungen; in der Folge vertrat man jedoch immer mehr den Standpunkt, daß solche hierzu gar nicht notwendig seien, ja daß es sogar durchaus verfehlt wäre, eine derartige Forderung zu erheben, da man hierbei viel häufiger als den typischen Phänomenen Klagen über Müdigkeit, Leistungsinsuffizienz und eine gesteigerte nervöse Erregbarkeit sowie über Parästhesien, Herzklopfen oder Kopfschmerzen begegne und deshalb darauf ein größeres Gewicht gelegt werden müsse, als auf Muskelkrämpfe oder eine Hypokalzämie[3,4,5]. So gelangte man von der „latenten" zur „larvierten Tetanie"[6] und charakterisierte diese als ein Krankheitsbild, das im Einzelfall ebenso durch stenokardische wie durch migräneartige oder asthmatoide Beschwerden gekennzeichnet sein kann und für das Typische gerade das Atypische einer Tetanie im üblichen Sinne sei. Damit erlangte die ursprünglich recht eng begrenzte Vorstellung von einem Krampfleiden bestimmter Prägung eine Ausweitung, die es gestattete, die verschiedenartigsten nervösen oder spasmophilen Erscheinungen in diesen Begriff miteinzubeziehen und schließlich dazu führte, daß alles als Symptom einer Tetanie bzw. einer Nebenschilddrüseninsuffizienz angesprochen werden konnte, was sich durch eine Kalziuminjektion oder eine A. T. 10-Medikation beeinflussen ließ[7,8].

Ein solches Vorgehen ist sicherlich völlig unberechtigt. Alle heute vorliegenden Erfahrungen weisen vielmehr darauf hin, daß das von Corvisart als „Tetanie" bezeichnete Erscheinungsbild nicht eine Erkrankung sui generis, sondern lediglich ein bestimmtes klinisches Syndrom darstellt, das verschiedenen Ursachen entspringen und auf verschiedenen Wegen zustande kommen kann. „Tetanie" besagt somit nicht mehr — aber auch nicht weniger —, als etwa die Bezeichnung „Fieber", und dieser Ausdruck kann deshalb sinngemäß nur in Verbindung mit Krankheitsbildern verwendet werden, bei denen das Auftreten des tetanischen Syndroms ein charakteristisches Merkmal darstellt, nicht aber dort, wo ein solches nie in Erscheinung tritt. Eine „latente" oder „larvierte" Tetanie gibt es ebensowenig wie ein „latentes" oder „larviertes" Fieber, und der eine wie der andere Begriff wird sinnwidrig, wenn man ihn seines wesentlichsten Kennzeichens beraubt.

Wenn man deshalb heute von verschiedenen „Tetanieformen" oder „tetanischen Erkrankungen" spricht, dann muß man sich dabei im klaren sein, daß Unterschiede wohl in der verschiedenen Ursache und in der darauf beruhenden Detailsymptomatologie bestehen, nicht jedoch in der „Tetanie" an sich, die ein stets gleichartiges Phänomen darstellt, das im großen tetanischen Krampfanfall seinen klassischen Ausdruck findet. Ein solcher beginnt nach mehr oder weniger charakteristischen Prodromen mit Krämpfen in den Händen, wobei die Finger gestreckt und der Daumen nach innen gezogen ist, erfaßt sodann die Arme, die sich zur sogenannten „Pfötchenstellung" abwinkeln, ergreift als nächstes die Muskulatur der Brust und der Beine, wobei diese gestreckt und die Füße plantarwärts gedreht werden, und zieht schließlich auch die Gesichtsmuskulatur mit ein, die sich zu einer mehr oder weniger charakteristischen Grimasse zusammenkneift. Diese Krampferscheinungen werden in der Regel von Mißempfindungen, wie Taubheitsgefühl, Ameisenlaufen oder Schmerzen begleitet, und die ihnen zugrunde liegende abnorme nervöse Erregbarkeit ist in vielen Fällen auch außerhalb der Anfälle in Form des sogenannten Chvostekschen, Trousseauschen und Erbschen Phänomens nachweisbar.

Diese charakteristische Prägung verdankt das tetanische Syndrom offenkundig einer ganz bestimmten nervösen Koordination, deren Mechanismus jedem Menschen eingeboren ist und deshalb unter gewissen Bedingungen auch bei völlig gesunden Individuen zum Auftreten episodenhafter tetanischer Erscheinungen führen kann. Es stellt somit eine pathophysiologische Reaktion dar, die dadurch zustande kommt, daß ein unspezifischer Reiz auf das präformierte nervöse System in einer Intensität einwirkt, die das zur kritischen Zeit bestehende Maß seiner Toleranzschwelle übertrifft. Je nach der Häufigkeit dieser pathogenen Kombination bleibt es beim einzelnen tetanischen „Gelegenheitsanfall", den auch jeder Gesunde produzieren kann, oder es kommt zur Entwicklung einer richtigen Tetanie im Sinne eines Leidens von Krankheitswert. Ein solches kann aber wiederum sowohl durch eine primäre Erregbarkeitssteigerung der entsprechenden zentralnervösen Areale, wie auch durch eine sekundäre Beeinflussung dieser Stellen infolge humoraler Veränderungen, toxischer Einflüsse oder zerebraler Störungen organischer oder funktioneller Art bedingt sein.

Das erste ist bei der idiopathischen Tetanie der Fall, jener Tetanieform, die keine andere Störung als die typischen Krampfanfälle aufweist, das zweite bei jenen Krankheitsbildern, bei denen die tetanischen Erscheinungen lediglich ein Symptom einer erfaßbaren Grundkrankheit darstellen. Hierher gehört die Tetanie auf der Basis einer Nebenschilddrüseninsuffizienz, von Magen-Darmstörungen, einer Rachitis, einer neurotischen Hyperventilation, von Vergiftungen sowie von funktionellen oder organischen Hirnveränderungen. Dieser pathogenetische Unterschied hat auch eine große praktische Bedeutung: bei der idiopathischen Tetanie ist die „Tetanie" die einzige Krankheit; hier kann sich die Therapie mit der Bekämpfung der Krampferscheinungen begnügen. Bei den symptomatischen Tetanieformen ist die Tetanie hingegen eine zweite Krankheit, und hier muß deshalb unabhängig von der Schwere und der Frequenz der Anfälle die Grundstörung, d. h. die Nebenschilddrüseninsuffizienz, die Rachitis, die Magen-Darmstörung, die Psychoneurose oder etwa der Hirntumor zu behandeln versucht werden. Läßt sich dies erfolgreich durchführen, dann verschwindet die Tetanie von selbst; kümmert man sich bei einer chronischen Nebenschilddrüseninsuffizienz aber nur um die Anfälle, etwa indem man bei solchen Anlässen Kalzium injiziert, dann wird der Kranke im Laufe der Zeit unausweichlich irreparable Schädigungen, wie eine Katarakt oder zerebrale Veränderungen, davontragen[9].

Daraus ergibt sich die Notwendigkeit, nicht nur die wahre Tetanie von Krampfzuständen anderer Art zu trennen, sondern auch innerhalb der tetanischen Erkrankungen selbst eine Unterscheidung zu treffen, die eine entsprechende prognostische und therapeutische Beurteilung ermöglicht. Ein Weg hierzu ist durch die Tatsache gegeben, daß sich die durch das Auftreten des tetanischen Syndroms beim Erwachsenen gekennzeichneten Krankheitsbilder grob schematisch in zwei Gruppen teilen lassen, nämlich in die mit und in die ohne eine Verminderung des Blutkalkgehaltes einhergehenden Zustände dieser Art.

Die tetanischen Erkrankungen des Erwachsenen

A. **Hypokalzämische Formen:**
- **parathyreogene Tetanie**
- **enterogene Tetanie**
- **Tetanie bei Vergiftungen mit blutkalkfällenden Agenzien**

B. **Normokalzämische Formen:**
- **tetanische Gelegenheitsanfälle**
- **idiopathische Tetanie**
- **Hyperventilationstetanie**
- **Magentetanie**
- **Tetanie bei Intoxikationen und Infektionen**
- **Tetanie bei organischen Hirnprozessen**
- **psychogene Krampfanfälle unter dem Bilde einer Tetanie**

Zur weiteren diagnostischen Aufschlüsselung sind sowohl die Anamnese als auch die klinische Detailsymptomatologie, aber auch die Art und die Häufigkeit der neuromuskulären Phänomene entsprechend zu berücksichtigen. Dabei ergeben sich im einzelnen folgende Verhältnisse[10]:

Die parathyreogene Tetanie beruht auf einer akuten oder chronischen, temporären oder permanenten Nebenschilddrüseninsuffizienz und ist in jedem Falle durch eine Mineralstoffwechselstörung gekennzeichnet, die in einer Hypokalzämie und Hyperphosphatämie sowie in einer Verminderung der Kalkausscheidung im Harn ihren Ausdruck findet. Diese humorale Veränderung übt einen erregbarkeitssteigernden Einfluß auf das gesamte Nervensystem aus, und dieser ist deshalb in der Regel auch außerhalb der tetanischen Krampfanfälle in Form eines mehr oder weniger ausgeprägten Chvostekschen, Trousseauschen oder Erbschen Phänomens, zumeist aber auch in entsprechenden elektroencephalographischen[11] und elektrokardiographischen[12] Befunden nachweisbar. Bei längerem Bestehen führt sie weiter zu charakteristischen Veränderungen an den Fingernägeln, an den Haaren, an den Augenlinsen, im Gehirn[13,14,15,16] und am Skelet[14 17], und diese sind nicht nur diagnostisch von Bedeutung[9], sondern fallen auch prognostisch ins Gewicht, da sie jedem derartigen Kranken drohen, wenn er nicht entsprechend behandelt wird[14].

Eine Sonderform dieser Störung, über deren Häufigkeit die Meinungen noch auseinandergehen[18,19], ist der sogenannte Pseudohypoparathyreoidismus[20], ein wahrscheinlich zumeist anlagemäßig bedingtes Leiden, das sich von der echten Nebenschilddrüseninsuffizienz dadurch unterscheidet, daß die Inkretproduktion dabei an sich normal vonstatten geht, deren Wirkung aber durch eine tubuläre Nierenveränderung verhindert wird. Klinisch ist diese Form von einer lang dauernden kryptogenetischen Nebenschilddrüseninsuffizienz[14] im allgemeinen kaum zu unterscheiden.

Die Behandlung der parathyreogenen Tetanie besteht in einer Normalisierung und Normalerhaltung des Blutkalkspiegels durch eine entsprechende Medikation von Dihydrotachysterin (Calcamin, A. T. 10) oder Vitamin D[9,21].

Die enterogene Tetanie[22] entwickelt sich auf der Basis von Darmresorptionsstörungen, die einen dauernden Mineral- und Vitaminverlust zur Folge haben. Wird dieser nicht in irgend einer Form kompensiert, dann kommt es zu einem allmählichen Absinken des Kalkgehaltes im Blut und in weiterer Folge zu einer Steigerung der neuromuskulären Erregbarkeit, die sodann zum Auftreten der tetanischen Phänomene Anlaß gibt. Infolge der andersartigen Genese ist auch die Detailsymptomatologie dieser Tetanieform von der der parathyreogenen Tetanie verschieden: so besteht bei ihr neben einer zumeist recht tiefen Hypokalzämie auch eine Hypophosphatämie, meist aber auch andere Mangelerscheinungen, wie etwa eine Hemeralopie, eine Hypoprothrombinämie, eine asiderotische oder megalozytäre Anämie oder eine Osteomalazie. Der Allgemeinzustand solcher Kranker ist infolge der Darmerkrankung zumeist erheblich reduziert, und auch ihr Bluteiweiß-, Blutfett- und Serumeisengehalt ist in der Regel mehr oder weniger stark vermindert. Veränderungen an den Fingernägeln und Haaren kommen auch bei dieser Tetanieform vor, hingegen werden die Augenlinsen zumeist frei von solchen gefunden, da die Dauer der Hypokalzämie im allgemeinen für deren Entwicklung nicht lang genug ist. Veränderungen des Skelets sind häufig, jedoch grundsätzlich anderer Art, als bei einer chronischen Nebenschilddrüseninsuffizienz: während diese nämlich zu einer Osteosklerose führt[14, 17], ist die enterogene Tetanie durch eine mehr oder weniger hochgradige Osteoporose mit oder ohne eine gleichzeitige Osteomalazie gekennzeichnet.

Durchfälle können mit häufigen, voluminösen Stühlen das klinische Bild charakterisieren, aber auch erst nach einer stärkeren Fettbelastung in Erscheinung treten[22].

Die Bedeutung der Differenzierung der enterogenen von der parathyreogenen Tetanie liegt in der Verschiedenheit ihrer Behandlung: hier muß die Darmstörung bekämpft sowie die fast immer vorhandene Hypoproteinämie beseitigt werden, ehe eine blutkalksteigernde Medikation überhaupt Aussicht auf Erfolg hat. Eine solche kann aber wiederum nicht ohneweiters mittels der üblichen Dihydrotachysterin- oder Vitamin D-Präparationen erfolgen, da diese als ölige Lösungen kaum resorbiert werden und auch vielfach zu einer Verschlechterung der Darmstörung führen. Hier ist vielmehr die Gabe alkoholischer Vitamin D-Lösungen (z. B. Vi-De/Wander, • Sol. alcohol. superconcentr.)[23] oder allenfalls eine intravenöse oder intramuskuläre Zufuhr von Vitamin D in wässeriger Form[24] die Therapie der Wahl.

Die Tetanie bei Oxalat- oder Fluoridvergiftung, wie sie als Suizid, Unfall oder gewerbliche Schädigung verschiedentlich zur Beobachtung gelangte[25, 26, 27], ist ebenfalls durch eine Verminderung des Blutkalkgehaltes gekennzeichnet. Ein solches Krankheitsbild ist immer als ernst zu bewerten, und alle bisher bekanntgewordenen Fälle dieser Art nahmen einen tödlichen Ausgang. Eine Behandlung kann in einer reichlichen intravenösen und peroralen Kalziumzufuhr erfolgen, doch sind deren Aussichten bei schon vorhandenen Krämpfen zumeist recht gering.

Zum Unterschied von den bisher genannten Krankheitsbildern weisen die normokalzämischen Tetanieformen keine Veränderung im Serumkalk- und -phosphorgehalt sowie in der Kalkausscheidung im Harn auf, und sie sind von diesen auch dadurch verschieden, daß bei ihnen trophische Störungen, wie Katarakt oder Haar- und Nagelveränderungen, niemals in Erscheinung treten. Auch hat die Zufuhr von Kalzium begreiflicherweise dabei keine so prompte krampflösende Wirkung wie bei den hypokalzämischen Tetanieformen, und eine Behandlung mit blutkalksteigernden Medikamenten nur den Wert einer unspezifischen sedativen Beeinflussung[23]. Die richtige Erkennung der individuellen Ursache ist deshalb auch bei diesen Tetanieformen von größter praktischer Bedeutung.

Hierher gehören zunächst die tetanischen Gelegenheitsanfälle. Darunter sind Krampfanfälle zu verstehen, die zwar alle Kennzeichen der tetanischen aufweisen, jedoch nur infolge einer einmaligen Kombination von Umständen bei einem im übrigen neurologisch nicht als krank zu bezeichnenden Individuum zustande kommen. Typische Anlässe hierzu sind etwa: eine adrenalinhaltige Injektion beim Zahnarzt, Magen- oder Duodenalsondierungen, schwere seelische Emotionen, Herzrhythmusstörungen, otologische Untersuchungen, stark wirkende Genußmittel usw. Das diagnostische Kriterium solcher Zustände ist ihr episodenhaftes Auftreten ohne bleibenden Krankheitswert. Eine Behandlung ist deshalb entweder von vornherein überflüssig oder sie kann sich auf blande symptomatische Maßnahmen beschränken. Voraussetzung hierfür ist freilich, daß die Bewertung eines solchen Anfalles richtig ist und in ihm nicht etwa ein erstes Zeichen einer bedeutungsvollen Grundstörung, wie etwa einer Nebenschilddrüseninsuffizienz, vorliegt.

Als idiopathische Tetanie bezeichnen wir[28] jene Tetanie, die allein durch das immer wiederkehrende Auftreten tetanischer Krampfanfälle gekennzeichnet ist, jedoch keine ursächliche Grundstörung erkennen läßt. Sie beruht unseres Erachtens auf einer primären Erregbarkeitssteigerung jenes zentralnervösen Mechanismus, der für das Zustandekommen des charakteristischen Syndroms verantwortlich ist[29,30], und die Blutmineralverhältnisse sind deshalb dabei immer — auch während der Anfälle — normal, ja der Blutkalkgehalt bewegt sich sogar eher an der oberen Grenze der Norm. Das gleiche ist hinsichtlich der Kalkausscheidung im Harn der Fall, was unter Verwendung der sogenannten Sulkowitch-Probe[10] zur raschen Orientierung herangezogen werden kann. Infolge der primär nervösen Genese sind dabei mitunter auch die Krampfphänomene an den beiden Körperhälften verschieden stark ausgeprägt, ja sie können in seltenen Fällen sogar nur einseitig in Erscheinung treten und so zum Bilde einer Hemitetanie führen. Für die idiopathische Tetanie ist es ferner charakteristisch, daß ein Chvosteksches oder Trousseausches Phänomen oft nicht auslösbar ist, wahrscheinlich deshalb, weil eine periphere Nervenübererregbarkeit dabei nicht besteht.

Von diesem Leiden wird seit langem behauptet, daß es vorzugsweise Männer bestimmter Berufe erfasse, und ein alter Name hierfür ist die Bezeichnung „Schusterkrampf". Dies trifft jedoch in Wirklichkeit nicht zu, sondern auch die idiopathische Tetanie findet sich, wie alle Erkrankungen dieser Art, überwiegend bei Frauen. Sie befällt zumeist die jüngeren Altersklassen, setzt in der Regel völlig unmotiviert ein und verschwindet nach kürzerem oder längerem Bestehen ebenso spontan, wie sie gekommen ist. Die Anfälle, die, wie bei allen Tetanieformen, zu gewissen Lebensphasen und Jahreszeiten gehäuft auftreten, entsprechen in jeder Hinsicht dem charakteristischen tetanischen Syndrom; sie sind jedoch oft von Erscheinungen begleitet, die man bei anderen tetanischen Krankheitsbildern nicht findet. Solche sind z. B. ein eigenartiges Zwangsweinen oder ein Zittern, ähnlich einem Schüttelfrost, sowie nicht selten eine auffallende Schmerzlosigkeit der Muskelkrämpfe. Trophische Störungen, wie Kataraktbildung oder zerebrale Spätveränderungen, sind bei dieser Krankheit nicht zu befürchten. Dennoch ist die idiopathische Tetanie hinsichtlich der Beeinträchtigung der Arbeitsfähigkeit anders zu beurteilen, als etwa die parathyreogene Tetanie, da es eine spezifische Behandlung derselben bislang nicht gibt. Man muß sich deshalb dabei in der Regel mit sedativen Maßnahmen begnügen, bis die Krampfanfälle eines Tages von selbst wieder ausbleiben.

Die Hyperventilationstetanie. Durch eine entsprechend lang dauernde Ueberatmung kann infolge des dadurch verursachten Kohlensäureverlustes fast bei jedem Menschen ein tetanischer Krampfzustand hervorgerufen werden. Manche Individuen neigen nun infolge einer psychoneurotischen Störung zur anfallsmäßigen Hyperventilation, wobei gleichzeitig der entsprechende nervöse Mechanismus so gebahnt ist, daß regelmäßig ein ausgeprägter tonischer Skeletmuskelkrampf in Erscheinung tritt. Dies ist die echte Hyperventilationstetanie, ein an sich harmloser, klinisch jedoch zumeist recht eindrucksvoller Zustand, da er bis zum schwersten Opisthotonus führen kann. Man erkennt diese Tetanieform am leichtesten am Verhalten des Kranken im Hyperventilationsversuch: wenn man nämlich ein gesundes oder an einer anderen Tetanieform leidendes Individuum zur forcierten Atmung anhält, dann bedarf es wegen der damit verbundenen Anstrengung und Mißempfindung in der Regel einer ständigen Ermunterung; hingegen genügt bei der Hyperventilationstetanie hierzu zumeist eine einmalige Aufforderung, ja, unter Umständen schon ein bestimmtes Gesprächsthema, um die Hyperventilation in Gang zu bringen, der dann nicht mehr Einhalt zu gebieten ist, bis ein schwerer Krampfzustand oder eine reflektorische Apnoe sie von selbst unterbricht. Dieses Verhalten ist so charakteristisch, daß eine Verwechslung mit einer anderen Tetanieform kaum möglich ist, wenn man es einmal beobachtet hat.

Die Therapie der Hyperventilationstetanie besteht im Anfall in einem Unterdrücken des Atmens, außerhalb desselben in einer entsprechenden Aufklärung der Kranken über die Entstehung ihrer Krampferscheinungen oder bei schwereren Fällen in einer geeigneten Psychotherapie.

Tetanie bei Intoxikationen und Infektionen. Verschiedenartigste Gifte können durch eine entsprechende zerebrale Erregbarkeitssteigerung eine Tetanie verursachen. Ein typisches solches Gift ist z. B. das Guanidin, das wegen dieser Eigenschaft sogar eine Zeitlang als das „Tetaniegift" überhaupt angesehen wurde[31,32]. Aber auch andere organische oder anorganische Substanzen können tetanigen wirken. Tetanische Krampfzustände können deshalb bei den verschiedensten exogenen oder endogenen Intoxikationen in Erscheinung treten, doch muß betont werden, daß hierbei Krampfanfälle eklamptischer Art (synchrone, tonisch-klonische Krämpfe mit Bewußtseinsverlust, jedoch ohne retrograde Amnesie und nachfolgendes Schlafstadium) im allgemeinen häufiger sind.

Die meisten dieser Gifte wirken primär nur erregbarkeitssteigernd und für sich allein noch nicht krampfauslösend, manche von ihnen führen aber auch zu encephalitischen Veränderungen und leiten damit pathogenetisch zu den tetanischen Erscheinungen bei oder nach Infektionen über. Hier kommt es zu Hirnveränderungen, die schon im Stadium ihres Entstehens oder nach ihrer narbigen Ausheilung eine tetanigene Reizquelle abgeben können[33]. Das gleiche gilt für Hirnverletzungen und andere organische Hirnprozesse, wie etwa Tumoren im Bereiche des Stammhirns, die ebenfalls die Ursache einer Tetanie sein können[34,35,36]. Die Behandlung solcher Zustände muß sich begreiflicherweise nach der Art der Grundkrankheit richten.

In diese Gruppe ist wahrscheinlich auch die echte Graviditätstetanie einzureihen, d. h. jenes tetanische Krankheitsbild, das nur während einer Schwangerschaft in Erscheinung tritt und durch diese allein verursacht wird[28]. Sie ist wahrscheinlich außerordentlich selten und vermutlich ein Sonderfall einer Schwangerschaftstoxikose. Wenn sie auftritt, ist sie immer ernst zu beurteilen und mit Sicherheit nur durch eine Schwangerschaftsunterbrechung zu beherrschen.

Die erstmals von Kussmaul[37] beobachtete Magentetanie entwickelt sich auf der Basis schwererer Störungen des Säure-Basen- und Wasserhaushaltes infolge anhaltenden Erbrechens oder zu reichlicher Magenspülungen und stellt einen oft lebensgefährlichen Zustand dar. Die Behandlung dieses heute glücklicherweise überaus seltenen Krankheitsbildes besteht in einer reichlichen intravenösen Kochsalzzufuhr sowie in einer Beseitigung der Magenstörung oder des Erbrechens.

Die gelegentlich unter dem Bilde einer Tetanie in Erscheinung tretenden psychogenen Anfälle schließlich sind Krampfzustände, die in vielen Einzelheiten eine idiopathische Tetanie imitieren, pathogenetisch jedoch nichts mit dem echten tetanigenen Reaktionsmechanismus zu tun haben, sondern psychisch bedingt sind. Sie werden im allgemeinen als „hysterische Krampfanfälle" oder auch als Pseudotetanie bezeichnet, und es herrscht die Meinung, daß sie leicht als solche zu erkennen sind. Diese Ansicht ist — zumindest in dieser allgemeinen Form — sicher unrichtig. Die Trennung psychogener von echt tetanischen Krampfanfällen ist im Gegenteil zumeist eine recht schwierige Aufgabe und stets nur auf Grund entsprechender Erfahrung möglich. Als allgemeine Richtlinie kann jedoch folgendes gelten:

Die Tetanie ist ein Krampfphänomen, das seine Entstehung einer ganz bestimmten zentralnervösen Koordination verdankt, und darum in ihren wesentlichen Merkmalen immer gleichartig; psychogene Krampfanfälle sind hingegen Ausdrucks- oder Reproduktionshandlungen bestimmten Gefühlsinhaltes und deshalb je nach dessen Färbung von Fall zu Fall verschieden. Tonische Skeletmuskelkrämpfe mit einer für eine Tetanie ungewöhnlichen Phänomenologie, wie z. B. einem blitzartigen Zusammenschnellen, geballten Fäusten, nach rückwärts gedrehten Armen, gebeugten Knien usw., sind deshalb immer als psychogen verdächtig und erweisen sich bei eingehender Beobachtung auch zumeist als solche. Schwierigkeiten bereiten jedoch oft jene hysterischen Krampfanfälle, die in jedem Detail einer Tetanie gleichen oder sich nur durch das psychische Gehaben von dieser unterscheiden. Hier ist folgendes Verhalten charakteristisch: echte tetanische Manifestationen bleiben auch in einer Narkose bestehen, während deren psychogene Imitationen mit dem Verlust des Bewußtseins prompt verschwinden. Wir machen deshalb bei entsprechenden Fällen von dieser Prüfung immer Gebrauch.

Die sinngemäße Behandlung derartiger Zustände ist eine psychische Einflußnahme, doch sind deren Erfolgsaussichten nach unseren Erfahrungen im allgemeinen recht gering. Wir halten es deshalb nicht für berechtigt, solche Krampfattacken als „nur hysterisch“ abzutun: zieht man die heute bei anderen Krampfkrankheiten erzielbaren Erfolge in Betracht, dann gelangt man vielmehr zur Ueberzeugung, daß gerade die psychogenen Krampfanfälle das therapeutisch schwierigste Kapitel dieser ganzen Krankheitsgruppe darstellen.

Es war im Rahmen dieses auf das Prinzipielle ausgerichteten Referates begreiflicherweise nicht möglich, alle Probleme der Tetanie des Erwachsenen zu erörtern. Ich hoffe Ihnen aber zumindest einen Ueberblick vermittelt zu haben, der Ihnen die Beurteilung eines solchen Leidens zu erleichtern vermag.

Literatur: [1] Corvisart, F.: De la contracture des extrémiés ou tétanie chez l'adulte; Thése de Paris. 1852. — [2] Falta, W.: Die Erkrankungen der Blutdrüsen. Berlin 1913. — [3] Fünfgeld, E.: Die tetanischen Erkrankungen des Erwachsenen. Leipzig 1943. — [4] Laubenthal, F.: Dtsch. med. Wschr., 1948, S. 187. — [5] Meyer, W. C.: Dtsch. med. Wschr., 1951, S. 1360. — [6] Essen, K. H.: Dtsch. med. Wschr., 1953, S. 402. — [7] Hufschmid, W. und Hufschmid-Heim, A.: Münch. med. Wschr., 1952, S. 1024; Zahnärztl. Rundschau, 1952, H. 14. — [8] Riml, O. und Tscherne, E.: Dtsch. med. Wschr., 1953, S. 1429. — [9] Jesserer, H.: Praxis (Bern), 1950, S. 386. — [10] Derselbe: Klin. Med. (Wien), 6 (1951), 6. — [11] Gotta, H.

und Odoriz, J. B.: J. clin. Endocrinol., 1948, S. 674. — [12] Jesserer, H. und Tölk, R.: Arch. Kreislaufforsch., 42 (1953), 13. — [13] Camp, J. D.: Radiology, 49 (1947), 568. — [14] Jesserer, H.: Dtsch. med. Wschr., 1951, S. 1552. — [15] Sugar, O.: A. M. A. Arch. Neurol. Psychiatr., 70 (1953), 86. — [16] Grant, D. K.: Quart. J. Med. 22 (1953), 243. — [17] Achenbach, W. und Böhm, A.: Fortschr. Röntgenstr., 79 (1953), 95. — [18] Schüpbach, A. und Courvoisier, B.: Schweiz. med. Wschr., 1949, S. 887. — [19] Martin, E.: Wien. Zschr. inn. Med., 34 (1953), 177. — [20] Albright, F., Burnett, Ch. H., Smith, P. H. und Parson, W.: Endocrinology, 30 (1942), 922. — [21] Jesserer, H.: Wien. klin. Wschr., 1954, S. 711. — [22] Hotz, H. W.: Dtsch. Arch. klin. Med., 187 (1941), 296. — [23] Jesserer, H. und Blacizek, O.: Klin. Med. (Wien), 5 (1950), 95. — [24] Jesserer, H.: Ueber die Wirkungsunterschiede verschiedener Lösungen von Vitamin D_2 und D_3 bei peroraler, intravenöser und intramuskulärer Zufuhr: Wien. klin. Wschr. (im Druck). — [25] Kehrer, E.: Arch. Gynäk., 99 (1913), 372. — [26] Balàzs, J.: Slg. Vergiftungsfälle, 5, C 19 (1934). — [27] Fischer, H.: Dtsch. Arch. ger. Med., 187 (1941), 296. — [28] Jesserer, H.: Klin. Med. (Wien), 4 (1949), 707. — [29] Klotz, H. P. und Borenstein, P.: Sem. des Hôp. Paris, 26 (1950), No. 88. — [30] Contamin, F.: Concours Médical, 1952, S. 3051. — [31] Frank, E.: Klin. Wschr., 1922, S. 305. — [32] Herxheimer, G.: Virchows Arch., 256 (1925), 275. — [33] de Crinis, M.: Dtsch. med. Wschr., 1942, S. 977. — [34] Frankl-Hochwart, L.: Die Tetanie der Erwachsenen. Wien-Leipzig. 1907. — [35] Sioli, F.: Nervenarzt, 11 (1938), 1. — [36] Jenny, F.: Aerztl. Wschr., 1952, S. 742. — [37] Kussmaul, A.: Dtsch. Arch. klin. Med., 6 (1869), 481.

Zur Problematik des Wundstarrkrampfes

Von

Prof. Dr. **Franz Mörl**

Leipzig

Mit 6 Abbildungen

Wer in die äußerst komplizierte Problematik des Wundstarrkrampfes etwas näher eingedrungen ist, dem wird es allmählich klar, daß man mit der bisherigen Art der Fragestellung wie auch der Methodik ihrer Beantwortung auf einem toten Punkt angelangt ist. Die von klinischer Seite mit einem ungeheuren Aufwand betriebene statistische Beweisführung hat sich festgelaufen und führt nicht weiter. Vielleicht überhaupt der erste Forscher, dem dies zum Bewußtsein kam, war Doerr. Bereits 1935 schrieb er: „Daß aber solche Ansichten überhaupt vorgetragen werden können, beweist einerseits, daß zur Zeit keine Lösung existiert, welche Anspruch auf allgemeine Anerkennung haben kann; anderseits, daß man zu erwägen beginnt, ob die befriedigende Erklärung der Phänomene nicht außerhalb des bisherigen traditionellen Rahmens gefunden werden könne." Bisher argumentiert man immer noch mit Hypothesen, als ob es sich um gesicherte Tatsachen handelte. In Wirklichkeit aber sind unsere Kenntnisse über die Pathogenese des Tetanus äußerst dürftig. Wir wissen nur, daß der Tetanus eine durch bestimmte Stäbchen hervorgerufene Infektionskrankheit ist, die in der Wunde selbst nicht in Erscheinung tritt, hingegen ihre Wirkung auf den Körper ausschließlich durch eine Giftbildung der Bakterien hervorruft. Wir kennen aber weder die chemische Struktur des Giftes, noch wissen wir, was aus dem Gift im Körper wird. Das Toxin behält seine Eigenschaften anscheinend nur so lange bei, als es nicht im Gewebe gebunden ist. Offenbar erfährt es dann eine so gründliche Veränderung, daß es sich jedem Nachweis entzieht. Sicher bestehen grundlegende Unterschiede zwischen diesem biologischen Gift und den bekannten Stoffen der Toxikologie. Das geht schon daraus hervor, daß eine bestimmt befristete Mindestanlaufzeit der Wirkungsentfaltung auch durch höchste Dosen nicht herabgesetzt werden kann. Ebenso fehlen uns alle Vorstellungen über das Schicksal des Giftes im Körper, wie auch darüber, ob die Krankheitserscheinungen lediglich durch die Giftwirkung als solche oder indirekt etwa so zustande kommen, daß durch das Toxin pathologische Stoffwechselvorgänge hervorgerufen werden, die dann, unabhängig vom Toxin, ein eigenes Krankheitsbild unterhalten.

Mit diesen Feststellungen stehen wir bereits mitten in der Problematik der Therapie, die seit Behring als angeblich ätiologisch bezeichnet wird. In Wirklichkeit ist dieser Therapie aber nur das unveränderte Toxin zugängig, das in unbekannter Weise veränderte entzieht sich jeder Beeinflussung. In dieser gedanklichen Unzulänglichkeit scheint mir der methodische Fehler der Beurteilung unserer Therapie zu liegen. Wir verstehen jetzt auch, daß alle unsere Behandlungsmaßnahmen sich nur gegen die Symptome der Krankheit richten und deshalb an dem schicksalsmäßigen Ablauf der Krankheit nicht allzuviel ändern können. Trotzdem ist dieser symptomatischen Behandlung die größte Sorgfalt zu widmen.

An neuen Methoden der Therapie stehen uns drei Verfahren zur Verfügung: 1. die Gruppe der Muskelrelaxantien, 2. der künstliche Winterschlaf und 3. die Zellwäsche mit Periston. Zu diesen drei Methoden ist zu sagen, daß ihre spärliche Kasuistik über widersprechende Ergebnisse berichtet. Zweifellos sind die beiden ersten Verfahren geeignet, eine Erleichterung der Situation im einzelnen Krankheitsfalle zu bringen. Aber es darf nicht übersehen werden, daß sie einen komplizierten und differenzierten personellen und materiellen Aufwand erfordern, der nur wenigen Krankenhäusern zur Verfügung steht. Abgesehen von der zweifellos auch nur symptomatischen Natur dieser Methoden kann durch sie das praktische Problem der Therapie kaum gelöst werden, weil mit Rücksicht auf die Gefahren des Transportes eine rationelle Tetanusbehandlung auch in den kleinsten Häusern möglich sein muß. Als theoretisch aussichtsreichste dieser drei Methoden erscheint uns die Zellwäsche, da sie ohne Rücksicht auf die chemische Natur des Agens einen Austausch von der Zelle zum Blut und vom Blut zu den Ausscheidungsorganen bewirken soll. Vom klinischen Standpunkt aus liegt noch kein beurteilungsreifes Erfahrungsgut vor. Bestechend an dieser neuen Methode ist ihre einfache Handhabung.

Ueber den Wert der simultanen Behandlung werden Sie sich bei der Besprechung der Prophylaxe selbst ein Urteil bilden können.

Wenn ich mich gezwungen sah, Ihnen auf Grund eigener Erfahrungen und eines kritischen Studiums des Schrifttums ein recht düsteres Bild unseres therapeutischen Vermögens gegenüber der ausgebrochenen Krankheit vor Augen zu führen, dann gilt dies nicht in gleichem Maße von den Verhütungsmaßnahmen, weil hier ein verläßliches Mittel bereits gefunden wurde. Zunächst müssen wir unterscheiden zwischen der speziellen Prophylaxe des akuten Verletzungsfalles und der Allgemeinprophylaxe. Die erstere ist bis heute nicht befriedigend gelöst. Die Schwierigkeiten liegen in verschiedenen Umständen: 1. Die Gefährdungsstufe nach Berufsgruppen klassifizieren zu wollen, kann im Einzelfalle zu verhängnisvollen Irrtümern durch Unterlassung der Prophylaxe führen. Tatsächlich ist jeder Mensch von der Geburt bis zum Tode in unberechenbarer Weise vom Wundstarrkrampf bedroht. 2. Der Tetanusbazillus löst in der Wunde keinerlei Gewebsreaktion aus, so daß die Tetanusinfektion nie kenntlich wird. 3. Die Toxinbildung kann auch in Wunden vor sich gehen, die keine sogenannten „anaeroben Bedingungen“ bieten, so in glatten Schnittwunden oder in ganz oberflächlichen Abschürfungen. Tatsächlich haben alle Wundformen bereits zu Tetanuserkrankungen geführt. Es muß daher nachdrücklichst davor gewarnt werden, im akuten Verletzungsfalle eine Tetanusprophylaxe zu unterlassen, weil der Verletzte etwa einer „nicht gefährdeten“ Berufsgruppe angehört, oder weil der Arzt der Ansicht ist, daß in der Wunde keine Bedingungen zum Auskeimen der Sporen gegeben sind.

Auf die besonders in den Dreißigerjahren hochgehenden Wogen des Streites zwischen der operativen und der Serumprophylaxe gehe ich nicht ein. Tatsächlich gewährt die operative Wundbehandlung bei den Friedensverletzungen einen weitgehenden Schutz. Unter zehntausenden blutiger Zufallswunden, die seit dem Jahre 1920 in St. Georg in Leipzig behandelt worden sind, brach nach operativer Wundbehandlung und Serumprophylaxe ein einziger Tetanus aus. Da die systematische operative Wundbehandlung heute in den meisten chirurgischen Behandlungsstätten gewohnheitsmäßig betrieben wird, ist mit ihr im Frieden auch ein weitgehender, wenn auch nicht absoluter Schutz gegen den Starrkrampf verbunden.

Nicht ganz so günstig muß die Serumprophylaxe bewertet werden. Sie soll dort nicht unterlassen werden, wo eine operative Wundversorgung nicht möglich ist oder nicht für notwendig angesehen wird. Ihre zeitlich und quantitativ beschränkte Wirksamkeit ist bekannt, ebenso ihre Gefahren. Aus eigenen Untersuchungen am Menschen will

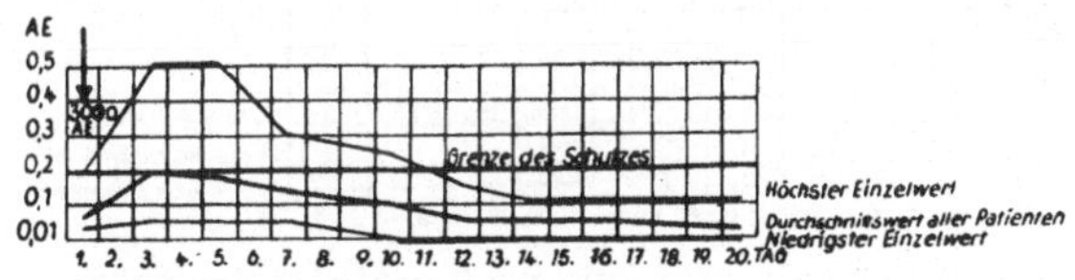

Abb. 1. Verlauf des Antitoxinspiegels im Blute nach passiver Immunisierung mit 3000 AE.

ich dies kurz erläutern. In Tausenden von Versuchen haben wir eine passiv erzeugte Konzentration von 0·2 AE. pro Kubikzentimeter Serum als verläßlichen Schutz gegen den Ausbruch der Krankheit ermittelt. Spritzt man nach der Verletzung die üblichen 3000 AE., dann erzielen wir im Durchschnitt folgende Kurve: Der Schutz erreicht eben die Grenze des Notwendigen für etwa 7 Tage, ist also, quantitativ und zeitlich gesehen, ungenügend.

Die Verhältnisse bessern sich, wenn entweder am 7. Tage nochmals die gleiche Menge Serum verabreicht oder gleich anfangs die dreifache Dosis, also 9000 AE., verabreicht wird. Der Schutz ist dann viel stärker und hält noch die 2. Woche über an. Bei lang anhaltender und reichlicher Toxinbildung kann aber um den 14. Tag herum noch ein Tetanus mit voller Heftigkeit zum Ausbruch kommen und tödlich verlaufen. Das hat K u n t z e n vielfach an der Invasionsfront in Frankreich erlebt und wir selbst mußten die gleiche Beobachtung machen.

Um der Serumprophylaxe eine größere Sicherheit zu verleihen, ziehen wir aus den eben mitgeteilten Untersuchungen am Menschen die Nutzanwendung, lieber entweder 2mal 3000 AE. nach Abb. 2 oder gleich eingangs 9000 AE. nach Abb. 3 zu spritzen.

In diesem Zusammenhang muß ich noch kurz auf den Irrtum der vielfach empfohlenen und auch geübten sogenannten simultanen Serumprophylaxe eingehen. R a -

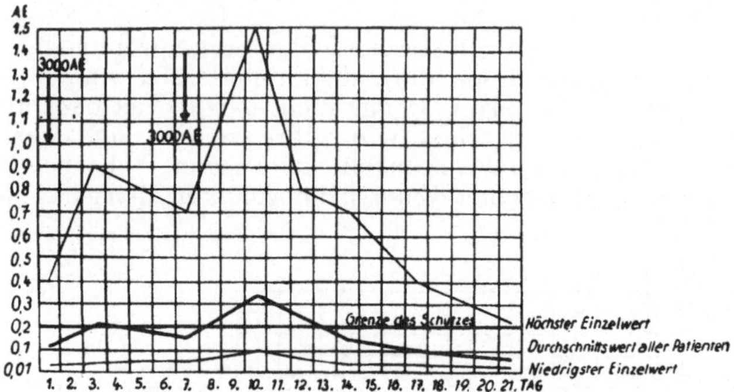

Abb. 2. Antitoxinkurve im Serum nach passiver Schutzimpfung mit je 3000 AE. am 1. und am 7. Tage

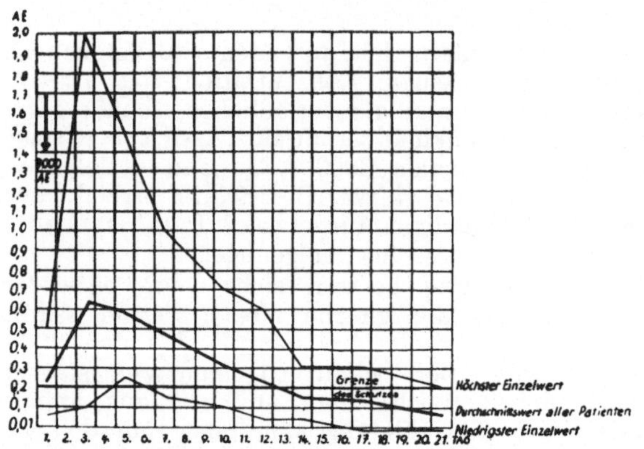

Abb. 3. Verlauf des Antitoxinspiegels im Blute nach einmaliger Injektion von 9000 AE.

m o n und seine Mitarbeiter stellten sich vor, daß man durch eine gleichzeitig eingeleitete aktive Immunisierung den absinkenden passiven Schutz durch den ansteigenden aktiv erzeugten Antitoxinspiegel ablösen könnte. In der Hypothese spielen sich die Vorgänge so ab: Wenn man die beiden Kurven einfach zusammenlegt, entstünde dann ein pausenloser und zeitlich unbegrenzter Schutz. Wie wir jedoch feststellen mußten, sehen die tatsächlichen Vorgänge anders aus. Da sich auch Antitoxin und Toxoid binden, wird der passive Schutz, auf den es ja zunächst einzig

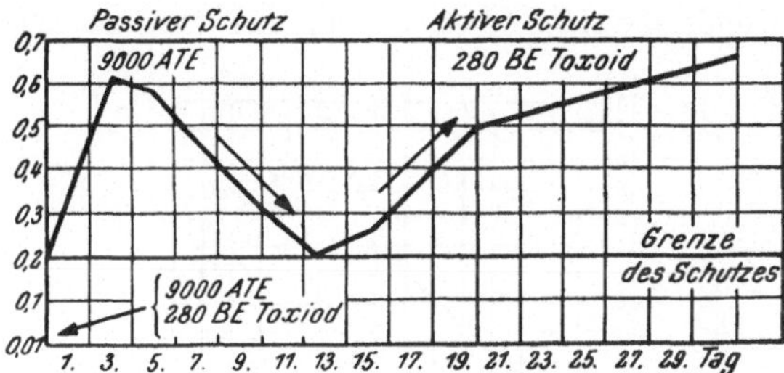

Abb. 4. Virtuelles Diagramm der Serumantitoxinwerte bei Simultanprophylaxe: Die gedachte Vereinigung der getrennt ermittelten Kurven nach 9000 AE. Schutzserum (Abb. 3) und 280 BE. Nativtoxoid suggeriert einen pausenlosen passiv-aktiven Schutz. (Hypothetische Grundlage der Simultanprophylaxe!)

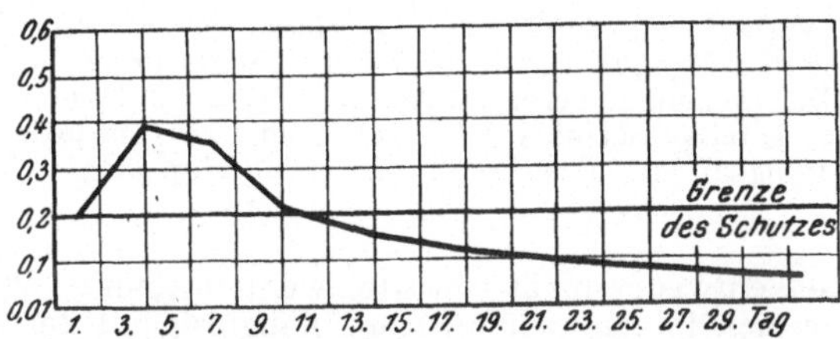

Abb. 5. Aktuelles Diagramm der Serumantitoxinwerte bei Simultanprophylaxe (gleichzeitige, örtlich getrennte Einspritzung von 9000 AE. Schutzserum und 280 BE. Nativtoxoid bei 20 Versuchspersonen): Durch wechselseitige Beeinflussung zwischen passivem und aktivem Impfstoff ist die passive Kurve flacher und zeitlich verkürzt, ein aktiv erzeugter Titer ist bis zum 30. Tage nicht nachweisbar

und allein ankommt, quantitativ um etwa ein Drittel geschwächt und in gleichem Ausmaße zeitlich verkürzt, während der aktive Schutz zunächst vollkommen ausbleibt. In diesen Feststellungen sehen wir einen gewichtigen Grund, die simultane Methode für Prophylaxe und Therapie zu verlassen.

Wie schon erwähnt, hat sowohl die Serumprophylaxe als auch die operative vorsorgliche Wundbehandlung, wenn auch selten, so doch ihre Versager, indem trotz ihrer Anwendung ein Tetanus ausbrechen kann. Wir bezeichnen sie als direkte Versager. Zahlenmäßig fallen aber im Frieden viel schwerer die indirekten Versager ins Gewicht, die wir darin sehen, daß ein Ausbruch der

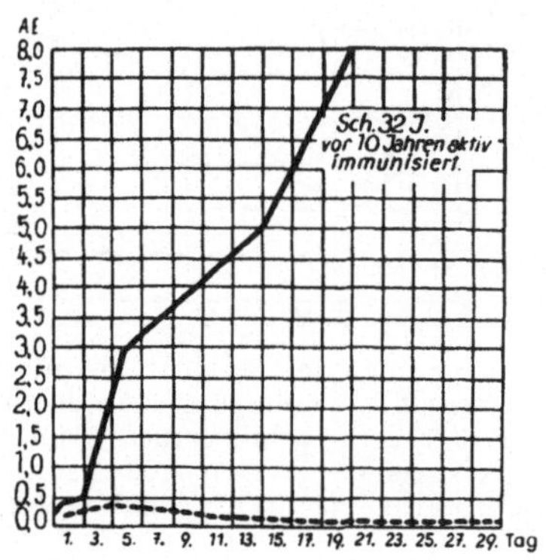

Abb. 6. Verlauf der Antitoxinkurve eines vor 12 Jahren aktiv immunisierten Mannes durch eine Auffrischungsspritze mit Nativtoxoid. Die Immunität gegen Starrkrampf ist am 3. Tage nach der Injektion bereits reichlich gesichert und die Antitoxinbildung steigt sprunghaft an. Beweis für die viele Jahre lange Wirksamkeit der aktiven Immunisierung

Krankheit entweder nicht erwartet werden konnte oder der Verletzte sich infolge scheinbarer Belanglosigkeit der Wunde der Prophylaxe entzogen hat. Zu dieser zweiten, weitaus größeren Gruppe der indirekten Versager gehören: 1. Alle Tetanusfälle nach Fehlgeburt und Geburt sowie der Tetanus neonatorum. 2. Starrkrampf nach aseptischen Operationen, bei denen die Krankheit nicht erwartet werden konnte. 3. Keimträger von früheren Verletzungen her, bei denen durch unbeachtete Umstände plötzlich Toxinbildung im alten Herd ausgelöst wird. 4. Starrkrampf aus chronischen Geschwüren, kariösen Zähnen und aus unbekannter Eintrittspforte. 5. Das weitaus größte Kontingent des Friedens, das riesige Heer der banalen und banalsten Verletzungen, das der Arzt erst zu Gesicht bekommt, wenn die Krankheit ausgebrochen ist. Dafür eigene Zahlen: Von 65 Starrkrampffällen hatten 56 wegen der scheinbaren Belanglosigkeit der Verletzung keinen Arzt aufgesucht, 4mal handelte es sich um nicht vorauszusehende postoperative Erkrankungen und 2mal um Starrkrampf aus einem chronischen Beingeschwür. Bei 65 Erkrankungen bestand also nur 3mal die Möglichkeit, eine Tetanusprophylaxe auszuüben, 2mal wurde sie jedoch unterlassen und 1mal hat sie versagt. Mit den bisher geübten Methoden können war also niemals imstande sein, die Bedrohung jedes einzelnen Menschen durch den Wundstarrkrampf zu beseitigen. Im übrigen kommt beiden Maßnahmen gar nicht der Charakter einer echten Prophylaxe zu, denn sie gleichen eher einer Frühbehandlung im Sinne einer Therapia ex juvantibus, da sie ja immer erst n a c h erfolgter Infektion eingesetzt werden können.

Demgegenüber wird die aktive Immunisierung mit dem denaturierten Tetanusgift dem Begriffe einer echten Prophylaxe gerecht, denn sie erfüllt restlos folgende Forderungen:

Der Schutz besteht bereits, bevor die Gefahr beginnt,

der Schutz reicht auch gegen starke Toxinbildung aus und überdauert die giftbildende Phase,

der einmal erworbene Schutz hält wahrscheinlich lebenslänglich, mindestens aber viele Jahre an.

Dafür zum Beweis eigene Ergebnisse: Bei einer Serie von aktiven Immunisierungsuntersuchungen wichen zwei Männer gleich nach der ersten Spritze weit von den übrigen Probanden ab, indem ihr Antitoxintiter sprunghaft anstieg. Eine nachträgliche Anfrage ergab, daß sie vor 12 Jahren als Angehörige der Fallschirmtruppen aktiv immunisiert worden waren.

Als weitere Vorteile der aktiven Immunisierung sind die gänzliche Gefahrlosigkeit im Gegensatz zum passiven Schutz zu erwähnen und der Umstand, daß wenigstens für Kinder kein eigener Impfakt erforderlich ist, da der Schutz durch die Anwendung kombinierter Impfstoffe gleichzeitig gegen mehrere andere Infektionskrankheiten erworben werden kann.

Die aktive Schutzimpfung hat ihre Feuerprobe im Massenexperiment des zweiten Weltkrieges glänzend bestanden, die Sanitätsberichte aus dem alliierten Lager sind absolut eindeutig. Damit ist der Tetanus heute genau so zu einer vermeidbaren Krankheit geworden, wie seit langem die Pocken. Ein allgemein durchgeführter Schutz vor der lebenslänglichen Bedrohung jedes Einzelmenschen durch den Starrkrampf ist heute demnach durchaus möglich, das Problem ist gelöst. Seine Durchführung gehört aber nicht mehr, wie bisher, in den Aufgabenkreis des einzelnen Arztes, sondern zu den Obliegenheiten der staatlichen Sanitätsbehörden. Wir sind uns jedoch bewußt, daß es sich um eine schwierige, umständliche und kostspielige Regelung handelt; sie ist aber notwendig, um allein im deutschen Sprachgebiete jährlich mindestens 500 wertvolle Menschenleben vor einem qualvollen Tode zu retten. Die einfachere Lösung würde bei weitem ein verläßliches Heilmittel gegen die manifeste Krankheit bedeuten. Da wir aber von diesem Idealziel noch weit entfernt zu sein scheinen, bleibt als gegenwärtige Notlösung nur die allgemeine aktive Immunisierung.

Aussprache: Hr. Doz. Dr. K. Kratochvil (Graz): Was die Therapie der Tetanie betrifft, möchte ich auf eine alte, in letzter Zeit wieder aufgegriffene doch völlig ungeeignete Methode hinweisen. Es handelt sich um die Kalbsknochenimplantation. Es muß ausdrücklich festgestellt werden, daß eine objektive Besserung des Kalzium- bzw. Phosphorblutspiegels nicht eintritt, es handelt sich lediglich um eine kürzer oder länger dauernde subjektive Besserung, die sich in einer verminderten oder sogar fehlenden Anfallsbereitschaft äußert.

Schon Frisch und Jesserer haben darauf hingewiesen, daß die krampflösende Wirkung bei der Epilepsie und Tetanie lediglich auf eine Gewebsläsion zurückzuführen ist, gleichgültig, ob Knochen, Schilddrüsengewebe oder gar ein Kieselstein als Implantat verwendet wird. In einer Reihe von mir mit Knochenimplantation behandelter Tetaniefälle konnte folgender Fall wie in einem Experiment beobachtet werden:

Bei einer 35jährigen Patientin trat nach einer im Jahre 1951 ausgeführten Strumektomie eine einwandfreie schwerste Tetanie auf. Es handelte sich um eine Zerstörung sämtlicher Epithelkörperchen. Der Blutkalziumspiegel betrug 5 mg%, der Phosphorspiegel erhöht. Um anfallsfrei zu bleiben, erhielt Patientin durch Monate 60—80 Tropfen Calcamin täglich, 1952 wurde der Patientin eine Knochenimplantation vorgeschlagen. Da ich mich in mehreren Versuchen, so wie Jesserer, davon überzeugen konnte, daß es sich bei der Implantation um eine bloße subjektive Besserung handelt, ich aber feststellen wollte, ob ein Unterschied im verwendeten Implantationsmaterial besteht, habe ich der Patientin, gleichzeitig um die psychologische Wirkung zu erhalten, statt des versprochenen Knochens ein Porzellanstück implantiert. Die Patientin war 9 Wochen unter ständiger klinischer Kontrolle ohne Calcaminzufuhr anfallsfrei. Die Hypokalzämie und Hyperphosphatämie blieb unverändert. Nach 9 Wochen trat ein schwerster tetanischer Anfall auf, der nur durch hohe Dosen Calcamin und Kalzium behoben werden konnte. Das Porzellanstück, das von einer deutlichen reaktionslosen Bindegewebshülle umgeben war, wurde entfernt und an dessen Stelle ein Kalbsknochen implantiert. Darnach war Patientin unter ständiger Kontrolle 5 Monate anfallsfrei. Nach dieser Zeit wurde der Knochen entfernt und ein neuer implantiert. Weitere 4 Monate beschwerdefrei. Keine Aenderung der Hypokalzämie. Nach dieser Zeit bekam Patientin, um schwere irreparable Schäden zu vermeiden, ihre Calcamintherapie wie vor der Operation.

Durch meine Beobachtungen kann ich die Untersuchungsergebnisse J e s s e r e r s vollständig bestätigen, daß unspezifische Implantationen jeder Art zur Behandlung der Tetanie ungeeignet sind. Die subjektive Besserung ist lediglich auf die Gewebsläsion zurückzuführen. In meinem Fall konnte ein deutlicher Unterschied in der Verwendung alloplastischen bzw. heteroplastischen Materials festgestellt werden. Mittels radioaktiver Substanz konnte gemeinsam mit Doz. Dr. B e j d l in Tierversuchen gezeigt werden, daß es sich bei hetero- und homoioplastischem Material nicht um eine bloße Gewebsläsion handelt, sondern eine Gewebsreaktion vorliegt, welche auf ein von J e s s e r e r und K i r c h m a i e r beschriebenes und von uns ebenfalls bestätigtes Einwachsen von Bindegewebe in den implantierten Knochen zurückzuführen ist. Das Einwachsen von Bindegewebe und Gefäßen hat eine bedeutend längere Gewebsreaktion zur Folge als die Ausbildung einer Bindegewebskapsel um einen unspezifischen Körper, wie z. B. Kieselstein oder Porzellanstück.

Zusammenfassend sei nochmals und ausdrücklich betont, daß die Knochenimplantation zur Behandlung der Tetanie nicht nur ungeeignet, sondern, in Anbetracht der langen Dauer subjektiver Beschwerdefreiheit in alleiniger Anwendung gefährlich ist. Dies muß deshalb festgestellt werden, weil sogar, wie mir mitgeteilt wurde, aus Ersparungsgründen die Knochenimplantation zur Behandlung der Tetanie gefordert wird.

Die akuten Krampfkrankheiten im Kindesalter

Von

Prof. Dr. **Josef Siegl**

Wien

M. D. u. H.! Ich bin der ehrenden Aufforderung zu einem Bericht über die Krampfkrankheiten im Kindesalter schon deswegen sehr gerne nachgekommen, da diese einen ebenso interessanten wie wichtigen Abschnitt aus der Pathologie des Kindes darstellen. Aus der Summe der verschiedenen Krampfzustände des Kindes, die unter dem Bilde tonisch-klonischer, mit Bewußtseinsverlust einhergehender Konvulsionen verlaufen, kann ich mich, da die Epilepsie auf dieser Tagung gesondert behandelt wird, im wesentlichen auf die akuten, nicht rezidivierenden Formen beschränken.

Krämpfe gehören immer zu den alarmierendsten Vorfällen und sie werden in keinem Lebensalter auch nur annähernd so häufig gefunden wie im Kindesalter, und zwar hier wieder um so häufiger, je jünger ein Kind ist. Besonders die ersten zwei Lebensjahre sind davon am stärksten betroffen. Diese frühkindliche Krampfbereitschaft ist als Folge der noch bestehenden Unreife des Zentralnervensystems anzusehen und läßt sich auch im Elektroencephalogramm ablesen. Sie hängt auch innig mit dem raschen Gehirnwachstum in diesem Alter zusammen. Das rasch wachsende Gehirn befindet sich nicht nur physiologisch in einem gewissen Zustand der Hirnschwellung, sondern besitzt auch eine erhöhte Wasseraviditát. Darin liegt der Grund zur Neigung, auf alle möglichen Schädlichkeiten mit Krämpfen zu reagieren. Im Gegensatz dazu führen in der späteren Kindheit hauptsächlich erbliche Faktoren und erworbene Zerebralschäden zu einer Erhöhung der Krampfbereitschaft.

Das krampfbereite Kind reagiert auf die verschiedensten Reize stets mit dem Auftreten von Konvulsionen. Diese Krampfreize können aus vielerlei Ursachen entstehen und mechanisch, chemisch, vegetativ und psychisch bedingt sein. Die genauere Analyse ergibt auch, daß fast jeder Krampf mehrere Wurzeln hat und daß es oft erst durch das Zusammenwirken mehrerer Krampfursachen zur manifesten Entladung kommt.

So verschieden aber die Krampfursachen sein mögen, so gleichartig ist meist der Ablauf bei diesen Anfällen. In der Regel handelt es sich um tonisch-klonische Mischkrämpfe, die meist die Muskulatur des ganzen Körpers betreffen und gewöhnlich mit Bewußtlosigkeit einhergehen. Wegen der Gleichförmigkeit der Anfälle in den meisten Fällen können daher aus der Beobachtung eines Krampfanfalles nur ausnahmsweise entscheidende Schlüsse für die Diagnose gezogen werden und eine Klärung ist oft nur möglich durch eine genaue und allgemeine Untersuchung. Für die Differentialdiagnose gibt aber einmal das Alter der Patienten recht wichtige Hinweise und die Krämpfe während der Neugeborenenperiode und im ersten Trimenon nehmen hinsichtlich ihrer Ursachen eine Sonderstellung ein.

Bald nach der Geburt finden wir oft Konvulsionen, meist zusammen mit Asphyxie, die durch bloße Reizung der Großhirnrinde infolge einer Kohlensäureüberladung des Blutes hervorgerufen sind, wie z. B. bei Nabelschnurumschlingung, vorzeitiger Plazentalösung, Fruchtwasseraspiration usw. Nach Beseitigung der Anoxämie verschwinden diese Krämpfe gewöhnlich rasch und dauernd. Die Mehrzahl der Krämpfe in dieser Zeit beruht jedoch auf faßbaren organischen Ursachen, meist auf geburtstraumatischen Hirnblutungen oder doch auf passageren Durchblutungsstörungen während der Geburt.

Intrakranielle Blutungen können jedoch auch erst nach einer Latenzzeit Konvulsionen allgemeiner oder lokalisierter Natur auslösen und so zum Bilde einer geburtstraumatischen Epilepsie führen.

Bei Neugeborenenkrämpfen ist die Diagnose leicht, wenn die Geburtsanamnese in diese Richtung weist oder wenn gar klinische Symptome in dieser Richtung sprechen. Bei Fehlen von Zeichen, die für ein Geburtstrauma sprechen, müssen noch andere Möglichkeiten, wie Aplasie oder

Dysplasie des Gehirns, Porencephalie, tuberöse Hirnsklerose, Spina bifida usw., in Betracht gezogen werden. Diese sind aber meist leicht als solche zu erkennen. Jedenfalls beruhen die meisten Krämpfe in den ersten Lebenstagen auf organischen Ursachen und müssen daher im allgemeinen prognostisch viel ernster genommen werden als die später auftretenden, die in der Mehrzahl funktioneller Natur sind.

Unter den Krämpfen jenseits des Neugeborenenalters verdienen jene ein besonderes Interesse, die zum erstenmal im Leben eines Kindes auftreten. Im Säuglingsalter muß man dabei in erster Linie an Tetanie und Meningitis bzw. Encephalitis denken.

Bei der Tetanie wirkt ein chemischer Reiz, die Hypokalzämie, in der rachitischen Heilphase begünstigend auf das Manifestwerden der präexistierenden zerebralen Dysrhythmien. Beim Manifestwerden der kindlichen Tetanie spielen aber in vielen Fällen auch noch andere Reize eine entscheidende Rolle als Realisationsfaktoren, wie fieberhafte Infekte, aber auch hereditäre und sogar zerebrale Momente. Für die Diagnose ist einmal das Lebensalter von Bedeutung, da die Krankheit erst mit dem 4. Lebensmonat häufiger wird und von da ab das ganze 1. Lebensjahr befällt, um im 2. Jahr wieder an Häufigkeit abzunehmen. Nach diesem kommt die Tetanie als Krampfursache kaum mehr in Betracht. Auch das jahreszeitliche Auftreten von Krämpfen ist differentialdiagnostisch zu verwerten, da die Tetanie im Winter und in den ersten Frühjahrsmonaten häufig ist, im Sommer aber nur ganz ausnahmsweise auftritt. Gesichert wird die Diagnose durch das Auftreten eines Laryngospasmus, durch den Nachweis der mechanischen Uebererregbarkeit und natürlich auch durch das Trousseausche Phänomen sowie durch das Vorhandensein von Carpopedalspasmen. Die übrigen Untersuchungen sind für die Praxis von geringer Bedeutung, jedoch ist zu berücksichtigen, daß zur Diagnose Tetanie auch immer Zeichen von Rachitis gehören, wenn man von den außerordentlich seltenen Fällen von Tetanie in den ersten Lebenswochen absieht.

Neben der Tetanie spielt beim Säugling und auch noch beim Kleinkind die Meningitis als Krampfursache eine sehr wichtige Rolle. Meningitiden sind ja im Kindesalter wesentlich häufiger als beim Erwachsenen. Man muß daher in jedem Fall von Konvulsionen beim Kinde und ganz besonders im Säuglingsalter immer auch an eine Meningitis denken, vor allem wenn es sich um eine unklare fieberhafte Erkrankung handelt. Gerade beim Säugling sind die Symptome oft wenig auffällig, die Nackensteifigkeit nur gering und das Kernigsche Zeichen wenig deutlich. In diesen Fällen gestattet dann oft die Begutachtung der Fontanelle die Diagnose Meningitis. Die Diagnose steht fest, wenn die Fontanelle vorgewölbt und gespannt ist und dies nicht durch Schreien bei der Untersuchung hervorgerufen wird. Es können praktisch alle Formen von Meningitis mit Krämpfen beginnen, darunter auch die Pachymeningitis haemorrhagica interna. Die tuberkulöse Meningitis beginnt allerdings selten, am ehesten noch bei Säuglingen, akut mit allgemeinen Konvulsionen.

Zur Gruppe der Meningitiden als Krampfursache gehört auch die Encephalitis bzw. Meningoencephalitis. Bei Mitbeteiligung der Hirnhäute finden wir dann auch die bekannten Erscheinungen, bei reinen Encephalitiden ohne Hirnhautbeteiligung fehlen freilich Nackenstarre und Kernigsches Phänomen. Es ist dann oft nur die Trübung des Sensoriums zwischen den Anfällen das charakteristische klinische Symptom, das die Wahrscheinlichkeitsdiagnose gestattet, in anderen Fällen können schon bald einsetzende Herdsymptome die Sachlage klären. So wie bei den Geburtstraumen geben auch bei den Encephalitiden die als Folgezustand zurückbleibenden Gehirnveränderungen oft erst nach einer Latenzzeit Anlaß zum Auftreten von chronisch rezidivierenden Krämpfen.

Außer diesen Ursachen können beim Säugling akute Konvulsionen auch noch bei Ernährungsstörungen auftreten, besonders bei den schweren, toxischen Fällen; ferner dürfen hier die durch Wärmestauung hervorgerufenen Krämpfe nicht vergessen werden. Diese findet man auch bei sicher nicht spasmophilen Säuglingen an besonders heißen Tagen mit hoher relativer Luftfeuchtigkeit und ungünstiger Unterbringung und Bekleidung, dann bei heißen Bädern und ähnlichen Prozeduren. Bekanntlich sind Ekzemkinder in dieser Hinsicht besonders gefährdet.

Bei Hirntumoren, besonders auch Solitärtuberkeln, kommt es ebenfalls, allerdings seltener, zu Krämpfen; meist ist dies der Fall, wenn die Diagnose bereits feststeht. Der Nachweis von oft nur flüchtigen Lähmungen oder einer Stauungspapille bzw. Neuritis optica weisen hier oft den Weg. Ebenso kann ein Hydrocephalus verschiedener Genese und Stärke krampfauslösend wirken. Hier darf insbesondere nicht auf die Lues congenita vergessen werden.

Bekanntlich können aber bei Säuglingen und Kleinkindern alle akuten, fieberhaften Erkrankungen der verschiedensten Art in ihrem Beginn von Konvulsionen, den sogenannten Fieber- oder Infekt- oder Initialkrämpfen eingeleitet werden. Es genügen häufig an sich recht unbedeutende und daher leicht zu übersehende Krankheiten. Es ist überflüssig, darauf hinzuweisen, daß die Diagnose Fieberkrämpfe nur gestellt werden darf, wenn eine Erkrankung des Zentralnervensystems, also insbesondere Meningitis, Encephalitis usw. sowie eine Tetanie mit Sicherheit ausgeschlossen werden können.

Fieberkrämpfe sind recht häufig; nach Patrick und Levy, dann Thoma haben zwischen 4 und 7% aller Kinder vor Abschluß des fünften Lebensjahres einen oder mehrere Krampfanfälle, von denen nach Peterman, Bridge und Lennox mehr als ein Drittel als Infektkrämpfe diagnostiziert wurden. Zum Auftreten von Fieberkrämpfen ist jedoch eine gewisse individuelle Disposition Voraussetzung, für die z. B. hereditäre Faktoren (Livingstone, Bridge, Lennox und Ounsted, Herlitz, Zellweger) oder angeborene und erworbene neurologische Störungen (dyskraniale Kinder nach Fanconi) verantwortlich gemacht werden. Solche Relationsfaktoren sind aber oft für die spätere Prognose der Fieberkrämpfe bedeutungsvoll.

Die augenblickliche Prognose hängt ja nur von dem auslösenden Leiden ab, wichtig aber ist die umstrittene Frage hinsichtlich des späteren Auftretens einer Epilepsie bei früheren Fieberkrampfkindern. Die extreme Anschauung, nach der alle Fieberkrämpfe mit großer Wahrscheinlichkeit als epileptisch zu deuten seien (Thiemich, W. G. und M. Lennox), ist sicher unrichtig. Katamnestische Erhebungen bei ehemaligen Fieberkrampfkindern ergaben hinsichtlich der Häufigkeit einer späteren Epilepsie ganz verschiedene Ergebnisse, wie 2·6% bei Herlitz, 5% bei Faxén, 20% bei Zellweger, 25% bei Pache und sogar 69% bei Peterman. Die Problematik solcher Untersuchungen liegt sicher in den Schwierigkeiten einer exakten Beurteilung der Fieberkrämpfe, indem mancher Krampf als fieberbedingt angesehen werden dürfte, bei dem es sich tatsächlich um eine meningeale oder zerebrale Krankheit handelt. Auch das Zusammenwirken heterogener krampfbedingender Ursachen kompliziert sehr die Burteilung. Man kann jedoch unter der Voraussetzung des normalen Ergebnisses einer möglichst genauen neurologischen Untersuchung bei Fieberkrämpfen an ihrer relativen Gutartigkeit auch in prognostischer Hinsicht festhalten und braucht nur mit einer geringen Möglichkeit zu rechnen, daß die Infektkrämpfe auch einmal die Einleitung einer Epilepsie, und zwar einer symptomatischen, bilden können.

Anscheinend noch so typische Fieberkrämpfe müssen jedoch dann mit der größten prognostischen Vorsicht gleich von Anbeginn bewertet werden, wenn Anhaltspunkte für ein Geburtstrauma vorliegen, wenn die Anfälle Halbseitigkeit oder einen Herdbefund aufweisen oder wenn sie dyskraniale oder dysencephale Kinder betreffen. Auch beim Auftreten schon im ersten Lebensjahr oder bei familiärer Belastung muß ihre Prognose ernster gestellt werden.

Viel bedenklicher auch hinsichtlich der Prognose sind Krampfanfälle, die sich erst im weiteren Verlauf von Infektionskrankheiten zeigen. Hier muß man immer an eine ernste Komplikation denken, vor allem an Meningitis oder eine postinfektiöse Encephalitis.

Besonders häufig kommen Konvulsionen beim Keuchhusten vor, und zwar in allen Stadien der Erkrankung. Sie sind prognostisch immer bedenklich und betreffen am häufigsten und schwersten Säuglinge und kleine Kinder. Es liegen ihnen verschiedene ätiologische Faktoren zugrunde.

So kann die Anoxämie bei schweren Hustenanfällen zu Krämpfen führen, um so mehr als das durch das Endotoxin der Keuchhustenbazillen geschädigte Gehirn besonders beim Säugling noch viel empfindlicher gegen die CO_2-Vergiftung ist. Meist dauern diese Anfälle nur ganz kurz, mitunter kommen aber die Kinder stundenlang nicht aus dem Krampf heraus. Dieser Zustand ist dann wohl eine reine Endotoxinwirkung und kann in kurzer Zeit zum Tode führen, aber auch restlos ausheilen.

Prognostisch wesentlich günstiger sind die durch eine Meningitis serosa ausgelösten Keuchhustenkrämpfe. Eine Lumbalpunktion wirkt schlagartig. In den Fällen, wo den Krämpfen zerebrale Lähmungen aller Grade folgen, ist ein Teil dieser Symptome auf subarachnoideale und andere Blutungen zurückzuführen, der größere Teil jedoch, besonders in jenen Fällen, die erst nach der Höhe der Krankheit zu krampfen beginnen, ist meist der Ausdruck von Spätreaktionen auf das Endotoxin, also einer toxischen, neurallergischen Encephalitis.

Hauptsächlich auf der Basis eines Hirnödems und einer Hirnanämie beruhen die Krämpfe, welche bei einer hämorrhagischen Nephritis auftreten. Sie sind meist ein

Alarmsignal und zeigen unter Umständen eine plötzlich aufgetretene Hypertension an. Auch bei anderen Zuständen mit akuter Erhöhung des Blutdruckes, wie z. B. der Akrodynie, kommen solche Krämpfe vor.

Zum Teil auf CO_2-Vergiftung sind die Krämpfe zurückzuführen, die mitunter bei Krupp, bei schweren Bronchiolitiden und Bronchopneumonien auftreten. Bei schweren Diphtherien treten Konvulsionen nur selten und dann nur im Anschluß an eine solche auf, ausgelöst entweder durch Embolien oder eine Endoarteriitis im Gehirn. Bleiben solche Kinder ausnahmsweise am Leben, so finden sich meist spastische Halbseitenlähmungen.

Tonisch-klonische Krämpfe mit Bewußtseinsverlust finden wir auch bei hypoglykämischen Zuständen, und zwar auch bei der Spontanhypoglykämie. Häufiger sind allerdings Ohnmachtsanfälle. Ob es nun zu einer Synkope oder zu einem Krampfanfall kommt, hängt weniger von der Intensität der Hypoglykämie ab, als von der individuellen Krampfbereitschaft, bzw. von dem gleichzeitigen Vorhandensein anderer unterschwelliger krampfauslösender Faktoren. Auf Spontanhypoglykämie verdächtig sind Anfälle, die immer nur bei nüchternem Magen auftreten.

Toxischer Natur sind die Krämpfe beim toxischen Scharlach, bei schweren Verbrennungen und im Endstadium des Koma hepaticum. Selten einmal kann eine Wurmtoxikose bei schwerer Askaridiasis epileptiforme Krämpfe hervorrufen. Nach Abgang größerer Wurmmengen hören dann die Anfälle auf.

Bekanntlich kann eine ganze Reihe von mineralischen und pflanzlichen Giften ebenfalls zu eklamptischen Krämpfen führen. Zu erwähnen wären hier Blei, Arsen, Kohlenoxyd und Kohlendioxyd, Atropin und Belladonnapräparate, weiter Opiumpräparate, dann zu hoch dosierte Wurmmittel, wie Santonin, Ol. Chenopodii und Extractum filicis maris, und schließlich eine Alkoholvergiftung. Auch eine Ueberdosierung von Kampferöl und Cardiazol kann bekanntlich Krämpfe auslösen. Die gelegentlichen Krämpfe bei Cortisonüberdosierung seien ebenfalls nur nebenbei erwähnt.

Als letzte Krampfform wären noch die respiratorischen Affektkrämpfe, das sogenannte Wegbleiben, zu nennen, wo ein epileptiformer Anfall gelegentlich, aber durchaus nicht immer den Abschluß und die letzte Steigerung jener bekannten Anfälle bilden kann, welche vorwiegend im 2. bis 3. Lebensjahr zu finden sind.

Beim Auftreten eines eklamptischen Anfalles, bei dem kein Fieber besteht und nichts für eines der besprochenen Krankheitsbilder spricht, denkt man natürlich schon bei einer ersten solchen Attacke an eine Epilepsie. Man soll sich dann aber erinnern, daß die Epilepsie selten vor dem 5. bis 8. Lebensjahr beginnt und oft erst im späteren Kindesalter sicher zu erkennen ist. Treten bei einem Kinde ungeklärte Krampfanfälle, für die keine akute Veranlassung nachzuweisen ist, wiederholt auf, wird man begreiflicherweise um so eher an eine Epilepsie denken müssen, und es ist dann angezeigt, alle die verschiedenen Untersuchungen zu veranlassen, durch welche die Natur dieser Anfälle aufgedeckt werden kann.

Die Therapie der kindlichen Krampfanfälle sollte natürlich nach Möglichkeit eine kausale sein. Sehr oft wird man jedoch zunächst rein symptomatisch vorgehen müssen und trachten, mit beruhigenden Mitteln krampflösend zu wirken.

Unter den Sedativis, die für die dringliche Krampfbekämpfung in Betracht kommen, ist das Chloralhydrat noch immer ein sehr bewährtes Mittel gegen fast alle Arten von Krämpfen und wird von den Kindern sehr gut vertragen. Mit Mengen von ½ g bei Säuglingen, 1 g bei Kleinkindern und 1 bis 2 g bei Schulkindern hat man gewöhnlich den gewünschten krampflösenden Erfolg. Kleinere Dosen bleiben jedoch wirkungslos. Das Mittel wird immer rektal als Mikroklysma oder als Suppositorium verabfolgt. Bei habitueller Neigung zu Fieberkrämpfen empfiehlt es sich, Chloralhydrat zu Hause in abgepackten Pulvern oder als Zäpfchen bereitzuhalten. Weitere sehr wirksame Mittel sind das Luminal, von dem beim Säugling 0·2 bis 0·5 ccm, bei Kleinkindern und Schulkindern 0·5 bis 1·0 ccm des Originalampulleninhaltes intramuskulär injiziert werden, sowie das Somnifen-Roche (für Säuglinge 0·2 bis 0·3 ccm des Ampulleninhaltes intramuskulär). Nur wenn im Status eclampticus diese Mittel nicht ausreichen, ist es angezeigt, eine leichte Aether- oder Chloroformnarkose oder eine rektale Avertinnarkose anzuwenden. Damit ist unter Umständen der Anfall rasch beendet.

Auch hydrotherapeutische Maßnahmen können bei Krämpfen verschiedenster Genese, also keineswegs nur bei Fieberkrämpfen, oft eine Beruhigung und Krampflösung erreichen und so die medikamentöse Therapie unterstützen oder sogar erübrigen. Man verwendet dazu kühle Packungen oder Wickel oder gibt ein Abkühlungsbad. Auch Darmspülungen wirken günstig, denen man bei hypoglykämischen oder azetonämischen Krämpfen 5 bis 10% Traubenzucker zusetzt. Bei Fieberkrämpfen soll die Hydrotherapie noch durch eine medikamentöse Antipyrese mit Aspirin, Pyramidon usw. ergänzt werden.

Daneben wirkt oft eine Lumbalpunktion infolge der Entlastung des Gehirns günstig; sie trägt außerdem im Einzelfall zur diagnostischen Klärung bei. Absolut indiziert ist natürlich eine Lumbalpunktion bei dem leisesten Verdacht auf Meningitis. Aus therapeutischen Gründen ist eine Lumbalpunktion außer bei Meningitiden, Gehirnkrankheiten und Hydrocephalus noch besonders zu empfehlen bei Urämie und Keuchhusteneklampsie.

Bei der eklamptischen Urämie und bei Hypertensionsattacken aus anderen Ursachen soll die Lumbalpunktion durch einen Aderlaß unterstützt werden. Dabei ist aber zu beachten, daß die für einen Erfolg erforderlichen Blutmengen schon beim Kleinkind 100 bis 150 ccm, beim Schulkind 200 bis 300 ccm betragen.

Bei Neugeborenenkrämpfen infolge geburtstraumatischer Blutungen sind unbedingt Injektionen von Vitamin K und eventuell von Erwachsenenblut zur Bekämpfung der Blutungsneigung angezeigt. Krämpfe bei Otitis media schwinden oft sehr rasch nach Vornahme der Parazentese. Ueberhaupt sollte immer möglichst rasch die kausale Therapie der die Krämpfe auslösenden Grundkrankheit eingeleitet werden. Besonders durch die Einführung der Sulfonamide und Antibiotika ist ja die Prognose bei mancher als Krampfursache in Betracht kommenden Krankheit grundlegend geändert worden.

Ebenfalls einen großen Fortschritt bedeutet die Vitamin D-Stoßbehandlung mit 600.000 E. bei der Tetanie. Man sollte sie nicht nur bei sicherer Diagnose, sondern auch schon beim geringsten Verdacht sofort anwenden, da durch sie die Gefahr der Tetanie rasch gebannt wird. Daneben werden zur Herabsetzung der nervösen Uebererregbarkeit auch noch Kalkpräparate verabfolgt, entweder durch intravenöse oder intramuskuläre Injektion oder noch immer am wirksamsten durch perorale Darreichung von Calcium chloratum in einer Anfangsdosis von 6 bis 8 g, die dann reduziert wird. Statt des Kalkes kann man auch mit sehr gutem Erfolg Ammonium chloratum geben, und zwar täglich 0·6 g pro 1 kg Körpergewicht in 10%iger Lösung. Außerdem wird sofort die Milch ausgesetzt. Bei der eklamptischen Form mit allgemeinen Konvulsionen wird die Behandlung mit einem der vorhin genannten krampfstillenden Mittel begonnen.

Bei Krämpfen, die durch exogene Vergiftungen ausgelöst werden, müssen natürlich immer alle die gegen das betreffende Gift wirksamen Gegenmaßnahmen unverzüglich eingeleitet werden.

M. D. u. H.! Ich habe versucht, mich mit der Vieldeutigkeit des Symptoms Krämpfe im Kindesalter auseinanderzusetzen, dabei konnte ich im Rahmen der mir zur Verfügung stehenden Zeit natürlich nur ein Bild in groben Umrissen zeichnen und mußte trotz der Beschränkung auf die akuten, nicht rezidivierenden Krampfformen auf manche vielleicht interessante und nicht unwichtige Einzelheiten verzichten. Trotzdem hoffe ich, daß es mir doch einigermaßen gelungen ist, zu zeigen, wie man im Einzelfalle mit den sich aus der Vieldeutigkeit ergebenden Schwierigkeiten in der Beurteilung über Art, Ursache, Prognose und Therapie der krampfauslösenden Erkrankung fertig werden kann.

Symptomatologie und Therapie der Präeklampsie und Eklampsie

Von

Prof. Dr. **S. Tapfer**

Innsbruck

Mit 5 Abbildungen

A. Einleitung.

Auf 1000 Entbindungen trifft es im Durchschnitt eine Eklampsie, wenn man die Gesamtzahl der Geburten in verschiedenen Ländern berücksichtigt (L. Seitz, Dieckmann).

Wie wichtig es ist, dem Problem der Eklampsiebehandlung besondere Aufmerksamkeit zu schenken, beweist die Tatsache, daß zur Zeit die meisten mütterlichen Todesfälle auf die Gestosen fallen. Die Verteilung der mütterlichen Todesfälle ist nach Th. Heynemann folgende:

14·6% Gestosen,
8·5% Verblutung,
7·5% Embolie,
5·5% Infektion.

B. Befunde.

Die primären Veranlassungen für die Entstehung der Gestosen sind nach unserer heutigen Auffassung etwa folgende:

1. Die veränderten hormonalen Verhältnisse.
2. Der parenterale Eiweißabbau. Das Eiweiß stammt sowohl von der Frucht als auch von der Mutter und ist für das mütterliche Blut fremd.
3. Die Belastung des mütterlichen Körpers mit fötalen Stoffwechselschlacken.

4. Schließlich der Verlust an Nährstoffen und Vitaminen. Er entsteht dadurch, daß sich die Frucht in der letzten Zeit der Schwangerschaft nimmt, was sie braucht (L. Seitz).

5. Dazu kommt noch eine gewisse Bereitschaft infolge der Erbanlage und eine Begünstigung durch Umwelteinflüsse.

Die primäre Ursache muß vom Ei ausgehen. Das Ei wirkt auf die Mutter in erster Linie auf dem Blutweg ein. Daher wird vermutet, daß Hormone sozusagen eine Lawine von sekundären Erscheinungen auslösen.

Die Frage: Welche Hormone sind es? oder: Ist es ein Zuviel oder Zuwenig eines oder mehrerer der bis jetzt bekannten Hormone?, kann noch nicht beantwortet werden.

Die Untersuchungsergebnisse von Smith und Smith, nach denen zu viel Chorionhormon und zu wenig Follikelhormon und Corpus luteum-Hormon vorhanden ist, haben besondere Beachtung gefunden. Im Schrifttum finden sich eine Reihe zustimmende, aber auch ablehnende Angaben.

Hypothalamus, Hypophyse und Nebenniere verdienen mit Rücksicht darauf, was wir sonst über diese Organe wissen, auch hinsichtlich des Gestoseproblems besondere Beachtung.

Hormone würden also die Lawine von sekundären Erscheinungen auslösen, von denen nur einige auf den Tabellen 1, 2, 3 aus der Literatur zusammengestellt sind.

Diese Veränderungen treffen nicht in allen Fällen zu. Ja, in einzelnen Fällen können sogar gegenteilige Erscheinungen auftreten, wie z. B. der Fall von Kaeser beweist, bei welchem ein Fibrinmangel vorhanden war und

Tabelle 1

Veränderungen:

Fermente.
Ionenmilieu.
Kolloidzustand.
Stoffwechsel.
Steigerung des Grundumsatzes.
Eiweißkörper nach der grobdispersen Seite verschoben.
Das Verhältnis von Natrium und Chlor gestört.
Das Verhältnis von Kalium und Kalzium gestört.
Das Blut zeigt eine Neigung zur Säuerung.
Hämolyse kann vorkommen.

Tabelle 2

Vermehrt sind im Blut:

Blutdrucksteigernde Stoffe.
Globulin.
Prothrombin.
Fibrinogen.
Methionin.
Harnsäure.
Harnstoff.
Ammoniak.
Bilirubin.
Porphyrin (Abbauprodukt des Bilirubins).
Cholesterin.
Milchsäure.
Ketonkörper: β-Oxybuttersäure, Azetessigsäure, Azeton.
Jod organisch gebunden.
Magnesium.
Kupfer.

Tabelle 3

Vermindert sind im Blut:

Gefäßerweiternde Stoffe.
Albumin.
Arginin.
Cystin.
Reststickstoff niedrig.
Kalzium.

die Blutgerinnung vollkommen fehlte, so daß die Frau verblutete.

Auch ist die Rangordnung nicht festgelegt. Daß aber der Stoffwechsel eine ganz besondere Rolle spielt, ist ersichtlich.

Pathologisch-anatomische Befunde

Der Mangel an Zeit gestattet es mir leider nicht, eingehender die pathologisch-anatomischen Befunde zu besprechen. Ich halte es aber für notwendig, einige Bilder von Leber und Niere zu zeigen, denn durch die strukturellen Veränderungen lassen sich manche Symptome verstehen, und außerdem ist die Kenntnis dieser Veränderungen auch für die richtige Wahl der Therapie und kritische Beurteilung ihrer Erfolge unerläßlich.

Für die mikroskopischen Bilder und deren Beschriftung bin ich Prof. Dr. F. J. Lang, Vorstand des Path.-Anat. Institutes in Innsbruck, zu Dank verpflichtet.

Die Bilder stammen von einer 22jährigen Frau, welche im 6. Lunarmonat an Eklampsie an unserer Klinik gestorben ist (Prot. Nr. 20198/274 vom 8. Juli 1932).

Ich möchte Sie bitten, es mir zu erlassen, auf die Theorien einzugehen, welche auf Grund dieser Befunde erdacht wurden. Wir wollen ja das Hauptgewicht auf die Symptomatologie und Therapie legen.

C. Präeklampsie.

Symptomatologie der Präeklampsie

Die Hauptsymptome der Präeklampsie sind: Oedeme, Eiweiß im Urin, Hochdruck und die für die Abgrenzung gegenüber den anderen Gestoseformen entscheidenden subjektiven Beschwerden: Kopfschmerzen, Flimmern vor den Augen, Magenbeschwerden, manchmal auch eine Art Benommenheit.

Dazu kommt noch als wichtiger Vorbote die Abnahme der galvanischen neuro-muskulären Erregbarkeit (Seitz und Mitarbeiter, Klaften, Hansen, E. Martin).

Die subjektiven Beschwerden weisen darauf hin, daß jederzeit mit dem Ausbruch eklamptischer Krämpfe gerechnet werden muß.

Prophylaxe der Präeklampsie

Jedes Referat über die Bekämpfung der Eklampsie muß mit der Schwangerenvorsorge beginnen und muß betonen, daß die regelmäßige Untersuchung der Schwangeren so wichtig ist, daß sie gesetzlich geregelt werden müßte.

Merkwürdigerweise wurden verhältnismäßig spät erst praktische Konsequenzen aus dieser Erkenntnis gezogen. So wurde 1929 in der Stoeckelschen Klinik in Berlin auf Anregung Philipps eine Schwangerensprechstunde eingerichtet. G. Doederlein hat in Wien 1941 ausgezeichnete Vorschläge für die „ärztliche Schwangerenvorsorge und ihre gesetzliche Regelung“ gemacht.

Jede Schwangere sollte in den letzten 2 bis 3 Monaten alle 4 Wochen, wenn Störungen vorhanden sind, alle 14 Tage untersucht werden.

Zur Schwangerenuntersuchung gehört: das Fragen nach subjektiven Beschwerden, das Sehen nach Oedemen, das

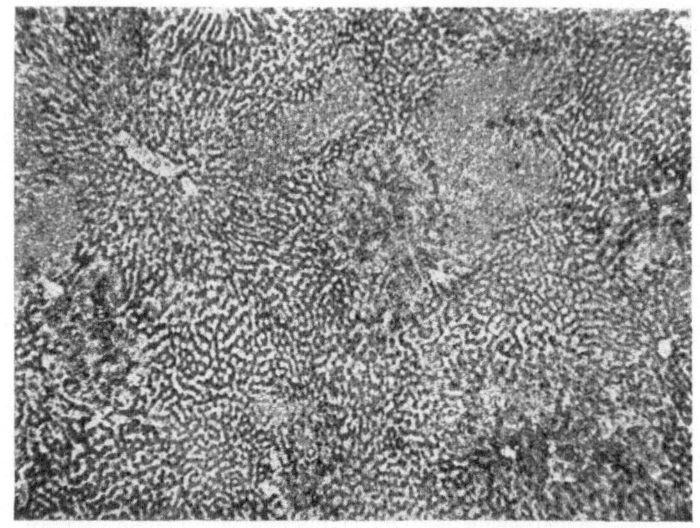

Abb. 1. Leber bei Eklampsie in einem mikroskopischen Uebersichtsbild. Herdförmige Nekrosen und Blutungen

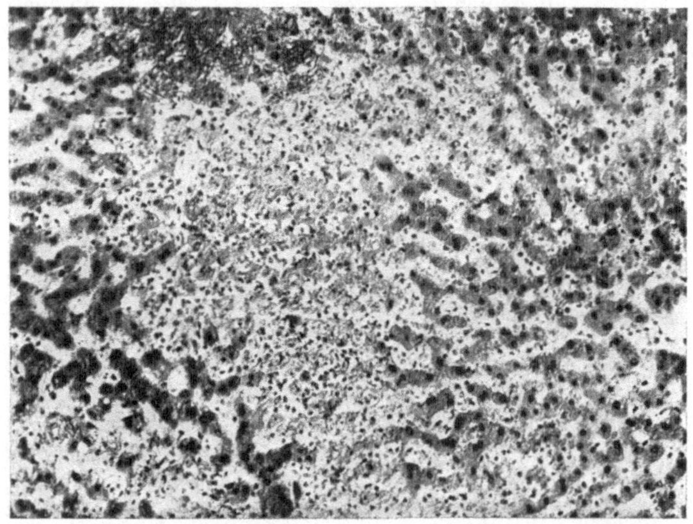

Abb. 2. Teilbild der Abb. 1. Herdförmige Nekrose mit Untergang der Leberzellen und erhaltenen Kupfferschen Sternzellen. Geringe Leukozytenanreicherung innerhalb des Nekrosefeldes

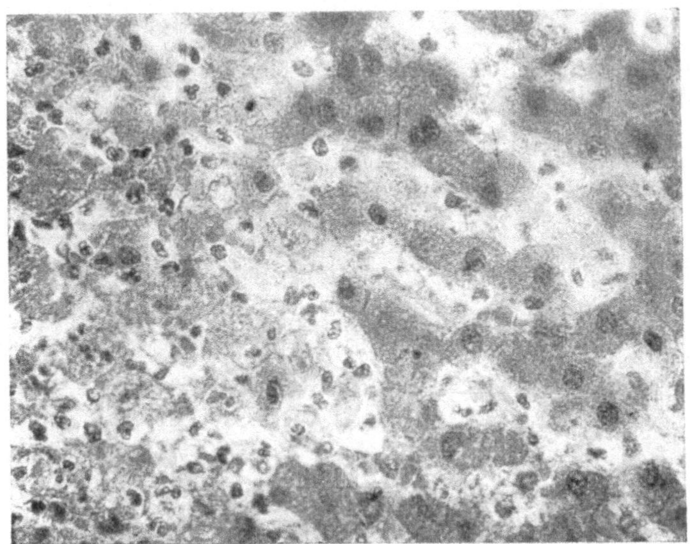

Abb. 3. Randzone eines Leberherdes mit Befunden der Gerinnungsnekrose am Leberparenchym (links in der Abbildung!). Fibrinthromben in den Gefäßchen in Abbildung nicht nachweisbar

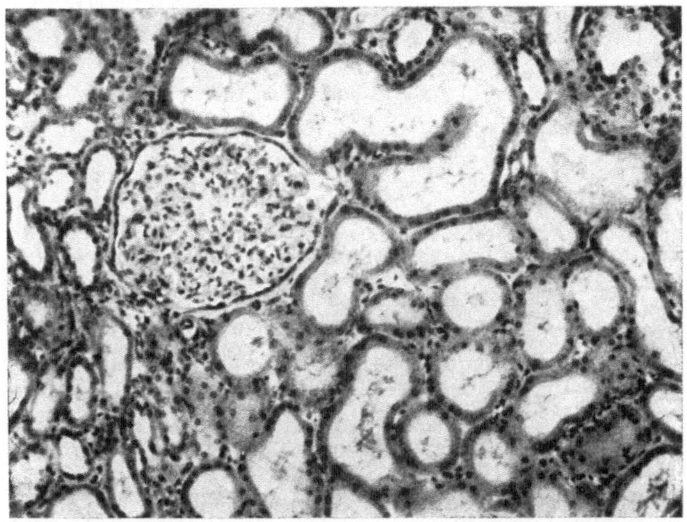

Abb. 4. Glomerulonephrose bei Eklampsie mit Verklumpung einzelner Glomerulusschlingen und degenerativen Abänderungen am Epithel der Kanälchen, die netzig geronnene Eiweißsubstanzen enthalten

Untersuchen des Harnes, das Messen des Blutdruckes und das Feststellen des Körpergewichtes. Wie wichtige Auf-

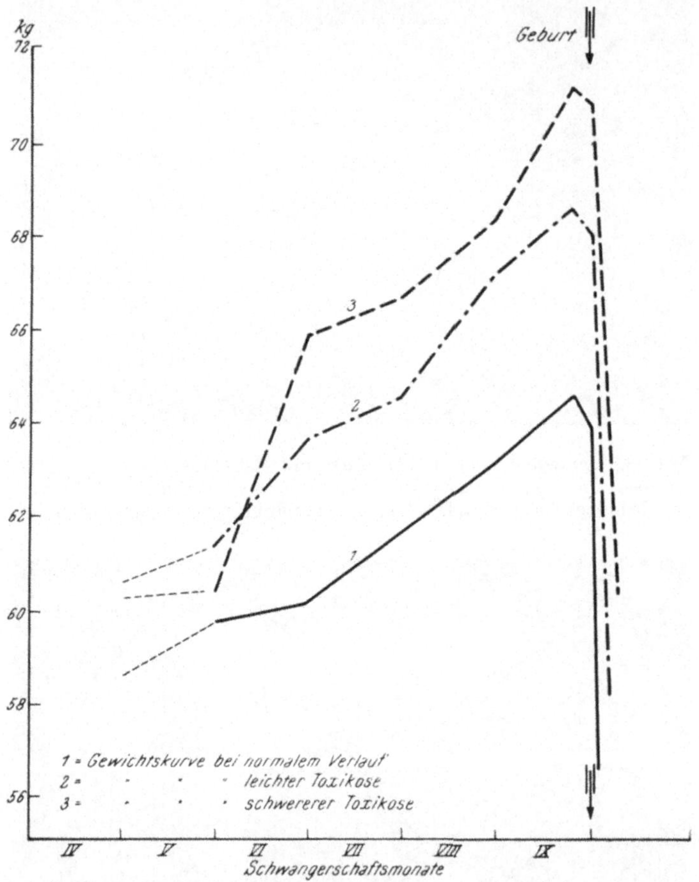

Abb. 5. Normale Gewichtskurve und Gewichtsanstieg bei Gestosen. (G. Döderlein: Arch. Gynäk., 1942, S. 173 u. 175)

schlüsse das Körpergewicht gibt, zeigt die Gewichtskurve (Abb. 5).

Amerikanische Autoren (Dieckmann u. a.) weisen gleichfalls darauf hin.

Auch die gesunden Schwangeren müssen hinsichtlich Ernährung und Lebensweise beraten werden. Der Arzt muß sich aber bewußt bleiben, daß die Schwangerschaft an sich der Ausdruck von Gesundheit und keine Krankheit ist, die in jedem Falle einer Behandlung bedarf.

Hauptsächlich Kohlehydraternährung. Reichlich Gemüsekost und Obst. In den Wintermonaten eventuell Vitamin B_1, C und E.

Fett soll möglichst eingeschränkt werden, ebenso Salz.

Während früher auch Eiweiß weitgehendst eingeschränkt wurde, wird jetzt angenommen, daß die Eiweißzufuhr nicht unter eine gewisse Grenze, etwa 60 g täglich (L. Seitz), herabsinken darf. Vor allem soll die Nahrung hochwertiges Eiweiß enthalten.

Wenn Zeichen einer schwereren Toxikose oder gar von Präeklampsie gefunden werden, bedarf die Frau einer stationären Behandlung.

Zu den bereits aufgezählten Untersuchungen muß eine Reihe anderer dazukommen.

Bestimmte Laboratoriumsuntersuchungen sind nötig.

Tabelle 4

1. Hämatokritwerte.
2. Zahl der roten Blutkörperchen.
3. Plasmabikarbonat.
4. Serumprotein mit seinen Fraktionen.
5. Harnstoff.
6. Reststickstoff.

Die Einfuhr und die Ausscheidung der Flüssigkeit muß gemessen werden.

Ganz besonders wichtig ist auch die Untersuchung des Augenhintergrundes. Ich verweise auf den Beitrag von R. Seefelder im Handbuch von Seitz-Amreich. Seefelder gibt über diese Frage einen ausgezeichneten Ueberblick und verwertet seine Erfahrungen, die er unter anderem an den Eklampsiefällen der Innsbrucker Frauenklinik gesammelt hat.

Gefäßspasmen und Stasen finden sich am Augenhintergrund in den letzten Monaten auch bei normalen Schwangeren (L. Seitz). Sie sind der Ausdruck funktioneller Veränderungen. Besonders bedeutungsvoll sind die organischen Veränderungen.

Jones unterscheidet vier Grade:

1. Geringes Oedem der Sehnervenscheibe und angrenzenden Netzhaut.

2. Starkes papilloretinales Oedem.

3. Kleine, fleckige Exsudate und umschriebene Hämorrhagien.

4. Diffuse Retinitis vom Typus der sogenannten Retinitis albuminurica.

Weißliche Flecken in sternförmiger Anordnung sind nach Thiel ein recht verläßliches Zeichen für eine vaskuläre oder renale Schädigung, die bereits vor der Schwangerschaft bestanden hat.

Rohrschneider ist jedoch der Meinung, daß diese Differentialdiagnose im Einzelfalle auf Grund des ophthalmologischen Bildes allein nicht möglich ist. Sie wäre aber für die Indikationsstellung sehr wichtig.

Jedenfalls sind sternförmig angeordnete weiße Flecken und Blutungen sehr ernste Zeichen, bei welchen der Augenarzt zur Beendigung der Schwangerschaft raten wird. Denn er kann sich nicht auf unsichere diagnostische Wagnisse einlassen (R. Seefelder).

Therapie der Präeklampsie

Eine der wichtigsten therapeutischen Maßnahmen ist die Bettruhe. In den mütterlichen Organen, die für den Stoffwechsel wichtig sind, wird Energie gespart. Dadurch können sich diese Organe leichter an die Mehrbelastung anpassen. Die Ausscheidung wird besser, die Oedeme schwinden, der Blutdruck sinkt.

Bei der Behandlung müssen ganz bestimmte Ziele verfolgt werden.

1. Es wäre folgerichtig, die Hormone als kausale Therapie einzusetzen, weil angenommen wird, daß von den Hormonen der erste Anstoß zu den Schwangerschaftstoxikosen ausgeht.

Versuche in dieser Richtung haben aber gezeigt, daß wir noch keinen genügenden Einblick in die verwickelten Zusammenhänge haben.

Da, wie bereits erwähnt, festgestellt wurde, daß zu wenig Follikelhormon und Corpus luteum-Hormon vorhanden ist, wäre zu erwarten, daß durch Zufuhr dieser Hormone wirksame Prophylaxe getrieben werden könnte. Verschiedene amerikanische Autoren hatten Erfolge. Taylor jun. jedoch nicht. Mittelstrass und Poltz sahen nichts Befriedigendes, manchmal sogar Verschlechterung. Da wir das Follikelhormon als Wehenmittel benützen, gaben wir es auch bei Toxikosen, sahen aber nichts Ueberzeugendes.

Auch über die Frage, ob das Nebennierenrindenhormon zu diesem Zwecke brauchbar ist, läßt sich noch nichts Verläßliches sagen.

2. Entfernung der Oedeme

Für die Entstehung der Oedeme können verschiedene Gründe von ursächlicher Bedeutung sein.

Zunächst spielen die Organe eine Rolle, welche den Wasserstoffwechsel beeinflussen: das Zwischenhirn, der Hypophysenhinterlappen, die Schilddrüse, die Nebennierenrinde.

Außerdem ist das Albumin im Blut stark vermindert. Das Albumin sollte das Wasser im Blut binden und seinen Austritt ins Gewebe verhindern.

Dazu kommt noch die erhöhte Durchlässigkeit der Gefäßwände der Arteriolen, der Kapillaren und der Venolen. An den Endothelien der Endgefäße finden sich Veränderungen, die nach Eppinger die Folge protoplasmatischer Schädigungen sind.

Auch der Hochdruck bedingt Wasseraustritt in das Gewebe.

Wir versuchen, durch mehrere Maßnahmen das Oedem zu beseitigen.

Die Kochsalzkonzentration im Gewebe muß herabgesetzt werden. Das kann dadurch erreicht werden, daß wenig oder gar kein Kochsalz zugeführt wird. Außerdem werden Rohkosttage, Hunger- und Dursttage eingeschaltet. Bei Rohkost ist die Zufuhr von Kochsalz gering, auch ist die Rohkost ein ausgezeichnetes Mittel zur Entwässerung. Die Rohkost soll nicht länger als an 3 bis 4 aufeinanderfolgenden Tagen gegeben werden, auch müssen der Allgemeinzustand und der Puls berücksichtigt werden.

In Amerika wurden auch Kationenaustauscher versucht (W. R. Penman, J. B. Baker, J. J. Lehman, H. A. Claiborn und W. S. Baker jun., A. M. Carey). Die Substanz wird oral zugeführt. Sie gibt im Darm Wasserstoffionen ab und nimmt dafür Natriumionen auf. Die mit dem Natrium angereicherte Substanz wird durch den Darm ausgeschieden. So können große Mengen von Natrium aus dem Körper entfernt werden.

Gelingt die Eliminierung des Kochsalzes, dann wird die Quellung des Gewebes behoben und die Diurese setzt ein.

Es muß aber aus dem Gewebe nicht bloß das Kochsalz, sondern auch das Wasser entfernt werden. Wir geben zu diesem Zwecke Euphyllin. In letzter Zeit haben wir auch Beflavin „Roche“ (Vitamin B_2) und Berolase „Roche“ (Vitamin B_1-Pyophosphorsäureester) versucht. Wir glauben darnach eine bessere Ausscheidung beobachtet zu haben. Es muß allerdings bedacht werden, daß die Beurteilung derartiger Wirkungen sehr schwer ist, weil ja meist schon die Bettruhe und die Diät ein Schwinden der Oedeme zur Folge hat. Dies gilt übrigens auch für die im folgenden zu erwähnenden Medikamente.

Albers hat die intravenöse Infusion von 100 ccm einer 50%igen Traubenzuckerlösung empfohlen. Es besteht bei dieser Maßnahme die Absicht, eine Hypertonie des Blutplasmas hervorzurufen, den Geweben Wasser zu entziehen. Ein Teil der Nachprüfer berichtet über günstige Wirkungen in diesem Sinne. Mittelstrass dagegen sah keine regelmäßige und anhaltende Besserung der Hauptsymptome. Rassel R. de Alvarez und Dana F. Richards glauben, daß die 50%ige Glukose nur kalorischen Wert habe.

3. Beseitigung des Kohlehydratmangels

Durch den Kohlehydratmangel entsteht häufig eine azidotische Stoffwechsellage, eine Uebersäuerung des Blutes. Allerdings ist bei manchen Fällen von Eklampsie auch eine Alkalose gefunden worden (Anselmino).

Aus Gründen der allgemeinen Stoffwechsellage ist die intravenöse Traubenzuckerzufuhr zweckmäßig. Nach Bockelmann und Dickmann werden 500 ccm einer 20%igen Glukoselösung gegeben. Wir verwenden eine 33%ige Traubenzuckerlösung und in letzter Zeit auch 30%iges Laevosan. Da die Glykogenbildung eine ganz besonders wichtige Aufgabe der Leber ist, bedeutet die Zufuhr von Glukose bzw. Lävulose auch einen Leberschutz.

4. Eiweißtherapie

Bisher wurden Fett, Salz, Flüssigkeit und auch Eiweiß bis auf ein Minimum eingeschränkt. Statistische Erhebungen hatten nämlich ergeben, daß die Eklampsiehäufig keit in beiden Kriegen sank. Daraus wurde geschlossen, daß Eiweißentzug günstig sei. Huber hat an unserer Klinik die Fälle der Jahre 1915 bis 1919, 1934 bis 1939 und 1940 bis 1945 verglichen und festgestellt, daß die Eklampsieziffer in beiden Kriegen gegenüber der Friedenszeit deutlich niedriger war.

In Großstädten aber, z. B. Madrid, Leningrad, Budapest, kam es unter dem Einfluß einer extremen Mangelernährung in Hungerzeiten zu einem Ansteigen der Eklampsieziffer. In Wien fanden Froewis und Islitzer einen beträchtlichen Anstieg der Eklampsiesterblichkeit im Jahre 1945. Zu dieser Zeit war der Fett- und Eiweißmangel bedrohlich.

Da sich also gezeigt hatte, daß zu starker Eiweißentzug schaden kann und auch auf Grund der Bestimmung des Proteins und seiner Fraktionen im Blutserum wurde der Frage der Eiweißtherapie mehr Aufmerksamkeit geschenkt.

Strauss hat 1935 in Amerika eiweißreiche Diät verordnet — 260 g pro Tag — und gute Erfolge damit gehabt.

Der nächste Schritt war, nicht so sehr auf die Quantität als auf die Qualität der Eiweißnahrung Wert zu legen (Luithart, Sahym, Ross, Mitchell und Mitarbeiter, Watson, zitiert nach Heller). Es werden hochwertige Eiweißnahrungsmittel bevorzugt.

In letzter Zeit wurde in qualitativer Hinsicht eine noch genauere Auswahl getroffen (L. Heller, J. Schuck, v. Friedberg, A. Kyank und Frank, Burger u. a.). Albuminpräparate, 25 bis 30 g intravenös, z. B. Humanalbumin, Behringwerke, 20%, wurden empfohlen.

Außerdem soll ein methioninreiches Aminosäuregemisch und hochwertiges Eiweiß oral verabreicht werden in Form von Milch, Quark (L. Heller).

Für die Frage, ob die Eiweißzufuhr zweckmäßig ist, wäre es u. a. wichtig, zu wissen, ob das Oedem bei den Gestosen eiweißreich (Albers) oder eiweißarm (Heller u. a.) ist, d. h. ob der Körper unter einem echten Albuminmangel oder unter einer Albuminverschiebung leidet, die sich bei Eiweißzufuhr noch verschlechtert. Hier sind noch Untersuchungen nötig.

Damit das verabreichte Albumin auch in der Blutbahn bleibt, werden die Kapillarwände durch Vitamin P (Rutin 100 mg intravenös) abgedichtet (Heller, Burger, Friedberg u. a.).

Wir haben bei einer 30jährigen Erstgebärenden, die eine schwere Toxikose mit Ikterus hatte, durch 38 Tage täglich 40 ccm Lävosan und 1 g Hepionin intravenös gegeben. Der Ikterus verschwand erst 3 Wochen nach der Spontangeburt eines 46·5 cm langen, 2410 g schweren Knaben, der recht gut gedeiht.

Die Versuche mit Eiweißtherapie sind noch im Anfangsstadium und bedürfen einer exakten statistischen Ueberprüfung. Ueber das sehr komplizierte Gebiet läßt sich heute noch nichts Bestimmtes aussagen (L. Seitz).

5. Senkung des Hochdruckes

Dieses Ziel ist in letzter Zeit besonders in den Vordergrund gerückt. Wenn es gelingt, den Hochdruck zu senken, ist schon viel erreicht. Aber man darf sich davon nicht alles erwarten, denn nicht wenig Toxikosen werden ohne Blutdrucksteigerung gefunden (L. Seitz). Ja, es gibt auch eine Eklampsie bei Hypotonie.

Temporäre Veränderungen des Blutdruckes können auf dem Reflexwege, durch Hormone und Medikamente hervorgerufen werden. Wodurch aber eine anhaltende Steigerung des Blutdruckes zustande kommt, wissen wir noch nicht (MacMichaels).

Um sich die Vielfalt der Möglichkeiten zu vergegenwärtigen, ist es vielleicht ganz zweckmäßig, sich eine der Einteilungen der Hochdruckursachen anzusehen.

Tabelle 5

Genese der Hypertension nach P. Martini (Münch. med. Wschr. 95. 33, 1953)

I. Essentieller Hochdruck.

II. Ausgang vom Zentralnervensystem:

a) Hirnstammerkrankung:

1. Poliomyelitis.
2. Trauma.
3. Co-Vergiftung.

b) Entzügelungshochdruck:

1. Neuritis der Carotis-Sinus-Fasern.
2. Neuritis des Nervus depressor cordis und der Nervi vagi.
3. Arteriosklerose und Lues im Bereiche des Bulbus caroticus und der drucksensiblen Teile des Aortenbogens.

c) Chronische Porphyrie.

d) Tabes dorsalis.

III. Endokriner Hochdruck:
1. Basophiles Adenom d. H. V. L.
2. Nebennieren:
Nebennieren-Marktumor.
Nebennieren-Rindenhyperplasie.
Nebennieren-Rindenkarzinom.
3. Thymus:
Karzinom.

IV. Renaler Hochdruck.

V. Kardio-vaskulärer Hochdruck.

Der Hochdruck hat aber bei Schwangerschaftstoxikosen überdies seine Besonderheiten. Es kommen noch Hormon- und Stoffwechselveränderungen dazu, die bereits vorhin auf den Tabellen gezeigt wurden.

In erster Linie aber wird die Blutdrucksteigerung in der Schwangerschaft auf die Gefäßkrämpfe zurückgeführt.

Von den Gefäßkrämpfen und ihren Folgen lassen sich alle Krankheitserscheinungen bei der Präeklampsie und Eklampsie ableiten. Daher wurde in letzter Zeit häufig versucht, auf dem Wege über die Nerven die Gefäße zu beeinflussen und so den Blutdruck zu senken.

Hier sind zu nennen:

die einseitige oder doppelseitige Injektion von 1- bis 2%iger Novocainlösung in das Ganglion stellatum und den unteren zervikalen Grenzstrang (R. Stewens);

die kontinuierliche Kaudalanästhesie (Lull und Hingson 1948);

die kontinuierliche Spinalanästhesie (Elvath, Bryce-Smith u. a. 1949);

Die epidurale Plombe im Bereiche der Nieren- und Nebennierensegmente (K. J. Anselmino und R. Stewens).

Wir haben keine eigene Erfahrung mit diesen Methoden und können daher nichts darüber sagen.

Platon und Zaimis haben 1949 Hexamethonium und die ihm verwandten Präparate eingeführt. Diese Mittel, Pendiomid (Ciba), Depressin, Vegolysin u. a., schalten die sympathischen und parasympathischen Ganglien aus. Eine ganze Reihe von Forschern hat die Ganglionblocker bei Gestosen versucht (L. Digonnet, L. Bergès, I. Lepotier, J. Cahn und J. Roy, J. L. Mastboom, N. Morris, A. Cossutta, L. Gianaroli, Ugo Narducci und Elsa Giamcomelli, C. Valenti, M. Macciotta, J. C. Gosende und J. Shocron, F. J. Whitacre, H. Hußlein u. a.). Wilflingseder von der Innsbrucker Chirurgischen Klinik hatte Gelegenheit, die Anwendung dieser Präparate in den Jahren 1950/51 in England kennenzulernen. Auf diesem Wege wurden auch unserem Anästhesisten Haid* diese Präparate bekannt. Er hat dann in einigen Fällen an unserer Klinik Depressin und Vegolysin angewendet.

Zunächst 20 mg langsam intravenös als Test und dann nach Blutdruckkontrolle eventuell innerhalb 5 Minuten 20 bis 30 mg nachgeben. Je höher der Blutdruck, desto stärker sinkt er ab. Der Blutdruck darf nicht zu weit gesenkt werden. Je nach dem Ausfall der Blutdruckkontrolle wird dann die Injektion von 30 bis 40 mg wiederholt.

Unsere Eindrücke sind folgende:

Der Blutdruck läßt sich in kurzer Zeit senken, ist aber nicht immer leicht auf der gewünschten Höhe zu halten.

Wir haben den Verdacht, daß die Ganglienblocker das eine oder andere Mal letzte Anpassungsmechanismen ausschalten, welche sonst vielleicht einem tödlichen Kollaps entgegenarbeiten könnten.

Beim Kaiserschnitt kann die Blutung aus dem Uterus trotz des low pressure beträchtlich sein.

Die Kinder scheinen uns gefährdet zu sein. Wir haben über diesen Punkt mit MacMichaels gesprochen. Auch in England hat man diese Befürchtung. N. Morris hat nachgewiesen, daß sich Hexamethonium im Liquor des Fetus ansammelt.

Die Ganglienblocker dürfen nur von Aerzten angewendet werden, die Erfahrung mit diesen Mitteln haben.

Wir haben auch das von Ernst Eberhardt Schulze, Laube und Poerschke empfohlene Doryl versucht. Doryl ist ein Reizkörper für den Parasympathicus. Es muß mindestens eine Dosis von 0·5 mg gegeben werden. Bald tritt die für den Unerfahrenen das erste Mal beinahe beängstigende Wirkung ein: Sinken des Blutdruckes, Schweißausbruch, sehr starker Speichelfluß, der abgesaugt werden muß, wenn die Patientin bewußtlos ist, um eine Aspiration zu verhindern, Harnabsonderung, kurz alle Erschei-

* Siehe auch Mitteilung Haids auf der 70. Tagung der Deutschen Gesellschaft für Chirurgie 1953.

nungen, wie sie Schulze beschreibt. Nach 50 Minuten ist die Wirkung vorüber und Injektionen müssen, je nach dem Zustand, wiederholt werden.

Auch uns fiel auf, daß das Bewußtsein relativ rasch wiederkehrt.

V. Grünberger macht darauf aufmerksam, daß der Höhensonnenbestrahlung eine blutdrucksenkende Wirkung zukommt.

D. Eklampsie.

Entstehung der Krämpfe

Der akute Anfall, die zunächst tonischen, dann klonischen Krämpfe mit dem darauffolgenden Koma kennzeichnen die Eklampsie, obgleich es auch eine Eklampsie ohne Krämpfe gibt.

Die Entstehung der Krämpfe kann weder durch das Gehirnödem allein, noch durch den intrakraniellen Druck allein, noch durch die Gefäßspasmen allein erklärt werden. Denn das Hirnödem fehlt häufig bei der Obduktion, und trotz eines ausgedehnten Hydrops können die Krämpfe fehlen. Die Lumbalpunktion hilft nur selten und Gefäßspasmen kommen auch bei der normalen Schwangerschaft vor, bei Präeklampsie und Eklampsie etwa 20% häufiger (L. Seitz).

Es müssen also in der Mehrzahl der Fälle mehrere Faktoren zusammentreffen, damit Krämpfe ausgelöst werden. Es zeigt sich demnach auch hier wieder, daß es nicht möglich ist, von einem Symptom aus das ganze toxische Geschehen bekämpfen zu können. Die Erfolgsaussichten eines Medikamentes werden leicht überschätzt.

Mit welchen Zuständen der eklamptische Anfall verwechselt werden kann, zeigt die Tab. 6.

Tab. 6. Differentialdiagnose

1. Epileptische Krämpfe:

Eklampsie:	Epilepsie:
Erhöhter Blutdruck.	Blutdruck normal oder nur wenig erhöht.
Albuminurie.	Eiweiß nur in Spuren.
Oligurie.	
Koma dauert länger.	Reflexe vermindert.
Sehnenreflexe erhöht.	Pupillen eng.
Pupillen weit.	

2. Hysterie.

3. Krämpfe durch Erkrankungen, die in der Schädelhöhle und im Gehirn lokalisiert sind:
   Hirntumor.
   Gehirnabszeß.
   Apoplexie.
   Thrombose.
   Meningitis.
   Meningitis tuberculosa.
4. Urämie: Differentialdiagnose oft sehr schwierig.
   a) Anamnese:
      Bereits vorher akute oder chronische Nierenentzündung.
   b) Reststickstoff stets beträchtlich erhöht.
5. Vergiftungen mit Krampfanfällen.

Erfahrungsgemäß sind die aufgepfropften Eklampsien ernster und therapieresistenter als die reinen. Bis zu einem gewissen Grade lassen sich beide Formen auch schon vor dem Wochenbett klinisch unterscheiden (siehe Tab. 7).

Tab. 7. Reine Eklampsie oder aufgepfropfte Eklampsie

Reine Eklampsie:	Aufgepfropfte Eklampsie:
Erstgebärende	Mehrgebärende.
Junge Frau.	Aeltere Frau.
Späte Zeit der Schwangerschaft.	Frühe Zeit der Schwangerschaft. Frühes Absterben der Frucht.
Seltener schwere Netzhautveränderungen und erst zu einer späteren Zeit der Schwangerschaft.	Häufiger schwere Netzhautveränderungen und schon im ersten und zweiten Drittel der Schwangerschaft.

Glücklicherweise sind die aufgepropften seltener, sie machen an unserer Klinik etwa 12% aus.

Geburtshilfliche Maßnahmen

Die Art der Bekämpfung des akuten eklamptischen Anfalles hängt in erster Linie davon ab, ob der Anfall während der Schwangerschaft, während der Geburt oder während des Wochenbettes auftritt.

Tab. 8. Auftreten der Krämpfe

Schwangerschaft	27%	
Eröffnungsperiode	38%	50%
Austreibungsperiode	7%	
Nachgeburtsperiode	5%	
Wochenbett	20%	
(Eclampsia sine Eclampsia	3%)	

Ueber die Frage, wie die Entbindung durchgeführt werden soll, ist nicht viel Neues zu sagen. Wir halten uns ungefähr an das Prinzip der „mittleren Linie" (Engelmann).

Die Häufigkeit der Sectio macht bei uns 28% aus.

Sonstige Behandlung

Um die Erregbarkeit der psychomotorischen Zentren herabzusetzen, benützen wir die Stroganoffsche Kur, geben an Stelle des Chloralhydrates 0·4 g Luminalnatrium.

Einen Aderlaß haben wird in 32% der Fälle gemacht, in den früheren Jahren häufiger, in den letzten Jahren überhaupt nicht mehr.

Ferner sei noch auf die günstige Wirkung der Phenothiazine hingewiesen (Schmidt-Elmendorff, Anselmino, Fauvet). Das Megaphen wirkt antikonvulsiv, sedativ, hypnotisch.

Zusätzlich kommen noch die gleichen therapeutischen Maßnahmen in Frage wie bei der Präeklampsie.

Die größten Sorgen macht uns oft die Anurie.

Vorsichtige Kurzwellenbestrahlung, Sympathicusblokkade, Dekapsulation einer oder beider Nieren werden empfohlen.

Ueber die Anwendung der künstlichen Niere bei der Eklampsie ist mir nichts bekannt, aber vielleicht könnte sie das eine oder andere Mal Rettung bringen.

Durch diesen Ueberblick hoffe ich gezeigt zu haben, daß zur Bekämpfung der für Mutter und Kind so gefährlichen Gestosen eine Reihe von neuen Mitteln entwickelt wurden, welche für die Zukunft viel versprechen. Sie bedürfen noch der statistischen Ueberprüfung und erfordern spezielle Erfahrung.

Das eine aber läßt sich heute schon sagen, der Arzt in der Praxis, der durch gewissenhafte Untersuchung die Frühstadien erfaßt, wird immer die wichtigste Position im Kampfe gegen die Toxikosen haben.

Literatur: Albers, H.: Geburtsh. u. Frauenhk., 1940, S. 78; 1943, S. 1369; 12 (1952), S. 819. — Anselmino, K. J. und Stewens, R.: N. med. Welt, 1950, S. 950. — Aoustin, J.: Bull. Fédérat. Soc. Gynéc. et Obstetr., 5 (1953), S. 30. — Baker, J. P., Lehmann, J. J., Claiborne, H. A. und Baker, W. J. jr.: Amer. J. Obstetr., 65 (1953), S. 969. — Baron, J.: Ginek polska, 24 (1953), S. 81; Ref. Ber., 50 (1953), S. 174. —

Berwind, Th.: Zbl. Gynaek., 75 (1953), S. 808. — Bourmer, H. R.: Med. Klin., 1950, S. 458. — Carey, A. M.: Obstetr. a Gynecol., 1 (1953), S. 177; Ref. Ber., 49 (1955), S. 328. — Cavagnino: Zbl. Gynaek., 1936, S. 543. — Cossutta, A.: Minerv. ginecol., 5 (1953), S. 33; Ref. Ber., 49 (1953), S. 194. — Cremirius, J. und Curschmann: Dtsch. med. Wschr., 1950, S. 398. — Dieckmann, W. J.: Toxemias of Pregnancy. St. Louis: The C. V. Mosby Company. 1952. — Digonnet, L., Berges, L., Lepotier, J., Cahn, J. und Roy, J.: Bull. Fédérat. Soc. Gynec. et Obstetr., 4 (1952), S. 203; Ref. Ber., 48 (1953), S. 155. — Doederlein, G.: Arch. Gynaek., 173 (1942), S. 175. — Eichenberger, E. und Kaeser, O.: Gynaecologia, 127 (1949), S. 255. — Friedberg, V.: Verh. Dtsch. Ges. inn. Med., 58 (1952), S. 244; Ref. Ber., 49 (1953), S. 79. — Derselbe: Gynaecologia, 135 (1953), S. 185. — Froewis, J. und Islitzer, E.: Geburtsh. u. Frauenhk., 9 (1949), S. 572. — Geppert, M.: Geburtsh. u. Frauenhk., 1951. — Gianaroli, L.: Soc. Reg. ostetr. e Ginecol., 1 (1953), S. 112; Ref. Ber., 49 (1953), S. 402. — Gosende, J. C. und Shocron, J.: Obstetr. y Ginecol. Latino-Amer., 11 (1953), S. 102; Ref. Ber., 50 (1954), S. 347. — Grünberger, V.: Wien. klin. Wschr., 66 (1954), S. 336. — Haid, B.: Langenbecks Archiv u. Dtsche. Zschr. Chir., 276 (1953), S. 686. — Haultain, W. F. T.: Amer. J. Obstetr., 55 (1948), S. 733. — Heller, L.: Geburtsh. u. Frauenhk., 12 (1952), S. 822; 12 (1952), S. 207. — Derselbe: Dtsch. med. Wschr., 77 (1952), S. 1440. — Heynemann, Th.: Zbl. Gynaek., 73 (1951), S. 456. — Derselbe: Geburtsh. u. Frauenhk., 11 (1951), S. 289. — Hinselmann, H.: Handb. d. Biol. u. Pathol. d. Weibes. Halban-Seitz. Urban & Schwarzenberg. 1925. VI/1, S. 241. — Huber, A.: Klin. Med., 2 (1947), S. 49. — Hußlein, H.: Paracelsus, Beihefte, 1954. — Kaeser, O.: Gynaecologia, 129 (1950), S. 310. — Katsuga: Zbl. Gynaek., 1927, S. 882. — Knaus, H.: Wien. klin. Wschr., 63 (1951), S. 257. — Kyank, A.: Dtsch. Gesundheitswesen, 1952, S. 617—621. — Laube: Münch. med. Wschr., 1935, S. 1687. — Levens, H. E.: Die Serumproteine in der normalen und toxischen Schwangerschaft. Basel, New York: S. Karger. 1952. — Derselbe: Med. Klin., 1953, S. 338. — Lund, P. C.: Current Res. Anaesth. a Analges., 31 (1952), S. 378; Ref. Ber., 50 (1954), S. 268. — Macciotta, M. Atti Soc. Ref. Ostetr. e Ginecol., 1 (1952), S. 109; Ref. Ber., 50 (1954), S. 265. — Marziale, P.: Atti Soc. Reg. Obstetr. e Ginec., 1 (1952), S. 117. — Mastboom, J. L.: Ned. tschr. verlosk., 52 (1953), S. 224; Ref. Ber., 49 (1953), S. 78. — Maurizio, E.: Minerva med., I (1953), S. 571. — McMichaels: Behandlung der Hypertonie. Vortrag, gehalten in Innsbruck 1954. — Mittelstrass, H.: Arch. Gynaek., 178 (1950), S. 215. — Derselbe: Med. Klin., 1950, S. 169. — Mittelstrass, H. und Plotz, J.: Arch. Gynaek., 177 (1950), S. 188. — Morris, N.: Lancet, I (1953), S. 322; Ref. Ber., 49 (1953), S. 194. — Narducci, U. und Giacomelli, E.: Atti Soc.

Reg. Ostetr. e Ginecol., 1 (1952), S. 118; Ref. Ber., 49 (1953), S. 402. — Penman: W. R.: Amer. med. J. Soc., 223 ((1952), S. 657; Ref. Ber., 47 (1953), S. 363. — Porschke: Zbl. Gynaek., 1941, S. 2146. — Rupp, F.: Gynaecologia, 135 (1953), S. 390; Ref. Ber., 50 (1954), S. 265. — Russel, R., de Alvarez und Richards, D. F.: Amer. J. Obstetr., 63 (1952), S. 1263; Ref. Ber., 47 (1953), S. 408. — Seefelder, R.: Biol. u. Patholog. d. Weibes. Seitz-Amreich. Berlin-Wien: Urban & Schwarzenberg. 1944. VI, S. 51. — Seitz, L.: Grundlagenforschung in der normalen und toxischen Schwangerschaft. Handbuch Seitz-Amreich. Wien-Berlin: Urban & Schwarzenberg. 1951. VIII, S. 603. — — Derselbe: Klinik der Eklampsie und Präeklampsie. Handb. Seitz-Amreich. Urban & Schwarzenberg. 1951. VIII, S. 786. — Spanio, P.: Riv. Ostetr., 34 (1952), S. 353; Ref. Ber., 47 (1953), S. 362. — Suenderhauf, H. und Wunderley, Ch.: Gynaecologia, 134 (1952), S. 53. — Schmorell, H.: Zbl. Gynaek., 74 (1952), S. 1107. — Schroeder, R.: Zwanglose Abhandlg. a. d. Gebiete d. Frauenhk., 8. Leipzig: G. Thieme. 1949. — Schröder, C.: Zbl. Gynaek., 75 (1953), S. 243. — Schuck, J.: Arch. Gynaek., 181 (1952), S. 623. — Schulze, E. E.: Zbl. Gynaek., 74 (1952), S. 296. — Schwarz, P.: Geburtsh. u. Frauenhk., 11 (1951), S. 1022. — Stevenson, R. B. C.: Med. J. Austral., I (1952), S. 317; Ref. Ber., 47 (1952), S. 87. — Stewens, R.: Geburtsh. u. Frauenhk., 1950, S. 636. — Stöckl, E.: Z. Geburtsh. u. Gynäkol., 132 (1950), S. 105. — Ten Berge, B. S.: J. des Practiciens, 51 (1948). — Valenti, C.: Atti Soc. Reg. Ostetr. e Ginecol., 1 (1952), S. 128; Ref. Ber., 50 (1953), S. 172. — Vogt: Med. Klin., 1936, S. 1088. — Whitacre, F. E.: Southern Med. Journ., 41 (1948); Ref. Wien. med. Wschr., 29/30 (1949), S. 355. — Zickgraf, H.: Dtsch. med. Wschr., 1950, S. 380.

Statistisches über die Eklampsie an der Innsbrucker Frauenklinik

Von

Dr. **Otto Ledermair**

Innsbruck

Mit 6 Abbildungen

Es wurde mir die Aufgabe gestellt, über unsere Erfahrungen hinsichtlich der Eklampsie zu berichten. Ich habe daher die letzten 100 Eklampsiefälle, die vom Oktober 1931 bis zum April 1954 an der Innsbrucker Frauenklinik zur Beobachtung kamen, bearbeitet.

Das Ziel dieser Ausführungen ist, einen Eindruck über die Häufigkeit, über den Einfluß von Alter, sozialer Stellung, Anzahl von Schwangerschaften, Anamnese, ferner über die Symptomatologie, Verlauf und Ausgang der Eklampsie zu vermitteln.

Ein solcher Versuch erscheint gerechtfertigt, da ein Ueberblick über dieses Krankheitsbild von praktischer Bedeutung ist.

Zunächst zur Häufigkeit der Eklampsie: An unserer geburtshilflichen Abteilung fanden sich 1943 bis 1953 bei einer Geburtenzahl von 14.734 56 Eklampsien, das sind 0·38% oder — anders ausgedrückt — eine Eklampsie auf 250 Geburten. Diese Zahl entspricht natürlich der Häufung von derartigen Fällen in einem zentralen Krankenhaus, während sonst im allgemeinen nur auf 1000 Geburten mit einer Eklampsie zu rechnen ist (Dieckmann).

Natürlich schwankt die Zahl der Eklampsien auch von Jahr zu Jahr etwas, wie diese Kurve hier zeigt. Welche Einflüsse hier geltend werden, ist höchstens bei bedeutenden Aenderungen der allgemeinen Lebensbedingungen, wie z. B. durch einen Krieg, zu sagen.

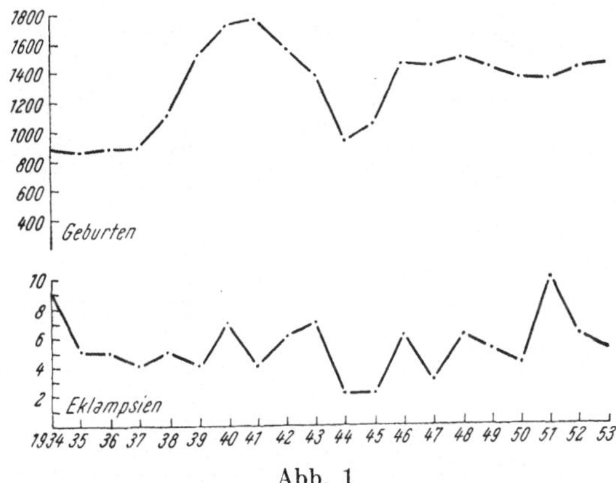

Abb. 1

Oft scheint auch innerhalb eines Jahres zu bestimmten Zeiten eine Häufung von Eklampsien aufzutreten.

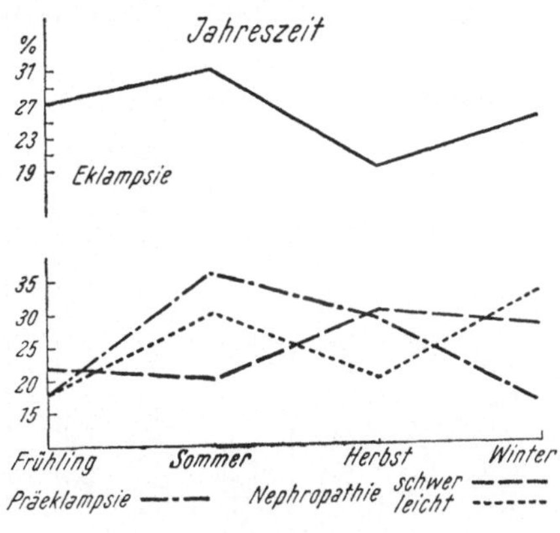

Abb. 2

Unser Diagramm (Abb. 2) zeigt, daß von Juli bis September relativ am meisten Erkrankungen vorkamen. Zum Vergleich sind auch Präeklampsien und Nephropathien herangezogen worden. Die Kurve der Präeklampsien zeigt im

Sommer ebenfalls eine Spitze, während die leichten und schweren Nephropathien ein differentes Verhalten aufweisen.

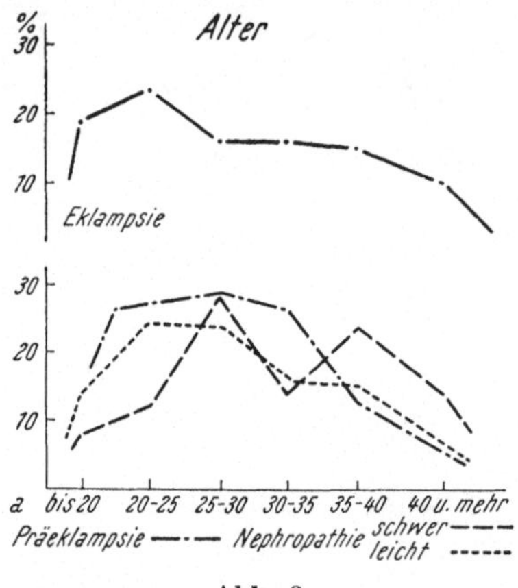

Abb. 3

Welche Gravide neigt nun zur Eklampsie? Hier wäre die erste Frage, ob ein bestimmtes A l t e r dazu disponiert.

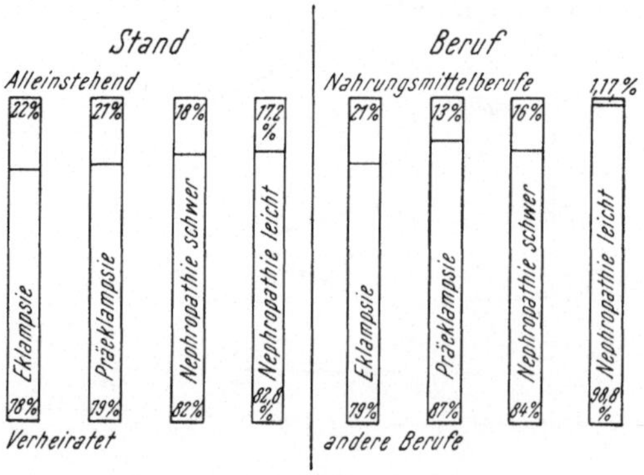

Abb. 4

In der Kurve über die Altersgruppierung unserer Eklampsiepatientinnen (Abb. 3) sehen wir die größte Zahl in der Altersstufe 20 bis 25 Jahre. Dies ist eine Zeit, in die bei einem Großteil der Mütter die erste Geburt fällt. Die anderen Formen der Spättoxikosen zeigen ein ähnliches Bild.

Immer wieder werden Lebensverhältnisse und Ernährung als wichtige Faktoren für die Entwicklung einer Eklampsie angegeben. Eine Aufstellung (Abb. 4) über den Prozentsatz der unverheirateten Frauen im Gegen-

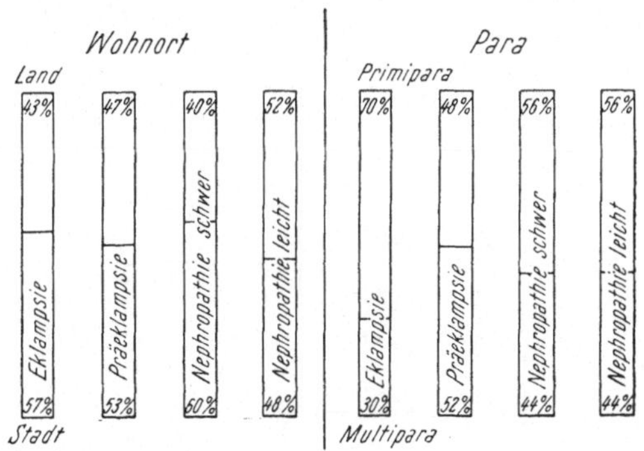

Abb. 5

satz zu den Verheirateten zeigt bei allen Patientengruppen ein ähnliches Bild.

Von aus der Nahrungsmittelbranche stammenden Patientinnen, wie Metzgers- und Bäckersfrauen, wird ein bedeutend höherer Prozentsatz bei den schwereren Formen der Spättoxikosen festgestellt als den leichteren.

30% unserer Eklampsiepatientinnen sind Mehrgebärende, wie unser Diagramm (Abb. 5) übereinstimmend mit den Literaturangaben zeigt. 22% waren II- bis IV-Parae und 8% V- und Mehrgebärende.

Ueber Einfluß des Stadt- oder Landlebens gibt dieses Diagramm hier (Abb. 5) Auskunft. Bei allen vier Krankheitsgruppen finden wir gleiche Verhältnisse. Es wird auch in der Literatur allgemein die Ansicht vertreten, daß diesbezüglich nur geringe Unterschiede festgestellt werden können.

Als nächstes analysierten wir die anamnestischen Angaben unserer Patientinnen (Abb. 6). Um eine möglichst große Vergleichsbasis zu haben, prüften wir diese

Frage auch bei gesunden Graviden. Bei diesen fanden wir in 3% = 356 Patientinnen Nierenerkrankungen in der Anamnese. — Von Patientinnen mit einer solchen Vorgeschichte zeigten 16·8% spättoxische Symptome verschiedenen Grades.

Bei unseren Eklampsiepatientinnen fanden wir Angaben über eine durchgemachte Nierenerkrankung in 12%. Die Angabe über eine Eklampsie wurde nicht gefunden,

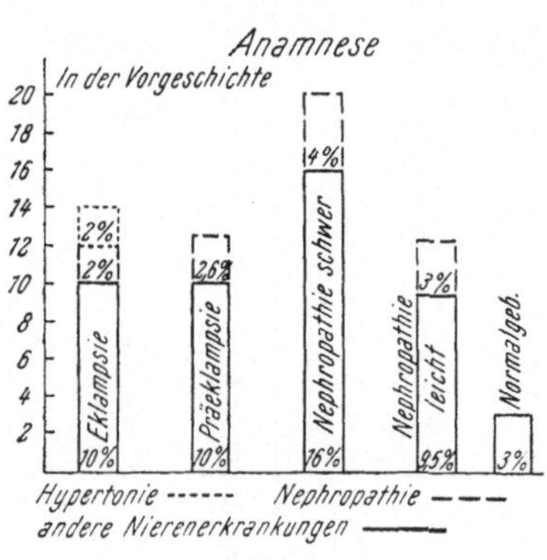

Abb. 6

so daß also in unserem Krankengute es in keinem einzigen Falle zu einem Rezidiv gekommen ist. Hinselmann gibt jedoch eine Rezidivhäufigkeit von 2% bei Primiparae und eine 28fach größere bei Multiparae an.

Aus der Vorgeschichte der Mehrgebärenden, bei denen eine Eklampsie auftrat, ist folgendes zu berichten. In der Mehrzahl, das sind von 30 Fällen 22, waren die vorangegangenen Geburten völlig ohne krankhafte Symptome, auch sonst in der Anamnese keine Erklärung für das plötzliche Auftreten der Eklampsie. Allerdings war bei drei Patientinnen die neue Gravidität mit erhöhter Beanspruchung des mütterlichen Organismus durch Gemini bzw. Blasenmole verbunden. Bei einer gleich großen Anzahl — das wären also 10% dieser kleinen Zahl — bestand bei einer früheren Gravidität eine Nephropathie bzw. schwere Oedeme.

Ueber die Symptomatik der Eklampsie entnehmen wir unseren Krankengeschichten folgendes (Tab. 1): Bei 63% bestanden Oedeme, und zwar 28% leichten, 16%

mittleren und 19% schweren Grades. Bei 24% konnten Oedeme, wie aus dem Diagramm ersichtlich, nicht festgestellt werden.

Tab. 1. Symptomatologie

1. Oedeme

	schwere	mittl.	leichte	keine	?
Eklampsie	19%	16%	28%	24%	13%
Präeklampsie	20%	29%	10%	41%	
Nephrop. gravis ..	20%	22%	18%	40%	

% 10 20 30 40 50 60 70 80 90 100

2. Albuminurie

Eklampsie	++++	+++ 48%	++19%	+12%
Präeklampsie	92%			
Nephrop. gravis ..	94%			

% 10 20 30 40 50 60 70 80 90 100

3. Hypertonie

	150—180	180—210	über.-	Normal
Eklampsie	39%	23%	9%	29%

Bei fast allen Fällen bestand Albuminurie. Der durchschnittliche Eiweißgehalt nach Esbach betrug 8·3‰. Nierenelemente waren in 72% zu finden.

Der Blutdruck war bei einem Drittel der Patientinnen zur Zeit der Klinikaufnahme annähernd normal hoch. Mikulicz gibt an, daß in 30·8% der Fälle alle klinischen Erscheinungen vor Ausbruch der Eklampsie fehlen.

Augenhintergrundsveränderungen organischer Natur — nach Schiötz in 33% der Fälle — stellten wir bei 27% fest, und zwar leichten Grades in 15% und schweren Grades in 12%.

Anfälle traten in mehr als der Hälfte der Fälle nicht über 3 auf. Der Charakter der Anfälle war in 12% schwer, in 24% mittelschwer und in 61% leicht (Tab. 2).

Tab. 2. Eklamptische Anfälle

Zahl der Anfälle:	
3%	keine
7%	? Anfälle
4%	über 15 Anfälle
8%	8—15 Anfälle
8%	6—7 Anfälle
13%	4—5 Anfälle
57%	1—3 Anfälle

Schwere der Anfälle:	
3%	keine
12%	schwere
24%	mittelschwer
61%	leichte

Ueber Schwangerschaft und Geburt machten wir folgende Beobachtungen: Bei mehr als einem Drittel der Patientinnen erfolgte die Geburt unter dem Einfluß des Krankheitsgeschehens frühzeitig (Tab. 3).

Bei 8% aller unserer Eklampsiefälle bestand eine Mehrlingsschwangerschaft. Demnach kamen hier 6·5mal öfters Gemini vor als bei normalen Schwangerschaften.

Unsere geburtshilflichen Eingriffe waren 28% Schnittentbindungen, 13% Wendungen, 11% Forcipes und 5% Kraniotomien.

In der Nachgeburtsperiode war bei 4% eine Nachtastung, bei 2% eine manuelle Plazentalösung notwendig. Blutungen über 600 ccm traten nur selten, nämlich in 3% unseres Krankengutes, auf.

Das Wochenbett war in 4% febril, in 6% kompliziert durch eine Pneumonie, deren Entwicklung durch das Koma begünstigt wurde. In weiteren 5% kam es zu einer Thrombose.

Tabelle 3

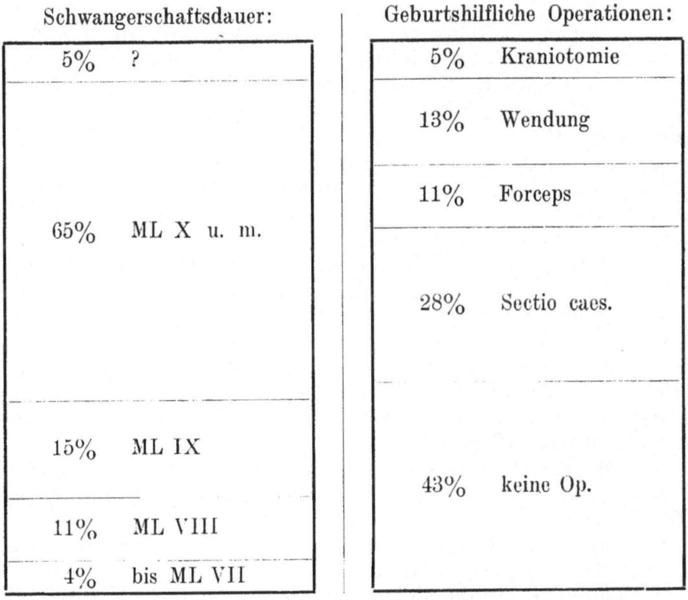

Schwangerschaftsdauer:	
5%	?
65%	ML X u. m.
15%	ML IX
11%	ML VIII
4%	bis ML VII

Geburtshilfliche Operationen:	
5%	Kraniotomie
13%	Wendung
11%	Forceps
28%	Sectio caes.
43%	keine Op.

Entlassungsbefunde und Aufenthaltsdauer sind aus diesem Diagramm (Tab. 4) ersichtlich. 60% konnten gesund entlassen werden, 10% wurden weitgehend gebessert in häusliche Pflege gegeben. 24% der Fälle wiesen schwere Veränderungen — meist der Niere — auf, die eine Transferierung an die Medizinische Klinik notwendig machten oder den Tod zur Folge hatten.

Tabelle 4

Entlassungstag	Gesund	Revers	Hausbeh.	Transf.	†	Summe
bis 7.	1	—	—	1	8	10
8.—10.	5	5	—	—	3	13
11.—15.	16	—	3	4	—	23
16.—20.	13	—	2	4	1	20
21.—30.	13	—	5	2	—	20
länger	9	1	—	1	—	11
?	3	—	—	—	—	3
	60	6	10	12	12	100

Die mütterliche Mortalität betrug 12 ± 3·2%. Dieser Wert liegt ungefähr in der Mitte der in der Literatur angegebenen Zahlen. Die Todesursache war in 4 Fällen eine Pneumonie, in 3 Fällen schwere eklamptische Organveränderungen, in 2 Fällen schwere Nierenschädigungen, je einmal eine Embolie, ein Kreislaufversagen und eine Endokarditis.

Die kindliche Mortalität wurde mit 39 ± 4·9% errechnet. 23% waren Totgeburten und 16% Kinder, die kurze Zeit nach der Geburt gestorben sind. Die Sterblichkeit, die auch nach Daehls im allgemeinen zwischen 20 bis 40% beträgt, muß bei Eklampsie als erschreckend hoch bezeichnet werden.

Bemerkenswert ist noch die kindliche Mortalität im Zusammenhang mit den therapeutischen Eingriffen. Unter 11 Forcipes 1 Totgeburt, unter 28 Schnittentbindungen 13 tote Kinder und bei 13 Wendungsoperationen sind 9 Kinder gestorben. Bei 43 Spontangeburten waren 10 Kinder tot.

An Mißbildungen bzw. Abarten fand sich nur einmal eine Veränderung der Plazenta im Sinne einer Blasenmole.

Das variable Bild der Eklampsieerkrankung läßt sich natürlich nicht rein statistisch erfassen.

Vielleicht ergibt sich aber doch aus diesen Mitteilungen eine orientierende Uebersicht über das, was hinsichtlich der Eklampsie den Praktiker nicht weniger als den Wissenschaftler interessiert.

Literatur: Daels: Zit. nach Seitz. (Siehe unten.) — Dieckmann und Brown: Amer. J. Obstetr., 37 (1939), S. 762. — Hinselmann: Die Eklampsie. Bonn 1924. — Seitz, L.: Klinik der Eklampsie und Präeklampsie. Handbuch Seitz-Amreich, Urban & Schwarzenberg. 1951. VIII, S. 786.

Ueber die Wirksamkeit eines Total-Herzextraktes auf den Ablauf des Myokardinfarktes

Von

St. Tomek

Wien

Wir beobachteten im Sophienspital in Wien unter der Leitung von Herrn Prim. Dr. P. Ceranke im vergangenen Jahre den klinischen Ablauf, besonders aber die Ekg.-Veränderungen des frischen Myokardinfarktes unter der Einwirkung des bekannten Totalherzextraktes Recosen. Unser Interesse für Recosen wurde durch zahlreiche pharmakologische und klinische Arbeiten geweckt (Blömer und Schimert[1], Lindner, Loudon und Werner aus aus der Schule Brücke[2], Ryser und Wilbrandt[3], Kaindl[8], Greif[4], Stern[5], Stern und Hukovič[6], insbesondere Witzleb, Gollwitzer-Meier und Donat[7] u. a.). Der pharmakologische Effekt von Recosen entspricht nicht einer Adenylsäurewirkung, sondern besteht darin, daß 1. die koronare Durchblutung erheblich gesteigert wird, und 2. eine Dämpfung des oxydativen Stoffwechsels im Herzen erfolgt. Die Wirkung am innervierten Herzen setzt nach den ersten Sekunden ein und verläuft in zwei Phasen, wobei die zweite Phase bis zu 30 Minuten anhält. Die Sauerstoffsättigung des Koronarvenenblutes steigt während dieser Mehrdurchblutung deutlich an und die arterio-venöse Sauerstoffdifferenz sinkt. Nach Stern[5] verschwindet im Tierversuch unter Recosen sogar ein zyanotisches Feld des Herzmuskels, das durch Unterbindung eines Kranzarterienastes entstanden war. Während in früheren Berichten unter Recosen eine passagere Steigerung der Herzarbeit angegeben wurde, konnte klinisch eine positiv inotrope Wirkung nicht beobachtet werden. Auch Witzleb, Gollwitzer-Meier und Donat[7] berichten, daß der Herzextrakt die mechanische Arbeit des Herzens nicht zu steigern vermag. Daher entschlossen wir uns, auch ganz frische Myokardinfarkte mit Recosen unter Anwendung besonderer Vorsicht zu behandeln.

Bisher wurden 25 frische Myokardinfarkte beobachtet. Wir begannen mit intramuskulären Injektionen und setzten intravenös fort, indem wir täglich insgesamt bis 10 Ampullen und 6 Dragées, gleichmäßig verteilt, verabreichten. Es wurde festgestellt, daß ein Einfluß auf den Ekg.-Ablauf des Myokardinfarktes nicht festgehalten werden konnte, wenn die Nekrose im Herzmuskel bereits vorhanden war und im Ekg. als tiefe Q-Zacke aufschien. Dieser Fall tritt ein, wenn die Recosentherapie erst nach mehreren Stunden (zirka 4 bis 8 Stunden nach Beginn der Schmerzattacke) einsetzt. In Uebereinstimmung mit dem pathologisch-anatomischen Befund wissen wir, daß sich durchschnittlich 6 Stunden nach dem Verschluß der Koronararterie die Koagulationsnekrose manifestiert. Wesentlich anders verhalten sich jedoch die ganz frischen Infarkte, bei denen es möglich ist, gleich nach Beginn der Schmerzattacke ein Ausgangs-Ekg. festzuhalten und dann den Ekg.-Ablauf unter Recosen zu verfolgen, was uns bisher in 8 Fällen gelungen ist. (Projektion und Erläuterung der 8 Kurvenserien.)

Diese Ekg.-Abläufe unter Recosen weichen von der Norm ab und entsprechen daher nicht den sonstigen klinischen Erfahrungen.

Kaindl konnte zwar im Tierversuch keine nennenswerten Unterschiede im Ekg.-Ablauf nach spontaner Unterbindung einer Koronararterie feststellen, betonte aber, daß alle Versuchstiere unter Recosen den zumeist tödlichen Eingriff überlebt haben. Da aber der Koronarinfarkt auf thrombotischer Grundlage in vivo sich nicht mit einer spontanen experimentellen Abklemmung vergleichen läßt, ist anzunehmen, daß durch eine wesentliche Steigerung der koronaren Durchblutungsgröße bei gleichzeitiger Dämpfung des oxydativen Stoffwechsels im Herzen die Membranpotentiale an der hyperämischen Entzündungszone eine Aenderung erfahren und somit das jeweilige pathologische Ekg.-Bild spontan beeinflußt wird.

Am eindrucksvollsten erscheinen die ganz frischen Fälle, bei denen gleich zu Beginn des Infarktes Recosen gegeben wird. Alle Patienten berichten von einer Verminderung der Schmerzen, die zirka 10 bis 20 Minuten nach der Recosenverabreichung beginnt. In 2 Fällen hat sich eine Alkaloidmedikation erübrigt.

Wir hatten bei einigen Fällen den Eindruck, daß der Jarisch-Bezold-Reflex sehr bald nach Recosen einsetzt, reduzierten daher bei voll ausgeprägtem Schongang des Herzens die Recosendosis auf die Hälfte und sahen von einer intravenösen Verabreichung ab. Es ist selbstverständlich, daß sich jeder Fall individuell verschieden gestaltet und der Ekg.-Verlauf von vielen Faktoren abhängig ist, wie Zeitpunkt der Ekg.-Kontrolle nach dem Schmerzbeginn, Ausdehnung des myomalazischen Bezirkes, Zustand der Koronarien und des Herzmuskels selbst; außerdem ist es wahrscheinlich, daß zur Erreichung einer annähernd gleichen Wirkung die Recosendosis für jedes Herz verschieden ist. Trotz dieser individuellen Variationen konnten wir bei allen ganz frischen Infarktfällen unter Recosen einen Ekg.-Ablauf beobachten, der von dem normalen Ekg.-Ablauf des Myokardinfarktes folgendermaßen abweicht:

1. Es kommt zu einer raschen Rückbildung der monophasischen Deformierung des Zwischenstückes, die bereits eine Stunde nach der Recosenverabreichung deutlich wird. In Einzelfällen könnte sogar auf Grund der Ekg.-Kontrolle allein nach 8 bis 12 Stunden das Vorhandensein des frischen Infarktes bezweifelt werden.

2. In allen Fällen fehlt der Uebergang des hochgezogenen Zwischenstückes in das koronare T.

3. Die koronare T-Zacke entwickelt sich erst ganz allmählich nach Normalisierung des Zwischenstückes im Laufe von Wochen.

4. Die bereits vorhandene Q-Zacke erfährt keine weitere oder nur eine geringe weitere Senkung. In einem Fall wurde sogar nach Erhöhung der Recosendosis eine deutliche Verkleinerung der Q-Zacke in den nächsten Stunden beobachtet.

Wir glauben, daß es uns durch den Nachweis eines atypischen Ekg.-Ablaufes des Myokardinfarktes unter Recosen gelungen ist, die Recosenwirkung, die bereits in ausgezeichneten tierexperimentellen Arbeiten nachgewiesen worden ist, auch klinisch zu dokumentieren. Recosen genießt durch seine beiden Haupteigenschaften, der maximalen Durchblutungssteigerung und der Senkung des oxydativen Stoffwechsels im Herzen, eine besondere Stellung in der Herztherapie. Unserer Ansicht nach ist Recoson bei allen Stoffwechselnotreaktionen des Herzens indiziert, somit auch beim Myokardinfarkt.

Literatur: [1] Blömer, H. und Schimert, G.: Schweiz. med. Wschr., 1951, S. 1108. — [2] Lindner, A., Loudon, M. und Werner, G.: Schweiz. med. Wschr., 1953, S. 360. — [3] Ryser, H. und Wilbrandt, W.: Arch. internat. Pharmacodynam., 1953, XCVI, Nr. 2. — [4] Greif, St. und Höfler: Wien. med. Wschr., 101, 44 (1951), S. 850. — [5] Stern, P.: Z. Kreisl.forsch., 40, 23/24 (1951). — [6] Stern, P. und Hukovič, S. S.: Z. Kreisl.forsch., 42, 1/2 (1953). — [7] Witzleb, E., Gollwitzer-Meier und Donat, K.: Klin. Wschr., 13/14 (1954), S. 297—299. — [8] Kaindl: Arbeit im Druck.

Zur Therapie erworbener hämolytischer Anämien

Von

Erich E. Reimer

Wien

Die Behandlung erworbener hämolytischer Anämien ist zweifellos ein unabgeschlossenes Kapitel der hämatologischen Therapie. Und dennoch haben die Forschungsergebnisse der letzten Jahre, besonders die an vielen Einzelfällen gemachten Erfahrungen, neue Möglichkeiten dort gebracht, wo noch vor kurzer Zeit völliger therapeutischer Nihilismus geherrscht hat.

Von den hämolytischen Anämien gehörten besonders die erworbenen Formen bis vor wenigen Jahren zu den seltensten Krankheitsbildern der Klinik. Heute wird auf der ganzen Welt ein Ansteigen der Formen verzeichnet, die durch Immunkörperbildung bei ungeklärter oder bekannter Grundkrankheit entstanden sind. Zweifellos hat hier die Entwicklung neuer diagnostischer Methoden, besonders in der Serumdiagnostik, zur Abgrenzung vieler Fälle geführt, die vordem entweder den angeborenen hämolytischen Erkrankungen zugeeignet wurden oder der groben Diagnostik völlig entgangen sind. Nicht nur amerikanische Autoren, wie Bethell, Dameshek und andere Forscher, sondern auch wir sind der Ansicht, daß in den kommenden Jahren mit einem wesentlich höheren Anfalle, vor allem der auf immunologischer Basis entwickelten Fälle, zu rechnen ist. Dies soll Ihnen die Zahl der an der II. Medizinischen Universitätsklinik in Wien (Prof. Dr. K. Fellinger) beobachteten Fälle belegen. Waren in den Jahren 1940 bis 1950 nur vier sichere, erworbene hämolytische Anämien geführt worden, so konnten wir seit 1950 zwanzig neue, klinisch einwandfrei diagnostizierte, erworbene Anämien behandeln (Tab. 1).

Tab. 1. Uebersicht der Fälle mit erworbenen hämolytischen Anämien

Form der Anämien	Anzahl	Coombs Aggl. usw.	Splenektomie
Innenkörper	4		
Medikam.-tox.	2		
Typ Lederer-Brill	1		
Typ Dyke-Joung	1		1
Typ Loutit	6	6	5
Sympt. hämolytische Anämien:			
a) Splenomegale Zirrhose	4	2	2
b) Neoplasma	2	2	1
c) Miliare Tbc.	1	1	—
d) Retikulose	1	1	1
e) Leukämien	2	2	—
Gesamtzahl	24	14	10

Die Diagnostik der erworbenen hämolytischen Anämien übersteigt den Rahmen dieser Ausführungen und soll daher nur in kurzen Worten umrissen werden. Zur Feststellung der Hämolyse überhaupt dient uns die Verminderung der roten Blutkörperchen bei gesteigerter Regeneration, die sich durch die hohen Retikulozytenzahlen und das Verhalten des Knochenmarkes manifestiert. Der Nachweis von erhöhtem freiem Hämoglobin im Serum, die Resistenzverminderung der Erythrozyten gegen Kochsalzlösung, thermische und mechanische Einflüsse und endlich Formveränderungen und eventuelle Einschlüsse in den Erythrozyten grenzen die klinische Diagnostik ab. Die Bestätigung der klinischen Diagnose und letzten Endes die Abgrenzung von den angeborenen Erkrankungen wird heute zum Teil durch serologische Untersuchungen erbracht. Diese bestehen aus dem Nachweis von Agglutininen, z.B. von Wärme-, Kälte-, Panagglutininen und Hämolysinen und der Feststellung von den Erythrozyten besetzenden inkompletten Antikörpern. Diese Sonderform hat Loutit (1946) mit einer speziellen Untersuchung, dem heute allgemein nach dem Autor benannten Coombs-Test, abgegrenzt. Der heutige Stand der Forschung nimmt an, daß zahlreiche Noxen, wie z. B. Viruserkrankungen (z. B. Coxakivirus, Newcastlevirus), Tumorleiden, leukämische Erkrankungen, ja sogar exogen-toxische Einflüsse, wie Medikamente, zum Auftreten dieser inkompletten Antikörper führen können, die daher keine Spezifität in sich tragen.

Die Therapie und somit der therapeutische Erfolg wird durch den Charakter der hämolytischen Erkrankung bestimmt. Es ist daher nötig, eine klinische Einteilung dieser

Formen zu treffen, die, wie ich bereits in einem früheren Vortrage* betont habe, infolge der großen Schwierigkeiten der Koordinierung alter Krankheitsbegriffe mit den neuen serologischen Untersuchungsergebnissen nur vorläufig und nicht endgültig getroffen werden kann.

Wir unterscheiden heute im wesentlichen exogen- und endogen-toxische und endlich Formen, bei denen Immunoreaktionen, d. h. Kälte- oder Wärmeagglutinine, bzw. inkomplette Antikörper, nachgewiesen werden. Vieles überschneidet sich hier, wie die Erfahrungen der letzten Zeit bewiesen. So kann z. B. die toxische Erythrozytenschädigung durch Mesantoinkörper zur passageren Entwicklung inkompletter Antikörper führen. Wir wollen uns aber aus Gründen der Uebersichtlichkeit an die bereits aufgezeigte Dreiteilung halten und bei Verlust der Vollständigkeit nur die Formen besprechen, die von praktisch klinischer Bedeutung sind und bei deren Behandlung wir selbst größere Erfahrungen machen konnten.

Von den exogen-toxisch bedingten Formen haben die Innenkörperanämien die größte Bedeutung. Hier handelt es sich um das Auftreten von kleinen, basophilen und nur mit Vitalfarbstoffen nachweisbaren Erythrozyteneinschlüssen. Von den bisher bekannten 50 Stoffen, die Innenkörper hervorrufen können, stehen die Sulfonamide, besonders die Sulfanilamide (Moeschlin und eigene Untersuchungen), an der Spitze. Von Bedeutung ist der Nachweis von Rosza und Spice, daß auch durch Thiosemicarbazon schwere Innenkörperanämien erzeugt werden können. Die Behandlung dieser Anämien, die als milde Formen, aber auch unter akuten Erscheinungen, wie Fieber, Uebelkeiten, Zyanose und Gelbfärbung verlaufen können, hängt von der Schwere bzw. vom Innenkörperanteil der Erythrozyten ab. Bei mehr als 200‰ Innenkörper sind nach Moeschlin schwere Anämien zu erwarten. In erster Linie muß die Entfernung der schädigenden Noxe vorgenommen werden. Bei schwersten Fällen, bei beträchtlichen Anämien und einem Innenkörperanteil von über 500‰ führt eine Exsanguinotransfusion zur raschen Besserung. Hohe Dosen reduzierender Stoffe, wie z. B. Injektionen von 2 bis 3 g Ascorbinsäure, fördern das Verschwinden der Innenkörper aus Blut und Knochenmark. Im Tierexperiment konnten wir selbst nachweisen, daß die Folsäure die Innenkörperentwicklung eindeutig hemmt.

---

* Vortrag in der Gesellschaft der Aerzte in Wien, Mai 1953.

Von den häufig angewandten Medikamenten, die durch direkte Erythrozytenschädigung ohne Innenkörperbildung hämolysieren, sei das Phenacetin erwähnt, das unter Sulfhämoglobinbildung zu leichteren hämolytischen Anämien führen kann. Nach Einnahme phenacetinhaltiger Präparate, meist Schmerztabletten u. ä., fällt am Patienten eine livide Verfärbung auf und er selbst klagt über Mattigkeit und Uebelkeiten. Eigene Erfahrungen zeigten, daß das Absetzen der Noxe, die Zufuhr von Reduxfaktoren, rasch zur subjektiven Besserung führen; der Sulfhämoglobinnachweis kann nach Meyer noch lange positiv bleiben. Völlig neue Aspekte ergaben die Untersuchungen bei Mesantoinschäden. Hydantoinkörper beeinflussen bekanntlich direkt toxisch die Blutzellenstruktur. Wie Snapper und Mitarbeiter nachweisen konnten, kommt es dadurch im Organismus zur Immunisierung gegen die geschädigten Zellen, zur Spontanagglutination und zu schweren Hämolysen. Wohl sind diese Bilder bisher selten, doch kann die weite Verbreitung der modernen Epilepsiebehandlung ein gehäuftes Auftreten zur Folge haben. Auch hier wird zur Behandlung in erster Linie ein sofortiges und dauerndes Absetzen der Noxe nötig sein; Transfusionen senken rasch den Antikörpertiter.

Von den Schwermetallen sei hier nur kurz das Blei erwähnt, das dank der gewerbehygienischen Maßnahmen scheinbar immer mehr an Bedeutung als Blutgift verliert. Von ungefähr 500 bleigefährdeten Personen, die in der Gewerbeambulanz der II. Medizinischen Universitätsklinik in Wien in laufender Kontrolle stehen, fanden sich nur zwei anämische Fälle ohne Hämolysezeichen. Therapeutisch sei hier nur darauf verwiesen, daß die Anwendung von Vitamin B_{12} bei Bleivergiftung die Porphyrinurie beseitigt, so daß die Anwendung bei Bleihämolysen naheliegt (Frank, Lachnit und Neumayr).

Wie bereits früher erwähnt, stößt die Einteilung der erworbenen hämolytischen Anämien (H. A.) vom klinischen Standpunkt deshalb auf große Schwierigkeiten, weil heute nicht nur bei den Fällen, wo die Aetiologie bisher unbekannt ist, sondern auch bei bekannter Grundkrankheit, zum Teil positive Immunoreaktionen vorkommen. Es werden sich aus diesem Grunde bei der Besprechung der endogentoxischen Formen Ueberschneidungen mit den Formen ergeben, bei denen unbekannte Ursachen zu den besprochenen Immunoreaktionen geführt haben.

Auf endogen-toxischer Ursache beruht zweifellos die akute febrile H. A. Typ Lederer. Bei dieser perakut und fieberhaft verlaufenden schweren Hämolyse, die manchmal nach Infekten auftreten kann, haben Dameshek und Schwartz Kältehämolysine, Gasser inkomplette Antikörper nachweisen können. Therapeutisch genügen oft kleine Transfusionen; nach Dameshek hebt menschliches Plasma die Hämolysewirkung auf. Von Malfanti und Terreni wurde zusätzlich noch Pyramidon mit Erfolg verabreicht.

Endogen-toxische H. A. bei Nierenerkrankungen und Gravidität sind so selten, daß ihnen keine wesentlich praktische Bedeutung zukommt. Häufiger treten sie bei Lebererkrankungen, und zwar bei splenomegalen Zirrhosen, auf; wir konnten vier Fälle dieser Art beobachten. Hier handelt es sich nicht allein um toxische Hämolysen mit hypersplenischer Aktivität, sondern in Fällen, in denen anamnestisch Hepatitiden angegeben werden, können auch hohe Kälteagglutinine nachgewiesen werden. Hier ist die Splenektomie unbedingt zu erwägen. Wir selbst haben bei zwei von vier Fällen damit ausgezeichnete Erfolge erzielen können.

Von den symptomatischen H. A. bei bekannter Grundkrankheit ist das Auftreten bei malignen Tumoren verhältnismäßig selten; der Verlauf läßt sich nur im Einzelfalle durch Entfernung des Primärtumors, z. B. bei einem Hypernephrom, wie Naegeli berichtet, beeinflussen. Wir haben u. a. bei einem metastasierenden Magenkarzinom selbst mit der Splenektomie das foudroyante Geschehen nicht aufhalten können. Diese Patienten sterben zumeist nicht am Tumor, sondern durch die Hämolyse.

Von größerer Bedeutung sind H. A., die als Begleitsymptom von Bluterkrankungen und verwandten Leiden auftreten. Die serologischen Untersuchungen der letzten Jahre haben gezeigt, daß bei diesen Formen fast ausnahmslos Immunoreaktionen, wie inkomplette Antikörper, Agglutinine und Hämolysine auftreten. Ihre Behandlung kann daher ebenso wie die der H. A. mit Immunoreaktionen und derzeit noch unbekannter Aetiologie (Loutitsche Anämien) gemeinsam besprochen werden. Diese beiden Formen bilden schon rein zahlenmäßig den größten Anteil aller Fälle, und die Erfahrungen der letzten vier Jahre lassen heute bereits gewisse Schlüsse zu.

Bis 1950 stand man den schweren hämolytischen Erkrankungen mit positiven serologischen Veränderungen vielfach völlig machtlos gegenüber. Die Milzexstirpation allein war, im Gegensatz zu den kongenitalen Erkrankungen, ohne integrierenden Einfluß auf das Geschehen, so daß Stats und Mitarbeiter noch 1948 eindringlich davor warnten. Bluttransfusionen oder große Austauschtransfusionen (Piney) konnten nur in wenigen Fällen passager helfen. Lagen Panagglutinine vor, so war wegen der Blutunverträglichkeit auch diese Möglichkeit erschöpft.

Dameshek und Gardner haben vor vier Jahren als erste das ACTH und Cortison bei Immunohämolysen angewandt und passagere Erfolge erzielt. Zahlreiche Einzelbeobachtungen und besonders die Erfahrungen unserer eigenen Klinik berechtigen uns, eine Standardtherapie anzugeben.

Sowohl ACTH als auch Cortison sind bei diesen Formen der H. A. wirksam. Nach Dameshek besteht kein Unterschied in den therapeutischen Ergebnissen bei der Anwendung von ACTH oder Cortison. Im Einzelfalle wurde ein Versagen der ACTH-Therapie bekannt (Clearkin). Der Therapieerfolg hängt in erster Linie von der Höhe der Dosierung und von der Dauer der Anwendung ab. Als Anfangsdosis vom Cortison sind 300 bis 400 mg, später 100 mg täglich zu verabfolgen. Diese Dosierung hat sich dem klinischen Bilde anzupassen und muß durch 3 bis 4 Wochen durchgeführt werden. Die Dosierung von ACTH entspricht ungefähr der Hälfte des Cortisons. Der Wirkungseintritt dieser Therapie ist zumeist schon nach einigen Tagen zu erwarten. Nach 4 Wochen wird die Therapie abgesetzt und das klinische Bild beobachtet. Kommt es zum Wiederauftreten der Hämolyse, so wird ein neuerlicher Hormonstoß angesetzt und die Splenektomie durchgeführt (Dameshek, Sacks und Mitarbeiter und eigene Erfahrungen). Wurde kurz vor der Splenektomie ein hoher Cortisonstoß verabreicht, so empfiehlt es sich, nach den Erfahrungen von Dameshek und anderen Autoren, knapp vor der Operation ACTH zu verabfolgen.

Trotz hoher Hormonvorbereitung verlaufen Operation wie Heilungstendenz normal, wie 5 Fälle unseres Krankengutes bewiesen haben. Nur Aitchison berichtet über schlechte Wundheilung bei langer Cortisonvorbehandlung. Nach Milzexstirpation sank unserer Erfahrung nach der Antikörpertiter in allen Fällen signifikant ab, im Gegensatz dazu blieb er unter der Hormonbehandlung bei deutlicher klinischer Beeinflussung in ungefähr 50% der Fälle unverändert.

Durch die Hormonbehandlung allein oder in Kombination mit der Milzexstirpation kann es zu Dauererfolgen kommen, soweit eine Beobachtungszeit von 3 bis 4 Jahren die Beurteilung zuläßt. Wir verweisen auf unsere eigenen Publikationen und stützen uns auch auf die Mitteilung von Meyers und Mitarbeiter. Kommt es nach Absetzen der Hormonstoßtherapie zum Wiederauftreten der Hämolyse, so ist die Indikation zur Dauertherapie mit Cortisontabletten gegeben. Auch darüber liegen nur Einzelberichte vor. Auf Grund auch unserer Erfahrungen kann als tägliche Mindestdosis 50 mg Cortison angenommen werden (Bethell). Meyers und Mitarbeiter haben mit periodischen Cortisongaben einen Fall durch 3 Jahre erhalten und wir konnten mit einer kontinuierlichen Cortisontherapie von täglich 50 mg durch 18 Monate die hämolytischen Erscheinungen beherrschen. Während dieser Zeit kam es nur einmal zur stärkeren Hämolyse, die durch einen kurzen Injektionsstoß unterbrochen wurde. Trotz der langen Hormontherapie waren die klinischen Zeichen, wie Flüssigkeitsretention usw., verhältnismäßig gering; Aber und Mitarbeiter haben uns über ähnliche Beobachtungen bei Kindern berichtet.

Der Mechanismus der Cortison- oder ACTH-Wirkung bei erworbenen Hämolysen ist heute noch nicht völlig geklärt. Dameshek u. a. Autoren sind der Meinung, daß der lymphodepressorische Effekt den Umfang der Bildungsstätten der Antikörper reduziere. Andere Autoren, wie z. B. Moeschlin und Mitarbeiter, sind der Ansicht, daß eine Hemmung der Antigenassimilation als Vorstufe der Antikörperbildung auftritt. Wir selbst neigen der Ansicht zu, daß die Reaktion des Gewebes unter Cortison oder ACTH einer Aenderung unterworfen wird. Dies scheint uns schon deshalb plausibel zu sein, da wir bei oft hohem Antikörpertiter ein Verschwinden der Hämolysezeichen besonders dann gesehen haben, wenn hohe Hormondosen verabreicht wurden.

Hämolytische Anämien bei Blutkrankheiten, die Immunoreaktionen aufweisen, werden im wesentlichen auf die Hormontherapie, der Grundkrankheit entsprechend, nur passager ansprechen. Die Splenektomie wird von manchen Autoren auch bei diesen Fällen postuliert (Aas, Jousson und Mitarbeiter, Sacks und Mitarbeiter), wir selbst haben bisher noch keine eigenen Erfahrungen. Hämolysierende lymphatische Leukämien reagieren passager ausgezeichnet auf Cortison, auch das leukämische Geschehen wird gut beeinflußt (Schoen und Mitarbeiter und eigene Erfahrungen). Beim Morbus Hodgkin war die Stickstofflosttherapie nicht nur in Hinsicht auf das primäre Geschehen, sondern auch auf die Hämolyse wirksam, so daß die Anwendung dieses

Cystostatikums von Heilmeyer auch bei anderen hämolytischen Erkrankungen empfohlen wird. Sievers und Haverth sahen nach Hormontherapie, Stickstofflost und Splenektomie ein völliges Verschwinden der hämolytischen Erscheinungen. Retikulosen sprechen auf Grund unserer Beobachtungen weder auf die Hormontherapie noch auf die Splenektomie an.

Zusammenfassend kann zur Therapie erworbener H. A. mit Immunoreaktion gesagt werden: die hochdosierte Hormonbehandlung führt in fast allen Fällen zumindest zu einer passageren Unterbrechung des hämolytischen Geschehens. Die Erfahrungen haben gezeigt, daß bei Wiederauftreten des Blutzerfalles eine jahrelange Dauerbehandlung die Hämolyse beherrschen kann. Die Splenektomie allein ist erfolglos. In Verbindung mit der Hormontherapie werden durch Wegfall der aktiven Hämolyse und wahrscheinlich durch die Verminderung der Antikörperbildungsstätten bessere Dauererfolge erzielt werden. Neben dieser Standardtherapie kommt in speziellen Fällen auch der Stickstofflosttherapie eine gewisse Bedeutung zu.

Literatur: Aas: Act. chir. Scand., 104, 111, 1952. — Aber, Chandler und Hartfall: Brit. Med. J., I, 1 (1954). — Aitchison: Brit. Med. J., 78, 1 (1953). — Bethell: Medical Uses of Cortisone, The Blakiston Company Inc., New York 1954. — Braunsteiner, Mannheimer, Reimer: Dtsch. Arch. klin. Med., 200, 316 (1953). — Braunsteiner, Reimer, Speiser: Wien. Zschr. inn. Med., 4, 157 (1951). — Clearkin: Lancet, 1: 183, 1952. — Coombs, Mourant und Race: Lancet, 2, 15 (1945). — Coombs: Brit. J. exper. Path., 26, 255 (1945). — Dameshek: Proc. of th 3 rd Annual Meeting of the Blood Club, Blood, 5, 791 (1950). — Dameshek, Rosenthal und Schwartz: N. England J. Med., 244, 117 (1951). — Dameshek: Persönl. Mitteilung. August 1954. — Frank, Lachnit und Neumayr: Act. haematolog., Vol. 8, Fasc. 1/2, 1952. — Gardner: Proc. of the 3 rd Annual Meeting of the Blood Club, Blood, 5, 791 (1950). — Gasser: Die hämolytischen Syndrome im Kindesalter. Stuttgart: G. Thieme. 1951. — Heilmeyer: Münch. med. Wschr., 95, 85 (1953). — Jousson, Hansen-Pruss und Rundles: Blood, 5, 920 (1950). — Loutit, J. F. und Mallison, P. L.: Path. a. Bact., 58, 711 (1946). — Maier: Hämolyse und hämolytische Krankheiten. Bern: H. Huber. 1950. — Malfanti und Terreni: Hämatologia (Pavia), 36, 1121 (1952). — Meyers, Miller, Linman und Bethell: Ann. Int. Med., 37, 352 (1952). — Moeschlin und Mitarbeiter: Bull. Schweiz. Akad. med. Wiss., 8, 153 (1952). — Moeschlin: Fol. Haematol. (D), 65, 1942. — Naegeli: Die Blutkrankheiten. Berlin: Springer-Verlag. 1951.

— Piney: Sang., 21, 229, 1950. — Reimer: Klin. Med., 9, 460 (1946). — Derselbe: Wien. klin. Wschr., 62, 2 (1950). — Rosza und Spicer: Nature (London), 71, 84 (1953). — Sacks, Jahn und Workman: J. A. M. A., 150, 1556 (1952). — Sievers und Haverth: Act. haematol., 9, 208 (1953). — Snapper und Mitarbeiter: Ann. Int. Med., 39, 619 (1953). — Schoen, Heckner und Marsch: Dtsch. med. Wschr., 515 (1953). — Stats, Wassermann und Rosenthal: Amer. J. Clin. Patholog. Baltimore, 18, 757, 48.

Pränatale Erkrankungen an vier Beispielen demonstriert

(Rubeolen, Hunger — Vitamin B_2? —, Chinin, Toxoplasmose)

Von

O. Thalhammer

Wien

An vier Fällen vier verschiedener pränataler Erkrankungen sollen Ihnen die wesentlichsten Merkmale derselben gezeigt werden. Ich hoffe, Ihnen so am ehesten in einer Viertelstunde einen Einblick in die Probleme der pränatalen Pathologie geben zu können.

Fall 1: Friederike L. kam mit $2^1/_2$ Jahren wegen geistigem Entwicklungsrückstand an die Klinik. (Für diesen Fall haben wir Herrn Prof. Dr. H. Asperger zu danken.) Das Kind wurde termingemäß (!) mit 1750 g Gewicht und 44 cm Länge geboren; es ist etwas erethisch, in seiner geistigen Entwicklung vorläufig zurück, aber nicht debil. Am rechten, stark mikrophthalmischen Auge besteht eine Atrophie des Irisstromas und eine Katarakt, am normal großen Herzen ein konnatales Vitium ohne Zyanose (Duct. Botalli). Das Gehör ist intakt, die erst spät, ab dem 10. Lebensmonat erscheinenden Zähne stehen stark dystopisch. Die pränatale Anamnese ergab, daß die damals 30jährige Mutter am Ende des ersten Lunarmonates gleichzeitig mit dem ersten Kind eindeutige Röteln durchgemacht hatte (letzte Regel 7. April 1951; Rubeolen 9. bis 11. Mai 1951). Die Aszendenz ist unauffällig, das nun 8jährige erste und ein nun 2 Monate altes drittes Kind sind völlig normal.

Nur wenn das Rübeolenvirus in den ersten vier Monaten des pränatalen Lebens — in der Embryonalzeit — von der erkrankten, selten auch von der nur exponierten Mutter auf die Frucht übergeht, ruft es eine Virusembryopathie und dauernde Schäden hervor; Infektion älterer Früchte führt pränatal zur gleichen harmlosen Krankheit wie postnatal. Die Gefahr einer Embryopathie ist am größten bei mütterlicher Infektion im 2. Lunarmonat, geringer bei solcher im 1. und 3. und schon recht klein bei Infektion im 4. Monat. Das volle Bild der Rubeolenembryopathie besteht aus mentaler Retardation, eventuell mit Mikrocephalie, Katarakt, eventuell mit Mikrophthalmie, partieller Innenohrtaubheit und konnatalem Herzfehler, meist Ductus Botalli. Jedes dieser Symptome kann verschieden stark ausgebildet sein; nur selten sind an einem Fall alle Symptome zu beobachten. Das bei der Geburt sichtbar werdende Schadensbild ist Folge einer embryonalen Entzündung, die durch das Virus selbst hervorgerufen wird und die bestimmte, mit Ausnahme des Herzens vom Ektoderm abstammende Organe betrifft. Entzündung freilich nicht im postnatalen Sinn! Zu einer solchen organisierten, allgemeinen Reaktion ist das menschliche Wesen zu dieser Zeit seiner Entwicklung noch nicht fähig. Die Reaktion besteht hier nur in einer lokalen Degeneration und Proliferation der betroffenen Gewebsbezirke. Auf Grund seiner geringeren physiologischen Differenziertheit, seiner beschränkteren Reaktionsmöglichkeiten, beantwortet der Embryo auch alle Virusinfektionen auf die gleiche Weise, d. h. alle Virusembryopathien bieten dasselbe Bild. Die Häufigkeit von Virusembryopathien in einer Population ist etwa verkehrt proportional der Immunisierung gebärfähiger Frauen. Es ist daher vorteilhaft, wenn das weibliche Geschlecht Masern, Röteln und Varizellen schon im Kindesalter durchmacht; dies ist heute die wirksamste Prophylaxe gegen Virusembryopathien. Wird eine noch nicht immune Schwangere in den ersten 4 Monaten einer der genannten Virusinfektionen ausgesetzt, so muß man sofort versuchen, sie mit γ-Globulin, eventuell mit Rekonvaleszentenserum passiv zu immunisieren. Dies hat ehemöglichst zu geschehen; bei Ausbruch der mütterlichen Erkrankung ist es bereits zwecklos, da dann die Virämie und damit gegebenenfalls die Infektion der Frucht schon stattgefunden hat, Antikörper aber die embryonale Plazenta, d. h. die Plazenta in der ersten Schwangerschaftshälfte, noch nicht passieren können.

Fall 2: Fritz A., jetzt $2^1/_2$ Jahre alt, kam mit schwersten Klumpfüßen und Klumphänden sowie rechtsseitiger Coxa vara auf die Welt; außerdem bestehen eine markante Mikrognathie und ein Defekt des Manubrium sterni. Intellektuell und psychisch ist das Kind normal. Zwei ältere Geschwister (12 Jahre, 16 Jahre) sind gesund, die Aszendenz völlig unauffällig. Im Gegensatz zu den beiden ersten Schwangerschaften litt die damals 35jährige Mutter von der 3. Woche bis zum 9. Monat an schwerer Hyperemesis, die zu weitestgehender Nahrungskarenz und einer Gewichtsabnahme (!) von 7 kg führte.

Es liegen also multiple Skeletstörungen des Kindes in Verbindung mit hochgradigem sekundärem Hunger der Mutter vor. Ganz gleichartige Skeletstörungen können nun bei Ratten durch Vitamin B_2-Mangel der Muttertiere (Warkany) erzeugt werden, und es ist sehr wahrscheinlich, daß dies auch die Genese unseres Falles ist. Aehnliche Fälle wurden bereits von Schachter sowie Houet mitgeteilt, welch letzterer auch den Vitamin B_2-Mangel der Mutter direkt nachweisen konnte.

Schädigungen der 2 bis 4 Monate alten Frucht durch Mangel an lebenswichtigen Stoffen, vor allem Vitaminen, nennen wir Mangelembryopathien. Soweit man heute urteilen kann, entstehen sie durch Störung bestimmter zellphysiologischer Prozesse, an denen das jeweils mangelnde Vitamin maßgeblich beteiligt ist. Es werden also mit dem Vitamin wechselnde Zelltypen besonders betroffen, wodurch Syndrome entstehen, die Systemerkrankungen prinzipiell gleichen. So führt z. B. Vitamin A-Mangel bei der Ratte zur Schädigung epithelialer Gebilde mit Lid-Kornea-Retinaanomalien, sogenannten „open eyes", mit Bildungsfehlern der Pleurahöhlen, Agenesie der Lunge, Oesophagotrachealfisteln und Bildungsfehlern des Urogenitaltraktes. Vitamin B_2-Mangel dagegen stört durch Hemmung der Phosphorylierungsvorgänge den Stoffwechsel besonders glukosereicher Zellen, also vor allem der Knorpelzellen, und führt so zu vielfältigen Bildungsfehlern des Skelets. Andere Mangelzustände treffen wieder besonders Nervenzellen usw. Bestimmte Störungsbilder sind also für bestimmte Mangelzustände charakteristisch. Da die zugrunde liegende Zellphysiologie allen Säugern gemeinsam ist, lassen sich hier die Ergebnisse von Versuchen an Säugern durchaus auf den Menschen übertragen; dies, zumal die Verwandtschaft unter den Säugern ja um so enger wird, in je früheren Entwicklungsstadien wir sie vergleichen. Bezüglich Vitaminmangelembryopathien ist zu bemerken, daß die Schädigung der Frucht bereits eintritt, ehe sich beim Mutterindividuum klassische Mangelkrankheiten schweren Grades zeigen. Wir müssen daher auch leichtere Symptome beachten. Als Verdachtsmomente gelten uns daher Fehlen der physiologischen Gewichtszunahme oder Gewichtsabnahme während der Gravidität, Neuritiden außer

Ischialgie, Zahnfleischblutungen, schwerer Haarausfall und schwerer Zahnverfall.

Von vielleicht noch größerer Bedeutung als Vitaminmangel ist der Sauerstoffmangel der Frucht. Er greift in das Leben aller Zellen ein, trifft aber besonders jene mit erhöhtem Sauerstoffbedarf; dies sind vor allem Zellen in lebhafter Differenzierung und Ganglienzellen. Außerhalb von Versuchsbedingungen tritt der Sauerstoffmangel der Frucht meist durch Plazentationsstörungen ein, wie sie durch Traumen, Uterusmißbildungen, submuköse Myome usw. entstehen können. Da solche Plazentationsstörungen bei sehr jungen Eiern wohl meist mit deren Abgang enden, verursachen sie beim Menschen nur selten früh terminierte Bildungsfehler, aber relativ häufig pränatale Hirnschäden. Wir kennen eine ganze Reihe solcher Fälle.

Wie bei allen Embryopathien ist auch bei Mangelembryopathien die einzig erfolgreiche Maßnahme die Prophylaxe. Sie ist hier durch eine auch die Leibesfrucht berücksichtigende Schwangerenfürsorge relativ einfach. Besteht Verdacht auf Mangelernährung, so sind Vitamine, besonders der B-Reihe, zu geben. Vitamin B_6-Präparate, wie Benadon-„Roche“, beeinflussen auch die Hyperemesis an sich.

Fall 3: Peter St. wurde mit 6 Jahren wegen seiner psychischen Eigentümlichkeit vorgestellt. Wir sahen einen körperlich normalen, erethischen Grenzdebilen mit angedeutetem Strabismus und sehr starker Hypersalivation. Das Kind hatte erst mit 22 Monaten Sprechen gelernt und war schon früh als abnorm aufgefallen. Encephalitisverdächtige Erkrankungen fehlen in der Anamnese, die Geburt des 3200 g schweren Kindes war leicht, die Aszendenz ist unauffällig und zwei ältere Brüder (15 Jahre, 10 Jahre) sowie eine jüngere Schwester sind normal. In der pränatalen Anamnese gab die Mutter schließlich zu, im 3. bis 4. Monat mehrere Abtreibungsversuche mit Chinin unternommen zu haben, an denen zwar sie selbst schwer erkrankte, die aber nicht zum Fruchttod führten.

V e r g i f t u n g s e m b r y o p a t h i e n, für welche dieser Fall ein Beispiel war, sind beim Menschen anscheinend nicht sehr häufig. Sie sind meist Folge mißlungener Abtreibungsversuche mit chemischen Mitteln. Da solche Versuche bekanntlich längst nicht immer zum Ziel führen, mögen Frauen, die ihn unternehmen, und jene, die dabei helfen, an die schrecklichen Mahner denken, die zur Welt kommen können, wenn die instrumentelle Vollendung des Unternehmens aus irgend einem Grunde unterbleibt. Die bis heute wichtigste Vergiftungsembryopathie ist die durch Chinin in Abtreibungsdosen (Mautner, Windorfer, Grebe u. a.); daneben sind Fälle bekannt, die durch „Hausmittel", meist Harze oder ätherische Oele, entstanden. Auch gewisse Medikamente, wie Wurmgifte, Antivitamine, Mitosehemmer und hochdosiertes Cortison, können nach biherigen Untersuchungen die Frucht schädigen. Die Prophylaxe der Vergiftungsembryopathien besteht einfach in der Unterlassung der Giftzufuhr.

Nach den drei Beispielen für Embryopathien — Virusembryopathie, Mangelembryopathie und Vergiftungsembryopathie — wären die Fötalkrankheiten zu besprechen. Diese betreffen Früchte im pränatalen Alter von 4 bis 9 Monate und sind wegen der andersartigen Reaktionsweise des Fötus grundsätzlich von den Embryopathien zu unterscheiden: Die Organogenese ist beendet, Fötalkrankheiten können also nicht mehr Bildungsfehler hervorrufen; der Fötus beantwortet Schädigungen bereits mit einer organisierten allgemeinen Reaktion, die mit zunehmendem pränatalem Alter immer mehr der postnatalen gleicht. Fötalkrankheiten sind daher in Ablauf und Folge den entsprechenden postnatalen Erkrankungen sehr ähnlich. Von den Fötalkrankheiten will ich nur eine erwähnen, die zahlenmäßig die größte Bedeutung haben dürfte.

Fall 4: Erna B., jetzt 5 Jahre alt, leidet seit dem 3. Lebensjahr an epileptischen Anfällen. Nach Behandlung in anderen Spitälern kam sie deshalb auch zu uns. Das körperlich normal entwickelte, etwas mikrocephale Kind schielt seit dem 2. Lebensjahr und ist stark hypermetrop (5·5 D). Es besteht Imbezillität mit schwerem Sprachdefekt. Als der von uns angestellte Toxoplasmosetest positiv ausfiel, veranlaßten wir Augenhintergrunduntersuchung. Der Befund, den wir ebenso wie das Bild Herrn Prof. Dr. A. Pillat verdanken, ergab links eine alte, für konnatale Toxoplasmose typische zentrale Chorioretinitis (rechter Fundus normal). Im Schädelröntgen waren keine intrazerebralen Verkalkungen sichtbar. Wassermann und Tuberkulin negativ; Vitalfärbetest auf Toxoplasmose 1 : 16 positiv, Komplementablenkung 1: 32 positiv, Toxoplasminhauttest ebenfalls positiv. Die Mutter, die vor, während und auch nach der Schwangerschaft ganz gesund war, hatte im Vitalfärbetest einen Titer von 1 : 16 und in der Komplementablenkung einen solchen von 1 : 8; Hauttest ebenfalls positiv. Ein älterer Bruder des Kindes (6 Jahre) ist gesund; die Mutter hatte nie Kontakt mit Tieren.

Die Toxoplasmose ist eine sehr weit verbreitete Infektion, die aber nur bei besonders abwehrschwachen Individuen — oder sehr massiver Infektion — ernste Erkrankungen zur Folge hat. Infektion und Erkrankung dürfen also nicht identifiziert werden! Ein besonders abwehrschwaches Individuum ist die Leibesfrucht; die weitaus häufigste Toxoplasmoseform ist daher die angeborene Toxoplasmose.

Die intrauterine Infektion kann hier erst in der zweiten Hälfte der Schwangerschaft erfolgen. Sie führt zunächst zu einer generalisierten Erkrankung, die in der Folge überall außer im Gehirn und Auge überwunden wird, schließlich aber auch dort unter Hinterlassung verschieden ausgedehnter Schäden abheilt. Bei der Geburt kann sich die Erkrankung in jedem dieser drei Stadien befinden.

Sehr selten wird die Frucht im Stadium der Generalisation geboren; solche Fälle zeigen Milz- und Leberschwellung, eventuell mit schwerem Ikterus, Myokarditis, interstitielle Pneumonie und die Zeichen einer Encephalitis. Häufiger liegt bei der Geburt das zweite Stadium, die aktive Encephalitis und Chorioretinitis vor. Die Kinder bekommen bald nach der Geburt einen progredienten Hydrocephalus, Krämpfe und andere zerebrale Symptome; der oft etwas hämorrhagische Liquor zeigt starke Eiweiß- und mäßige Zellvermehrung, das Schädelröntgen meist intrazerebrale Verkalkungen. Am Augenhintergrund findet man häufig eine zentrale Chorioretinitis. Die meisten Fälle angeborener Toxoplasmose dürften sich bei der Geburt aber bereits im dritten Stadium des postencephalitischen Zustandes befinden. Schäden nach einer pränatalen Encephalitis werden allgemein um so später erkennbar, je leichter sie sind: dies gilt auch für die pränatale Toxoplasmoseencephalitis. Es gibt Fälle, die bald nach der Geburt durch Krämpfe, Strabismus, Hydrocephalus usw. auffallen; der Liquor ist noch eiweißreich oder schon normal, intrazerebrale Verkalkungen und Chorioretinitis sind häufig. Andere Fälle erweisen sich erst als Kleinkinder psychomotorisch retardiert oder Schielen oder bekommen epileptische Anfälle. Die Untersuchung zeigt längst nicht mehr in allen Fällen Verkalkungen und Chorioretinitis. Es gibt auch Fälle, die erst im Schulalter wegen Schlechtsehen, leichter Debilität oder nun auftretenden Anfällen zum Arzt kommen und doch an den Folgen angeborener Toxoplasmose leiden. Es kommen also alle Uebergänge von schwersten bis zu fast subklinischen Schadensbildern vor. Wir konnten nachweisen, daß zirka 15% aller angeborenen Hirnschäden, wie Idiotie, Debilität, Epilepsie, auf solche oligosymptomatische Toxoplasmosen zurückgehen. Die Toxoplasmose hat also auch praktisch große Bedeutung. Die angeborene Toxoplasmose kann nur in seltenen Fällen rein klinisch halbwegs sicher diagnostiziert werden, die meisten bieten das übliche Bild eines Zerebralschadens und die Genese ist erst durch die Toxoplasmoseteste zu klären. Diese sollen daher bei allen Fällen angeborener Hirnschäden angestellt werden. Die Möglichkeit zu Toxoplasmosetesten ist für Oesterreich im Toxoplasmoselaboratorium der Universitäts-Kinderklinik Wien gegeben; zu den Testen muß mindestens 1 ccm steriles, nichthämolytisches Serum eingesandt werden. Da sich unser Arbeitsgebiet seit geraumer Zeit auf die ganze pränatale Pathologie erweitert hat, stehen wir Ihnen auch in allen anderen Fragen pränataler Erkrankungen gerne zur Verfügung.

Die Behandlung des Säuglingsekzems

Von

Herbert Gross

Wien

Ich will Ihnen einen kurzen Ueberblick über den heutigen Stand der therapeutischen Möglichkeiten und über die Erfolge der modernen Therapie des Säuglingsekzems geben. Es soll dabei in meinem Vortrag nur das Säuglingsekzem Berücksichtigung finden, das als häufigste Säuglingsdermatose eine Sonderstellung einnimmt, weil eine vollkommene ätiologische Erklärung noch immer nicht gefunden werden konnte und weil trotz zahlreicher Behandlungsmöglichkeiten in so manchen Fällen nur Remissionen zu erzielen sind und Heilung manchmal erst nach Jahren eintritt.

Wir nehmen als Ursache für das Zustandekommen des Säuglingsekzems das Zusammentreffen mehrerer Faktoren an. In der Anamnese des ekzematösen Säuglings hören wir immer wieder von familiärem Auftreten des Ekzems, so daß man eine Vererbung bzw. eine Konstitution als sicher annehmen kann. In vielen Fällen ist eine Trophallergie nachzuweisen, die unserer Ansicht nach wohl nicht in dem von Woringer angegebenen hohen Ausmaß von 80% eine Eiweißallergie ist. Auch die Kuhmilchallergie ist wesentlich seltener als früher angenommen wurde. Bisweilen besteht auch eine Allergie gegen tierisches Fett, gegen Weizenmehl, seltener gegen Maismehl. Als ätiologischer Faktor wird auch Vitaminmangel angenommen. Ekzematogene Reize können auch durch äußere Schädlichkeiten, wie durch Pflegefehler, Unsauberkeit, Wolle, schlechte Seifen oder chemische Waschmittel, durch Feuchtigkeit, Kälte oder Hitze, Sonnenbestrahlung, pflanzliche oder Luftallergene, hervorgerufen werden. Wenn äußere Schädigungen vorhanden sind, ist es relativ leicht, die Ursache der Ekzembildung auszuschalten. Schwieriger ist es, in Fällen einer

Trophallergie die schädigende Noxe aufzufinden. Die meisten ekzematischen Säuglinge sind pastös und überernährt. In diesen Fällen wird die Nahrungsmenge, besonders die Flüssigkeitsmenge, eingeschränkt und die Kost fett-, eiweiß- und milcharm bzw. vorübergehend milchlos gestaltet. Der Säugling wird vorwiegend mit Wasserbrei, z. B. aus Maizena oder Grieß, Wasserkakao oder Karottensuppen, Kastaniendiät nach Solé oder mit Gemüsen oder Obstbrei, die nur mit Mehl oder Grießzusatz und Pflanzenfett bereitet werden, ernährt. Als Milchersatz kann die Mandelmilch nach Prof. Moll verwendet werden. Die milchfreie Ernährung kann bis zu 4 Wochen ohne Schädigung durchgeführt werden. Nach dieser Zeit verwendet man, um auch zugleich eine Umstellung der Darmflora und der Verdauungsvorgänge sowie der Resorptionsverhältnisse zu erreichen, eine Sauermilch, wie z. B. Buttermilch, Calcia- oder Zitrettenmilch (Cutanmilch nach Scheer). Es empfiehlt sich auch, einen Wechsel in der Mehlart, statt Weizenmehl Maisstärke, vorzunehmen. Vielleicht lohnt sich ein Versuch einer Desensibilisierung mit allerkleinsten Mengen und dann vorsichtiger Steigerung des betreffenden Nahrungsmittels, das für die Entstehung des Ekzems verantwortlich gemacht werden kann, bei Milch z. B. einen Kaffeelöffel dreiviertel bis eine Stunde vor der Milchmahlzeit. Die milchfreie Ernährung kann kalorisch vor allem durch Zusatz von verschiedenen Kohlehydraten, z. B. Dextropur, und anderen Malzpräparaten und Honig angereichert werden. Bei dystrophischen oder atrophischen ekzematischen Säuglingen ist es wichtig, durch vorsichtig aufbauende Ernährung den Gesamternährungszustand zu heben, wobei dann eine Anreicherung von Fett, Eiweiß und Milch versucht werden soll.

Wir bemühen uns aber außerdem, das Säuglingsekzem durch interne Therapie auf verschiedene Art günstig zu beeinflussen. Und da stellt gewissermaßen einen Uebergang zur Diät die Verabreichung von Speck dar, wie sie von Hansen, dann unter anderen von Glanzmann und Berger 1950 und später z. B. auch von Janke und Lindemayr von der II. Universitäts-Hautklinik in Wien angegeben wurde. Das wirksame Prinzip sind die ungesättigten Fettsäuren, u. a. die Linolensäure oder das F-Vitamin. Man verwendet am besten Gekrösefett, das 12mal mehr an ungesättigten Fettsäuren enthält als der Bauchfilz. Der Speck, richtiger Filz, wird in rohem Zustand, ungesalzen, ungeräuchert, geschabt, der Nahrung, Brei oder Gemüse, zugesetzt. Man gibt Säuglingen ab 6. Monat 30 bis 50 g, später bis zu 100 g. Vor Beendigung des ersten Halbjahres sind wir von der Anwendung der Specktherapie wegen der Möglichkeit einer Fettdyspepsie abgegangen. Bei empfindlichen Säuglingen kann es bei längerer Verabreichung von Speck doch auch bisweilen zu dünnen Stühlen kommen. In einem Drittel bis zur Hälfte der behandelten Fälle konnte im Zusammenhang mit verschiedener Lokalbehandlung eine deutliche Besserung des Ekzems beobachtet werden. Ein Viertel der Säuglinge konnte durch diese Behandlung nach Angabe Hansens, Jankes und Lindemayrs längere Zeit erscheinungsfrei gehalten bzw. völlig geheilt werden. In einigen von uns mit Filz behandelten Fällen trat bereits nach 3 bis 5 Tagen deutliche und andauernde Besserung ein.

Was durch die Therapie mit ungesättigten Fettsäuren mittels Darreichung von Speck erreicht werden soll, versuchte man mit Linol-Linolensäure oder F-Vitaminpräparaten, meist in Kapselform, wie Linobion, F-Vitamin oder FF 210. Die Erfolge mit dieser Therapie sind bei Säuglingsekzemen weniger gut als mit der Specktherapie. Die Wirkung der Therapie mit ungesättigten Fettsäuren wird so erklärt, daß durch die Zufuhr dieser der beim ekzematischen Kind bestehende Mangel an Arachidonsäure und Linolsäure ersetzt wird. Entsprechend der Herabsetzung des Gehaltes an ungesättigten Fettsäuren sind auch die Jodzahlen im Serum der ekzematischen Säuglinge von 95 bis 120 im Normalfall auf 70 bis 86 gesenkt. Das Ansteigen der Serumjodzahl geht mit dem Heilungsprozeß parallel. Außer Linolsäure und Linolsäureäthylester (Vitamin F) kann auch Oleum arachidis verwendet werden.

Auf einer Verschiebung des Elektrolyt- und Eiweißhaushaltes und der dadurch bedingten Veränderung des osmotischen und onkotischen Druckes, deren Folge wiederum eine diuretische und gefäßdichtende Wirkung ist, beruht der Effekt der Vitamin D-Therapie. Dadurch kommt es zu einer vermehrten Ausscheidung von Natrium und Kalium im Harn. Der vermehrte Flüssigkeitsverlust infolge der diuretischen Wirkung macht sich besonders bei pastösen Kindern mit einem Verlust von Flüssigkeit der Haut, dem größten Speicherorgan, geltend. Es kommt zum Abtrocknen der Ekzemeffloreszenzen und zum Rückgang der entzündlichen Erscheinungen. 1946 hat erstmals Charpy über gute Erfolge der Vitamin D-Behandlung bei Hauttuberkulose berichtet. Seither haben mehrere Autoren, u. a.

Riehl, Prosser und Vositzky, über ihre Erfolge mit Vitamin D_2-Therapie auch bei nichtspezifischen Hauterkrankungen Mitteilung gemacht. 1950 und 1952 hat Kundratitz seine Erfahrungen in der Behandlung des Säuglingsekzems mit Vitamin D peroral und nur ausnahmsweise intramuskulär, die seit Anfang 1949 am Mautnerschen Kinderspital in Wien durchgeführt wurde, berichtet. Es wurden dabei Dosen von 100 bis 150 mg, das sind 4 bis 6 Millionen Einheiten, innerhalb 5 bis 8 Wochen erreicht, wobei zuerst 15 mg und nach einer Woche 2mal wöchentlich 7,5 mg mehrere Wochen lang verabfolgt wurden. Es wurden trotz der hohen Dosen Vitamin D keine D-Hypervitaminosen beobachtet. Laufende Stuhl-, Harn-, Blut- und Röntgenkontrollen der Knochen sind jedoch unerläßlich, wodurch diese Behandlungsart nur an einer Station anzuraten ist, die für diese Untersuchungen eingerichtet ist.

Auf Grund der Untersuchungen Jesserers, daß durch die intravenöse Gabe von Vitamin D_2 ein rascherer, wirkungsvollerer und nachhaltigerer Heilungseffekt bei Ekzematikern bei wesentlich geringerer Dosierung herbeigeführt werden kann, hat Kölbl von unserer Klinik ein Dosierungsschema für das wäßrige Vitamin D_2 der Firma Wander, Bern, angegeben. Es werden von diesem wäßrigen Vitamin D_2-Präparat insgesamt 15 bis 30 mg in der Art injiziert, daß am ersten Tag 5 mg und in Abständen von je 3 bis 7 Tagen je 7,5 mg intravenös gespritzt wurden. Das Präparat darf nicht zusammen mit physiologischer Kochsalzlösung injiziert werden, da dadurch die diuretische Wirkung des Vitamin D gehemmt wird. Durch eingehende elektrophoretische Untersuchung während der D-Vitamin-Therapie konnte Kölbl nachweisen, daß die beim Ekzem abnorm gesteigerte Kapillardurchlässigkeit im Sinne einer „Proteinorrhoe ins Gewebe" durch das Vitamin D wieder regularisiert wird. Es kommt oft schon nach der ersten Injektion zum Aufhören der Sekretion und des Juckreizes. Die Erfolge bei den mit dieser Therapie behandelten Säuglingsekzemen waren in einem hohen Prozentsatz sehr gut, so daß die Kinder für lange Zeit erscheinungsfrei blieben. Bei ständiger Harn- und Blutkontrolle und langsamer Injektion können ernstere Schäden vermieden werden. Kommt es bald nach der Injektion zu einem Kollapszustand, so kann dieser durch sofortige intravenöse Injektion von physiologischer Kochsalzlösung und von Kreislaufmitteln behoben werden. Bei zu hoher Kochsalzausscheidung im Harn oder zu starker Veränderung der Natrium-, Kalzium- und Kaliumwerte soll die Therapie abgebrochen oder zumindest die Dosierung verringert werden. Auf diese Art konnten wir Schädigungen vermeiden. Es sind uns jedoch ernstere Zwischenfälle berichtet worden, deren Ursache wir aber nicht feststellen konnten.

Besserung haben wir auch mit der Fiebertherapie (Kuhmilchinjektionen, Pyrifer, Typhusvakzine) und Eltern- bzw. Eigenblutinjektionen gesehen.

Der therapeutische Erfolg, der mit ACTH oder Cortison beim Säuglingsekzem herbeigeführt werden kann, ist offenbar auf die antiallergische Wirkung und auf eine Verminderung der Reaktionsfähigkeit der Haut zurückzuführen. Nach verschiedenen Mitteilungen in der ausländischen Literatur und nach unseren eigenen Erfahrungen insbesondere mit ACTH kommt es zu einem überraschend schnellen Abblassen der entzündeten Effloreszenzen, Verschwinden des Juckreizes, Nachlassen der Sekretion. Der Effekt hielt an, solange die ACTH-Therapie fortgesetzt wurde. Rezidive waren durch diese Therapie nicht immer zu verhindern. Jedoch gelingt es, diese mit einer niedrigeren Dosierung zum Verschwinden zu bringen. Man sollte ACTH in einer Dosierung von 5mal 10 mg bis zum völligen Verschwinden des Ekzems geben und dann auf einer niedrigeren Erhaltungsdosis mehrere Wochen verbleiben, um sich endlich ganz langsam mit der Therapie herauszuschleichen. Es fehlen uns bisher noch die Erfahrungen über eine Behandlung mit dem Depot-ACTH, dem Cortrophine-Zink, das durch seine protrahierte Wirkung eine wesentlich geringere Dosierung ermöglicht und dadurch wesentlich geringere Nebenwirkungen macht. Mitunter kommt es beim Säugling im Verlaufe der ACTH-Therapie zu einem deutlichen Cushing-Syndrom, zu einer Steigerung des Appetits und dadurch auch zu einem Gewichtsanstieg, der auch infolge der Kochsalz- und Flüssigkeitsretention bedingt sein kann. Bei kleineren Säuglingen muß wegen der rückbildenden Wirkung auf das lymphatische und retikuloendotheliale System, der vorzeitigen Involution der Thymus und einer Verminderung von Resistenz und Abwehrkraft die ACTH-Therapie sehr vorsichtig durchgeführt werden.

Von Vitaminen werden zur Behandlung des Säuglingsekzems in der Literatur B_1, B_6, B-Komplex, C- und A-Vitamin angegeben. Von Biotin*, dem H-Vitamin, das von

* Biotin Ro 1—5492-Versuchspräparat der Fa. Hoffmann-La Roche.

sicherer Wirksamkeit bei der Leinerschen Erkrankung und bei der Dermatitis seborrhoides ist, sahen wir Erfolge beim ausgesprochen seborrhoischen Typ des Säuglingsekzems. Die Erfolge der internen Antihistamin-Therapie sind individuell verschieden.

Neben der Regelung der Ernährung und der internen Therapie wenden wir natürlich auch die so vielfältige und verschiedene Lokalbehandlung an. Zu Umschlägen verwenden wir Teemischungen, wie Salbei, Kamillen, Käspappel mit Borwasser. Von den unzähligen immer wieder neu erscheinenden Originalsalben kommen am Beginn der Behandlung und in gereizten Stadien verschiedene milde Salben zur Anwendung, wie z. B. Kamillosan, Desitin, Borkühlsalbe, Metuvit oder die Chlorophyllsalbe Biosan. Bei chronischen Formen gehen wir u. a. über auf Schwefelsalben, z. B. Naphtalan, Diachylon, bis zu den verschiedenartigen Teerpräparaten, mit Vorliebe unverdünntes Pix lithanthracis. Große sekundär infizierte impetiginisierte Ekzeme und das Ekzema vacciniforme bzw. schlecht epithelisierende Hautbezirke heilen auf eine von Kundratitz angegebene Salbenmischung von Aureomycin, Vitamin A und Haptocil, einer Sulfonamidsalbe bzw. auch Zusatz von Thyroxin „Roche" und Vitamin C ausgezeichnet. In letzter Zeit wird der antibiotischen Behandlung des Ekzems sowohl lokal als auch intern große Bedeutung beigemessen. Eine gut epithelisierende Wirkung zeigt auch z. B. die Bepanthensalbe La Roche und die Granugenpasta, Knoll.

Von der lokalen Behandlung mit Hydrocortisonsalben haben wir guten Erfolg gesehen, jedoch ist diese Therapieform vorläufig wegen der hohen Kosten praktisch nicht durchführbar. Bei der lokalen Anwendung von Antihistaminsalben sahen wir beim Säuglingsekzem geringe Erfolge, im Gegenteil öfters Reizungen.

Ich habe Ihnen hier die verschiedenen Therapiearten beim Säuglingsekzem vorgebracht. Es ist aber dabei wichtig, darauf hinzuweisen, mit welchem Vorbehalt das Wort „gebessert" und „geheilt" gebraucht werden muß. Sahen wir doch immer wieder Fälle, die auf Wochen hinaus vollkommen geheilt erscheinen und dann doch wieder mit Rückfällen kamen.

Literatur: Alvares Sainz de Aje: Medicina Madrid, 17, 4, 1, 270, 1949. — Bassas Gran: Arch. Paed., Barcelona, 8, 619, 1951 und 3, 123, 1952. — Baumer: Dtsch. Gesundh.-Wesen, 1952, S. 1885. — Berger: Ann. paed., 178, 278, 1952. — Berger und Nurni: Int. Z. Vitaminforschung, 20, 109, 1952.

— Brown und Holman: Brit. med. J., 4821, 1202, 1953. — Copella: Lattante, 23, 708, 1952. — Dragomiz Zegrawa: Med. pregled., 758, 7, 58, 1950. — Duenyas: Paed., 8, 445, 1953. — Dwings, Riley: Ann. All., 10, 698, 1952. — Gross und Swoboda: Wien. klin. Wschr., 66 (1954), S. 541. — Hansen: Proc. Soc. exper. Biol. a. Med., 31, 160, 1933. — Janke und Lindemayr: Der Hautarzt, 3, 129, 1952. — Karlström: Sv. Läkar. Fiolu, 133, 1953. — Kleinschmidt: Kinderärztl. Praxis, 18, 83, 1948 und 21, 576, 1953. — Kölbl: Wien. klin. Wschr., 65 (1953), S. 524. — Mancke: Mschr. Kinderhk., 102 (1954), S. 258. — Rosenthal: Pediatrics, 10, 58, 1952. — Sauer: 52. Tagung d. Ges. f. Kinderhk. in Bayreuth, 1952. — Sneddon: Med. Press: 226, 14, 329, 1951. — Wahle: Zschr. Hautkrankh., 14, 90, 1953. — Woringer: Zschr. Kinderhk., 52, 1932 und Arch. franc. ped., 4, 12, 1947. — Derselbe: Das Säuglingsekzem. Stuttgart: Wissenschaftl. Verlagsges., 1943. — Yoshio Yoshida und Matsumato: Indian J. Ven. Dis., 18, 51, 1952.

Die Behandlung der Angina pectoris

Von

Dr. F. Kaindl

Wien

Die Behandlung des Herzschmerzes im weitesten Sinne kann nur dann einigermaßen umfassend aufgezeigt und systematisch erklärt werden, wenn über das Wesen und die Ursachen der Stenokardie Klarheit herrscht. Es sei mir aus diesem Grunde gestattet, die zum Verständnis notwendigen, heute vorherrschenden Meinungen bezüglich der Aetiologie vorwegzunehmen und erst anschließend auf die Therapie näher einzugehen. Bei dem Ausmaß des Stoffes und der vorgegebenen Zeit muß bewußt auf Vollständigkeit verzichtet werden.

Der bei diesem Krankheitsbild im Vordergrund stehende, angstbewirkende Schmerz hinter dem Sternum bzw. in der linken Brust, der früher durch die Anhäufung von Milchsäure, H- und P-Substanz nach Lewis erklärt wurde, wird heute übereinstimmend durch O_2-Mangel sowie durch eine Senkung der Reizschwelle des sensiblen Herznervensystems erklärt. Ob der O_2-Mangel Folge ungenügender Durchblutung ist oder durch die exzessiv O_2-verschwendende Wirkung akuter Adrenalin- bzw. Noradrenalinansammlungen im Herzmuskel mit dadurch bedingter lokaler Gewebshypoxie nach Raab hervorgerufen wird, oder ob ein Mangel an O_2 übertragenden Fermenten, wie Biörck annimt, maßgeblich beteiligt ist, kann heute noch nicht exakt abgeklärt werden. Als gesichert muß angenommen werden, daß eine von der vegetativen Ausgangslage abhängige Schmerzempfindlichkeit auf den O_2-Mangel eine bedeutende Rolle spielt, da es sonst unverständlich wäre, daß bisweilen bei schwerster Koronarverengung keine Stenokardie besteht. Nach W. R. Hess ist Herzschmerz und Todesangst Ausdruck einer Erregung vegetativer Schmerzzentren im Hypothalamus, möglicherweise nach Hausner und Hoff infolge eines reflektorischen Hirnstammödems.

Setzen wir die Stenokardie einem O_2-Mangel gleich, so erhebt sich die Frage, welche Ursachen für das Mißverhältnis von O_2-Bedarf und O_2-Angebot zu berücksichtigen sind; damit sei die Aetiologie der Angina pectoris besprochen:

Zunächst die mechanische Einengung der Koronarostien: z. B. durch eine Lues der Aorta oder durch Erkrankungen der Koronararterien selbst: Diese sind die Sklerose, Lues, rheumatische Karonariitis, Grippe, Scharlach, Morb. Bang, Endangitis obliterans einschließlich der Bredtschen juvenilen Form und die Periarteriitis nodosa.

Dadurch wird die funktionelle Anpassung der Gefäße an erhöhte oder veränderte Herzarbeit behindert. In solchen Fällen tritt der Herzschmerz besonders nach körperlicher Anstrengung, Aufregung sowie größeren Mahlzeiten auf.

Als zweite Ursache ist die unphysiologisch vermehrte Herzarbeit bei paroxysmaler Tachykardie, Basedow und Extrasystolie en salve zu nennen. Das abnorm hohe O_2-Bedürfnis kann hier auch bei normalen Gefäßen nicht abgesättigt werden, im besonderen auch nicht wegen der schlechten Auffüllung des Koronargefäßsystems infolge der verkürzten Diastolendauer.

Drittens ist die Verschlechterung der Blutqualität bei Anämie, eventuell bei CO-Intoxikation und schließlich

viertens die „Entgleisung der Regulationsmechanismen des Kreislaufes" zu nennen; hierunter sind sämtliche Störungen in den mechanischen, chemischen, hormonalen und nervösen Regulationssystemen zu ordnen, die normalerweise eine rasche und optimale Einstellung der Durchblutung auf das O_2-Bedürfnis des Herzens garantieren. Dieser Kreis umfaßt wohl das Hauptkontingent von Patienten, die an Stenokardien leiden; es gehören hierzu die zunehmenden Herz- und Kreislaufkrankheiten bei intensiv geistig arbeitenden Menschen im besten Alter, die Managerkrankheit oder neurozirkulatorische Dystonie nach Hochrein ebenso wie die hyper- und hypotonen und orthostatischen Regulationsstörungen, bei denen durch eine Fehlsteuerung zwischen Herzarbeit, peripherem und Koronarkreislauf häufig stenokardische Beschwerden ausgelöst werden.

Es muß also bedacht werden, daß von jeder Stelle des durch afferente und efferente Bahnen eng gekoppelten

Reaktions- und Regulationssystems, nämlich: Zwischenhirn — zervikale Grenzstrangsegmente, Ganglion stellatum — Koronararterie die Stenokardie ausgelöst werden kann; durch die Untersuchungen von Roberts wissen wir weiter, daß bei der Stenokardie eine Konstriktion der Vasa vasorum der sensiblen Nervenendigungen in den Headschen Zonen auftritt bzw. von diesen aus das Koronargefäßsystem positiv bzw. negativ beeinflußt werden kann.

So können wir nach Sturm schließlich eine

a) primäre bzw. periphere Form (Erkrankung der Koronarien selbst),

b) eine zerebrale Form (Epilepsie, Allergie, psychogen),

c) eine zervikalsegmentäre Form (rheumatische Spondylitis HW. 5-7, Nucleus pulposus dortselbst) sowie

d) eine Cutaneo spino-viszerale und Visero spino-viszerale Form (Ulcus ventriculi et duodeni, Cholezystopathie, Meteorismus) unterscheiden.

Kurz herausgestrichen sei noch die Koronarsklerose selbst; hier sei festgestellt, daß ab dem 60. Lebensjahr kein Unterschied in bezug auf die Geschlechtsverteilung zu erkennen ist, so daß also eine Bevorzugung des männlichen Geschlechts, wie häufig geglaubt, nicht besteht. Des weiteren können die Untersuchungen an gefallenen Soldaten des eben beendeten Koreakrieges, wo in 77·3% eine Koronarsklerose gefunden wurde und bei denen es sich durchweg um junge Männer handelte, nicht übergangen werden. Auch die von Chasnof und Silver sowie Hochrein beobachtete, in 41 bzw. 70% vorhandene Kombination mit Herzrheumatismus sei erwähnt. Für die Aetiologie sind besonders auch Angiitiden nach Scarlatina, Typhus, Fleckfieber usw. sowie bei Foci zu berücksichtigen, da dadurch eine Sensibilisierung des Gefäßsystems allgemein oder umschrieben erfolgt. Oft kann dann nach Hochrein ein Trauma, eine Intoxikation, Operation, Blutverlust bzw. -transfusion die Entstehung der Sklerose aktivieren. Auf die Störungen im Cholesterin- und Lipoidstoffwechsel haben Morrison, Steiner, Kendall und Mathers, Leusen und Demeester hingewiesen. Die funktionelle Komponente mit dem überschießenden Frühstadium und der paradoxen Spätreaktion wurde bereits erwähnt.

Nach diesen mir für das Verständnis des therapeutischen Vorgehens wichtig erscheinenden Vorbemerkungen sei auf die Behandlung im besonderen eingegangen.

Hier unterscheiden wir die Therapie des Anfalles, des Intervalles und die ätiotropen Maßnahmen, wobei den beiden letztgenannten Gruppen die physikalische sowie chirurgische Behandlung der Angina pectoris zuzuordnen ist.

Die gegen die Ursache gerichteten Maßnahmen sind mannigfaltig und bei Berücksichtigung der Gruppeneinteilung unschwer abzuleiten: Ich darf daher verzichten, darauf im einzelnen einzugehen. Hervorgehoben sei nur kurz die Diät, das Nikotin sowie die Antisklerosetherapie. Es muß festgestellt werden, wie dies in letzter Zeit auch Ström und Jensen bei ihren Untersuchungen in bezug auf Störungen des Zirkulationssystems vor, während bzw. nach dem zweiten Weltkrieg betonen, daß besonders die auf koronarsklerotischer Basis aufgetretene Stenokardie knapp, d. h. hypokalorisch gehalten werden muß; nicht zuletzt auch deshalb, um durch Vermeidung eines eventuellen Meteorismus bzw. Hochdrängen des Zwerchfelles das Auftreten von gastro- bzw. anterokardialen Reflexen zu vermeiden. Fett soll stark eingeschränkt werden, da hierdurch nach Morrison, Durant, Wendel u. a. die arteriosklerotische Degeneration verstärkt wird. Gegen die Sklerose selbst wird von Keeser Cholesterol wegen seines auch von Leusen und Demeesters, Stamler, Bolene, Harris und Katz bestätigten cholesterinolytischen Effektes genügender Intensität empfohlen; des weiteren Magnesiumoleat (Resolven). Eine Jodmedikation soll besser vermieden werden.

Therapeutisch ätiologisch wichtig ist weiterhin die Ausschaltung irritativer Reize; dies bedeutet, den Patienten dazu zu veranlassen, daß er seine Lebensgewohnheiten, im besonderen das ruhe- und rastlose Hasten, sinnvoll verändert und den Tabakkonsum einschränkt. Allerdings sind diesbezüglich die Ansichten der deutschen und amerikanischen Schule extrem divergent. Aus Tierversuchen von Dietrich und Schiemert sowie eigenen Untersuchungen, bei denen narkotisierte Hunde über die Atempumpe Zigarettenrauch inhalierten, wissen wir, daß in der überwiegenden Mehrzahl dadurch eine Konstriktion der Koronarien eintritt; die Bestimmung erfolgte mittels Herzkatheter nach der Methode von Kety und Schmidt. Desgleichen ist nach R. Pearl bekannt, daß die Lebenserwartung der Raucher (besonders infolge der Gefährdung durch einen Myokardinfarkt) proportional dem Tabakkonsum abnimmt. Deneke führt 50% der Angina pectoris-Fälle auf Nikotinschäden zurück. Einen noch höheren Prozentsatz berichten English und Mitarbeiter. Erst kürzlich hat R. Wenger wieder eindringlich auf die Herz- und

Kreislaufschäden durch Nikotin verwiesen, worin die Stellungnahme von Lauda auf Grund einer großen klinischen Erfahrung in der Art zitiert ist, daß dem Nikotin wohl in vielen Fällen für die Angina pectoris eine große Bedeutung zukommt, seine Wirkung für den speziellen Fall aber nie exakt abgeschätzt werden kann. Diesen warnenden Aussprüchen erfahrener Kliniker steht jedoch die Meinung P. D. Whites gegenüber, die durch Levy unterstützt wird, daß weder der Genuß noch die Enthaltsamkeit von Tabak ätiologisch wichtig für die Angina pectoris sei.

Diese Autoren belassen den Tabakgenuß wegen der euphorischen Wirkung desselben. Wir sind jedoch der Ansicht, daß bei der Angina pectoris der Tabakkonsum ganz wesentlich gekürzt bzw. verboten werden soll. Leider ist es bis heute noch nicht exakt möglich, die jeweilige Nikotinempfindlichkeit herauszufinden, da sich auch die Probe nach Mattoli nicht bewährt hat. Vielleicht gelingt es — eine große Versuchsreihe vorausgesetzt — mit der Rheographie, von dem Verhalten der Peripherie her Rückschlüsse auf die jeweilige Empfindlichkeit und vielleicht auch Gefährdung auszuarbeiten.

Und nun zur Anfallstherapie: Auch hier ist das auslösende Moment und die Intensität der Stenokardie maßgeblich für das therapeutische Vorgehen. Es sind zu nennen der Baldrian, die Barbiturate, die besonders in Form des Luminals mit einer Dosierung von 0·2 intramuskulär als Herznarkose (Hochrein) sich gut bewährten. P. D. White, Russak, Nagele und Regan verweisen des weiteren auf den oft so günstigen Effekt von einem Glas guten Kognak.

Außerdem wird von Lechtken und Rieder Nyxanthin, von Schmidt wieder Papaverin oder von Brock, Blömer und Schinert, Krüger und Krentz Avacan empfohlen. Nicht zu vergessen und besonders bei uns bewährt sind die Purinkörper, wie Theophyllin, Euphyllin, Isophyllin und die Nitrite, wenngleich Möller meint, daß dadurch in besonders gelagerten Fällen ein Infarkteintritt begünstigt werden könnte. Ungünstig und zu vermeiden sind die Nitrite bei vegetativ bedingter Stenokardie, da hier Kopfschmerzen, Bauchkoliken, Schwindel, bisweilen RR.-Steigung sowie nach Obergassner eine Zunahme pathologisch-orthostatischer Kreislaufregulationen zustande kommen können. Im Falle der paroxysmalen Tachykardie als Anfallsursache sind Bulbus- bzw. Karotisdruck, Digitoxin, Chinidin sowie Novocainamid und Procainamid angezeigt; auch die später noch zu besprechende Blockade des Ganglion stellatum sowie die Periostbehandlung werden empfohlen.

Das weitaus größte Behandlungsgebiet ergibt sich für den Intervall.

Neben den bereits erwähnten ätiotropen und sedativen Maßnahmen ist besonders bei der Koronarsklerose die intravenöse Strophanthinbehandlung mit täglich ein- bis zweimal $^1/_8$ bzw. einmal $^1/_4$ mg gemeinsam mit 0·12 bis 0·24 Theophyllin als Mischspritze angezeigt. Die Wirkung besteht nicht nur ausschließlich in einem direkten kardiokinetischen Effekt, begleitet von einer indirekten Koronargefäßerweiterung, sondern auch in einer besseren O_2-Ausnützung in der Peripherie. Als Verdünnungsmittel sind Glukose, Laevulose bzw. Honigpräparate (M_2 Woel Melven) nach Lasch und Nowak, Born, Delius usw. zu empfehlen. Auf Grund der oben genannten Ueberlegungen wird von Abendroth, Lachmann, Storz, Hochrein die Frühanwendung von kleinen Strophanthindosen auch beim akuten Myokardinfarkt empfohlen.

Die Wirkung von Organextrakten, wie Embran, Recosen, Lacarnol usw., wird in letzter Zeit so diskutiert, daß sie wohl keinen direkten kardiokinetischen Effekt entfalten, sondern vielmehr über eine Beeinflussung der Reaktionsbereitschaft der Koronarien wirken; des weiteren sollen sie die Blutverteilung in der Peripherie regulieren, ohne das Minutenvolumen, den Blutdruck bzw. die Herzfrequenz zu beeinflussen; außerdem sollen sie eine Verbesserung der Kalorienausnutzung in der Peripherie verursachen.

Eine noch vor kurzem sehr empfohlene Medikation war die mit Oluni visnaga oder Khella in Form des Khellin, Interkhellin bzw. Visammin (von Anrep und Mitarbeitern 1946 empfohlen). Es handelt sich um ein 2 Methyl-5-8-dimethoxy-6-7 furano chrom. Dieses erwies sich bei Anrep und Mitarbeitern sowie Ayad in 83 bis 90% bei Angina pectoris als wirksam. Leider wurde bei diesen Untersuchungen auf den psychologischen Effekt, der gerade bei diesem Krankheitsbild nicht genug betont werden kann, nicht genügend geachtet, so daß Nachuntersucher diese günstige Wirkung nicht bestätigen konnten und Scott und Mitarbeiter sowie Greiner und Mitarbeiter nur 0 bis 20% Erfolge sahen; auch wir haben bei einer kleinen Versuchsreihe keinen eindeutig positiven Erfolg erheben können. In letzter Zeit haben jedoch Schutz, Lauener, Hirt und Sanz eine große Zahl verschiedener Chromone und Substituenten analysiert und das Methyl 2 bzw. Methyl 3 Chromon als die aktivsten herausgefunden. Soulié, Chiche, Carlotti und Baillet berichten nun über eine parallel mit Plazebo exakt durchgeführte Untersuchungsreihe, in der sie bei 50 Patienten mit drei- bis viermal täglich 0·1 Methyl 3 Chromon in 71% Besserungen erzielen konnten. Nach Abzug von 22·2%, die auf Plazebo gleich ansprachen, somit dem rein psychologischen Effekt zugeordnet werden müssen, bleiben immer noch 48·8% präparatebedingte Erfolge; dieses Mittel scheint zumindest erprobenswert.

Auch die Heparinbehandlung der Stenokardie nach Donzelot und Kaufmann, ohne Berücksichtigung des psychologischen Effektes, ergab etwa 70% Besserungen, die auch von Graham bestätigt wurden. Auch sie konnte einer exakten Versuchsreihe mit Plazebo nicht vollkommen standhalten und wurde von Miller, Rinzler sogar abgelehnt. Dagegen erscheint die Therapie mit Antikoagulantien wie Dicumarol, im besonderen mit dem lang wirkenden Macumar, das in seiner Wirkung verläßlich und sofort durch Konakion unterbrochen werden kann, bzw. Heparin bei Myokardinfarkt angezeigt.

Des weiteren haben Klima und Beyreder sowie Villinger-Koerch die Gallensäuretherapie empfohlen; Vitamin E wurde von Ravin, Ball empfohlen, von Rinzler, Bakst und Mitarbeitern abgelehnt. Hydergin erwies sich angeblich als wirkungslos. Die Thyreostatica wurden besonders von Raab, Kraucher, Hürthle, Baumann, Waitzkin hervorgehoben und eignen sich in entsprechenden Fällen auch nach unseren Erfahrungen recht gut.

Neben diesen nur streiflichterartig aufgezeigten medikamentösen Maßnahmen stehen die physikalischen und chirurgischen Eingriffe, die zum Teil bereits wohl erprobt, zum Teil noch im Entwicklungsstadium begriffen sind.

An physikalischen Möglichkeiten stehen die bekannten ansteigenden Teilbäder nach Hauff und Schwenninger, die Kohlensäurebäder sowie die Röntgen- und Kurzwellenbehandlung zur Verfügung; weniger bekannt dürfte die Bindegewebsmassage nach Dicke, Leube und Kohlrausch sowie die von Vogler eingeführte Periostbehandlung sein.

Der Sinn der Hauffschen Fuß- bzw. Armbäder, bei denen in 10 Minuten die Temperatur von 36 auf 45° gesteigert wird, ist angeblich eine Entstauung des kleinen Kreislaufes und Verringerung der Blutmenge in den Eingeweiden durch eine Verschiebung des Blutes in die Peripherie; ähnlich ist dies bei den Kohlensäurebädern. Die Röntgenbestrahlung von Zwischenhirn bzw. C 4 bis C 8 nach Birkner soll den neurovegetativen Tonus verändern, desgleichen die von Siegen empfohlene Kurzwellenbehandlung. Das Wirkungsprinzip der Bindegewebsmassage soll darin bestehen, daß segmentäre Reflexmechanismen sowie vasodilatierende Substanzen (Völker) mobilisiert werden und eine Gefäßerweiterung verursachen.

Aehnlich wirkt die Periostbehandlung. Dies ist eine punktförmige, rhythmisch ausgeführte Druckmassage, die auf dem Periost geeigneter Knochenflächen mit den Knöcheln des Zeige- oder Mittelfingers, den Kuppen derselben und dem Daumen durchgeführt wird. Der Unterschied gegenüber der von Cornelius angegebenen Nervenpunktmassage ist, daß eben diese Austrittspunkte vermieden werden. Sie erfolgt ventral auf allen zu den Herzsegmenten gehörenden Rippen, Rippenansätzen und am Sternum, lateral zwischen 6. und 10. Rippe, dorsal am unteren Teil der Skapula. Es wird stets der obere und untere Rand der Rippen, nicht die Wölbung massiert. Behandlung eines Punktes 2 bis 5 Minuten. Eine Gesamtbehandlung 20 bis 30 Minuten. Täglich oder jeden zweiten Tag. Mindestens zwölfmal. Die ersten Zeichen der Besserung nach Matzdorf treten bereits nach 3 bis 4 Massagen auf; insgesamt konnte dieser Autor bei 60 Patienten 41 mit gutem und sehr gutem Erfolg beeinflussen.

Als Uebergang zu den chirurgischen Maßnahmen steht die Blockade des linken Ganglion stellatum, die bei uns von vorne nach der Methode von Herget mit bestem Erfolg und komplikationslos durchgeführt wird. Die Erstinjektion erfolgt mit 10 bis 15 ccm 0·5% Novocainlösung. Bei gutem Effekt wiederholen wir sie nach 2 bis 3 Tagen entweder mit einem Zusatz von 2 bis 5 ccm Tetraäthylammoniumbromid zur Wirkungsverlängerung bzw. mit 6% Phenol zur Dauerausschaltung.

Bei schwersten Stenokardien und Stenokardien plus Myokardinfarkt kann mit gutem Erfolg die Entfernung des Ganglion stellatum links sowie des zugehörigen sympathischen Grenzstranges Th_1 bis Th_4 durchgeführt werden.

Der direkte Eingriff am Herzen wird heute ebenfalls bereits von einzelnen Autoren am Menschen durchgeführt, wenngleich die Technik der Wahl noch nicht exakt über das Versuchsstadium hinausgewachsen bezeichnet werden muß. Hier stehen vier Verfahren zur Verfügung:

1. Die Verbindung des Herzens mit einem gefäßreichen Organ zur Erzielung von Anastomosen.

2. Die Besserung der Durchblutung durch Drosselung des venösen Abflusses durch Ligatur des Sinus coronarius mit Schaffung einer reduzierten Zirkulation nach Oppel.

3. Durch arterio-venöse Anastomose des Sinus coronarius nach Ligatur desselben an seinem proximalen mündenden Ende, wodurch über die Venen-, Kapillaren-, arteriovenöse Anastomosen O_2-reiches Blut in die Arteriolen eindringt.

4. Durch direkte Exzision des Infarktes mit Transplantierung eines Zwerchfell- oder Pektorallappens zur Ausschaltung kurzer vasokonstriktarischer Reflexe bei völliger Gefäßobliteration.

Die ersten derartigen Versuche wurden bereits 1923 von Beck durch Perikardverwendungen durchgeführt. 1935 versuchte der gleiche Autor die Verlötung mit dem Pektoralmuskel. 1938 erfolgte durch Shaugnessy und Milhof die Netzanlegung, durch Lezius die von Lunge. 1950 implantierte Vineberg die Arteria mammaria interna in den Herzmuskel und in letzter Zeit Wenzl eine oder zwei Interkostalarterien.

Die Ligatur des Sinus coronarius mit periarterieller Neurektomie an den Hauptästen der Koronararterien führte Fauteux an 16 Patienten 11mal mit gutem Erfolg durch. Sie basiert auf den Versuchen von Blum und Groß, die nach Ligatur des Sinus coronarius durch Abbinden der Arteria coronaria keinen Infarkt mehr erzeugen konnten. Auch freie Gefäßtransplantationen mittels der Vena jugularis zwischen Aorta und Sinus coronarius wurden z. B. von Beck 1948 durchgeführt. 1953 berichtet Beyley über 19 geheilte Patienten, bei denen über die Arteria sulclavia eine Anastomose zwischen Aorta und Sinus coronarius mit nachfolgender Verengung des mündenden Teiles des Coronarius angelegt wurde. Die Operationsmortalität wird mit 11·1% angegeben. In diesem Jahr hat Temeswari über ausgedehnte Untersuchungen mit Herzmuskelresektion und Pektoralostransplantation mit sehr guten Erfolgen im Experiment berichtet.

Ich habe versucht, Ihnen in der zur Verfügung stehenden Zeit einen Ueberblick über den derzeitigen Stand der therapeutischen Möglichkeiten bei Angina pectoris zu geben. Wenngleich auf den ersten Blick das zur Verfügung stehende therapeutische Rüstzeug ziemlich umfangreich erscheint, so müssen wir doch zugeben, daß das Problem noch keineswegs als gelöst angesehen werden kann. Es wird weiterer intensiver klinischer und experimenteller Arbeit bedürfen, um den an Angina pectoris leidenden Patienten jene Hilfe gewähren zu können, die sie von der modernen Medizin erwarten.

Literatur beim Verfasser.

Medikamentöse Therapie des Hochdruckes

Von

Felix Mlczoch

Wien

Im allgemeinen pflegen sich jene Fortschritte der wissenschaftlichen Erkenntnis am wirkungsvollsten auf die Therapie auszuwirken, die auf dem Gebiet der Aetiologie und Pathogenese einer Erkrankung erzielt werden.

In der Behandlung des Hochdruckes sind nun in den letzten Jahren zweifellos Fortschritte erzielt worden.

Diese Fortschritte — dies sei von vornherein betont — sind nun bis auf wenige, später noch zu erwähnende Ausnahmen, nicht auf diesem Gebiet erzielt worden, sondern auf dem Gebiet der symptomatischen Behandlung, der medikamentösen Therapie der Hypertonie.

Wohl ist auch unser Wissen um die Entstehung des Hochdruckes in den letzten Jahren beträchtlich vermehrt worden, wir wissen Genaueres über die Faktoren, die zu seiner Entstehung beitragen. Trotzdem gibt es aber nur wenige Fälle, in denen ein bestimmter der uns bekannten Faktoren zum Hochdruck führt, ein Einzelmechanismus die erkennbare auslösende Ursache ist, der dann mit einer ätiotropen Therapie angegangen werden kann.

Diese wenigen Fälle von „sekundärem Hochdruck" mit bekannter Ursache sind:

1. Isthmusstenose (besonders bei jugendlichem Hochdruck),
2. das Phäochromozytom (krisenhafte Anfälle von Hochdruck),
3. der sogenannte „urologische Hochdruck", das sind jene Fälle von einseitiger Nierenerkrankung, die auf dem Weg über den sogenannten Goldblattmechanismus zum Hochdruck führen.

Diese Fälle sind aber selten, es muß nur immer daran gedacht werden, da sie naturgemäß eine andere Therapie verlangen.

Zahlenmäßig überwiegen mit über 90% die sogenannten „essentiellen Hypertonien", also jene Formen, bei denen nicht ein bestimmter bekannter Faktor zum Hochdruck führt, sondern viele verschiedene Mechanismen zusammenspielen. Wir sind dabei heute weniger denn je in der Lage, den ursprünglichen Ausgangspunkt der Erkrankung, das primum movens, zu erkennen. Wir sehen, nach einem bekannten Vergleich, die fertige Krankheit, den mehr oder weniger hell lodernden Brand, können vielleicht noch die Wege erkennen, die das Feuer bei seiner Ausbreitung genommen hat, wir können aber nicht mehr erkennen, an welcher Stelle der Brand begonnen, das Zündholz gelegt worden war.

Das bedeutet nun, daß wir in der Großzahl der Fälle gezwungen sind, auch weiterhin nur das Symptom einer viele verschiedene Wege nehmenden Störung zu behandeln, eben den erhöhten Blutdruck.

Mit neuen Medikamenten können wir das nun besser als früher.

In diesem Worte besser soll Zweifaches miteingeschlossen sein:

1. Daß die neuen Medikamente oft genug auch keine wirklich guten Resultate erzielen, da auch sie nur an der Peripherie der Erkrankung ansetzen; und

2. daß damit die bisherige Standardbehandlung der Hypertonie in keinem Fall überflüssig geworden ist.

Ist diese doch, wenigstens zum Teil, eine aus der Empirie gewonnene, wirklich ätiotrope Therapie; denken wir nur an Ausspannung, an Urlaub, geregelte Lebensführung, an eine vernünftige Diät, für die in den meisten Fällen das Wort „sparsam" die Hauptdevise sein muß, an eine Einschränkung der Kochsalzzufuhr; nichts davon ist überflüssig geworden, im Gegenteil, eine Kombination dieser Basisbehandlung mit den neuen Mitteln ergibt wesentlich bessere Resultate als eine nur an einer Seite ansetzende Behandlung.

Aber auch die alte bewährte medikamentöse Behandlung mit Sedativa, Purinkörpern usw. ist nicht überflüssig geworden. Auch sie gehört zur erwähnten Basisbehandlung des Hochdruckes, deren Ergebnisse durch zusätzlichen Einsatz der neuen Mittel verbessert werden.

Nun in Schlagworten die neuen Medikamente:

Rauwolfia serpentina

Es handelt sich dabei um eine hauptsächlich in den tropischen Zonen Indiens und Afrikas vorkommende Pflanze, deren in der Volksmedizin schon lange bekannte Wirkung seit 10 Jahren pharmakologisch untersucht wird. Die Droge enthält eine Reihe verschiedener, bisher nur teilweise identifizierter Reinalkaloide mit verschiedenen Wirkungsarten.

Gesamtalkaloide: Es handelt sich dabei um ein Alkaloidgemisch mit standardisiertem Alkaloidgehalt, von denen die Präparate

Raupina (Firma C. F. Boehringer) in Dragées und Tropfen sowie das Rivadescin (Brüder Giulini) bei uns eingeführt sind.

Reinalkaloide: Es wurde bisher eine Reihe von Reinalkaloiden aus der Droge gewonnen, von denen das

Ajmalin und Serpentin für die Blutdruckwirkung offensichtlich bedeutungslos sind; das Raupin und Raubasin haben eine sympathikolytische Wirkung; das wichtigste Alkaloid der Rauwolfia ist aber das Reserpin, das offensichtlich die wesentlichen Eigenschaften der Gesamtdroge besitzt. Das Reserpin ist unter dem Namen Serpasil (Ciba), Sedaraupin (Firma C. F. Boehringer) im Handel.

Die Präparate mit den Gesamtalkaloiden und das Reserpin verhalten sich bei der klinischen Prüfung annähernd gleich, so daß sie gemeinsam besprochen werden können.

Wirkung: Der wesentliche Anteil der Wirkung der Präparate scheint in ihrer sedativen Wirkung zu liegen. Dadurch, aber auch durch einen direkten zentralen Angriffspunkt und durch Herabsetzung des peripheren Widerstandes (sympathikolytische Komponente), wirken die Präparate blutdruckherabsetzend.

Vorteile:

Volle orale Wirksamkeit,

milde Wirkung,

geringe Nebenerscheinungen (s. u.), dadurch große Indikationsbreite, und ebenso dadurch besonders geeignet zur Kombinationsbehandlung,

geringe Neigung zur Toleranzsteigerung; diese kommt zwar sicher vor, ist aber nie sehr bedeutend und tritt viel später auf, als bei den noch zu besprechenden Präparaten.

Nebenerscheinungen:

Müdigkeit; diese ist die direkte Folge der sedativen Wirkung und wird besonders bei berufstätigen Intellektuellen, bei denen ja die Hypertonie so häufig ist, oft als störend empfunden. Man versucht Präparatwechsel (obwohl bei beiden das Reserpin als hauptsächlicher Faktor bei der sedativen Wirkung die Ursache der Müdigkeit ist, hilft ein solcher Wechsel gelegentlich). Man verteilt die Dosis (s. u.), man gibt das Präparat in 2 Dosen, nach dem Mittagessen, vor einem Mittagsschlaf und abends.

Das Auftreten dieser Müdigkeit schwankt sehr von Patient zu Patient. Ein Abbruch der Behandlung aus diesem Grunde ist nur selten notwendig.

Die übrigen Nebenerscheinungen sind seltener und praktisch noch weniger bedeutungsvoll: eine eigenartige, an Schnupfen erinnernde vasomotorische Rhinitis, gelegentlich das subjektive Gefühl einer Atemnot (zentrale Dämpfung des Atemzentrums?), sehr selten Magenbeschwerden (Präparatwechsel!), häufig eine milde, aber durchaus erwünschte laxative Wirkung.

Dosierung: Anfangs 2×2 mg, das ist 2×1 Dragée der Gesamtalkaloide, bzw.

2×0·2 bzw. 0·25 mg (je nach Präparat) Reserpin, steigern bis

4×1 Dragée je nach Wirkung und Verträglichkeit;

Einstellen auf individuelle Dosis, wobei man sehr häufig nach Erreichung der Blutdruckwirkung mit der Gesamtdosis wieder zurückgehen kann.

Zur Erleichterung dieser individuellen Einstellung sind die Präparate auch in niedriger dosierten Formen im Handel als Raupinetten bzw. Rivadescinetten zu 1 mg bzw. Serpasil zu 0·1 mg.

Hydrazinophthalazine (HPZ)

Präparate: Apresolin (Ciba) 1-Hydrazinophthalazin, Nepresol (Ciba) 1,4-Dihydrazinophthalazin.

Wirkung: Zentral auf das Vasomotorenzentrum, peripher: Verhinderung von vasokonstriktorischen Reflexen, Hemmung von körpereigenen pressorischen Substanzen (Hypertensin, Serotonin).

Vorteile:

Orale Medikation;

deutliche Blutdruckwirkung; diese ist stärker als bei den Rauwolfia-Präparaten;

Verbesserung der Nierendurchblutung; diese ist wenigstens im akuten Versuch feststellbar durch Vergrößerung des „effektiven Plasmastroms“, wobei diese Wirkung wahrscheinlich durch eine Vermehrung des Minutenvolumens durch die Senkung des Blutdruckes zustande kommt. Bei Dauerbehandlung tritt dieser Einfluß auf die Nierendurchblutung nicht so sehr in Erscheinung;

breites Indikationsgebiet; dies vor allem durch die oben erwähnte Nierenwirkung, da auch bei vielen Fällen von sicher nephritischem Hochdruck mit diesen Präparaten eine Behandlung versucht werden kann;

geeignet zur Kombinationsbehandlung (s. u.).

Nachteile:

Ungenügender Effekt bei schweren Formen von Hypertonie, wobei zur Erzielung einer Blutdruckwirkung oft Dosen notwendig werden, die wegen der u. a. Nebenerscheinungen vom Patienten nicht mehr genommen werden.

Toleranzsteigerung; diese tritt im allgemeinen schnell auf und zwingt zu einer Erhöhung der Dosis.

Auftreten von Nebenerscheinungen; diese sind nicht unbeträchtlich und treten naturgemäß besonders bei hohen Dosen auf, die deshalb hierzulande — im offensichtlichen Gegensatz zu Amerika — nur selten vom Patienten toleriert werden:

Kopfschmerzen,
Herzklopfen,
Schwindel,
Brechreiz,

sind die wesentlichsten.

Manchmal kann man diese Nebenerscheinungen symptomatisch beherrschen (Sympathikolytica, von denen sich hier besonders die Mutterkorn-Alkaloide bewähren, denen möglicherweise auch ein synergistischer Effekt auf die Blutdrucksenkung zukommt; Antihistaminica und Analgetica). In anderen Fällen muß die Dosis reduziert werden.

Dosierung: Diese muß wegen der oben erwähnten Nebenerscheinungen einschleichend durchgeführt werden, wegen der ebenfalls erwähnten Toleranzsteigerung im allgemeinen rasch gesteigert werden.

Apresolin (Tabletten zu 10 und 50 mg):

Testdosis: 1 Tablette zu 10 mg, bei guter Verträglichkeit rasch steigern bis 4× täglich 10 mg (möglichst gleichmäßig auf den Tag verteilt, 6stündlich), steigern bis zur Erzielung und Erhaltung des erwünschten Blutdruckabfalles bis etwa 4×50 mg. Höhere Dosen werden in der Literatur angegeben, aber selten vertragen.

Nepresol (Tabletten zu 25 mg):

Testdosis: 12·5 mg (= 1/2 Tablette), rasch steigern auf 4 × 1/2 Tablette, bei ungenügender Wirkung 4 × 1 Tablette, bei Auftreten von Toleranzsteigerung (Wiederansteigen des Blutdruckes) weiter steigern bis 4 × 2 Tabletten. Auch hier werden anderswo höhere Dosen gegeben; wir haben aber den Eindruck, daß sich bei ungenügender Wirksamkeit von 200 mg pro Tag auch durch eine weitere Dosissteigerung kein zusätzlicher Effekt erzielen läßt. Hingegen nehmen die Nebenerscheinungen bei Verwendung solcher hoher Dosen beträchtlich zu.

Veratrum-Alkaloide

Die Alkaloide der verschiedenen Veratrum-Arten (Veratrum album, Veratrum viride, Veratrum sabadilla) sind schon seit 50 Jahren in der Pharmakologie bekannt, ihre Blutdruckwirkung ist erst in den letzten Jahren klinisch verwertet worden. Gesamtalkaloide sind in den USA. in den letzten Jahren häufig verwendet worden, deren Wirkung aber je nach Ausgangsdroge und Firma verschieden war. Einen beträchtlichen Fortschritt und eine Erleichterung der Anwendung brachte die Darstellung eines Reinalkaloides, des

Protoveratrin aus dem Veratrum album (Puroverin Sandoz).

Wirkung: Zentral neurogene Dilatation der Gefäße, Hemmung von Pressorsubstanzen.

Vorteile:

Orale und parenterale Anwendungsmöglichkeiten,

deutliche Blutdruckwirkung, die von Patient zu Patient aber verschieden ist,

Erleichterung der Herzarbeit durch Bradykardie und direkte Herzwirkung (digitalisähnlich).

Nachteile:

Starke Nebenerscheinungen: häufig Brechreiz, Parästhesien,

relativ kurz andauernde Wirkung, dadurch gelegentlich Schwierigkeiten bei der Einstellung.

Oligurie durch tubuläre Salzretention.

Dosierung: An der Klinik Testung der Verträglichkeit und Wirkung durch langsame intravenöse Dauertropfinfusion von 50 bis 100 γ unter Blutdruckkontrolle (1 γ pro Minute).

Oral: Testdosis 50 γ, nach der Mahlzeit steigern bis 4×50 γ, je nach Wirkung und Verträglichkeit steigern bis 4×100 γ.

Ganglienblocker

Das erste Präparat dieser Gruppe ist das

Tetraäthylammoniumbromid (Sympathektoman, Etambro), das heute noch in der Gefäßbehandlung eine wichtige Rolle spielt, dessen ganglienblockierende Wirkung für die Blutdruckbehandlung aber ungenügend ist. Wesentlich stärker wirken:

Pendiomid (Ciba),

Hexamethonium (Depressin, Oesterreichische Stickstoffwerke).

Wirkung: Diese besteht in einer Blockade der peripheren Ganglien des autonomen Nervensystems, und zwar durch Hemmung der synaptischen Erregungsübertragung der sympathischen und parasympathischen Ganglien; postganglionäre Reize behalten ihre Wirksamkeit, wodurch peripher ansetzende Pharmaka die Wirkung der ganglionären Blockade im Bedarfsfalle aufheben können.

Vorteile:

Stärkstes blutdrucksenkendes Mittel: Durch die Ganglienblockade wird die zentrale, im Sympathicus verlaufende Vasokonstriktion aufgehoben und dadurch die bedeutendste Komponente des Blutdruckes ausgeschaltet. Mit einiger Uebertreibung kann man sagen, daß es mit diesem Mittel gelingt, den Blutdruck im Kurzversuch auf jedes gewünschte Maß herabzudrücken.

Aus dem eben erwähnten Wirkungsmechanismus, der zu diesem Blutdruckabfall führt, erklärt sich die Tatsache, daß auch beträchtliche Blutdrucksenkungen unter Depressin subjektiv und objektiv relativ gut vertragen werden, weshalb diese Mittel auch der bedeutendste Faktor in der modernen Anästhesie sind (Operation im „Hypotonus", „Low pressure").

Rechnet man nämlich, daß von einem normalen Blutdruck von etwa 120 mm 80 mm für die Ueberwindung des arteriellen Widerstandes benötigt werden, so bleiben für den normalen Kapillardruck noch etwa 20 bis 30 mm übrig. Bei Wegfall des Widerstandes der Arteriolen durch den Ausfall des vasokonstriktorischen Sympathikotonus genügt demnach auch ein stark erniedrigter Blutdruck zur normalen Durchblutung des Gewebes. Dies etwa in Parallele zum pulmonalen Kreislauf, wo ja infolge des geringen Widerstandes der Lungenarteriolen von vornherein ein wesentlich niedrigerer Blutdruck ausreicht. Damit ergibt sich auch der entscheidende Unterschied zum Schock, bei dem wir etwa die gleichen Blutdrucksenkungen messen: bei diesem kommt es aber zu einer reaktiven Vasokonstriktion (die unter der Wirkung der Ganglienblocker unmöglich ist), damit zur Hypoxie und dadurch zu den bekannten schädlichen Folgen für das Gewebe.

Praktisch keine Toxizität; die u. a. Nebenerscheinungen sind keine toxische Wirkung der Präparate, sondern direkt durch die ganglienblockierende Wirkung auf die sympathischen bzw. parasympathischen Ganglien bedingt.

Verminderung der Herzarbeit durch Herabsetzung des Widerstandes in beiden Kreisläufen. Dadurch gewinnen diese Mittel auch bei der Behandlung der kardialen Dekompensation im großen und kleinen Kreislauf zunehmende Bedeutung.

Nachteile:

Orthostatischer Kollaps; dieser tritt im wesentlichen dadurch auf, daß der Blutdruckabfall durch Orthostase verstärkt wird, wodurch also ein im Liegen auf einem erwünschten Niveau gehaltener Blutdruck durch das Aufstehen auf unerwünscht tiefe Werte absinken kann (Anästhesisten machen sich diese Tatsache zur Erzielung eines möglichst niedrigen Blutdruckes zunutze und kippen den Patienten während der Anästhesie). Diese Kollapsmöglichkeit muß besonders am Beginn der Behandlung beachtet werden, der Patient muß davon unterrichtet sein und dagegen trainiert werden, wodurch eine Einstellung mit Hexamethonium schon aus diesem Grunde möglichst stationär durchgeführt werden soll.

Zur Vermeidung dieses orthostatischen Kollaps muß der Blutdruckabfall unter Hexamethonium immer auf den sitzenden bzw. stehenden Patienten eingestellt werden.

Individuelles Ansprechen; dies ist eine der Hauptschwierigkeiten eines fixen Dosierungsschemas, da die zur Erzielung eines gewünschten Blutdruckabfalles benötigte Dosis beim einzelnen Patienten nie vorausgesagt werden kann.

Toleranzsteigerung; diese tritt im allgemeinen sehr schnell ein, d. h. man benötigt zur Erzielung des gleichen Blutdruckabfalls immer höhere Dosen, wodurch eine rasche Steigerung der Dosierung unbedingt notwendig ist. Man hat aber den Eindruck, daß nach Erreichen einer individuell verschieden hohen Dosis die Toleranzsteigerung nicht zunimmt, und es gelingt bei vielen Patienten, sie mit einer solchen Dosierung durch längere Zeit, selten allerdings durch Monate, auf einem gleichmäßig niedrigen Blutdruck zu halten.

Ungenügende Ergebnisse der oralen Therapie; die Tabletten (Depressin) werden zum Großteil wieder durch den Stuhl ausgeschieden, die Resorptionsgröße ist individuell verschieden, wodurch eine rein orale Einstellung mit Schwierigkeiten verbunden ist. Zur Förderung der Resorption sollen die Tabletten deshalb gekaut werden.

Verminderung der Koronar- und Nierendurchblutung; diese ist durch den Blutdruckabfall verständlich, gelegentlich treten dadurch Stenokardien auf, bei Koronarsklerotikern besteht die Möglichkeit eines Myokardinfarktes und die Verschlechterung der Nierendurchblutung führt gelegentlich zu einer Verschlechterung der Nierenleistung, wodurch bei renal bedingter Hypertonie zwar keine absolute Kontraindikation gegeben ist, aber vermehrte Aufmerksamkeit und dauernde Kontrolle während der Einstellung unbedingt notwendig ist.

Nebenerscheinungen durch die Wirkung der Ganglienblocker auf die parasympathischen Ganglien: Trockenheit im Mund, weite Pupillen, gastrointestinale Beschwerden mit Obstipation und Neigung zu Darmparalyse, Blasen- und Potenzstörungen.

Diese Nebenerscheinungen sind allerdings im allgemeinen durchaus erträglich.

Dosierung: Depressin: Testdosis: 10 mg subkutan, Blutdruckkontrolle im Liegen und nach Aufstehen alle 5 Minuten; der Höhepunkt der Wirkung tritt etwa nach 20 Minuten ein.

Erwünschte Wirkung: Blutdruckabfall im Stehen auf ein Niveau, das etwa in der Mitte zwischen dem systolischen Ausgangsblutdruck und dem sogenannten Normalwert liegt.

Wird dies mit 10 mg nicht erreicht, Wiederholung des gleichen Testes mit 20 bzw. 30 mg subkutan. Die wirksame Testdosis dann dreimal täglich (achtstündlich). Steigern, je nach Toleranzsteigerung. Die Höhe der Dosierung schwankt bei den einzelnen Patienten, wir haben noch nie mehr als 3×100 mg benötigt; in der Literatur werden Dosierungen bis zu 750 mg pro die angegeben.

Bei Unterbrechung der Behandlung verschwindet die Toleranzsteigerung, worauf bei Wiederaufnahme der Medikation besonders zu achten ist, d. h. man muß wieder frisch einstellen und wieder mit niederen Dosen beginnen.

Orale Testdosis: 100 mg (1/2 Tablette Depressin), dann 3× täglich, im allgemeinen rasche Steigerung bis auf 3×2 Tabletten und mehr, tägliche Gesamtdosis 2 bis 3 g.

Pendiomid: Testdosis: 50 mg parenteral, 10 Tropfen oral, Blutdruckkontrolle, Einstellung und Dosissteigerung wie oben.

Heparin

Eine Wirkung von Heparin auf den Blutdruck ist nicht bei jedem Hypertoniker zu erzielen. Eine solche Wirkung soll durch Hemmung der ACTH-Produktion durch Heparin erzielt werden.

Viel wesentlicher als die Blutdruckwirkung ist aber die Wirkung des Heparins auf die ursächliche oder begleitende Arteriosklerose. Diese wird durch Heparin offensichtlich günstig beeinflußt.

Die großmolekularen Lipoproteine der Nahrung werden unter Heparin rascher und ausgiebiger zu kleinmolekularen Proteinen abgebaut. Da der ungenügende Abbau der großmolekularen Lipoproteine und die dadurch vermehrte Anwesenheit von mittelgroßen Molekülen von Lipoproteinen im Blut eine der wenigen, sicher feststehenden Ursachen der Arteriosklerose ist, kommt dieser Heparinwirkung bei der Bekämpfung der Arteriosklerose möglicherweise die Bedeutung einer ätiotropen Therapie zu. Sicher wirkt es in vielen Fällen ausgezeichnet symptomatisch bei der Bekämpfung der Folgen der Arteriosklerose, wobei manchmal schlagartige Besserungen, besonders bei zerebraler Arteriosklerose, manchmal auch bei Koronarsklerose, Stenokardien, zu erzielen sind.

Allgemeine Behandlungsrichtlinien

Es ergeben sich nun zwei Fragen:

1. Welche Formen des Hochdruckes sollen einer Behandlung mit einem der neuen Mittel unterzogen werden?

2. Welches Präparat ist für welche Formen das zweckmäßigste?

Ad 1: Die Auswahl der Patienten.

Grobe Unterteilung: Die Patienten mit den verschiedenen Formen der „benignen Hypertonie“ werden im allgemeinen vom praktischen Arzt nach den unten angeführten Richtlinien behandelt.

Die Patienten mit drohender oder manifester

Malignität gehören, zumindest vorerst einmal, in stationäre Behandlung. Nach der Einstellung des Blutdruckes auf die verschiedenen Medikamente wird die weitere Beobachtung dieser Patienten und die Steuerung der eingeleiteten Behandlung ebenfalls vom praktischen Arzt durchgeführt werden müssen, wobei diese Behandlung viel Anpassungsvermögen und eine genaue Kenntnis der oben erwähnten neuen Mittel verlangt.

Die benignen Formen.

Bei diesen kann als allgemeine Regel gesagt werden: Behandelt gehört jeder Hochdruck, der Beschwerden macht. Dementsprechend werden die meisten Fälle von remittierendem und intermittierendem Hochdruck zu behandeln sein: mit der alten Therapie, zu der als wertvolle Unterstützung die Rauwolfia-Präparate treten, gegen die es praktisch keine Kontraindikationen gibt.

Die stationären Hochdruckformen machen nicht immer Beschwerden und werden deshalb nicht in jedem Fall einer gezielten blutdrucksenkenden Behandlung zu unterziehen sein. Dies vor allem beim Altershochdruck mit hoher Druckamplitude. Die alte Therapie mit ihrem Hauptgewicht auf gesunder Lebensweise, entsprechender Diät, Vermeidung von Schädlichkeiten, gefäßerweiternden Mitteln, Sedativa und eventuell Heparin, werden hier, wie bisher, gute Erfolge haben. Beim stationären Hochdruck unter 60 Jahren werden wir auch beim benignen Hochdruck wohl in allen Fällen den (nicht zu intensiven) Versuch einer blutdrucksenkenden Behandlung durchführen, in der Hoffnung, diese Fälle doch noch auf einem zumindest niedrigeren Niveau einstellen zu können.

Bei ungenügendem Ansprechen auf die erwähnte alte Therapie einschließlich Rauwolfia werden wir — ebenfalls noch ambulant — einen weiteren Versuch der Blutdrucksenkung mit dem HPZ durchführen. Die Behandlung wird ambulant entsprechend vorsichtig und die Dosierung nach den obigen Richtlinien einschleichend sein müssen.

Bei Formen mit drohender oder manifester Malignität (Kriterien: deutliche Verschlechterung des Allgemeinzustandes oder von einzelnen Symptomen während der Beobachtung, diastolischer Blutdruck über 110, gröbere Fundusveränderungen, deutliche renale, zerebrale oder kardiale Komplikationen) ist eine medikamentöse Hochdruckbehandlung in jedem Falle angezeigt. Im allgemeinen wird der erste Versuch einer solchen Behandlung im Spital durchgeführt werden. Die Auswahl der Mittel richtet sich nach dem Erfolg: wir beginnen mit der alten Behandlung bis zur Erzielung eines stationären Blutdruckniveaus, versuchen dann Rauwolfia, bei Nichtansprechen die HPZ, wenn auch darauf kein Erfolg eintritt (was bei schweren Formen nicht selten der Fall ist), kommt das stärkste Medikament, die Ganglienblocker, zur Anwendung.

Wegen der oben im einzelnen angeführten Nachteile der einzelnen Medikamente wird es nur selten möglich sein, einen solchen schweren Patienten mit einem der Mittel allein befriedigend einzustellen.

Aus diesem Grund wird praktisch immer eine Kombinationsbehandlung notwendig sein.

Für diese bietet sich eine Reihe von Möglichkeiten: zwei der wichtigsten: Rauwolfia-Präparate und HPZ oder auch Veratrum-Alkaloide für die leichteren Fälle, HPZ mit Veratrum-Alkaloiden oder besser mit Ganglienblockern für die schweren Fälle. Bei dieser Kombinationsbehandlung wird man manchmal auch mit oral wirksamen Ganglienblockern auskommen, da eine ambulante parenterale Therapie mit Ganglienblockern nur in einzelnen Fällen durchführbar ist. Zu dieser Kombination wird Rauwolfia als Sedativum oft noch hinzutreten.

Die Vorteile der Kombinationsbehandlung liegen auf der Hand: geringere Dosierung des Einzelmittels, dadurch geringere Nebenerscheinungen, größere individuelle Anpassungsfähigkeit, günstiger Einfluß auf die Nierendurchblutung bei Kombinationen mit HPZ, Potenzierung der Wirkung.

Die neuen Medikamente haben in der Behandlung des Hochdruckes zweifellos Fortschritte erzielt, Fortschritte, die sich nicht nur in der subjektiven Besserung des Patienten, sondern auch im Rückgang von objektiven Krankheitszeichen zeigen. Es kann damit also gehofft werden, daß der neuen Behandlung auch ein entscheidender Erfolg zukommt, eine Verlängerung der Lebensdauer.

Zweifellos ist die Behandlung des Hochdruckes durch die neuen Mittel viel schwieriger geworden, und besonders die schweren Fälle bedürfen einer in vielem an eine Diabetesbehandlung erinnernde stationäre Einstellung. Die dabei erreichten Erfolge sind aber so ermutigend, daß wir hoffen können, eine bisher in ihren extremen Fällen schicksalsmäßig ablaufende Erkrankung zumindest für einige Zeit zu beherrschen.

Die Therapie der Colitis ulcerosa

Von

Prof. Dr. **E. Lauda**

Wien

Zur Einleitung sei festgestellt, daß die Colitis ulcerosa nicht anders behandelt wird als jede andere chronische hartnäckige Colitis (auch catarrhalis). Wegen der besonderen Hartnäckigkeit der Ulcerosa und dem refraktären Verhalten oft jeder Therapie gegenüber muß der Therapeut alle Möglichkeiten der Behandlung kennen.

Ich zähle die Methoden der Behandlung in der Reihenfolge auf, in der wir sie in der Regel anwenden.

Man beginne immer mit einer strengen Bettruhebehandlung, die offenbar durch die körperliche, aber auch die psychische Ruhe — wir berühren hier schon die Psychotherapie! — und durch die konstante Bettwärme eine manchmal sogar rasche Wendung zum Guten bringen kann. Der Kranke erhält bei normaler Magen- und Dünndarmfunktion, d. h. bei normaler Nahrungsausnutzung, in dieser Zeit nur eine Schonkost mit Vermeiden unverdaulicher Schlacken; eine gleichzeitige Enteritis und sekundäre Dyspepsie müssen entsprechend strenger und nach den bekannten Regeln ernährt werden.

Während dieses ersten, mindestens zweiwöchigen Bettruhetherapieversuches kann auch eine medikamentöse Behandlung begonnen werden.

Wir versuchen vorerst Sulfonamide. Wenn besonders von amerikanischer Seite dem Sulfaguanidin und dem Sulfosuccidin in oraler und lokaler (Mikroklysma) Verordnung das Wort geredet wurde, so sei betont, daß man mit allen Sulfonamiden, Sulfodiacin, Sulfothiacin, Aristamid usw., ebenso Erfolg haben kann. Wir geben in der Regel 6 bis 10 g Sulfothiazol, Sulfopyridin usw. täglich; bei der lokalen

Applikation werden die Tabletten verrieben und im Mikroklysma aufgeschwemmt.

Sulfonamide haben vor den Antibiotika jedenfalls den Vorrang. Denn ein Therapieversuch mit einem Antibiotikum, wie Aureomycin oder Terramycin, bleibt doch immer ein Risiko, da es durch die Hemmung oder Unterdrückung auch der normalen Darm- (Coli-) Flora bekanntlich zu einem leichten Durchfall kommen kann und bei einer Ulcerosa jede Reizung des Dickdarmes, einerlei welcher Genese, eine Verschlechterungsphase heraufbeschwören kann. Auch erhöht das Ausbleiben der Bildung der K- und B-Komplex-Vitamine die bereits bestehende Blutungsbereitschaft der Dickdarmschleimhaut. Dennoch aber sollte unseres Erachtens in jedem schweren Fall doch auch ein Versuch mit diesen Antibioticis gemacht werden. Wenn wir Antibiotika gegeben haben, empfehlen wir Colifer (junge Colistämme) nachzugeben, obwohl wir im allgemeinen von der Umstimmungsbehandlung mit Mutaflor und verwandten Präparaten nichts halten: Die Antibiotikatherapieaussichten sind keineswegs sehr gute, diese Therapie stellt immer nur einen Versuch dar, den man, in septischen Fällen zumal, jedenfalls vor dem chirurgischen Eingriff machen sollte.

Der nächste Schritt sind Bluttransfusionen und Fiebertherapie; er sollte nicht lange verschoben werden. Bei schon bestehender Anämie ist vorerst die mehrmals wiederholte Bluttransfusion indiziert. Wenn diese kein Fieber auslöste, so geben wir auf alle Fälle bald intravenös entweder Typhusvakzine oder Pyrifer. Die Fiebertherapie kann zur schlagartigen Wendung führen, der nächste Stuhl kann schon geformt sein. Die Exsudation der Darmschleimhaut sistiert. Die Fiebertherapie wird in mehrtägigem Intervall wiederholt, nach einer Serie von Fieberstößen warten wir zirka 2 Wochen bis zur nächsten.

Bei Bestehen einer myxoneurotischen Komponente als Colica mucosa oder Myxoneurosis simplex (Beimengung großer Schleimmengen zum Stuhl) versuche man intravenöse Kalziuminjektionen, eventuell auch die modernen Antiallergika, Antistin usw.

Die moderne Ulcerosatherapie wurde in der letzten Zeit schließlich durch das Cortison und ACTH bereichert. Wenn die Erfolge nach eigenen Erfahrungen auch seltener sind, als man nach der Literatur annehmen sollte, so soll Cortison doch in jedem Fall versucht werden. Die Euphorie der ersten Tage verführe nicht zu zu großem Optimismus! Cortisonerfolge stellen sich zumeist sofort schlagartig ein, auch wenn sie nur geringen Grades sind; langes Probieren ist daher überflüssig. Wenn etwa mit 100 bis 200 mg täglich ein rascher Erfolg erzielt war, muß lange Zeit eine kleinere Erhaltungsdosis gegeben werden, um Rezidive zu verhüten. Wegen der Perforationsgefahr unter Cortison bleibe der Patient unter strenger Beobachtung!

Die Psychotherapie wurde meines Erachtens in Amerika überschätzt; jedenfalls aber verlangt die Behandlung psychische Ruhe, psychische Konflikte müssen ausgeschaltet werden. Psychotherapie kann manchmal sehr gute Erfolge haben.

Da Prof. Mandl über die chirurgische Therapie bei Colitis ulcerosa berichten wird, kann ich die Details übergehen: Immer noch ist uns der chirurgische Eingriff ein Ultimum refugium, wir neigen allerdings, wenn er notwendig wird, immer mehr zu radikalen Eingriffen; statt seitlicher Coecostomie Totalausschaltung durch Ileostomie bis Colektomie. Ueber Sympathektomie und Vagotonie besitzen wir nicht ausreichende Erfahrung, um ein Urteil abzugeben.

Zur Chirurgie der Colitis ulcerosa gravis

Von

Prof. Dr. **Felix Mandl**

Wien

Die Colitis ulcerosa oder Colitis gravis (C. u.) gehört zu jenen Erkrankungen, die sich zweifellos allmählich der Chirurgie entziehen. Wie der verehrte Vorredner ausgeführt hat, ist bei der überwiegenden Mehrzahl der Fälle von C. u. die interne Behandlung, besonders die mit Antibioticis mehr oder weniger erfolgreich, und wir müssen zur chirurgischen Intervention nur selten Zuflucht nehmen. Es bleiben aber trotzdem Fälle zurück, wo mit den vorher geschilderten Mitteln eine Heilung nicht erreicht werden kann.

Die chirurgische Behandlung dieser Fälle verlief bis vor kurzer Zeit nach einer gewissen Routine, die aber heute aufgegeben ist. Zu meiner klinischen Dienstzeit wurde noch die Appendikostomie relativ oft geübt. Die Appendix wurde zu diesem Zweck präpariert, vor das Peritoneum gelagert, später abgetragen und es resultierte so ein kleines Stoma, durch welches eine medikamentöse Behandlung des Dickdarmes auf direktem Wege erfolgen konnte. Die Appendikostomie hat sich aber schon seinerzeit nicht bewährt; heute scheint sie ganz verlassen.

So hat man weiter zur Coecostomie, zur Anlegung einer operativen Fistel im aufsteigenden Dickdarm, gegriffen. Die Behandlungserfolge mit diesem Verfahren schienen besser (A. W. Fischer, Nordmann, Schmieden).

Lag eine besonders lokalisierte Erkrankung im Descendens vor, dann hat man vielfach eine Colostomie im Colon transversum angelegt, welche den Zweck hatte, die Stuhlpassage durch die erkrankten Darmabschnitte des Enddarmes komplett auszuschalten. Die Colostomie konnte daher keine wandständige sein, sondern war eine reitende.

Auch dieser Eingriff gilt heute als verlassen, und man hat, wenn man schon operiert, zu tiefgreifenderen Maßnahmen Zuflucht genommen.

Ein außerordentlich sinnreicher Eingriff, der aber heute auch kaum mehr durchgeführt wird, ist die totale Darmausschaltung nach Hochenegg. Zu diesem Zwecke wurden zwei Stomata durch Einnähen der beiden Enden des auszuschaltenden Darmanteiles in die Bauchdecken angelegt, den erkrankten Darmabschnitt zwischen sich lassend. Knapp vor dem proximalen und knapp hinter dem distalen Stoma wurde eine Anastomosenoperation vorgenommen. Der Nachteil dieser sehr sinnreichen Operation besteht aber darin, daß der schwer geschädigte Darm im Organismus verbleibt und seine deletäre Wirkung auf den Gesamtorganismus weiter ausübt (Finsterer).

Es war deshalb nicht wunderzunehmen, daß man sich Ende der Dreißigerjahre zur totalen Colektomie entschloß. Diese Operation wurde in mehrere Akte unterteilt und hatte den Zweck, den erkrankten Darmanteil, der oft die Ursache einer Sepsis oder ausgedehnter Fisteln ist, aus dem Körper zu entfernen.

Bis zum Jahre 1936 habe ich die totale Colektomie 6mal durchgeführt und darüber publiziert. Bald nach der Operation starb 1 Patient. 1 weiterer Kranker starb nach Jahren an Suicid in schlechtem Darmzustand, dem sich noch eine kavernöse Lungenphthise hinzugesellt hatte. Vier Kranke konnten als geheilt bezeichnet werden.

In der Zwischenzeit ist die totale Colektomie ein routinemäßiger Eingriff geworden, an dem sich mehrere Autoren versucht haben. So hat z. B. Catell 121 solche Operationen mit einer Mortalität von 20·8% ausgeführt. Wangensteen hat 13, Bacon 14 solche Fälle ohne Mortalität operiert. Auch ich selbst konnte 3 weitere Kranke an meinem früheren Arbeitsplatz ohne Mortalität total colektomieren, wozu entsprechende Vor- und Nachbehandlung wesentlich beigetragen haben.

Wenn man die Bilder der durch die Colektomie gewonnenen Präparate ansieht, dann erscheint es zweckmäßig, diesen entzündlichen Kabeldarm, wie ich ihn in Abbildungen demonstrieren kann, aus dem Organismus zu entfernen. An ihm ist eine Schleimhaut fast nicht zu erkennen und eine normale Funktion ist wohl kaum mehr zu erwarten.

Das Problem der totalen Colektomie liegt darin, ob man die oft jugendlichen Patienten noch jemals wieder kontinenzfähig machen kann oder nicht. In solchen Fällen bleibt nichts anderes übrig, als den Versuch zu machen, den Enddünndarm oder den Anfang des Coecums an den Anus zu transplantieren, dessen Schließmuskel natürlich intakt sein muß, wie im Falle von Kühlmayer. Ravitch hat 1947 nach verschiedenen Tierversuchen mit Erfolg bei 5 Kranken nach totaler Colektomie das terminale Ileum an den Sphinkter transplantiert. Ebenso Nissen. Wangensteen hat ebenfalls bei 2 Fällen einen derartigen Versuch unternommen, mußte aber wegen der hartnäckigen Ekzematisierung der Analgegend durch den Dünndarmstuhl, ebenso wie Babcock, die Ileostomie wieder vom Dünndarm loslösen und neuerlich abdominal operieren. Auch mir selbst ist ein derartiger Versuch mißlungen.

Wir kommen daher zu dem Resultat, daß es nur selten nach totaler Colektomie und nach Exstirpatio recti gelingen wird, die Kontinenz wieder herstellen und wir müssen die Patienten mit guten Verschlußapparaten und Diät über die Unannehmlichkeiten des Lebens mit einem Anus praeter hinwegzubringen trachten.

In dem letzten Jahrzehnt wurde versucht, die C. u. durch Operationen am vegetativen Nervensystem zu beeinflussen. Bezugnehmend auf die Forschungen von Dragstedt hat Dennis den Versuch unternommen, bei einer chronischen C. u. eine Vagotomie auszuführen, und es war interessant, festzustellen, daß ursprünglich diese Operation auch Erfolge brachte. Vielleicht wurde der Erfolg der Vagotomie bei der C. u. durch die Tonusherabsetzung im Bereich des Dickdarmes erzielt. Von 25 Fällen, die Dennis mit Vagotomie behandelt hat, wurden 10 asymptomatisch, 7 gebessert und 6 nicht gebessert, während 2 Patienten schlechter wurden. Einer der beiden letzten Patienten starb 3 Monate nach der Operation an multiplen Fistelbildungen innerhalb der Bauchhöhle, und der zweite mußte ileostomiert werden, weil die Vagotomie ohne Erfolg blieb. Im großen und ganzen aber brachte die Operation selbst, wenn man von ihr auch später nicht mehr viel hörte, gewisse Erfolge. Später berichtete Dennis über eine Dauerheilung nach Jahren von 35%. Diese Operation wurde auch von Philip Thorek versucht.

Es ist nun interessant, daß Oppolzer 1952 über 5 Fälle von C. u. berichten konnte, die er durch die lumbale Sympathektomie zur Heilung brachte, wobei er den linken Grenzstrang von L_2 bis L_4 entfernte, den Plexus hypogastricus durchtrennte und auch den präortalen Nervenplexus von der Gabelung der Aorta nach aufwärts bis zum Abgang der A. mesenterica inferior ablöste.

Wir haben die lumbale Sympathektomie bei C. u. nachgeprüft und aus meiner Station hat Luze über 2 eindrucksvolle erfolgreiche Fälle mit dem Verfahren berichtet. Später hat Luze noch einen weiteren Fall mit Erfolg operiert und über ihn berichtet.

Diese Erfolge der Vagotomie und der Sympathektomie sind nicht zu verwundern, weil wir doch in letzter Zeit daran denken, daß die C. u. eine Manifestation eines neurodystrophischen Prozesses ist. Luze hat weiter hervorgehoben, daß man im resezierten Grenzstrang histologisch Ganglienzellendegeneration und entzündliche herdförmige Zellanhäufungen finden kann.

Es ist daher naheliegend, daß wir vorschlagen, anläßlich der Indikation zur chirurgischen Therapie der C. u. eine Vagus- oder Sympathicusoperation in Erwägung zu ziehen, wenn es sich um leichtere und auf interne Therapie nicht reagierende Kranke handelt, und erst, wenn diese fehlschlägt, an die Colektomie heranzutreten.

Neue Verzögerungsinsuline beim Diabetes mellitus im Kindesalter

Von

W. Swoboda und **E. Zweymüller**

Wien

Mit 2 Abbildungen

Seit der Herstellung des ersten Verzögerungsinsulins durch Hagedorn vor nahezu 20 Jahren wurden zahlreiche andere Versuche unternommen, ein möglichst gleichmäßig über 24 Stunden wirkendes Insulinpräparat zu erzeugen. Dabei wurden verschiedene Wege beschritten. Eine Forschergruppe unter der Leitung von Hallas-Møller in Dänemark stellte fest, daß schon der Zusatz von Zink allein zur Verzögerung der Insulinresorption genügt, sofern eine geeignete Puffersubstanz (Azetatpuffer) verwendet wird. Ueberdies ließen sich durch Veränderung der Zustandsform des Insulins (amorph oder kristallinisch) Wirkungseintritt und Wirkungsdauer dieser sogenannten Insulin-Zink-Suspensionen variieren. Die Firma Novo hat nun unter der Bezeichnung „Insulin Semilente" ein relativ rasch und über 12 bis 16 Stunden, als „Insulin Ultralente" ein später einsetzendes und über 24 Stunden wirkendes Präparat in den Handel gebracht. Ueberdies wurde als „Insulin Lente" jene Standardmischung von 30% Semilente und 70% Ultralente hergestellt, die sich bei der klinischen Erprobung in den weitaus meisten Fällen am zweckmäßigsten erwiesen hatte.

Im Gegensatz zur Zuckerkrankheit des Erwachsenen, wo schon bisher mit den verschiedenen Depot-Insulinen die Einstellung auf eine einzige morgendliche Injektion häufig möglich war, waren die Ergebnisse beim kindlichen Diabetiker viel seltener befriedigend, so daß man in vielen Fällen auch weiterhin gezwungen war, zwei und mehr Injektionen pro Tag zu geben. Die für die Lente-Insuline angegebene gute Verträglichkeit und die Möglichkeit der individuellen Dosierung gaben Veranlassung, die Präparate einer klinischen Prüfung am Krankengut der Wiener Universitäts-Kinderklinik zu unterziehen. Die an anderer Stelle ausführlich besprochenen Ergebnisse sollen hier nur kurz mitgeteilt werden.

Insgesamt wurden im Laufe der letzten 12 Monate 30 Diabetiker im Alter von 3 bis 15 Jahren während eines mehrwöchigen stationären Aufenthaltes auf die Lente-

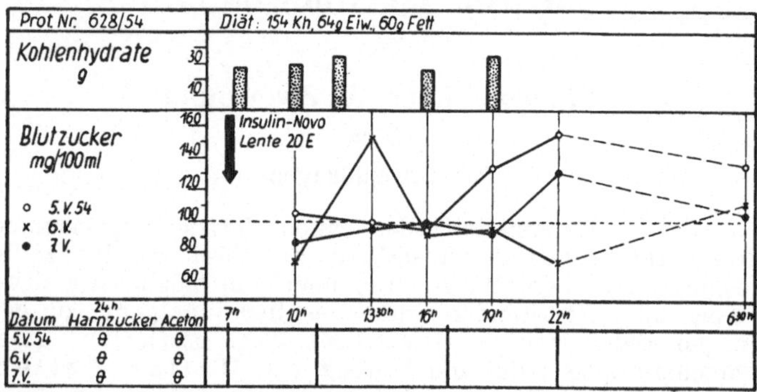

Abb. 1. D. I., ♀, $11^1/_2$ Jahre. Neuerkrankung an Diabetes mellitus. Gute Lage des Blutzucker-Tagesprofils und zuckerfreier Harn bei 20 E. Insulin Lente während der stationären Beobachtung. Unter der ambulanten Kontrolle bei gleicher Kost 16 E. Insulin Lente mit durchschnittlich 10 g Harnzucker in 24 Stunden.

Insuline eingestellt. Darunter befinden sich 9 Fälle von Neuerkrankung, während bei 21 Patienten mit einer bisherigen Krankheitsdauer von ½ bis 9 Jahren mit anderen Insulinarten vorbehandelt worden war.

Das Behandlungsziel war, mit einer morgendlichen Injektion bei möglichst niedriger Harnzuckerausscheidung einen möglichst gleichmäßigen Ablauf der Tagesblutzuckerkurve (B-Typus nach Hallas-Møller) zu erreichen. Selbstverständlich war dabei die Einhaltung einer genau vorgeschriebenen Diät die unbedingte Voraussetzung.

Bei den 9 frischen Fällen war mit der Standardmischung Insulin Lente 8mal ohne Schwierigkeit eine sehr gute Einstellung zu erzielen, einmal war eine individuelle Kombination notwendig. Trotz „scharfer", d. h. harnzuckerfreier Einstellung traten keine hypoglykämischen Zustände auf (Abb. 1).

Bei den 21 bereits mit anderen Insulinen vorbehandelten Kindern war mit Insulin Lente allein nur 7mal ein guter Umstellungserfolg zu erzielen. Bei den restlichen Fällen wurde 13mal auf Grund der Blutzucker-Tageskurven das geeignete

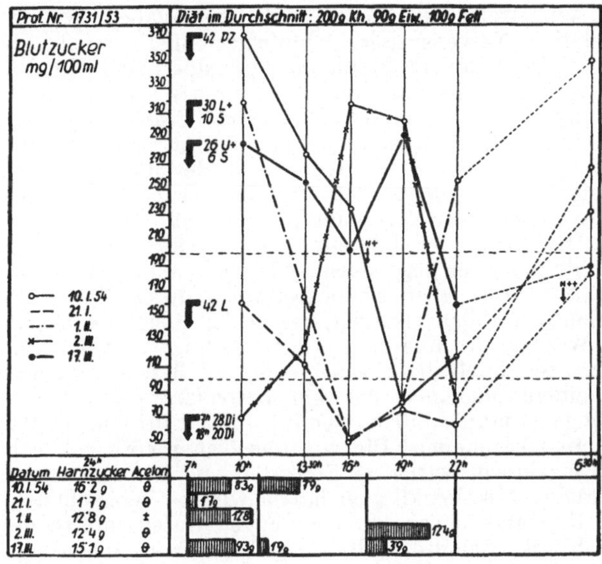

Abb. 2. Kr. R., ♂, 11 Jahre. Seit 4 Jahren Diabetiker mit hochgradiger Stoffwechsellabilität. Extreme Schwankungen der Blutzucker-Tageskurve bei verschiedenen Insulin-Arten und -Dosierungen (labiler Diabetes). Geringste Schwankung des Blutzuckers und Ausbleiben von Hypoglykämien (H ↓) bei einer individuellen Mischung von Insulin Ultralente (26 E.) und Semilente (6 E.) unter gleichzeitiger Gabe von Bellasanol

Mischungsverhältnis von Ultra- und Semilente entsprechend den individuellen Erfordernissen herauszufinden versucht. Darnach erschien die Erhöhung der Ultra- bzw. Semilentekomponente ungefähr gleich oft angezeigt. Auf diese Weise gelang es 7mal neben der Besserung der Kohlenhydratbilanz eine gewisse Gleichmäßigkeit in den Blutzuckertagesprofilen zu erreichen. 6mal war aber auch das Ergebnis der individuellen Dosierung unbefriedigend. Diese im Kindesalter durchaus nicht seltenen Fälle gehören in die Gruppe der „labilen“ Diabetiker. Sie weisen oft keinerlei Uebereinstimmung der an aufeinanderfolgenden Tagen untersuchten Blutzucker-Tageskurven auf (Abb. 2). Immerhin konnten aber auch diese Patienten vorläufig bei einer Morgeninjektion der neuen Insulinart belassen werden, da bisher gegenüber der früheren Behandlung in keinem Fall eine Verschlechterung eingetreten ist. Diesen Diabetikern gaben wir ein das vegetative Nervensystem dämpfendes Medikament („Bellasanol", Dr. Schwarz, Monheim-Düsseldorf). Bei einer Kranken (Krankheitsbeginn mit 1½ Jahren!) schien trotz vielwöchiger Versuche eine befriedigende Einstellung nur mittels zweier Lente-Injektionen möglich zu sein. Die Abendinjektion wurde jedoch bald nach der Entlassung überflüssig. Dies beweist, daß für die stationäre Einstellung genügend Zeit zur Verfügung stehen muß.

Die Dosis der Lente-Insuline mußte meistens gegenüber dem vorher gegebenen anderen Insulin gesteigert werden. Dies war aber sicher teilweise durch die schlechte Kohlenhydratbilanz bedingt, die in der Regel den Anlaß für die Wiederaufnahme und Neueinstellung bildete. Nur bei 4 Kranken blieb die Dosis gleich, bei 3 war sie geringer, bei einem Mädchen, das ein besonders eigenartiges Mischungsverhältnis (40 E. Semi + 16 E. Ultra) benötigte, sogar um 20 Einheiten! Die von uns bisher verwendete höchste Einzeldosis betrug 96 Einheiten und wurde anstandslos vertragen. Lokalreaktionen haben wir nie beobachtet.

Hypoglykämische Erscheinungen traten infolge der an der Klinik grundsätzlich versuchten Normalisierung des Blutzucker-Tagesprofiles mehrmals, ambulatorisch nur vereinzelt auf. Die Erscheinungen waren meist leichten Grades und vom Typus des akuten Schocks. Die hypoglykämischen Zustände des Zentralnervensystems mit Persönlichkeitsveränderungen und Verhaltensschwierigkeiten, wie sie für die Depot-Insuline charakteristisch sind, haben wir bisher beim Lente-Insulin nur zweimal andeutungsweise beobachtet.

Die Kürze der Nachuntersuchungszeit erlaubt es natürlich nicht, ein endgültiges Urteil über den Wert der Insulin-Zink-Suspensionen beim kindlichen Diabetes abzugeben. Da aber bisher darüber erst einmal berichtet wurde (Engleson), schien uns eine vorläufige Mitteilung berechtigt.

Zusammenfassend läßt sich somit sagen: An unserem Krankengut kindlicher Diabetiker ließen sich mit den Lente-Insulinen die Behandlungserfolge nicht in dem bei Erwachsenen mehrfach berichteten Ausmaß (Hallas-Møller und Mitarbeiter, Jensen, Lachnit und Ferstl, Constam u. a.) erzielen. Dies war aber von vornherein zu erwarten, da der Diabetes im Kindesalter grundsätzlich als schwerer anzusehen, oft labil und daher für eine Behandlung mit Depot-Insulinen viel weniger geeignet ist. Immerhin aber war das Einstellungsergebnis bei allen Fällen von Neuerkrankung gut bis sehr gut und auch in einer relativ großen Zahl der mit anderen Insulinen anbehandelten Fälle durchaus befriedigend. Wir halten somit die Behandlung mit den neuen Insulin-Zink-Suspensionen für einen erfolgversprechenden Weg bei der schwierigen Einstellung des kindlichen Diabetes mit Verzögerungsinsulin.

Literatur: Constam, G. R.: Schweiz. med. Wschr. 84 (1954), 200. — Engleson, G.: Nord. Med. 50 (1953), 1008. — Hallas-Møller, K., Petersen, K. u. Schlichtkrull, J.: Ugeskrift for Laeger 113 (1951), 1761. — Dieselben: Science 116 (1952), 394. — Hallas-Møller, K., Jersild, M., Petersen, K. u. Schlichtkrull, J.: Ugeskrift for Laeger 113 (1951), 1767. — Dieselben: J. A. M. A. 150 (1952), 1667. — Jensen, B.: Wien. klin. Wschr. 65 (1953), 475. — Lachnit, V. u. Ferstl, A.: Wien. med. Wschr. 103 (1953), 292. — Swoboda, W. u. Zweymüller, E.: im Druck.

Früh- und Späterfolge bei Ikterus gravis-Kindern nach Blutaustauschtransfusion

Von

Dr. **H. Kölbl**

Wien

Nach Klärung der Aetiologie der Erythroblastosis foetalis durch den Nachweis von Blutfaktorensensibilisierungen der Mütter durch die Schwangerschaft hat man bisher in steigender Anzahl an Ikterus gravis erkrankte Kinder mit der Blutaustauschtransfusion retten können. Ein maximaler Blutaustausch bei den an Ikterus gravis erkrankten Patienten am besten sofort nach der Geburt bezweckt die rasche Beseitigung des schädigenden Agens — die Antikörper —, der geschädigten geformten und gelösten Elemente aus der Blutbahn und trägt schließlich bei, diese durch ein gesundes funktionstüchtiges Blut zu ersetzen.

Die Mortalität bei dieser Erkrankung wird von verschiedenen Autoren (Pentschew, Wiener und Wexler, Willi, Ballowitz u. a.) bei Nichtbehandlung mit 50 bis 80% beziffert. Nach Bowley sollen außerdem noch 10% der Rekonvaleszenten Schäden von seiten des Zentralnervensystems und des Leberstoffwechsels zurückbehalten, so daß diese später nicht als lebenstüchtige Menschen gelten und meist die öffentliche Fürsorge belasten.

Demzufolge haben wir uns die Fragen vorgelegt, inwieweit es möglich ist, mit der Blutaustauschtransfusion und mit eventuell zusätzlicher medikamentöser Therapie:

1. eine maximale Senkung der Letalität zu erreichen;
2. auftretende Früh- und Spätkomplikationen, die vorwiegend von seiten der Leber oder des Gehirns drohen, zu beseitigen;
3. ob die nach einer erfolgreichen Blutaustauschtransfusion gesund erscheinenden Patienten sich in ihrer körper-

lichen und geistigen Entwicklung gegenüber gleichaltrigen, gesunden Kindern abweichend verhalten;

4. ob die an Ikterus gravis leidenden Patienten früher oder später eine besondere Anfälligkeit für bestimmte Erkrankungen aufweisen;

5. welche signifikanten Symptome auch späterhin noch eine Isoimmunisierung vermuten lassen, und

6. welche krankhaften Erscheinungen als Folgen der therapeutisch angewandten Blutaustauschtransfusion auftreten können.

Ueber Nachuntersuchungen von Kindern, bei denen infolge eines Ikterus gravis eine Blutaustauschtransfusion vorgenommen wurde, liegen bisher im Schrifttum nur wenige verwertbare Berichte vor. Van Loghem, Bolhuis, Soeters und Veenklaas berichteten über den weiteren Lebensverlauf bei 135 Kindern. Bei 5 Kindern (3·7%) wurden Zeichen von Hirnschädigungen festgestellt. In gleicher Weise haben Mollison und Walker bei Kontrolluntersuchungen ihrer mit Blutwechseltransfusion behandelten Fälle im Alter von einem Monat 3·6% bei 368 Fällen Zeichen von Hirnschädigungen gefunden. In der gleichen Arbeit berichten sie, daß sich dieser Prozentsatz bei Untersuchungen mit 6 und 12 Monaten auf etwa 5% erhöht. Jedoch geht aus diesen Arbeiten leider nicht hervor, zu welchem Zeitpunkt nach der Geburt der therapeutische Eingriff vorgenommen wurde. Dieser Punkt scheint uns für die Beurteilung der Wirksamkeit der Blutaustauschtransfusion hinsichtlich der Vermeidung von Ganglienzellschädigung besonders wichtig zu sein. Es ist wohl heute noch umstritten, welche letztlich die auslösende Ursache der Ganglienzellschädigung darstellt. Eines dürfte bereits als sicher angenommen werden, nämlich, daß im Gefolge von Rh- und Blutgruppensensibilisierungen sich Ganglienzellläsionen erst in den ersten Lebenstagen entwickeln. Daher ist es auch verständlich, daß eine sofort nach der Geburt durchgeführte Austauschtransfusion diese Zellschädigung eher verhindern wird, als wenn diese erst nach einigen Tagen bei schon voll entwickeltem Krankheitsbild vorgenommen wird. Eine Gegenüberstellung der von uns frühzeitigst behandelten Fälle und von den erst am 3. bis 11. Lebenstag zur Behandlung gelangten Patienten stellt diese Annahme unter Beweis.

Seit dem Jahre 1947 wurde an der Universitäts-Kinderklinik Wien bei 132 an Ikterus gravis erkrankten Kindern die Behandlung mit Blutaustauschtransfusion vorgenommen.

Bei 127 bestand eine Rh-Inkompatibilität, bei 4 Fällen eine Isoimmunisierung im AB0-System und bei einem Fall eine Hr-Konstellation. Von diesen gelangten zur Frühbehandlung 112 Kinder, zur Spätbehandlung 20 Neugeborene. Von den 112 zeigten in der weiteren körperlichen und geistigen Entwicklung 104 ein normales Verhalten. 6 Kinder verstarben, und zwar 4 schon während oder kurz nach der Austauschtransfusion infolge eines gleichzeitig bestehenden Geburtstraumas (Tentoriumriß); 1 Patient nach Austausch mit rhesuspositivem Blut und 1 Patient in der 7. Lebenswoche an interstitieller plasmazellulärer Pneumonie. Von den 20 spätbehandelten Kindern entwickelten sich nur 2 normal, 12 zeigten deutliche Zeichen von zerebralen Schäden; insgesamt verstarben 6 Patienten. Davon 4 an den unmittelbaren bekannten Folgen des Ikterus gravis, wie Leberschädigung und Kernikterus, 1 an Geburtstrauma und 1 Fall nach Verwendung von rhesuspositivem Blut.

Diese Zahlen sprechen sichtlich dafür, daß eine Frühbehandlung weitaus bessere Erfolge zeitigt als die verzögerte Behandlung. Noch schlechtere Ergebnisse erhielten wir bei 36 Patienten, die nur mit Bluttransfusionen mit rhesusnegativem Blut behandelt wurden. 4 Kinder wiesen bei der Kontrolluntersuchung mehr oder weniger schwere Ausfallserscheinungen des Zentralnervensystems auf und waren in ihrer geistigen Entwicklung meist schwer gestört. 14 Fälle verstarben schon frühzeitig, zum Teil während der Behandlung, an den Schädigungen durch die Krankheit.

Von den Frühkomplikationen sind folgende zu nennen:

1. Die Infektanfälligkeit, besonders zu Eiterinfektionen der Haut, wie Phlegmonen, Pyodermien, Ekthyma u. a. Seit Einführung einer Abschirmtherapie mit Penicillin und Streptomycin zusammen mit der Blutaustauschtransfusion hatten wir keine solche Komplikation mehr zu verzeichnen.

2. Eine pseudoaplastische Anämie, die sowohl nach Bluttransfusionen als auch nach einer erfolgten Austauschtransfusion, meist nach dem 10. bis 14. Lebenstag, in Erscheinung tritt. Diese ist gekennzeichnet durch ein erneutes Absinken der Hämoglobin- und Erythrozytenwerte bei gleichzeitigem Schwinden der Retikulozyten im peripheren Blutbild. Im Knochenmark findet man eine Vermehrung der Retikulumzellen und der eosinophilen Elemente, wobei von der roten Reihe die jugendlichen, unreifen Erythroblasten vorherrschen. Diese pseudoaplastische Anämie ist durch ein sehr baldiges Zugrundegehen der körpereigenen heran-

reifenden Erythrozyten bedingt. Seelemann konnte diese Annahme mittels der Differentialagglutination nach Ashby bestätigen. Die Ueberlebensdauer der Erythrozyten beträgt bei Ikterus gravis-Fällen 10 bis 25 Tage, wobei die Lebensdauer der jugendlichen Erythroblasten wesentlich kürzer ist. Fanconis hypothetische Feststellung einer lokalen Antigen-Antikörper-Reaktion wird somit durch obige Untersuchungen und Befunde bestätigt. Aus diesem Grunde geben wir in den ersten drei Lebenstagen täglich 2·5 mg ACTH. Die theoretische Grundlagenforschung von ACTH und Cortison hat gezeigt, daß ein Eingreifen bei Antigen-Antikörper-bedingten Erkrankungen an mehreren Stellen möglich ist (Meier und Groß):

a) in der Beeinflussung der Antikörperbildung,

b) in der Verhinderung der Vereinigung von Antigen und Antikörper,

c) in der Hemmung schädigender Substanzen im Gefolge einer Antigen-Antikörper-Reaktion,

d) in der Beeinflussung der Substrate, die während der Antigen-Antikörper-Reaktion angegriffen werden.

Außer Zweifel steht es heute fest, daß ACTH und Cortison keinen Einfluß auf die Bildung der Antikörper ausüben (Meier und Bücher), auch die Vereinigung von Antigen und Antikörper sowie die Freisetzung bestimmter Substanzen im Gefolge der Antigen-Antikörper-Reaktion wird nicht beeinflußt. Die Wirkung von ACTH und Cortison führt man heute auf eine vorübergehende Aenderung bestimmter Zellfunktionen zurück, die besonders durch die Unfähigkeit der Erythrozyten, Globulinkörper zu adsorbieren und durch den Verlust der Agglutinationsfähigkeit derselben gekennzeichnet sind. Außerdem wird dem ACTH eine fördernde Wirkung auf die blutbildenden Organe zugeschrieben, die sich in unseren Fällen günstig auswirkte. Gleichzeitig fanden wir unter der ACTH-Therapie ein rascheres Abklingen des klinisch bestehenden Ikterus.

Für die Beurteilung des Wertes der Austauschtransfusionsbehandlung bezüglich der Vermeidung der neurologischen Ausfallserscheinungen erscheint das Studium dieser Frage besonders wichtig. Von einer erfolgreichen Behandlung kann man nur dann sprechen, wenn neben der Senkung der Mortalität die Spätschäden verhindert werden. Um hierüber ein Urteil zu gewinnen, ist es notwendig:

1. die frühesten Zeichen einer zerebralen Störung zu erkennen und zu erfassen,

2. bei den nach der Austauschtransfusion anscheinend gesunden Kindern in regelmäßigen Abständen Kontrolluntersuchungen durchzuführen.

Bei diesen Kontrollen wurde neben den Erhebungen über den allgemeinen Ernährungs- und Gesundheitszustand vor allem die körperliche und geistige Entwicklung der Kinder berücksichtigt. Wichtig erschien uns, auch nach neurologischen Ausfallserscheinungen, wie Reflexanomalien, Störungen der Motorik, Ataxieprüfungen, ferner Gleichgewichtsteste, grobe Hör- und Sehprüfungen vorzunehmen. In den ersten Lebensmonaten wurden Blutbild, Serumlabilitätsproben und Bilirubinbestimmungen angestellt. Insbesondere wurde nach Milz- und Lebervergrößerungen gefahndet. Zu diesen Untersuchungen wurden auch die Kinder, die nur mit Bluttransfusionen behandelt wurden, herangezogen.

Das Alter unserer Kinder zum Zeitpunkt der letzten Kontrolluntersuchung lag zwischen sechs Monaten und sieben Jahren. Das Gewicht und die Körpermaße wichen nicht wesentlich von den von Pirquet und Kornfeld angegebenen Durchschnittswerten ab. Unter den 106 frühbehandelten Fällen konnten keine Hör- und Sehstörungen nachgewiesen werden. Auch der Kopfumfang zeigte keinen Unterschied gegenüber den normalen Mittelwerten. Nur bei 2 Patienten, die bereits am 6. und am 8. Lebenstag Zeichen von Kernikterus boten, wie Opisthotonusstellung, Rigidität der Muskulatur und das reflexartig auftretende Syndrom der untergehenden Sonne, war eine deutliche Mikrocephalie zu bemerken. In der späteren Entwicklung zeigte sich eine auffallende motorische Unruhe besonders der oberen Extremitäten, wie wir dies beim Bild der Athetose double ausgeprägt finden. Die gleichen neurologischen Veränderungen mit schwerem geistigem Rückstand und mit Verzögerung der statischen Funktionen entwickelten sich auch bei den 12 Fällen bzw. 14 Fällen, die einerseits erst spät mit der Austauschtransfusion oder mit rhesusnegativen Bluttransfusionen behandelt wurden. Dabei ist auffallend, daß sich in den verschiedenen Altersstufen eine deutliche Wandlung in der Erscheinungsform des Krankheitsbildes feststellen läßt. Die ersten klinischen Zeichen von Ganglienzellschädigungen manifestieren sich durch Opisthotonus sowie durch eine eventuell sich entwickelnde Rigidität der gesamten Körpermuskulatur und schließlich sind diese gekennzeichnet durch das reflexartige Auftreten des Syndroms der untergehenden Sonne, meist nach raschem Lagewechsel aus der vertikalen in die horizontale Lage (Willi, Demel, Kölbl, Tschabitscher). Dieses Syndrom bleibt nachgewiesenermaßen, je nach Schwere der Ganglienzellschädigung, besonders im Bereich des tektoretikulären Systems, bis zum 12. bis 16. Lebensmonat bestehen. In fast zwei Drittel der zerebral geschädigten Kinder besteht ein Strabismus convergens. Im 2. und 3. Lebensjahr stehen die Gleichgewichtsstörungen im Vordergrund und schließlich beherrschen unkoordinierte, choreatisch-athetotische Bewegungen das klinische Erscheinungsbild. Es lassen sich daher im Ablauf des Krankheitsgeschehens mehrere Phasen mit allerdings fließenden Uebergängen zwanglos abgrenzen:

1. die spastische,
2. die ataktische und
3. die choreatisch-athetotische Phase.

Typische Krampfanfälle oder epileptische Aequivalente konnten wir unter unseren sichtlich zerebral geschädigten Kindern im Gegegensatz zu einer Mitteilung von Ballowitz nicht finden. Diese beschrieb bei 3 Kernikterusfällen im Alter von 2 bis 4 Jahren typische Grand mal-Anfälle. Möglicherweise scheinen diese völlig unabhängig von der Neugeborenenerkrankung aufzutreten und auf eine andere Schädigung, ein Geburtstrauma, zurückzuführen zu sein. Für eine Vulnerabilität des Gehirns bei Ikterus gravis-Fällen spricht doch gewissermaßen das gehäufte Auftreten von Geburtsverletzungen oder Gehirnblutungen. Unter unseren 132 Fällen kamen 6 an den Folgen einer Geburtsverletzung ad exitum, das sind 4·5% gegenüber normalerweise 0·6‰ bei gesunden Neugeborenen. Bei dieser immerhin bestehenden Häufung von autoptisch nachgewiesenen Geburtstraumen bleibt noch zu bedenken, ob nicht später doch noch latente Läsionen des Zentralnervensystems im Gefolge von Ikterus gravis häufiger vorkommen und eine gewisse Organdisposition besteht. Verschiedene, sonst unterschwellige Reize könnten dann Anlaß für das Manifestwerden nachweisbarer Symptome werden. Aus dieser Ueberlegung heraus haben verschiedene Autoren von Schutzimpfungen abgeraten. Wir selbst konnten bei 92 pockengeimpften und bei 81 mit dem kombinierten Impfstoff (Scharlach, Diphtherie und Pertussis) vakzinierten Kindern keine Komplikation sehen.

Bei 6 Kindern kam es nach der Austauschtransfusion zu einer Zunahme der Leberschwellung, und zwar bei 4 nur vorübergehend. Bei 2 Fällen besteht diese derzeit noch bis zum 6. bzw. 9. Monat. Bei diesen noch in Behandlung stehenden Fällen muß auf Grund der schwerst pathologisch veränderten Leberfunktionsproben an den Uebergang in eine hypertrophische Zirrhose gedacht werden, wie diese bei Ikterus gravis-Fällen von Craig, Eggiman, Gilmours, Hawksley und Lightwood, sowie von Zollinger, Seitelberger und Speiser bei frühzeitig verstorbenen Kindern wiederholt beschrieben wurden. Auffällig ist bei diesen Fällen das Zurückbleiben des Wachstums um 3 bzw. 6 cm.

Auf einen gewissen auffälligen Befund bei 82 Fällen der normal sich entwickelnden Kinder möchten wir hinweisen. Bei diesen Patienten fanden wir eine übermäßige allergische Reaktion der Haut, wie rasch aufschießenden Dermographismus, zeitweilig auftretende urtikarielle, teils erythemartige Hautveränderungen im Sinne von hyperallergischen Dermatosen. Teilweise bestanden auch intertriginöse nässende Ekzeme. Andere bemerkenswerte Anfälligkeiten von seiten des Respirations- und Digestionstraktes wurden nicht beobachtet. Allerdings zeigten sämtliche Nachuntersuchten fakultativ mehr oder weniger deutlich ausgeprägte Schmelzhypoplasien und Zahnschmelzdefekte der vorhandenen Milchzähne. Diese sind besonders an den medialen oberen Schneidezähnen intensiv ausgeprägt. Je nach dem Zeitpunkt der Austauschtransfusion und je nach der Höhe der Hyperbilirubinämie findet sich bei diesen Kindern eine mehr oder weniger gelblich-grüne Pigmentierung der Milchzähne. Diese Verfärbung ist auf die postnatale Durchtränkung mit dem oxydierten Gallenfarbstoff (Biliverdin) im Zahnschmelz und Dentin zurückzuführen. Bei der überwiegenden Zahl der Kinder sind die Zähne schon frühzeitig kariös und zeigen ein richtiges Abbröckeln des Zahnschmelzes. Röntgenologisch bestehen eine deutliche Osteoporose und Kalzifikationsstörungen. Bei 4 Fällen konnten bereits die bleibenden Zähne auf eventuelle Schäden untersucht werden. An diesen fanden sich jedoch keinerlei Veränderungen im obigen Sinne. Dies besagt, daß die Veränderungen des Zahnschmelzes und des Dentins bereits zur Zeit seiner Entwicklung einsetzen und auf trophische Störungen bezogen werden müssen. Chemisch-analytische Untersuchungen solcher Zähne auf den Fluorgehalt nach der Methode von Ballczo und Kaufmann sowohl des Schmelzes als auch des Dentins wiesen eine enorme Verminderung des Fluorgehaltes im Schmelz auf. Die Menge an Fluor in gesunden Zähnen beträgt 30 bis 40 mg%, in den untersuchten Zähnen unserer Fälle war dieses um durchschnittlich 50% vermindert. Nach den Forschungen von Driak spricht diese Verminderung eines bestimmten Fluoroptimums für Störungen in der physiologischen Verkalkung der Zähne. Diese unsere erhobenen Befunde stellen die von Driak angenommene Hypothese unter Beweis, daß ein zur Karies neigendes Milchgebiß meist durch eine fötale keimplasmatische Schädigung infolge trophischer Störung zur Zeit der Zahnkeimpräformierung bedingt wird.

Sichtliche Schäden durch die Blutaustauschtransfusion selbst konnten wir nur bei 2 Fällen mit Sicherheit nachweisen. In beiden Fällen wurde nach der Methode von Wiener und Wexler über die Vena saphena Blut transfundiert und nach Arteriotomie der Arteria radialis superficialis exsanguiniert. Bald nach der Operation stellten sich livide Verfärbung der Hände mit vorübergehenden ödematösen Schwellungen und später trophische Störungen der Fingernägel mit Bevorzugung des Daumens bis Mittelfingers ein. Bei schlechter Witterung klagen die Kinder über brennende Schmerzen, ähnlich denen der Erythromelalgie. Die Hände selbst sind meist kühl, feucht und livid verfärbt. Wachstumsstörungen der Hände oder der Finger allein konnten wir nicht konstatieren. Deshalb haben wir die oben angegebene Methode nicht mehr angewendet. Sichtbare Schäden konnten wir bei den weiter üblichen Methoden nach Diamond, Gasser, Pinkus, Arnold, Kölbl und Jürgensen, von denen wir uns vor allem der letzteren bedienen, nicht eruieren. Natürlich sind diese auch immer abhängig von der Erfahrung und der Geschicklichkeit des Operateurs.

Zusammenfassung

Es wird über Früh- und Späterfolge nach totalem Blutaustausch bei Ikterus gravis-Kindern berichtet und den Ergebnissen der Bluttransfusionstherapie gegenübergestellt.

Die Letalität beträgt bei unserem Gesamtkrankengut von 168 Fällen 26·2%, wobei erwähnt werden muß, daß dieser hohe Prozentsatz auch die Fälle mit klinisch sichtbaren Zeichen von Kernikterus enthält und vorwiegend durch die schlechten Resultate der alleinigen Bluttransfusionstherapie (von 36 F. : 18 = 50·0%) bedingt ist. Diese konnte durch die Blutaustauschtransfusion auf 12·5% und, wenn die A. T. sofort nach der Geburt vorgenommen wird, auf 5·4% gesenkt werden.

Bei den erythroblastosegeschädigten Individuen besteht eine sichtliche Disposition zum Geburtstrauma, das in ungünstigem Sinne die Früherfolge beeinflußt. Eine Anfälligkeit zu Eiterinfekten macht es wünschenswert, während der Blutaustauschtransfusion eine Abschirmtherapie mit Antibioticis anzusetzen.

Die regelmäßig einsetzende pseudoaplastische Anämie in der 3. Lebenswoche kann durch kleinste ACTH-Gaben vermieden werden. In der späteren geistigen und körperlichen Entwicklung weisen die mit Erfolg behandelten Fälle keinen Unterschied auf; jedoch konnten wir bei fast zwei Drittel der Kinder eine allergische Diathese mit Neigung zu allergischen Hautaffektionen finden. Mehr oder weniger gelblich-grün verfärbte Milchzähne, und zwar dies in abgängigem Maße von der ursprünglich bestandenen Hyperbilirubinämie, und generell nachweisbare Schmelzhypoplasien sowie -defekte und eine besondere Kariesanfälligkeit weisen auch in den späteren Jahren auf eine Schädigung infolge Isoimmunisierung hin. Demgegenüber zeigen die zweiten Zähne keine Veränderung im obigen Sinne.

Schäden infolge technischer Mängel bei Blutaustauschfusion zeigten sich bei 2 Fällen in Zirkulationsstörungen der Hände nach Arteriotomie der Arteria radialis superficialis. Diese Methode von Wiener und Wexler wird daher bei uns nicht mehr angewendet.

Literatur: Ballowitz: L.: Erg. inn. Med., N. F., 3 (1952), S. 538; Mschr. Kinderhk., 101, 2 (1953), S. 40—43. — Bowley, C. C.: Amer. J. Obstetr., 54 (1947), S. 489. — Craig, J. M.: Arch. Pathol., 49 (1950), S. 665. — Driak, F.: Wien. med. Wschr., 102, 14 (1952), S. 258; Oesterr. Zschr. Stomat., 4, 51 (1954), S. 187. — Eggimann, P.: Ann. paediatr. (Basel), 172 (1949), S. 73. — Gilmour, J. R.: Arch. Dis. Childh. 19 (1944), S. 1. — Hawksley und Lightwood: Zschr. Kinderhk., 51 (1931). — Mollison, P. L. und Walker, W.: Lancet, I (1952), S. 429. — Pentschew, A.: Arch. Psych. u. Nervkrankh., 118 (1948), S. 118. — Schwenzer, A. W.: Die Erythroblastose im Lichte der neuen Rh-Forschung. Darmstadt: Steinkopff-Verlag. 1953 (dortselbst weitere Literatur). — Seelemann, K.: Mschr. Kinderhk., 102, 2 (1954), S. 104. — Speiser, P. und Seitelhofer, H.: Oesterr. Zschr. Kinderhk., 4 (1952), S. 417. — Wiener, A. S. und Wexler, I. B.: Erythroblastosis foetalis und Blutaustausch. Stuttgart: G. Thieme. 2 (1946), S. 127. — Willi, H.: Helv. Paed. Acta Suppl., 2 (1946), S. 90. — Zollinger, H. V.: Helv. Paed. Acta Suppl., 2 (1946), S. 127.

Filmvorführungen

Doz. Dr. H. Jesserer (Wien): **Tetanie.**

Aufgenommen an der I. Medizinischen Universitätsklinik in Wien (Vorstand: Prof. E. Lauda) von Doz. Dr. H. Jesserer und Walther Stoitzner. Produktion: Bundesstaatliche Hauptstelle für Lichtbild und Bildungsfilm in Wien. (16 mm Tonfilm.)

In Ergänzung des am 4. September 1954 erstatteten Referates über „Die Tetanie des Erwachsenen" (s. S. 127) werden die einzelnen Tetanieformen vorgeführt, ihre spezielle Symptomatologie gezeigt und ihre Behandlung dargestellt. Der Aufbau und der Umfang des Filmes entsprechen einer klinischen Vorlesung über Tetanie.

Dr. Josef Ender (Wien, Unfallkrankenhaus): **Operativer Fingerersatz und freie Sehnenverpflanzung an der Hand.**

Der erste Teil des Filmes befaßt sich mit der operativen Wiederherstellung der Greiffähigkeit bei verstümmelten Händen. Viele dieser operativen Methoden sind teils schon längst erprobt, manche aber erst in letzter Zeit entwickelt worden. Bei Verlust sämtlicher Finger wird nach Klapp-Kreuz durch Entfernung des 2. Mittelhandknochens und Ueberkleidung des 1. und 3. Mittelhandknochens mit handeigener Haut eine Spalthand geschaffen, wodurch der Zangengriff möglich gemacht wird. Wenn bei einer verstümmelten Hand nur der 5. Finger erhalten ist, wird durch eine Drehosteotomie nach Lauenstein an der Basis des 5. Mittelhandknochens eine wesentliche Verbesserung der Greiffähigkeit insofern erzielt, als das Endglied des 5. Fingers den 1. Mittelhandknochen erreichen kann. Der Daumenersatz nach Nicoladoni aus einer Bauchhautwalze mit eingepflanztem Schienbeinspan wird nur dort verwendet, wo die Schaffung eines sensibel versorgten Ersatzorgans unmöglich ist. Bei Verlust des Daumens gibt die Methode nach Hilgenfeldt, die darin besteht, daß der 3. Finger mit seinen volaren Nerven und Gefäßen auf den 1. Mittelhandknochen überpflanzt wird, sowohl kosmetisch als auch funktionell die besten Ergebnisse. Bei manchen Quetschungsbrüchen des 2. bis 5. Mittelhandknochens aber erhaltenen Daumen kann aus der erhalten gebliebenen widerstandsfähigen, sensibel versorgten Haut der Beugeseite der Finger eine Hautwalze gebildet werden, in die dann sekundär ein Schienbeinspan eingepflanzt wird. Dadurch wird ein neuer Gegengreifer zum Daumen geschaffen.

Im zweiten Teil des Filmes wird die Technik der freien Sehnenverpflanzung an den Fingern und die bei sechs Verletzten damit erzielten Ergebnisse gezeigt. Während am lehrbuchmäßigen Vorgehen zur Versorgung der Hauptmasse von offenen Sehnendurchtrennungen an der Hand und am Vorderarm seit Jahrzehnten sich nichts geändert hat, haben wir in den letzten Jahren gelernt, auch bei durchtrennten Sehnen in jenem Fingerbereiche eine Funktion zu erhalten, wo bis dahin sowohl die direkte als auch die mit Entspannung ausgeführte Naht der Sehne so gut wie immer erfolglos war. Es handelt sich um die Durchtrennungen beider Beugesehnen im Sehnenkanal über dem Grundglied der Finger und der langen Daumenbeugesehne über dem Grundgelenk. Man umgeht heute die direkte Naht der Sehne in diesem Gebiet dadurch, daß man in der Regel 6 Wochen nach der Verletzung die durchtrennten Sehnen des Fingers bis in die Hohlhand entfernt und dafür ein freies Sehnentransplantat vom Endglied des Fingers bis zum Lumbricalisursprung in die Hohlhand einzieht; dieses Transplantat wird bei mittlerer Beugung des Fingers befestigt (Lexer, Rehn, Bunnell). Mitbestimmund für den Erfolg der freien Sehnenverpflanzung ist neben einer intakten, nicht allzu stark vernarbten Haut und einer passiven freien Beweglichkeit der Fingergelenke, vor allem die ungestörte Nervenversorgung am Finger. In zwei Drittel der Fälle ist mit einer Durchtrennung der volaren Nerven und Gefäße zu rechnen. Da eine freie Sehnenverpflanzung nur in einem Finger mit Gefühl aussichtsreich und sinnvoll ist, müssen vor Ausführung der Sehnenverpflanzung durchtrennte Nerven genäht und gelegentlich auch eine freie Nervenverpflanzung mit dem Nervus suralis durchgeführt werden. Bei diesem Vorgehen sind die Ergebnisse mit der freien Sehnenverpflanzung ermutigend. Eine gewisse Zurückhaltung ist jedoch angezeigt bei dystrophischen Fingern und bei vorangegangener schwerer Infektion.

Dr. Rud. Scherbichler (Wien, Unfallkrankenhaus): **Schmerzlose Einrichtung von Schulterluxationen nach Prim. Dr. Benno von Arlt und Dr. Rud. Scherbichler.**

Der Film zeigt zuerst historische Einrenkungsverfahren von Hippokrates bis zu den jetzt üblichen Methoden. Es werden die verschiedensten Arten von Einhebeln, Eindrehen und Einstoßen des Oberarmkopfes in die Pfanne des Schulterblattes vorgeführt. Diese Methoden gelingen aber nur durch Anwendung von verschieden großer Gewalt, durch einen oder mit mehreren Helfern oder durch Verwendung von Maschinen oder Apparaten. Alle, auch die jetzt üblichen und in Narkose durchgeführten Einrenkungen, können noch durch die Gewaltanwendung zusätzlichen Schaden am Schultergelenk verursachen.

Im Gegensatz dazu ist die Einrenkungsmethode nach Arlt und die modifizierte Art für die vordere Schulterluxation nach Scherbichler ganz einfach, schmerzlos und absolut schonend, weil gewaltlos. Die Einrenkung geschieht nicht durch Einhebeln, Eindrehen oder Stoßen, sondern durch Eingleiten bei entspannter Muskulatur, ohne Narkose, in einigen Sekunden bis Minuten.

Arlt: Auf die Lehne eines Sessels wird eine Decke oder ein Polster gelegt. Der Verletzte wird so auf den Sessel gesetzt, daß die Lehne unter der verletzten Achsel zu liegen kommt. Der Einrichter nimmt mit der der verletzten Seite gleichnamigen Hand das Handgelenk und mit der gegennamigen Hand den Arm knapp oberhalb des Ellbogens. Der Verletzte wird aufgefordert, sich an die Lehne zu legen und die Muskulatur vollkommen zu entspannen. Wenn der Arm 90° vom Körper abgehoben ist, also in der Horizontalen liegt, schwinden die Schmerzen. Unter ganz leichtem Zug am Oberarm wird bei gebeugtem Ellbogen der Unterarm leicht nach außen gedreht. Treten dabei Schmerzen auf, wird sofort wieder die schmerzfreie Lage eingenommen. Unter fortdauerndem ganz leichten Zug am Ellbogen wird der Arm gesenkt. Bei einer Abduktion von 60 bis 70° gleitet der Oberarmkopf schmerzlos in die Pfanne.

Scherbichler: Treten beim Außendrehen keine Schmerzen auf, dreht man den Oberarm bei rechtwinkelig gebeugtem Ellbogen so weit nach außen, daß der Unterarm vertikal steht. Jetzt wird der Oberarm nach vorne geführt. Der Oberarmkopf gleitet in die Pfanne, wenn der Ellbogen etwa 30 bis 40° vor der Frontalebene liegt.

Beide Arten gelingen nur bei Schmerzlosigkeit und entspannter Muskulatur in wenigen Sekunden bis höchstens Minuten. Sie sind so schonend und einfach, daß sie auch von einigermaßen geschickten Helfern, etwa der Bergrettung, durchgeführt werden können. Wenn beachtet wird, daß kein Schmerz verursacht werden darf, kann unmöglich Schaden gestiftet werden; wohl aber kann dem Verletzten lang dauernder schmerzhafter Transport erspart werden.

Beide Arten der Einrichtung sollen unbedingt vor jeder anderen Methode, die Schmerzen verursacht oder mit irgend einer Anästhesie durchgeführt werden muß, versucht werden. Sie können im Sitzen, aber auch liegend durchgeführt werden.

Prof. Dr. E. Domanig (Salzburg): **Technik der Strumaoperation.**

Farbfilm. Hersteller: Dr. Max Zehenthofer, Filmproduzent, Salzburg.

Der Film zeigt die Mobilisierung der Struma nach einem entwickelten Verfahren durch Zug und Abschieben, die Resektion und Versorgung des Strumarestes sowie den primären Wundverschluß nach Topostasin-Spray.

Chemomedica, Chemikalien und Arzneimittel Vertriebsgesellschaft Creutzberg & Co. (Wien): **Wirksame Brandwundenbehandlung mit Terramycin.**

Hergestellt im Auftrage der Pfizer Corporation, New York, im Rahmen einer Serie „Medicine around the World" an der Klinik des Herrn Prof. Dr. Mario Gonzalez Ulloa, Präsident des Mexikanischen Verbandes für plastische Chirurgie, in Mexiko.

Der Film zeigt die Behandlung von Verbrennungen 3. Grades an beiden Händen und Armen eines Fliegers, der 6 Tage nach einem Absturz in die Klinik eingeliefert wurde.

5. September 1954

Zur Therapie der Virushepatitiden

Von

E. Rissel

Wien

Die Therapie der Virushepatitiden wurde in den letzten Jahren oft zum Thema von Vorträgen gewählt, und es ist eine Unzahl von therapeutischen Vorschlägen jeweils als einzig richtige empfohlen worden, so daß ich mich heute der Kürze der mir zur Verfügung stehenden Zeit wegen damit begnügen möchte, nur die interessantesten therapeutischen Vorschläge einer kritischen Betrachtung zu unterziehen. Man kann sich meiner Ansicht nach dabei nicht nur mit der Therapie der Virushepatitiden beschäftigen, sondern man muß bei diesem Thema unbedingt der Prophylaxe das Wort reden. Nach unserem heutigen Wissen gibt es zumindest zwei sicher zu trennende Formen der Virushepatitiden, soweit es die in unseren Breiten vorkommenden Erkrankungsfälle betrifft, nämlich die Hepatitis epidemica, deren Uebertragung ähnlich wie die der infektiösen Erkrankungen des Magen-Darmtraktes ablaufen dürfte, und die sogenannte Serumhepatitis, deren Uebertragung nach der heute allgemein gültigen Ansicht nur parenteral geschehen kann.

Leider muß man in den meisten Fällen die Erkrankung an einer Serumhepatitis ärztlichen Handlungen anlasten, denn der Uebertragungsmodus besteht darin, daß bei Injektionen, Bluttransfusionen, Blutabnahmen, eventuell auch bei chirurgischen Eingriffen das Virus durch nicht exakt gereinigtes ärztliches Gerät überimpft wird. Um die Möglichkeit einer Serumhepatitisübertragung zu verhindern, müssen gewisse Regeln eingehalten werden. Man muß bei allen ärztlichen Eingriffen verhindern, daß Blut- oder Serumreste den ärztlichen Geräten anhaften können, am besten dadurch, daß man alles verwendete Gerät sofort ins Wasser legt und dann gründlich im fließenden Wasser abspült.

Neben der pedantischen Reinigung des Gerätes muß man selbstverständlich dem Auskochen der Instrumente größtes Augenmerk zuwenden. Die ursprünglich von vielen Autoren geforderte Sterilisierung in Autoklaven bei 180° ist nach unseren und auch nach den Erfahrungen anderer Autoren nicht nötig, es genügt, die Instrumente 10 Minuten im kochenden Wasser zu belassen. Alle Autoren, die sich mit der Bekämpfung der Serumhepatitis beschäftigt haben, können je nach der Intensität ihrer Bemühungen und dem Verständnis ihrer Umwelt Erfolge aufweisen. Interessant ist in diesem Zusammenhang der Bericht O d i n s auf der 4. Konferenz der Internationalen Gesellschaft für geographische Pathologie in Lüttich 1952 über die seit 1901 in Göteborg bestehende Hepatitisepidemie, die erst in den Jahren 1944 bis 1946, nachdem man neue Vorschriften für die Reinigung und das Auskochen von Spritzen, Nadeln und Schneppern eingeführt hat, zum Stillstand kam.

Die nun zu besprechenden therapeutischen Maßnahmen gelten sowohl für die Serumhepatitis als auch für die Hepatitis epidemica. Dabei möchte ich hervorheben, daß es oft die einfachsten Maßnahmen sind, die zum Schaden des Patienten vernachlässigt werden. Ein Hepatitiskranker muß Bettruhe einhalten, solange er ikterisch ist. Nur zu oft geschieht es, daß der Patient, der kein schweres Krankheitsgefühl hat, nicht einsehen will, warum er im Bett bleiben soll, aber wir wissen, daß häufig jene Patienten, welche die Bettruhe nicht einhalten, später an den Folgen der Erkrankung leiden.

Ein zweiter wichtiger Punkt der Therapie der Virushepatitiden ist die Diät. In den letzten Jahren hat die Frage um die optimale Diät bei den Virushepatitiden viel zu Diskussionen Anlaß gegeben. Man ist nämlich vielfach von der bisher üblichen Diät abgerückt und hat, hauptsächlich unter dem Einfluß amerikanischer Autoren, schon vom ersten Tag der Erkrankung an reichlich Eiweißzulagen verordnet. Diese Maßnahme könnte man mit der Vorschrift vergleichen, die einem dekompensierten Herzkranken reichlich Bewegung empfiehlt. Wir wissen schon seit den Untersuchungen der P a w l o w schen Schule, daß die Eiweißzufuhr die Leber am meisten belastet, und es wäre doch merkwürdig, wenn die stoffwechselmäßige Belastung des diffus erkrankten Organs bei den Virushepatitiden ein empfehlenswerter Weg sein sollte. Der eiweißreichen Diät bei den Hepatitiden wurde mehr aus theoretischen Ueberlegungen wie aus ärztlicher Erfahrung das Wort geredet, denn es wurde experimentell festgestellt, daß eine durch langen Eiweißmangel geschädigte Leber leichter für Infektionen anfällig ist, was sicher richtig sein mag, aber nicht so ausgelegt werden darf, daß man eine Hepatitisleber mit Eiweiß belasten soll.

Auch im deutschen Schrifttum sind namhafte Autoren für eine eiweißreiche Nahrung bei den akuten Hepatitiden eingetreten, weil sie der Ansicht waren, daß Eiweißmangel regelmäßig eine Leberschädigung machen müßte. Dazu hat unlängst ein so erfahrener Autor wie Bürger Stellung genommen und berichtet, daß er nach seinen leider sehr reichlichen Erfahrungen niemals, bei durch Hunger zum Tode Gekommenen, eine schwere Leberschädigung beobachtet hätte. Offenbar ist die Angst vor dem Eiweißmangel bei den Virushepatitiden dadurch entstanden, daß in den Kriegs- und Nachkriegsjahren die Hepatitiden bei der lange unter einem Eiweißdefizit leidenden Bevölkerung schwerer verlaufen sind, daß öfter ein Koma hepaticum und der Uebergang in eine Zirrhose beobachtet werden konnte. Dadurch hat aber nur die altbekannte Tatsache, daß Infektionskrankheiten in Hungerperioden schwerer verlaufen, eine Bestätigung erfahren. Meiner Ansicht nach ist auch heute die bisher übliche kohlehydrat-, obst- und gemüsereiche, eiweiß- und fettarme Kost die Diät der Wahl bei den akuten Virushepatitiden. Erst nach dem Ueberschreiten des Höhepunktes der Erkrankung, beim sicheren Abklingen des Ikterus sind, wenn der Appetit des Patienten ein entsprechender ist, Eiweißzulagen, am besten in Form von Topfen und Weichkäse, also Milcheiweiß oder weißes Fleisch zu gestatten.

Eine andere wichtige ärztliche Maßnahme bei der Therapie der Virushepatitiden ist die Wärmeapplikation in die Lebergegend zur Förderung der Durchblutung. Wir verwenden dazu Dunstwickel mit Thermophorauflage, selbstverständlich können auch andere Methoden der Wärmezufuhr verwendet werden. Schwiegk konnte nachweisen, daß bei einer intensiven Wärmeapplikation die Durchblutung der Leber um 30% gesteigert wird.

Ich habe diese einfachen, man könnte sagen, Grundbehandlungsmethoden der Virushepatitiden absichtlich am

Anfang meiner Ausführungen gebracht, denn was nun an medikamentösen therapeutischen Möglichkeiten zu nennen ist, kann in seinem Wert nur schwer beurteilt werden, da der unterschiedliche Krankheitsverlauf bei den Virushepatitiden eine vergleichende Therapie kaum ermöglicht. Bevor ich nun einige Therapien bespreche, möchte ich die Mittel erwähnen, die leider noch häufig verwendet werden, obwohl sie kontraindiziert sind. Dazu gehört die Verwendung aller Präparate, die Gallensäuren enthalten, überhaupt die Verwendung von Choleretieis. Auch von der in den letzten Jahren eingeführten Therapie mit Leberhydrolysaten möchte ich bei der akuten Hepatitis abraten, die Domäne dieser Substanzen sind die chronischen Leberschäden, wo sie mit Erfolg versucht werden können.

Ich möchte mich zunächst mit einer schon lange geübten Therapie beschäftigen, nämlich mit der Zuckertherapie. Als Umber und Richter die Zuckertherapie inaugurierten, war die Vorstellung, daß die kranke Leber glykogenarm sein müßte, gewissermaßen ein Postulat, das deswegen schwer zu widerlegen war, weil man keine Möglichkeiten hatte, diese Behauptung histologisch zu überprüfen. Durch die Einführung der Leberbiopsie in großem Maßstabe wissen wir, daß die Leber bei der Virushepatitis nicht glykogenarm ist, und daß selbst bei der akuten Leberatrophie noch reichlich Glykogen gefunden werden kann.

In letzterer Zeit hat nun Baumgärtl versucht, den Sinn der Zuckertherapie darin zu sehen, daß bei der Zuckerzufuhr das Bilirubin gewissermaßen wie durch eine Leitsubstanz die Leberzelle leichter passieren könne. Man könnte annehmen, daß die kranke Leberzelle die Fähigkeit verliert, die Glykogendepots zu mobilisieren, und man dachte, daß man den Verlust dieser Fähigkeiten als ein Zeichen der gestörten vitalen Zellfunktion deuten könnte. Es handelt sich nach Baumgärtl also darum, den Zuckerstrom, der die Leberzelle passiert, zu intensivieren. Vor einiger Zeit ist nun die Frage entstanden, ob man bei der Zuckertherapie der Dextrose oder der Fruktose den Vorzug geben sollte. In jüngster Zeit ist nun eine Reihe von Arbeiten erschienen, die eine Bevorzugung der Fruktose als unbegründet ablehnen und sie gewissermaßen als körperfremden Zucker bezeichnen. Die Fruktose soll nur dann utilisiert werden, wenn der Körper keine Glukose mehr zur Verfügung hat. Als Beweis dafür wird angeführt, daß die Fermentsysteme des Körpers, welche die Energiegewinnung aus Zucker vermitteln, vorwiegend auf Glukose eingestellt sind, wodurch bei der bekannten Substratspezifität von Fermentsystemen die Bevorzugung der Glukose im Stoffwechsel erwiesen erscheint. Sicher ist die Entscheidung, ob Dextrose oder Fruktose zu bevorzugen ist, noch nicht möglich, es scheint aber doch so, daß man eher der Dextrose den Vorzug geben müßte.

Vor einigen Jahren, nach der Einführung des Aureomycins, haben wir es an der I. Medizinischen Universitätsklinik in Wien unternommen, den Einfluß dieses Antibiotikums auf den Ablauf der Virushepatitiden zu studieren. Seit der ersten Publikation sind weitere zahlreiche Patienten mit diesem Mittel behandelt worden, und ich glaube, man kann heute die Ansicht vertreten, daß diese Therapie im Anfang der Gelbsuchtsperiode bei den Virushepatitiden gute Erfolge aufzuweisen hat. Wir geben 4×250 mg Aureomycin pro Tag durch mindestens 10 Tage, aber nur dann, wenn die Patienten in den ersten zwei Tagen zur Aufnahme kommen. Später scheint es nicht mehr möglich, die schon fortgeschrittenen anatomischen Leberveränderungen durch eine Beeinflussung des Virus mit Antibioticis hintanzuhalten.

Die Wirkungsweise dieser therapeutischen Maßnahme ist schwer zu erklären, da nach unseren bisherigen, noch recht mangelhaften Kenntnissen ein Einfluß von Antibiotika auf Viruserkrankungen nicht sicher bewiesen ist. Trotzdem haben viele Untersucher eine positive Einstellung zu diesem therapeutischen Vorschlag, und es wird u. a. die Meinung vertreten, daß die Wirkung des Aureomycins bei den Virushepatitiden in der Beeinflussung der Darmflora zu suchen sei. Wieweit eine therapeutische Beeinflussung der Virushepatitiden mit Antibioticis noch ausgebaut werden kann, ist abschließend nicht zu beurteilen.

Einen ganz anderen therapeutischen Weg bei der Hepatitisbehandlung stellt die Verwendung von Nebennierenrindenstoffen dar, die Eppinger und Kalk wohl als erste zur Behandlung angegeben haben. Seither haben sich zahlreiche Publikationen mit den theoretischen Grundlagen dieser Therapie beschäftigt. Eine Grundbedingung zur Durchführung dieser Therapie ist die Verwendung einer streng natriumarmen Kost. Der Sinn der Therapie mit Nebennierenrindenwirkstoffen scheint in der Normalisierung des bei den Virushepatitiden gestörten Wasser- und Mineralstoffwechsels zu liegen. Außerdem wissen wir, daß die Nebennierenrindenstoffe, besonders das Desoxycorticosteron, für die Phosphorilisierung des Zuckers bei der Aufnahme aus dem Darmtrakt wichtig sind. Bei Einhaltung einer kochsalzfreien, zumindest aber einer kochsalzarmen, Diät haben wir niemals Zwischenfälle in Form von Wasserretention oder Blutdrucksteigerungen, wie dies einige Autoren behauptet haben, gesehen. Man meint nun, daß die Wasserretention bei den Lebererkrankungen dadurch eintritt, daß die Leber nicht mehr imstande ist, das antidiuretische Hormon zu inaktivieren. Desoxycorticosteron soll die Fähigkeit haben, den Aufbau der Fermentsysteme, welche den Abbau des antidiuretischen Hormons bewerkstelligen, zu unterstützen. Wir haben an Hunderten von Hepatitisfällen die Therapie mit Desoxycorticosteron mit gutem Erfolg durchgeführt, ich würde ihre Anwendung auch weiterhin empfehlen.

Auch ein anderer Stoff der Nebennierenrinde, das Cortison, ist zur Therapie der Virushepatitiden empfohlen worden. Wir haben damit bisher schlechte Erfahrungen gemacht und stehen in Uebereinstimmung mit Kalk, der diese Therapie, ohne sie allerdings an einem größeren Material versucht zu haben, ablehnt. In einigen Fällen haben wir eine akute Verschlechterung des Krankheitsgeschehens gesehen, und auch in Amerika ist die Cortisontherapie bei Virushepatitiden bisher abgelehnt worden. Erst in letzter Zeit hat Heilmeyer behauptet, daß man im Cortison nun endlich das wirksame Mittel gegen die Hepatitis gefunden habe, nachdem er in Südamerika bei Varela Fuentes eine Reihe von eindrucksvollen Fällen gesehen hat. Es darf nicht vergessen werden, daß das Cortison die Abwehrkräfte des Körpers wesentlich herabsetzt, eine Tatsache, die durch zahlreiche Publikationen erhärtet ist, und es wäre doch merkwürdig, wenn dies nicht auch für die Virushepatitiden gelten sollte. Nun muß aber zugegeben werden, daß die Anwendung des Cortisons bei den Virushepatitiden etwas für sich hat. Heilmeyer greift dabei auf die schon früher von Eppinger geäußerte Ansicht zurück, daß für den Ablauf der Hepatitiden die Reaktionslage des Bindegewebes eine große Rolle spiele. Es ist auch anzunehmen, daß die Reaktionsfähigkeit der Leberzelle auf das Virus selbst bis zu einem gewissen Maß geändert werden kann. Sicher spielen dabei hyperergische Reaktionsmechanismen eine Rolle, und es wäre besonders für den weiteren Ablauf einer Hepatitis von Wichtigkeit, die Bindegewebsproliferation, also die Entstehung von Sklerosen, Fibrosen oder auch Zirrhosen hintanzuhalten. Die Schwierigkeit wäre also darin zu suchen, die Cortisonmedikation im richtigen Zeitpunkt anzuwenden, um keinen Schaden zu stiften. Dasselbe, was für Cortison gesagt wurde, ist in dem Zusammenhang auch für das ACTH gültig. Man muß also heute den Versuch, eine Hepatitis mit Cortison oder ACTH zu behandeln, ablehnen, da beide Medikationen noch im Versuchsstadium stehen und man, abgesehen von den hohen Kosten, die Therapie als zu riskant bezeichnen muß.

In der letzten Zeit sind noch die γ-Globuline außer ihrer Anwendung zur Prophylaxe als Therapie der Hepatitiden empfohlen worden, ich besitze zu wenig Erfahrung, um mir ein abschließendes Urteil erlauben zu können. Es ist über ermutigende Erfolge berichtet worden, eine eindeutige Stellungnahme wird aber wohl erst in einiger Zeit möglich sein.

Zur Therapie von Virushepatitiden ist auch noch die Zufuhr von Vitaminen aus den verschiedensten theoretischen Ueberlegungen heraus empfohlen worden. Von den Vitaminen des B-Komplexes wissen wir, daß das Vitamin B_2 für den Oxydationsstoffwechsel der Zelle von großer Bedeutung ist, und daß das Vitamin B_6 für den Aufbau der im Aminosäurenstoffwechsel notwendigen Fermentsysteme unentbehrlich ist. Die Panthothensäure kommt mehr prophylaktisch als Epithelschutzstoff in Frage. Das Vitamin K spielt bekanntermaßen bei cholämischer Blutungsneigung eine Rolle.

In den letzten Jahren haben auch die sogenannten lipotropen Stoffe, wie Methionin, Colin, in die Therapie der Virushepatitiden Eingang gefunden, sie haben sich im akuten Stadium der Krankheit nicht bewährt, ihre Domäne sind die chronischen Lebererkrankungen.

Serumhepatitis und Bluttransfusion

Von

V. Feurstein

Salzburg

Die Gefahr der Uebertragung infektiöser Krankheiten durch Blut- oder Plasmatransfusionen ist gerade in den letzten Jahren zu einem neuen ernsten Problem geworden. Fast in gleichem Maße wie die Möglichkeit der Luesübertragung durch prophylaktische und chemotherapeutische Maßnahmen für die Blutkonserve praktisch auszuschalten war, hat die nach Inokulation von Virusblut auftretende homologe Serumhepatitis immer mehr an Boden gewonnen oder trat zumindest mehr in den Vordergrund allgemeiner Beachtung. Wenn auch schon 1920 von Stokes, Ruedemann und Lemon hinter dem bekannten Salvarsanikterus ein infektiöses Agens vermutet wurde, so konnte doch erst nach dem massenweisen Auftreten der Hepatitis während der Zeit des zweiten Weltkrieges die Epidemiologie dieser heute viel diskutierten Erkrankung weiter geklärt werden. Insbesondere gelang es auch, einen Zusammenhang mit der parenteralen Verwendung von Blut und Blutderivaten (Plasma, Serum, Thrombin) aufzudecken. Daß nun gerade in Amerika und England der Serumhepatitisübertragung durch Spenderblut eine uns anfänglich etwas unverständlich schwerwiegend scheinende Bedeutung beigemessen wurde, lag zum Großteil daran, daß in diesen Ländern der Trockenplasmaherstellung aus dem Sammelblut von 40 und mehr Spendern (Neefe, Miller und Chornock, 1944) sowie der Bereitung von Serum-pools für die Prophylaxe verschiedener Viruskrankheiten, vor allem der Masern (Cockburn u. a., 1951), breiter Raum gegeben wurde. So war es möglich, daß durch einen einzigen „Virusspender" eine ganze Sammelplasmamenge infiziert wurde und für eine rasche und weite Verbreitung der Serumhepatitis unter den Plasma- bzw. Serumempfängern sorgte. Nach neueren Untersuchungen von Murray, Ratner, Diefenbach und Geller, 1954, liegt die manifeste Erkrankungshäufigkeit nach Gabe von Virusplasma bei 40%, einem Prozentsatz, wie er auch 1952 von Paine und Janeway erhoben wurde. Es nimmt daher nicht wunder, daß gerade die Trockenplasmakonserve mit der höchsten Erkrankungsziffer belastet ist. So geben Neefe, Norris, Reinhold, Mitchell und Howell 1954 1 bis 20%, Allen 5 bis 15% an. Natürlich spielt die pool-Größe, das ist die Anzahl der Blutspenden, die zu einer Sammelplasmamenge verarbeitet wird, für die Infektionswahrscheinlichkeit eine bedeutende Rolle. Die Häufigkeit von Hepatitiserkrankungen nach Vollbluttransfusionen, die ja immer nur von einem Spender zu einem Empfänger erfolgen, liegt verständlicherweise bedeutend niedriger. Neefe und Mitarbeiter errechneten 0·45 bis 1%, Webb, Wolfe, Lucas und Anderson kommen 1947 unter 0·5%, Lehane, Kwantes, Upward und Thomson geben 1949 0·35% und Paine und Janeway 1952 0·25% an. Hässig hat 1952 beim Schweizer Transfusionsdienst unter 635 Vollblutübertragungen 1 Serumhepatitis nachweisen können. Die jüngste Statistik von Madsen aus Dänemark (August 1954) ergibt nach Bluttransfusionen 1%, nach Plasmaübertragungen 3 bis 4% Erkrankungsfälle. Diese Zahlenangaben muß man jedoch mit einer gewissen Vorsicht registrieren. Denn wie selten ist wohl eine Blut- oder Plasmaübertragung die einzige parenterale therapeutische Maßnahme bei einem Kranken im Verlaufe der langen Inkubationszeit von einem halben Jahr, so daß sich etwa ein beweisender Rückschluß ziehen lassen könnte. In der Regel beruht die Erschließung der Infektionsquelle nur auf zwingenden Vermutungen. Der Infektnachweis durch Ueberimpfung virusverdächtigen Blutes auf gesunde Freiwillige soll hier nicht näher besprochen werden. Wenn man aber trotz der vielen Schwierigkeiten, die die epidemiologische Klärung der Hepatitisübertragung bietet, den Angaben von Stokes, Berk, Malamut und weiteren Mitarbeitern (1954) Glauben schenken will, dann scheinen zumindest in Amerika 0·2 bis 0·5% der Großstadtbevölkerung Hepatitis-Virusträger zu sein. Diese Angaben würden sich mit der Erkrankungshäufigkeit nach Vollbluttransfusionen decken und damit die vermutliche

Zahl der Virusträger auch unter Blutspendern wiedergeben.

Wir sind nun der Frage nachgegangen, ob die Hepatitis im Bereiche unseres eigenen Krankengutes nach der Erweiterung der Blutbank auf das ganze Bundesland und der ständigen Zunahme von Bluttransfusionen in einem etwa vergleichbaren Prozentsatz zugenommen hat. Diese Frage mußte nach Durchsicht der Erkrankungsfälle seit 1945 von internistischer Seite verneint werden. Trotzdem beobachteten Rissel und Wewalka (1954) in Wien eine ständige Krankheitszunahme und bringen sie in enge Beziehung zur häufigen Anwendung der Bluttransfusion.

Es war nun von jeher unser stetes Bemühen, gerade die Blutübertragung, die zu den wertvollsten Fortschritten der modernen Heilkunde gehört, nicht nur einfach, sondern vor allem so sicher wie möglich zu gestalten. Wir können daher an den bisher bekanntgewordenen Ergebnissen, die die Serumhepatitis betreffen, nicht vorbeigehen und müssen alles unternehmen, um die Transfusion vor der Inokulationsmöglichkeit einer Erkrankung zu sichern.

Zwei Infektquellen können den Empfänger gefährden:

1. Das unsachgemäß sterilisierte, durch Virusblut verunreinigte Transfusionsgerät, einschließlich Spritzen und Kanülen;

2. der Virusträger als Blutspender.

Die einwandfreie Reinigung und Sterilisation der für die parenterale Therapie notwendigen Geräte stellt kein unlösbares Problem mehr dar. Die Trockensterilisation bei 200^0 bietet den sichersten Schutz gegen die Uebertragungsmöglichkeit des Hepatitisvirus. Geräteteile, die der Trockensterilisation nicht zugeführt werden können (Gummi- und Plastikschläuche usw.), müssen einem zweimaligen kurz aufeinanderfolgenden Entkeimungsprozeß bei 120^0 unterzogen werden. Eine genaue mechanische Reinigung aller Teile muß als unbedingte Voraussetzung für eine wirkungsvolle Sterilisation verlangt werden. Wir können den Angaben nicht beipflichten, die eine Heißwasserentkeimung durch 15 Minuten als ausreichenden Hepatitisschutz betrachten. Das Virus vermag im Eiweißmantel des Blutes — und es handelt sich ja immer um angetrocknete kleinste Blutreste — das Auskochen im Wasser zu überleben. Ebenso sind chemische Desinfizienzien völlig wirkungslos. Zweifelsohne wäre es schon ein Fortschritt, wenn — wie es Roemer 1954 vorschlägt — „dem Kliniker und frei praktizierenden Arzt einheitliche Richtlinien an die Hand gegeben würden, deren Einhaltung ihn gegen den Vorwurf des Kunstfehlers bei der Sterilisation seiner Instrumente schützen würde".

Wir haben uns den Forderungen der Reinigungs- und Sterilisationsmethoden an unseren Krankenabteilungen konsequent unterworfen und sind auch bei der Errichtung der Bluttransfusionsgerätezentrale des Roten Kreuzes in Salzburg vor 2 Jahren von ähnlichen Gesichtspunkten ausgegangen. Wir haben, wie auf den Oesterreichischen Bluttransfusionskonferenzen mehrmals eingehend berichtet wurde (Feurstein, 1953, 1954), den größten Wert auf die mechanische Reinigung und eine sachgemäße Sterilisation der Uebertragungsgeräte gelegt. So konnte zugleich mit dem Pyrogenschutz auch ein Hepatitisschutz erzielt werden.

Die Auswahl der Blutspender aber im Hinblick auf die zu treffende Ausscheidung von Hepatitis-Virusträgern stellt uns auch heute noch vor eine Reihe ungelöster Fragen. Wenn wir auch jeden Spender von der Blutabnahme zurückweisen, der im Verlaufe der letzten 5 Jahre eine Gelbsuchterkrankung mitgemacht hat, oder aber im letzten Halbjahr mit einem Ikteruskranken in Kontakt war, so gelingt es, damit lediglich einen Teil verdächtiger Virusträger zu erfassen. Zur sicheren Diagnostik fehlt bis heute noch der direkte Erregernachweis, und es fehlt ebenso ein verläßliches klinisches Untersuchungsverfahren. Zudem erschweren die ungewöhnlich liegenden immunbiologischen Verhältnisse die Unterscheidung des Gesunden vom latent Erkrankten. Soweit diese Fragen für das Verständnis des Virusträgerproblems von Belang sind, seien sie kurz ausgeführt.

Ein eingehendes deutschsprachiges Uebersichtsreferat findet sich bei Roemer 1954 in der Deutschen medizinischen Wochenschrift.

Nach den Arbeiten von Stokes und Mitarbeiter 1954 wird die sogenannte epidemische Hepatitis äußerst selten durch Blut oder Plasma übertragen. Der epidemischen Hepatitis ist nur eine kurze Periode der Virämie zu eigen. Relativ bald scheint sich eine solide Immunität beim Erkrankten zu bilden. Dafür sprechen die Erfahrungen der Prophylaxe mit γ-Globulin, das nach den Berichten von Stokes und Neefe 1945, Chassagne 1954, vor Ausbruch der Krankheit gegeben, einen wirksamen Schutz gewährt. Bei der homologen Serumhepatitis dagegen liegen die Verhältnisse anders. Ihr folgt eine unter Umständen jahrelang bestehende Virämie und, wie es scheint, gerade dann, wenn der Betroffene nie manifest an einer Gelbsucht erkrankt war und somit von seinem latenten, aber ständig infektiösen Hepatitisleiden gar nichts weiß. Wahrscheinlich hinterläßt die Serumhepatitiserkrankung in der Regel nur eine partielle Immunität und ermöglicht dadurch das lange Fortbestehen der Blutinfektiosität. In diese Konzeption fügt sich die völlige Wirkungslosigkeit der γ-Globulinprophylaxe gut hinein. Berk und Malamut haben unter Berufsspendern einen Virusträger ermitteln können, der $5^1/_2$ Jahre lang die Infektionsquelle zahlreicher Erkrankungen war.

Die Schwierigkeit und Unsicherheit einer geeigneten Spenderauswahl liegt damit klar auf der Hand. Wie weit man heute mit der Abweisung erkrankungsverdächtiger Blutspender geht, zeigt u. a. der Jahresausweis der Blood Transfusion Association, New York City. Hier wurden von 32.000 Spendern nicht weniger als 14.000 Spender, das sind 47%, zurückgewiesen. Wenn man nun zur Diagnostik latenter Hepatitiskranker eine Anzahl empfindlicher Leberfunktionsprüfungen heranzieht, so lassen sich auch damit nur unspezifische Resultate erzielen, die, wie Murray, Diefenbach, Ratner, Leone und Oliphant 1954 betonen, keinen absoluten Verlaß bieten.

Leider haben bisher auch alle Versuche, das Hepatitisvirus in Blut oder Plasma zu zerstören, nicht den erwarteten Erfolg gezeigt. Die von Oliphant und Hollaender 1946 angegebene Ultraviolettbestrahlung des Plasmas hat vorerst enttäuscht. Es mehren sich die Berichte, Thompson und Sutliff 1952, Albrecht, Korns, Beadenkopf, Goodman, Locke und Marks 1953, Murphy und Workman 1953, nach denen Serumhepatitiserkrankungen durch ultraviolettbestrahltes Plasma eindeutig nachgewiesen werden konnten. Die 1950 von Allen vorgeschlagene Lagerung flüssigen Plasmas bei Raumtemperatur, mit dem Ziel, das in flüssigem Milieu verbleibende Virus durch seine Thermolabilität zu vernichten, wurde erst kürzlich von Murray, Ratner, Diefenbach und Geller 1954 überprüft. An Hand ihrer experimentellen Untersuchungen konnte festgestellt werden, daß erst nach einer Mindestlagerungszeit von 6 Monaten die Infektiosität des Plasmas abnimmt. Alle bisher durchgeführten Versuche und Maßnahmen auf Seite des Blutspenders konnten wohl eine Senkung der Erkrankungshäufigkeit erbringen, die Hepatitisübertragung aber nicht völlig unterbinden.

Wenn es auch bis heute keine sichere diagnostische Möglichkeit gibt, Virusträger zu erkennen, wenn auch noch keine verläßliche Methode ausgearbeitet werden konnte, das

Hepatitisvirus im Blut bzw. Plasma unschädlich zu machen, so dürfen wir doch nicht die Bedeutung des Virusträgers als Blutspender zu sehr überschätzen. Denn einerseits befassen wir uns nicht mit der Herstellung von Trockenplasma, das, wie erwähnt, die höchste Infektionsgefährdung bietet — das einzige in Oesterreich im pool-Verfahren hergestellte Humanalbumin ist sicher virusfrei —, und anderseits dürfte die Morbiditätsstatistik unter der heimischen Bevölkerung nicht die Höhe erreichen, wie sie für die Vereinigten Staaten angegeben wird.

Wir glauben, daher mit Recht die sachgemäße Reinigung und Sterilisation des gesamten zur parenteralen Therapie benötigten medizinischen Gerätes in den Vordergrund einer zweckmäßigen und ebenso praktisch durchführbaren Hepatitisprophylaxe stellen zu können. Die günstigen Ergebnisse in Schweden beweisen, wie wertvoll eine solche Prophylaxe sein kann. So gelang es, innerhalb von 2 Jahren — wie Rissel 1954 berichtet — die Erkrankungshäufigkeit auf ein Zehntel des früheren Ausmaßes zu senken. Selbstverständlich bemühen wir uns aber auch, durch eine gründliche Spenderbefragung und -untersuchung hepatitisverdächtige Personen nach bestem Wissen von der Blutspende auszuschließen.

Literatur: Albrecht, R. M., Korns, R. F., Beadenkopf, W. C., Goodman, M. B., Locke, F. B. und Marks, R. N.: Serum Hepatitis Apparently Acquired From Irradiated Plasma. J. Amer. med. Assoc., 152 (1953), S. 1423. — Allen, J. G.: Jaundice After Plasma Transfusion. Amer. med. Assoc., Arch. Surg. (Januar 1952.) — Berk, J. E. und Malamut L. L.: Zit. nach Murray, R., Diefenbach, W. C. L., Ratner, F., Leone, N. C. und Oliphant, J. W.: Confirmation of Carrier State by Transmission Experiments in Volunteers. J. Amer. med. Assoc., 154 (1954), S. 1072. — Chassagne: Untersuchungen über Gamma-Globulin. Presse méd., 62 (1954), S. 897. — Cockburn, W. C. und Mitarbeiter: Homologous Serum Hepatitis and Measels Prophylaxis: Report to Medical Research Council. Brit. med. J., 2 (1951), S. 6. — Hässig, A.: Med. Ges., Basel, Sitzung vom 18. Dezember 1952. Münch. med. Wschr., 95 (1953), S. 1045. — Lehane, D., Kwantes, C. M. S., Upward, M. G. und Thomsen, D. R.: Homologous Serum Jaundice. Brit. med. J. 2 (1949), S. 572. — Madsen, St.: Incidence of Hepatitis after Use of Blood and Serum Transfusion. J. Amer. med. Assoc., 155 (1954), S. 1331. — Murphy, W. P. und Workman, W. G.: Serum Hepatitis From Pooled Irradiated Dried Plasma. J. Amer. med. Assoc., 152 (1953), S. 1421. — Murray, R., Ratner, F., Diefenbach, W. C. L. und Geler, H.: Effect of Storage at Room Temperature on Infectivity of Icterogenic

Plasma. J. Amer. med. Assoc., 155 (1954), S. 13. — Neefe, I. R., Miller, T. G. und Chornock, F. W.: Homologous Serum Jaundice: Review of Literature and Report of Case. Amer. J. med. Sci., 207 (1944), S. 626. — Neefe, I. R., Norris, R. F., Reinhold, J. G., Mitchell, C. B. und Howell, D. S.: Carriers of Hepatitis Virus in the Blood and Viral Hepatitis in whole Blood Recipients. 1. Studies on Donors Suspected as Carriers of Hepatitis Virus and as Sources of Post-Transfusion Viral Hepatitis. J. Amer. med. Assoc., 154 (1954), S. 1066. — Oliphant, J. W. und Hollaender, A.: Homologous Serum Jaundice: Experimental Inactivation of Etiologic Agent in Serum by Ultraviolet Irradiation. Publ. Health Rep., 61 (1946), S. 598. — Paine, R. S. und Janeway, C. A.: Human Albumin Infusions and Homologous Serum Jaundice. J. Amer. med. Assoc., 150 (1952), S. 199. — Rissel, E. und Wewalka, F.: Die Bedeutung der parenteralen Hepatitisübertragung. Wien. klin. Wschr., 66 (1954), S. 499. — Roemer, G. B.: Aetiologie, Epidemiologie und Prophylaxe der Virushepatitis. Dtsch. med. Wschr., 79 (1954), S. 719. — Stokes, J., Berk, J. E., Malamut, L. L., Drake, M. E., Barondess, J. A., Bashe, W. J. und Mitarbeiter: The Carrier State in Viral Hepatitis. J. Amer. med. Assoc., 154 (1954), S. 1059. — Stokes, J. jr. und Neefe, J. R.: Prevention and Attenuation of Infectious Hepatitis by Gamma-Globulin: Preliminary Note. J. Amer. med. Assoc., 127 (1945), S. 144. — Stokes, I. H., Ruedemann, R. jr. und Lemon, W. S.: Epidemic Infectious Jaundice and its Relation to Therapie of Syphilis. Arch. int. Med., 26 (1920), S. 521. — Thompson, J. L. und Suttliff: Viral Hepatitis Following Use of ultraviolet Irradiated Human Plasma. South. med. J., 45 (1952), S. 814. — Webb, C. H., Wolf, S. G., Lucas, R. T und Anderson, C. E. jr.: Acute Hepatitis in Children. Clinical Features and Laboratory Tests. South. med. J., 40 (1947), S. 340.

Die orale Penicillintherapie

Von

Dr. **K. H. Spitzy**

Wien

Mit 1 Abbildung

Seit Einführung des säurestabilen Phenoxymethyl-Penicillins, des Penicillin-V, in die Therapie ist die Diskussion über die perorale Penicillinbehandlung wieder in den Vordergrund gerückt.

Die Schwierigkeiten, die der Erzielung gleichmäßiger Blutspiegel entgegenstehen, sind:

1. die hochgradige Säureempfindlichkeit des in der Therapie üblichen, weil wirksamsten Benzyl-Penicillin,
2. die mangelhafte Resorption aus dem Magen,
3. die rasche Ausscheidung durch die Niere,
4. die Gefährdung der Verbindung durch Penicillinase in unteren Darmabschnitten.

Durch die neue säurestabile Verbindung kann die Magenpassage ohne jeden Zusatz ohne Schaden überwunden werden und das Penicillin im oberen Dünndarm rasch zur Resorption kommen. Wir glauben nach unseren Erfahrungen mit über 500 Blutspiegelbestimmungen, daß eine Nichtresorption dieser Verbindung, wie es Unger für Penicillin-G angibt, praktisch nicht vorkommt. (Unger ist außerdem der Meinung, daß Penicillin-G auch ungepuffert angewendet werden kann und bis auf die Fälle, welche aus von ihm nicht erklärten Gründen nicht resorbieren, zu ähnlichen Blutspiegeln führt, wie die andern bisher angewandten Modifikationen.)

Boger und seine Schule haben neuerdings gezeigt und damit zahlreiche andere Autoren bestätigt, daß Penicillin-G ungepuffert zu stark streuenden Blutspiegeln führt, insbesondere wenn es nach einer Mahlzeit, die wohl als Säurelocker fungiert, verabreicht wird.

Es wurden verschiedentlich Versuche unternommen, Penicillinverbindungen, die schwer löslich sind, mit oder

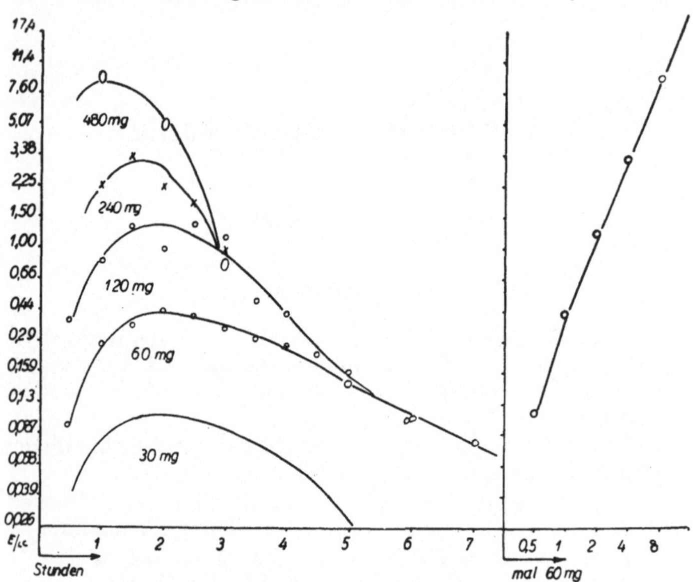

Abb. 1. Blutspiegelkurven nach einmaliger Gabe von 30—480 mg Penicillin V-Säure. Rechts: Kurve des Blutspiegelmaxima in Abhängigkeit von der Dosis

ohne Pufferzusatz in die perorale Penicillintherapie einzuführen.

Dazu gehören die schwerlöslichen Salze, wie Aluminium-, Wismut- und Eisensalze, weiter die salzartigen Verbindungen, wie sie in der Depot-Therapie verwendet werden, vor allem das Procain-Penicillin, weiter das N-benzyl-β-phenyl-äthylamino Penicillin (bekannt als Benapen), das NN-dibenzyläthylendiamin-Dipenicillin (bekannt als DBED, Bicillin und Bencethacil) sowie auch der Diathyaminoäthylhydrojodid-Penicillinester, das Benethamat und Neopenil.

Diese Verbindungen haben vor allem nach den Untersuchungen Bogers und seiner Schule keinen wesentlichen Vorteil vor der Therapie mit Penicillin-G gezeigt, wenn sie peroral verabreicht wurden. Meist lagen die Blutspiegelkurven sogar unter denen, die durch Penicillin-G gepuffert oder ungepuffert zu erzielen waren.

In der peroralen Therapie wurden auch biosynthetische Penicilline verwendet, wie sie erstmalig von Behrens und Mitarbeitern durch Verwendung von Präkursorsubstanzen dargestellt wurden. Versucht wurde das Allylmercaptomethyl-Penicillin, das Penicillin-O, wie das p-Aminobenzyl-Penicillin, das von Johnson und Mitarbeitern 1953 beschrieben wurde, wobei letzteres eine geringgradige größere Säurestabilität aufweist als Penicillin-G. Aber auch mit diesen Verbindungen war ein gleichmäßiger Blutspiegel nicht zu erzielen.

Erst das Phenoxymethyl-Penicillin, das Penicillin-V, dessen Säurestabilität von Brandl und Margreiter entdeckt wurde, erbrachte höhere und gleichmäßigere Blutspiegelwerte, wobei die Betonung weniger auf höher als auf die Gleichmäßigkeit gelegt werden soll. Die erstaunliche Tatsache dieser hochgradigen Säurestabilität wird von Brandl und Margreiter dahingehend erklärt, daß sie annehmen, daß der für die Aktivität entscheidende geschlossene β-Laktamring durch eine Wasserstoffbrücke stabilisiert ist.

Versuche mit dem Penicillin-V-Präparat Oratren und Ospen erbrachten die von uns bereits beschriebene Ueberlegenheit der Penicillin-V-Säure vor dem Penicillin-V-Salz wie auch vor dem Penicillin-G.

Auch aus Schweden werden vorläufige Angaben über die Ueberlegenheit des Penicillin-V (Meropenin) vor dem Kombinationspräparat Procain-P und Natrium-Benzoat (Kabipenin) bekannt.

Die Verläßlichkeit der Blutspiegel nach Penicillin-V-Säuregabe zeigt deutlich die Zusammenstellung der Blutspiegelkurven nach einmaliger Verabreichung verschiedener Dosen. Hierbei ergibt sich eine von uns bereits beschriebene Verläßlichkeit der Maximumhöhe und bei Wahl eines geeigneten Maßstabes zeigt sich eine geradlinige Abhängigkeit der Maxima von der Dosierung.

Die klinischen Erfolge der peroralen Penicillintherapie werden von zahlreichen Autoren beschrieben. Flippin und Mitarbeiter bringen einen Vergleich der Behandlung mit Penicillin-G oral und parenteral an 24 Patienten mit Lobärpneumonie. Sie erscheint nach oraler Behandlung ebenso effektiv wie nach parenteraler. Dasselbe gilt — in vielleicht erhöhtem Maße — für die perorale Therapie mit Penicillin-V.

Die Nebenwirkungen an peroraler Therapie sind an Zahl gering und harmlos. Urticaria und allergische Hauterscheinungen treten selten auf, viel seltener als bei parenteraler Therapie, dafür sind die Erscheinungen am Verdauungstrakt häufiger, aber auch diese sind harmlos und verschwinden meist wenige Tage nach Absetzen der Therapie.

Zusammenfassend kann gesagt werden, daß mit der peroralen Therapie, insbesondere mit säurestabilen Penicillinverbindungen, gesetzmäßige, von der Dosis abhängige Blutspiegel zu erreichen sind.

Die Höhe der Blutspiegel, und damit der Gewebsspiegel, ist entscheidend für die Wirksamkeit einer Penicillintherapie, denn wie Boger sagt: „Penicillin is Penicillin, regardless of the route by with is enters the body." Nur muß man die Maßnahmen strikte beachten, welche notwendig sind, um entsprechend hohe und gleichmäßige Blutspiegel zu erzielen. Diese Maßnahmen sind: Ausreichende Dosierung, streng nüchterne Gabe, und zwar nicht wegen der Gefahr einer Zerstörung, sondern wegen der Gefahr der Verschiebung des Maximums und damit auch des Minimums und damit die Gefahr des Auftretens untertherapeutischer Dosen und strengste Kontrolle des Patienten, denn eine schlampig durchgeführte perorale Therapie kann zum Auftreten von Penicillinresistenz führen und damit mehr schaden als nützen.

Eine wirkliche Kontraindikation gegen eine perorale Therapie gibt es außer in Fällen schwerer enteritischer Erscheinungen, die zu starken Resorptionsstörungen führen, nur in Fällen, die hoch akut sind, wie beispielsweise Meningitis, und in Fällen, wo die Erreger einen mehr oder minder hohen Grad von Penicillinresistenz aufweisen und daher extrem hohe Blutspiegelwerte nötig machen.

Werden alle diese Gesichtspunkte beachtet, so wird sich auch bei uns die orale Penicillintherapie so durchsetzen können, wie dies heute beispielsweise in Schweden, den USA. und Deutschland der Fall ist, daß nämlich über 50% der Penicillinbehandlung auf peroralem Wege erfolgt. Die erfolgreiche Möglichkeit dieser Behandlungsart ist unseres Erachtens bei 70 bis 80% gegeben.

Experimentelle und klinische Untersuchungen mit einer Penicillin-Streptomycin-Omnadin-Kombination

Von

K. Weithaler, F. Friza und **W. C. Schröder**

Innsbruck

Mit 4 Abbildungen

Die Anwendung von Kombinationen antibakterieller Substanzen gewinnt klinisch immer mehr Interesse. Dies erklärt sich aus dem Bestreben heraus, durch die additiven bzw. synergistischen Effekte dieser Wirkstoffe einen möglichst prompten und durchschlagenden therapeutischen Erfolg zu erreichen, der auf Grund von bakteriologischen „in vitro"-Versuchen oft nicht erklärbar ist. Wie kompliziert die Verhältnisse liegen, hat Schlossberger in einer 1954 erschienenen Veröffentlichung aufgezeigt. Danach können in vitro durchgeführte Bakterizidieteste und bakteriostatische Versuche hinsichtlich des Synergismus zweier Substanzen grundsätzlich verschiedene Ergebnisse bringen. Jawetz wies nach, daß das Streptomycin die bakterizide Wirkung des Penicillins beträchtlich zu verstärken vermag und daß dieser Effekt weit über eine reine Addition hinausgeht. Jantz fand, daß die sonst unvermeidliche Resistenzsteigerung der Erreger durch Zufuhr eines Kombinationspräparates sehr hinausgezögert wird. Es ist jedoch notwendig, daß bei Anwendung von Kombinationen in jedem Fall die jeweils gezüchteten Patientenkeime mit jedem einzelnen der angewendeten Wirkstoffe mittels der routinemäßigen Resistenzteste untersucht werden. Eine zuverlässige Aussage über Kombinationswirkungen läßt sich mit diesen Methoden ohne spezielle Versuchsanordnungen freilich nicht machen.

Es schien uns daher angebracht, das von uns verwendete Penicillin - Streptomycin - Omnadin - Kombinationspräparat* nicht allein auf Grund von Resistenzbestimmungen zu beurteilen, sondern vor allem dessen Wirkung auf die phagozytierenden Eigenschaften menschlicher Leukozyten zu untersuchen. Aufbauend auf Arbeiten von Vogt, Biedermann und Gilbert sowie anderer, die eine phagozytosehemmende Wirkung verschiedener antibiotischer Substan-

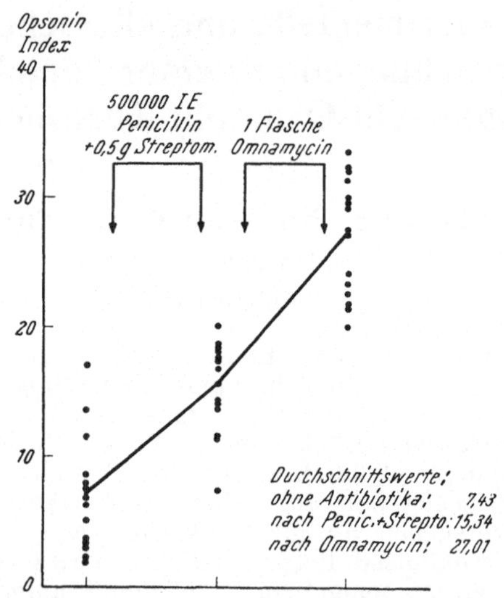

Abb. 1. Phagozytosebestimmung nach eigener Methode (siehe Text) bei 15 Patienten. Die Kurve zeigt die Durchschnittswerte

zen, darunter auch Penicillin, nachwiesen, konnte eine Reihe von Untersuchern (Meyer-Rohn u. a.) zeigen, daß es nach zusätzlicher Anwendung des unspezifischen Immunotherapeutikums Omnadin zu einem deutlichen Anstieg der phagozytierenden Kraft der Leukozyten kommt. In Uebereinstimmung mit Wright, der aus derartigen Testungen Rückschlüsse auf die therapeutische Wirksamkeit antibiotischer Kombinationen zog, schienen uns solche Versuche auch mit dem angewendeten Omnamycin interessant.

Unsere Untersuchungen wurden bei 15 Patienten nach einer eigenen, bei 5 weiteren Patienten nach der von

* Verwendet wurde Omnamycin, Farbwerke Höchst. Es enthält pro Fläschchen 400.000 i. E. Penicillin, $^1/_2$ g Streptomycin und ein Konzentrat, welches 2 ccm Omnadin entspricht.

Baer angegebenen Methode durchgeführt. Die Ergebnisse beider Untersuchungsreihen und die gewählte Dosierung

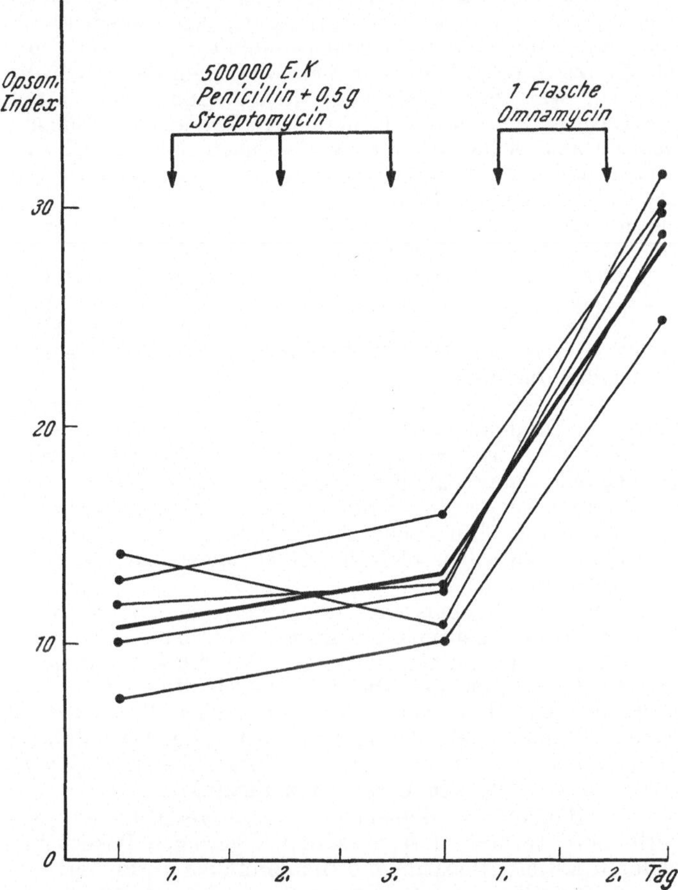

Abb. 2. Phagozytosebestimmung bei 5 Patienten nach der Methode Baer. Die stark gezogene Linie zeigt die Durchschnittswerte

der Antibioticis bzw. von Omnamycin sind aus Abb. 1 und 2 ersichtlich*.

* Als Teststamm benützten wir den Staphylokokkenstamm Washington 209 P.

Technisch gingen wir bei der eigenen Methode folgend vor: 10 ccm steril abgenommenes Venenblut werden mit 2 ccm einer Na-Zitrat-Lösung (3·8%) ungerinnbar gemacht. 5 ccm des Blut-Zitrat-Gemisches werden mit 0·5 ccm* einer Staphylokokkenstammlösung versetzt und das Ganze durch 24 Stunden bei 37° C bebrütet. Nach dieser Zeit wird der entstandene Koagulationspfropf mittels der Oese entfernt und aus dem zurückbleibenden Substrat Deckglasausstriche angefertigt, die nach Pappenheim gefärbt und dann mittels der Oelimmersion ausgewertet werden. Wir zählen — wie die meisten anderen Autoren auch — die phagozytierten Keime in 100 Leukozyten und berechnen daraus den opsoninen Index.

Zur Virulenzbestimmung der Kulturen des Teststammes bedienten wir uns des Färbeverfahrens mit Acridin-Orange. Die Anzahl der in den einzelnen Kulturen sich befindlichen Keime wurde mit der Methode von Semenitz (Phasenkontrastmikroskop) bestimmt.

Bei der Testung nach Baer kam die vom Autor angegebene Originalmethode zur Anwendung.

Zu den bakteriologischen Untersuchungen wurden grundsätzlich nur Patienten herangezogen, die mindestens 1/4 Jahr vorher weder Sulfonamide noch Antibiotika bekommen hatten. Die Leukozahlen vor Beginn der Versuche schwankten zwischen 5000 bis 8000, lagen also innerhalb der Normgrenzen.

Aus den Ergebnissen, besonders jener, die nach der Methode Baer gewonnen wurden, geht eindeutig hervor, daß Omnamycin, im Gegensatz zur Penicillin-Streptomycin-Kombination allein, den Opsoninindex deutlich zu erhöhen imstande ist. Der gegenüber der ersten Versuchsreihe (eigene Methode) gefundene starke Anstieg des Opsoninindex nach Gaben von Omnamycin im Kurzzeitversuch (Baer) läßt sich auf folgende Ursachen zurückführen:

1. Handelt es sich beim Kurzzeitversuch um eine verfeinerte Technik, d. h. es wird mit geringen Dosen eines anderen Mittels (Heparin) die Blutgerinnung verhindert.

2. Die sehr kurze Bebrütungsdauer von nur 20 Minuten im Gegensatz zu den sonst gebräuchlichen 24 Stunden verhindert offenbar weitgehend eine Zerstörung der Leukozyten durch echte Bakterientoxine, wie auch durch son-

* Die bakteriologischen Untersuchungen führte W. C. Schröder zusammen mit der Bakteriologisch-serologischen Untersuchungsanstalt Innsbruck durch.

stige giftige Abbaustoffe der abgestorbenen Bakterien. Im Kurzzeitversuch bleiben die Leukozyten in allen Phasen der Phagozytose, also auch solche, die nur wenig Bakterien phagozytiert haben, der Beobachtung zugänglich, während nach 24 Stunden nur noch jene Leukozyten, die noch nicht die maximale Toleranzgrenze der Phagozytose erreicht haben, vorhanden sind. Dies ist aber nur mehr ein geringer Rest, wodurch sich auch die Seltenheit von Leukozyten im Blute (in vitro) nach 24 Stunden Bebrütungsdauer erklären läßt.

3. Durch die protrahierte Gabe des Penicillin-Streptomycin-Gemisches wird die phagozytosehemmende Wirkung dieser beiden Antibiotika noch deutlicher als bei der ersten Versuchsreihe.

Bei Beurteilung der erhaltenen experimentellen Ergebnisse scheint der Schluß berechtigt, daß Omnamycin einen fördernden Einfluß auf die Abwehrfunktionen des Körpers besitzt.

Erwähnt sei noch, daß wir Phagozytose nur bei neutrophilen Leukozyten fanden. Lymphozyten und Monozyten zeigten in einigen Fällen Einschließungen von Bakterien in größeres Protoplasma, sonst war bei diesen Zellarten nur eine Adaptation von Bakterien feststellbar.

Da jedoch in vitro durchgeführte Versuche selbst bei größter Annäherung an in vivo herrschende Verhältnisse über Wert oder Unwert eines Mittels nur bedingt Auskunft geben können, galt unser besonderes Augenmerk den mit Omnamycin am klinischen Krankengut erzielten therapeutischen Erfolgen. Von der Voraussetzung ausgehend, daß uns mit dem Mittel eine außerordentlich wirkungsvolle Kombination in die Hand gegeben ist, verwendeten wir es vor allem bei schweren chronischen Prozessen und Krankheitsbildern mit massiver Infektion. Mit Ausnahme von je zwei Fällen mit subakuter bakterieller Endokarditis und Myokarditis, einen Fall von Sepsis, sowie vier atypischen Pneumonien ergab der positive bakteriologische Test auf Penicillin und Streptomycin die Indikation zur Omnamycinbehandlung. Aehnlich, wie wir es schon früher für Omnacillin beschrieben haben, gaben wir bei schweren Infekten täglich 2mal 1, sonst 1 Fläschchen Omnamycin streng intramuskulär. Subjektives Befinden, die üblichen klinischen Untersuchungsmethoden und bakteriologische Kontrolluntersuchungen wurden zur Beurteilung des erzielten Erfolges herangezogen.

Besprechung der Fälle:

Unter den Patienten, die wegen akuter oder chronischer Lungenprozesse Omnamycin erhielten, überwogen jene mit schweren Bronchopneumonien bei Emphysembronchitis.

Ein besonders eindrucksvoller Fall, der deutlich die Ueberlegenheit der Kombination Reizkörper-Penicillin-

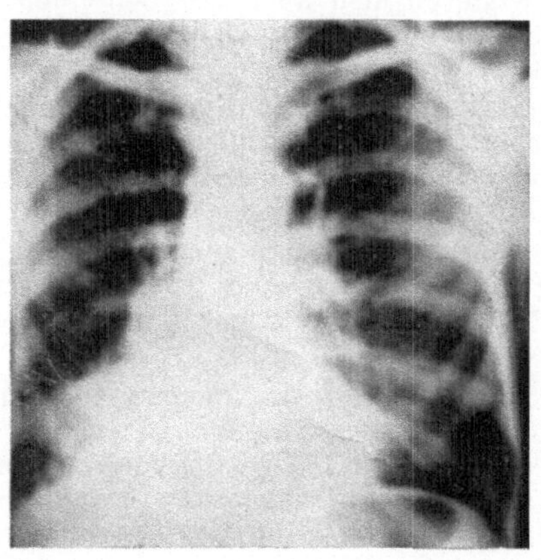

Abb. 3. Röntgenologisches Uebersichtsbild (Thorax vom 15. Juli 1954). Vor der Behandlung

Streptomycin gegenüber reiner antibiotischer Therapie zeigt, sei kurz geschildert:

1950 machte die 50jährige Patientin eine Pneumonie mit Abszeßbildung im rechten Unterlappen durch. Trotz öfterer antibiotischer Behandlung (Penicillin-Streptomycin) entleerte sie täglich bis zu 80 ccm eines gelben, stinkenden Auswurfes. Das Gewicht mit 40·5 kg stark unter der Normgrenze, die BSG. mit 108/124 deutlich erhöht. Im Blutbild Linksverschiebung und Lymphopenie, keine Leukozytose. Im Sputum konnten massenhaft hämolysierende Streptokokken und pleomorphe Streptokokken, die penicillinunempfindlich, jedoch streptomycinempfindlich waren, gezüchtet werden. Ein Röntgenübersichtsbild (Abb. 3) vom 15. Juli 1954 erlaubte die Diagnose chronische Pneumonie mit sekundärer Bronchiektasie. Von diesem Tage an erhielt Patientin bis einschließlich 24. August 1954 täglich eine

Ampulle Omnamycin. Eine Kontrollaufnahme (Abb. 4) vom 24. August 1954 zeigt den deutlichen Rückgang der Veränderung. Patientin hustet nicht mehr, der Auswurf ist auf 5 ccm täglich zurückgegangen. Eine spätere Kontrolle konnte den günstigen Befund noch weiter bestätigen.

Ein weiterer Patient, bei dem im Anschluß an ein unspezifisches Lungeninfiltrat ein zirka walnußgroßer Ab-

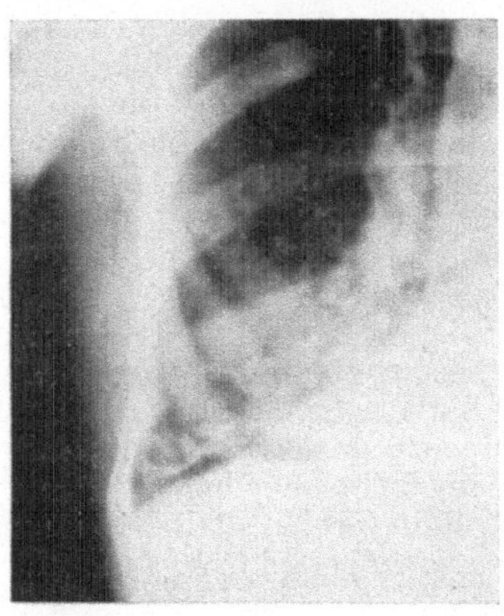

Abb. 4. Kontrollaufnahme derselben Patientin vom 24. August 1954

szeß rechts epihilär in Höhe des 2. ICR. aufgetreten war, zeigte ebenfalls erst nach Omnamycin eine deutliche Besserung des bis dahin trotz antibiotischer Behandlung wochenlang unveränderten Bildes. Bei dem vollkommen beschwerdefreien Kranken (Kontrolle 6 Monate nach Behandlung) ist röntgenologisch nur mehr eine kleine strahlige Narbe an der Stelle des ehemaligen Herdes nachweisbar*.

Auffallend war auch, wie rasch 4 Fälle von atypischer Pneumonie auf Omnamycin ansprachen. 3 davon waren vorher mit Penicillin und Streptomycin ohne Erfolg behandelt worden. Zirka 4 Tage nach Einsetzen der Kombinationsbehandlung wurden die Patienten afebril, die pneumonischen Infiltrate verschwanden und die Senkung normalisierte sich.

---

* Die Behandlung dieser beiden Fälle führte über unsere Bitte der Facharzt für Lungenkrankheiten Dr. A. Frank durch, dem an dieser Stelle auch für die Ueberlassung der Röntgenbilder herzlich gedankt sei.

Bei jenen Fällen, die wegen einer Myokarditis zur Behandlung kamen, ließ es die fokalbedingte Genese angezeigt erscheinen, einen Versuch mit Omnamycin zu machen bzw. eine derartige Behandlung an eine bisher erfolglose antibiotische Therapie anzuschließen. Ein Erregernachweis gelang nur in 2 Fällen (Granulomeiter). Bei den beiden anderen Patienten war es kurz nach einer Tonsillitis bzw. Tonsillektomie zu myokarditischen Erscheinungen gekommen. In allen Fällen wurde zu Beginn der Omnamycinmedikation eine gründliche Fokalsanierung durchgeführt.

Die Patienten, die unter der Diagnose subakute, bakterielle Endokarditis eingereiht sind, stellen insofern eine Auswahl dar, als der bei ihnen geglückte Erregernachweis nicht dem sonstigen Durchschnitt der Klinik entspricht. Dieser ist viel niedriger. Die beiden Fälle mit positiven bakteriologischen Befunden (es konnten pleomorphe Streptokokken nachgewiesen werden) konnten nach 3-monatiger Behandlung beschwerdefrei entlassen werden (Kontrolle 6 Monate nach Entlassung ergibt dasselbe Bild). Eine Patientin kam 2 Monate nach Entlassung mit einem Rezidiv zur Aufnahme, eine blieb ungeheilt.

Es muß erwähnt werden, daß wir immer während des ersten Monates der Therapie täglich 1·2 Millionen i. E. Penicillin zusätzlich zu 2mal 1 Fläschchen Omnamycin gaben. Es schien uns nicht ratsam, die für die Endokarditis als notwendig geltende Dosis von 2 Millionen i. E. Penicillin durch höhere Dosierung von Omnamycin erreichen zu wollen. Die Möglichkeit war vorhanden, daß die damit verbundene Steigerung der zugeführten Omnadinmenge zu unangenehmen Allgemeinreaktionen führen könnte. Die Frage, ob nicht für derartige Fälle eine Reduzierung der Omnadinkomponente angezeigt erscheint, bedarf noch einer Ueberprüfung. Anderseits war es aber auffällig, daß sich der Zustand eines vorher mit ausreichenden Dosen von Penicillin und Streptomycin behandelten Patienten erst nach Zugabe von Omnamycin signifikant besserte.

Bei der Behandlung von akuten und chronischen Cholecystitiden bzw. Cholangitiden leistete das Omnamycin Ausgezeichnetes. Nur schwere chronische Fälle und eine postoperative (Verschlußikterus) Cholangitis konnten nur gebessert bzw. nicht geheilt werden. Besonders deutlich war der Erfolg mit Omnamycin bei einer Patientin, die vorher mit Terramycin und Streptomycin (Keime auf beide Mittel sensibel) erfolglos behandelt wurde. Schon nach drei Tagen (täglich 2mal 1 Fläschchen Omnamycin) subfebril, nach 2 Wochen fieberfrei und nach 4 Wochen geheilt entlassen.

Zystitische und cystopyelitische Infekte sprachen auf Omnamycin ebenfalls sehr gut an. In 6 Fällen bestand Coliurie, die bei 5 Patienten wiederholt mit Penicillin und Streptomycin erfolglos behandelt worden war. Diese Kranken wurden ausnahmslos nach 2wöchiger Omnamycinbehandlung (täglich 2mal 1 Fläschchen) bakterienfrei. Bisher (7 Monate) kein Rezidiv. Eine Patientin, bei der ein Vaginalprolaps bestand, konnte nur temporär bakterienfrei gemacht werden. Es kam, wohl infolge einer neuerlichen aszendierenden Infektion, zum Rezidiv, das auf erneute Behandlung nicht mehr ansprach.

Die in 3 Fällen bestehende Sepsis war zweimal tonsillogenbedingt, bei einer Patientin konnte die Ursache nicht geklärt werden. Bakteriologisch waren bei den beiden ersten Kranken Streptokokken bzw. Staphylokokken im Blut nachweisbar. Im dritten Fall gelang der Erregernachweis nicht. Im Gegensatz zu den ersten beiden führte Omnamycin in diesem Fall nicht zur Ausheilung. Patientin mußte überdies aus äußeren Gründen vorzeitig transferiert werden und entzog sich so der Beurteilung. Als ausreichende Dosierung wurde eine Menge von 2mal 1 Fläschchen Omnamycin bis zur Afebrilität gefunden. Darüber hinaus wurde bis zur Normalisierung des Blutbildes und der BSG. täglich 1 Fläschchen gegeben.

Eine Uebersicht der behandelten Fälle zeigt, daß die erreichten Erfolge klinisch äußerst befriedigend waren. Es wurde mit Omnamycin zum Großteil auch dann ein günstiger Erfolg erzielt, wenn vorherige Penicillin- und Streptomycinmedikation erfolglos blieb oder kaum einen Effekt zeigte.

Ueber die Wirkung von Kombinationspräparaten — allerdings nur Penicillin und Omnadin — beim akuten Infekt gehen die Meinungen auseinander. Die jeweils vertretene Ansicht hängt unseres Erachtens weitgehend davon ab, ob die Erfahrungen mittels des Experiments (z. B. Aronsepsis der Maus — Lützenkirchen u. a.) oder klinisch gewonnen wurden (Mayr-Rohn u. a.). Wir selber können zu dieser Frage nur insofern Stellung nehmen, als das bakteriologische Experiment (Phagozytosetest) auch bei akuten Infekten durchaus für die abwehrsteigernde Wirkung von Omnamycin sprach. Klinisch hat sich uns die Omnamycinbehandlung auch beim akuten Infekt der Peni-

Tab. 1. Uebersicht über die mit Omnamycin behandelten Fälle

Diagnose	Fälle	Keime empfindlich auf		Vorherige erfolglose Behandlung mit Penicillin und Streptomycin allein	Heilung	Besserung	Ungeheilt
		Penicillin	Streptomycin				
Akute und chronische, unspezifische Lungenprozesse	12	6	9	5	10	2	—
Atypische Pneumonie	4	—	—	3	4	—	—
Myocarditis (fokalbedingt)	4	2 (im Granulomeiter)	2	2	4	—	—
Subac. bakt. Endocarditis	5	2	1	1	3	1	1
Akute und chronische Cholecystitis und Cholangitis	25	10	12	9	20	4 (alle chronisch)	1 (schwerste postop. Cholangitis)
Cystitis und Cystopyelitis	10	4	6	5	8	1	1
Sepsis	3	2	1	1	2	1 (rezidiv. später)	—
	63				51	9	3

cillin-Streptomycin-Kombination allein zumindest gleichwertig, meist überlegen gezeigt.

Anders stehen die Dinge beim chronischen Infekt. Hier spricht der klinische Erfolg zweifellos für das Omnamycin. Wenn auch, wie Lützenkirchen betont, kein „dem klinischen Krankheitsverlauf (beim chronischen Infekt) auch nur in etwa adäquates Tiermodell zu finden ist", so darf uns das trotzdem nicht hindern, entsprechend der klinischen Erfahrung dem wirksameren Behandlungsprinzip den Vorzug zu geben. Auf die Ausnahmestellung der Endocarditis lenta wurde schon hingewiesen.

Zusammenfassung: Die Omnamycinbehandlung hat in den von uns gewählten Indikationen voll überzeugt. Experimentell zeigte sich im Phagozytoseversuch eine deutliche Steigerung des Opsoninindex nach Omnamycin gegenüber Penicillin und Streptomycin allein. Klinisch zeigte Omnamycin gegenüber der Kombination Penicillin-Streptomycin eine deutlich bessere Wirkung. Die Frage, ob bei einer aus verschiedenen Gründen notwendigen höheren Dosierung des antibiotischen Anteiles die Omnadinkomponente nicht etwas reduziert werden sollte, bedarf noch der Ueberprüfung.

Literatur: Baer, B. und Adorf, A.: Klin. Wschr., 9/10 (1954), S. 199. — Erlanson, P.: Acta path. et microbiol. Scand. Suppl., 85 (1951), S. 1—162. — Goecke, G. A.: Die Medizinische, 12 (1953), S. 389. — Günther, C.: Dtsche. med. Wschr., 76 (1951), S. 41. — Heller, W. und Bach, H.: Münch. med. Wschr., 175 (1954), S. 639. — Jantz: Münch. med. Wschr., 174 (1953), S. 6. — Jawetz, E. und Mitarbeiter: Science, 111 (1950), S. 254. — Leitartikel: New England J. Med., 245 (1951), S. 868. — Lützenkirchen und Mitarbeiter: Dtsche. med. Wschr., 79 (1954), S. 1858. — Meyer-Rohn, J.: Dtsche. med. Wschr., 78 (1953), S. 1796; 79 (1954), S. 1463. — Derselbe: Arzneimittelforschung, 5 (1954), S. 307. — Meythaler: F. und Lössl, H. J.: Dtsche. med. Wschr., 79 (1954), S. 1265. — Mund, E.: Aerztl. Prax., VI/3 (1954), S. 10. — Royl, A.: Zschr. Haut-Geschl.Krkh., 8 (1953), S. 256. — Referat: Kombinationstherapie mit Antibiotika. Aerztl. Prax., VI/8 (1954) S. 6. — Semenitz, E.: Zschr. Hygiene, 133 (1951), S. 281. — Schlossberger, H. und Liebermeister, K.: Dtsche. med. Wschr., 79 (1954), S. 662. — Spaulding, E. H. und Anderson, T. G.: J. Amer. med. Assoc., 147 (1951), S. 1336. — Weingärtner: Aerztl. Wschr., 39 (1953), S. 931. — Weithaler, K.: Wien. klin. Wschr., 42 (1953), S. 877 (dortselbst übrige Literatur).

Die Sehnennaht

Von

Prof. Dr. **Walther Ehalt**

Graz

Da eine zerrissene oder durchtrennte Sehne einen Funktionsausfall nach sich zieht, muß man sie nähen, um wieder volle Gebrauchsfähigkeit des betreffenden Gliedes oder Gliedabschnittes zu erzielen.

Ich möchte meine Ausführungen auf den praktischen Arzt abstimmen, der zwar nicht allzu häufig in der Lage sein wird, selbst Sehnennähte durchzuführen, der aber doch im Bilde sein soll, was mit seinem Patienten, den er an den Facharzt oder an ein Krankenhaus abgibt, ungefähr geschehen wird bzw. welche Prognose zu stellen ist.

Liest man in ärztlichen Zeitschriften Berichte über Ergebnisse von Sehnennähten, so herrscht keine einheitliche Auffassung, manche berichten über sehr gute, andere wieder über schlechte Ergebnisse. Dies kommt daher, daß keine einheitliche Auffassung über die Indikation herrscht und daß bei manchen Berichten alle Sehnen zusammengeworfen werden. Es ist unmöglich, die Ergebnisse, z. B. von Achillessehnen und Beugesehnen der Finger oder auch nur die Ergebnisse der Fingerstreck- und -beugesehnen zusammenzunehmen. Um es vorwegzunehmen, unsere Ergebnisse mit Sehnennähten sind sehr gute, jedoch haben wir sehr strenge Indikationen zur Naht.

Zunächst sind die Sehnenzerreißungen einzuteilen in offene und geschlossene, die offenen wieder in frische, veraltete und infizierte, wobei die Grenze zwischen frisch und veraltet bei 6 bis 8 Stunden liegt. Dann ist es ausschlaggebend, wie die Wunde aussieht. Wir haben als eiserne Regel, daß bei frischen offenen Sehnendurchtrennungen die primäre Sehnennaht nur dann gestattet ist, wenn es sich um glatte Schnitte handelt ohne weitere Komplikationen, also die gleichen Bedingungen gegeben sind wie bei einem chirurgisch gesetzten Schnitt. Dabei sind auch hier offene Sehnendurchtrennungen, z. B. bei Fleischhauern, infolge der großen Infektionsgefahr ausgenommen und auch Durchtrennungen der Beugesehnen der Finger werden anders behandelt. Vorausgeschickt soll werden, daß bei jeder offenen Sehnendurchtrennung die operative Wundversorgung im Sinne Friedrichs gemacht werden muß mit Ausschneidung von zirka 1 bis 2 mm vom gesamten Wundrand, auch an beiden Sehnenenden! Einige Beispiele: Jemand hackt sich in den linken Daumen und durchtrennt sich nur die lange Daumenstrecksehne, die Sehne wird primär genäht. Ist jedoch der Knochen mit durchgehackt, nähen wir die Sehne sekundär. Durchtrennt sich ein Fleischhauer die lange Daumenstrecksehne, wird sie primär nicht genäht. Durchtrennt sich ein Bauer mit einer Sense die Achillessehne, was wir immer wieder sehen, so wird sie primär genäht. Kommt er in die Kreissäge und durchtrennt sich eine Sehne, so wird die Sehne nicht primär genäht, auch wenn es sich nur um eine Fingerstrecksehne handelt und der Knochen nicht mitverletzt ist. Daß man bei offenen Brüchen gleichzeitig durchtrennte Sehnen nicht nähen wird, ergibt sich aus den früheren Beispielen von selbst. Die Beispiele lassen sich noch beliebig vermehren, ich glaube jedoch, daß der Grundsatz klar ist: Nur bei idealen Heilungsbedingungen wird die Sehne primär genäht, sonst die glatte Wundheilung abgewartet und die Sehne sekundär genäht. Denn kommt es bei einer primären Wundversorgung zur Infektion, so sind die Bedingungen auch für eine sekundäre Sehnennaht dann wesentlich schlechter; es ist dabei jedermann klar, daß die Infektionsgefahr natürlich größer ist, wenn man außer der Haut auch eine Sehne näht oder wenn noch ein Knochen mitverletzt ist.

Sie ersehen aus diesen Ausführungen auch, daß nach unserer Auffassung jedes Honorierungsschema, welches jede gesetzte Naht mit so und so vielen Punkten bewertet, abzulehnen ist. Besser honoriert sollte der Arzt werden, der in weiser Beherrschung keine Sehne näht, aber die weise Beherrschung wird ja nicht honoriert!

In allen jenen Fällen, in denen die primäre Sehnennaht wegen der Wundverhältnisse nicht indiziert ist, sowie bei veralteten oder infizierten Sehnendurchtrennungen wird die sekundäre Sehnennaht dann gemacht, wenn die Wunde völlig abgeheilt ist.

Ich möchte aber die Herren praktischen Aerzte auch bitten, einen Patienten mit einer Sehnenverletzung nicht „zur Naht“ in das Krankenhaus zu schicken, sondern diese Entscheidung dem Krankenhaus zu überlassen.

Gegenüber den offenen Sehnenverletzungen, die entsprechend der äußeren Gewalteinwirkung an jeder Sehne zustandekommen können, kennen wir bei den subkutanen Sehnenrissen typische Stellen. Dabei reißen die Sehnen selbst oder sie reißen mit ihrem Knochenansatz aus.

Ein typisches Beispiel ist der Finger-Strecksehnenriß, der in der Regel bei einem unbedeutenden Anlaß zustande kommt, charakteristisch beim Zuknöpfen, beim Bettenmachen u. ä. Das Fingerendglied steht in Beugestellung und kann aktiv nicht mehr gestreckt werden. Das Röntgenbild gibt Auskunft, ob der knöcherne Ansatz ausgerissen oder die Sehne selbst durchgerissen ist. Dieser lächerlich erscheinende Sehnenriß ist übrigens einer der am schwierigsten zu behandelnden. Die früher übliche konservative Behandlung mit Gipshülse in Ueberstreckung gibt nicht immer eine befriedigende Funktion, bei schlechter Technik kann es auch zum Hautdruck kommen. Auch mit der Naht kommt man nicht immer zurecht, da die Sehne spinnwebendünn ist. Es kann, und auch wir haben dies schon öfter gemacht, ohne und nach der Naht der Finger mit zwei gekreuzten Drähten ruhiggestellt werden. Ich habe z. B. einen 35jährigen Gynäkologen so versorgt und er hat volle Funktion. Manchmal bleibt aber nach dieser Drahttransfixation eine stärkere Beugebehinderung. Bei Leuten über 45 bis 50 Jahren ist es in der Regel besser, nichts zu machen, die Leute gewöhnen sich an den Funktionsausfall und eine besondere kosmetische Störung bedeutet die Streckbehinderung nicht.

Der häufigste subkutane Sehnenriß ist der Riß der Achillessehne, der eigentlich einen Uebergang zu den pathologischen Sehnenrissen bildet, und zwar deshalb, weil eine alternde Sehne jugendlich beansprucht wird. Wir sahen z. B. Achillessehnenrisse in ungewohnter Zahl nach 1938, als beim Betriebssport die älteren Herren laufen und Bockspringen und Ballspielen mußten. Bei jugendlichen, histologisch noch normalen Achillessehnen kommt es zum Riß bei plötzlicher Ueberbeanspruchung, also in typischer Weise beim Endspurt oder bei plötzlicher Unterkühlung, z. B. in einem Turnsaal beim Vorbeilaufen an einer offenen Türe. Die Leute stürzen plötzlich zusammen, geben manchmal an, daß sie wie einen Peitschenschlag an der Ferse gespürt hätten. Wichtig ist, daß man, auch der praktische Arzt, an den Riß denkt und die richtige Diagnose stellt. Wir haben schon einige alte, übersehene Achillessehnenrisse bekommen, übersehen deshalb, weil ohne weitere klinische Untersuchung ein Röntgenbild gemacht wurde, welches natürlich negativ war. So etwas sollte nicht vorkommen!

Als charakteristische subkutane Sehnenrisse kennen wir ferner den Riß der Quadrizepssehne, der meist bei älteren Herren mit einem Bäuchlein vorkommt — Böhler spricht von Kellermeistertypen. Auch hier handelt es sich um einen Uebergang zum pathologischen Sehnenriß. Ich persönlich glaube, daß es alle Uebergänge von rein traumatischen bis zu den pathologischen Sehnenrissen gibt, während manche Autoren, besonders Austoni und Zanini, auf dem Standpunkt stehen, daß alle subkutanen Sehnenrisse pathologisch sind, da man bei der histologischen Untersuchung immer Degenerationserscheinungen findet.

Als Beispiel für charakteristische, pathologische Sehnenrisse möchte ich den Riß der langen Bizepssehne erwähnen und den Riß der langen Daumenstrecksehne nach einem Speichenbruch an typischer Stelle. Der Riß der langen Bizepssehne erfolgt in der Regel spontan, manchmal ohne daß es der Betreffende weiß, so daß wir die charakteristische Formveränderung als Zufallsbefund entdecken. Er kommt zustande durch langsames Durchscheuern der langen Bizepssehne im Bereich des sulcus intertubercularis, wobei dort oft Randzacken zu finden sind. Wichtig für den praktischen Arzt ist, daß diese Veränderung keine Unfallfolge ist und daß sie keine weitere Behandlung erfordert. Das histologische Bild zeigt starke Auffaserung und Zerklüftung, Schwund der Sehnenzellen, dagegen Zellvermehrung im Bereiche der Blutgefäße, normale, wellig verlaufende Fasern nur mehr stellenweise.

Der Riß der langen Daumenstrecksehne ist ebenfalls ein Ermüdungsriß, dadurch bedingt, daß bei Speichenbrüchen an typischer Stelle — selten nach anderen Verletzungen im Bereich des Handgelenkes — die Sehne in ihrem Fach im lig. carpi transversum verwächst, während peripher bei jeder Daumenbewegung an der Sehne gezogen wird. Charakteristisch ist, daß mehrere Wochen nach dem Unfall der Betreffende plötzlich seinen Daumen nicht mehr strecken kann. Histologisch findet man Degenerationserscheinungen, charakterisiert durch Aufsplitterung der Bündel, starke Aufquellung und Auflösung, kleine und große Fettvakuolen, normal wellig verlaufende Sehnenfasern nur mehr stellenweise.

Es gibt noch eine ganze Reihe von charakteristischen Sehnenrissen, auf die ich nicht näher eingehen kann, so den Abriß der Beugesehne vom Fingerendgelenk beim „Hackelziehen", Ausrisse langer Sehnenstücke, z. B. bei Maschinenverletzungen, Sehnenansatzabrisse im Bereich des Beckens als Sportverletzung u. a. Diese Risse werden teils genäht, teils konservativ behandelt.

Eine wichtige Rolle spielt in letzter Zeit das sogenannte Supraspinatussyndrom im Bereich der Schulter, mit dem sich besonders die Amerikaner beschäftigt haben. Es gibt hier außer traumatischen Rissen und Ausrissen des Ansatzes der Supraspinatussehne noch Ermüdungsrisse durch Degenerationserscheinungen, wahrscheinlich spielen auch neurotrophische Störungen mit Bildung einer bursitis calcarea mit eine Rolle. In den USA. werden diese Risse vielfach genäht, bei uns ist man wesentlich konservativer.

Wichtig zu erwähnen wäre noch, daß nach jeder Sehnennaht eine absolute und ununterbrochene Ruhigstellung im Sinne Böhlers zu erfolgen hat, und zwar zwischen 3 bis 6 Wochen.

Auf die Technik der Naht will ich nicht näher eingehen, man findet sie in jedem Lehrbuch der Chirurgie. Daran hat sich nichts Grundsätzliches geändert. Von Seide ist man heute vielfach auf Pehafil oder Draht übergegangen.

Einer ganz eigenen Besprechung bedürfen die Beugesehnen der Finger, die früher immer eine sehr schlechte Prognose bezüglich Funktion ergaben. Sterling Bunnell, der Meister der Handchirurgie, hat da eine grundlegende Aenderung geschaffen. Ich habe persönlich seine Technik in San Franzisko schon vor dem zweiten Weltkrieg gesehen und seitdem wir 1946 seine Drähte aus Chrom-Molybdän-Nickel-Stahldraht bekommen haben, nähen wir Beugesehnenverletzungen frisch und in der Wiederherstellung nur mit seiner Technik. Mein Assistent Rieß hat die meisten unserer Fälle operiert und die Ergebnisse veröffentlicht, und zwar haben wir bei frischen Nähten 73%, bei Plastiken 76% sehr gute Ergebnisse.

Behandlung der frischen Sehnendurchtrennung an Hand und Fingern

Von

Dr. **Jörg Böhler**

Unfallkrankenhaus Linz a. d. Donau

Ich möchte mich in der Diskussion zum Vortrag von Ehalt auf die Sehnenverletzungen an Hand und Fingern beschränken, da diese Verletzungen wirtschaftlich die größte Bedeutung haben und die Versorgung dieser Verletzungen technisch die größten Schwierigkeiten bereitet. Der behandelnde Chirurg muß genügend Erfahrung in der Anatomie und der Mechanik der Hand und in der Diagnostik der Nerven- und Sehnenverletzungen haben und seine Ausbildung muß den Erfordernissen der modernen Handchirurgie entsprechen. Die Chirurgie der Hand hat in den letzten Jahren einen gewaltigen Aufschwung genommen und die Behandlungsergebnisse dieser Fälle haben sich bedeutend gebessert.

Bei der Behandlung von Sehnenverletzungen müssen auch die übrigen Knochen- und Weichteilverletzungen berücksichtigt werden, da von ihnen das Endergebnis weitgehend abhängig ist. Eine Sehne kann nur dann gut arbeiten, wenn die darüberliegende Hautdeckung einwandfrei ist und keine derben Narben bestehen. Bei fehlender Sensibilität durch Verletzung beider volarer Fingernerven ist ein Eingriff an den Sehnen zwecklos, da ein Finger ohne Sensibilität nicht verwendet wird und die Sehnen und Gelenke durch Narbengewebe verwachsen. Knochenbrüche müssen in guter Stellung geheilt sein, damit das Gleichgewicht der einzelnen Hand- und Fingermuskeln nicht gestört ist. Erst wenn diese Voraussetzungen erfüllt sind, verspricht ein Eingriff an den Sehnen Erfolg. Die Entscheidung, ob eine Naht oder Plastik der verletzten Sehne primär oder sekundär durchgeführt werden soll, hängt weitgehend von den Verletzungen der übrigen Weichteile ab.

Allgemeines: Die operative Versorgung einer Handverletzung mit Beugesehnendurchtrennung soll grundsätzlich als großer Eingriff gewertet werden. Die Operation soll in Blutleere durchgeführt werden, nur dann ist ein exaktes Präparieren aller verletzten Teile ohne zusätzliche Schädigung möglich. Atraumatische Technik ist eine der wichtigsten Voraussetzungen für das Gelingen der Sehnenoperationen. Um Paresen der Armnerven zu vermeiden, soll die Blutleere am Vorderarm oder am Oberarm pneumatisch sein und nicht länger als $1^1/_2$ Stunden ununterbrochen liegen. Da die Blutleere schmerzhaft ist, empfiehlt sich Allgemeinnarkose oder Plexusanästhesie, es kann aber auch in geeigneten Fällen in peripherer Leitungsanästhesie mit einem zusätzlichen Sedativum gearbeitet werden.

Haut: Die primäre Hautverletzung soll so sparsam als möglich ausgeschnitten werden, um möglichst wenig Haut zu verlieren. Die Entscheidung, wie weit die Haut noch genügend durchblutet ist, um belassen werden zu können, erfordert allerdings viel Erfahrung. Verlängerungsschnitte, die zur Darstellung des verletzten Wundgebietes notwendig sind, müssen nach den Prinzipien Bunnels durchgeführt werden. Mediane Längsschnitte sind immer schlecht, da sie zu Narbenkontrakturen führen und später mit der darunterliegenden Sehne verwachsen. Bestehen durch die primäre Verletzung längsgestellte Wunden an der Beugeseite der Finger, die eine Beugefalte kreuzen, so soll dort primär eine oder mehrere Z-Plastiken gemacht werden. Kleinere Hautdefekte lassen sich ebenfalls oft durch Z-Plastiken schließen, ohne daß es zur störenden Verengung des Hautschlauches am Finger kommt. Sind an einem Finger streck- und beugeseitige Wunden, so darf nur eine davon genäht werden, die andere muß offen bleiben oder soll sofort plastisch gedeckt werden. Wird dies nicht beachtet, so kann es durch Einschnürung des Fingers zur Ischämie und Nekrose kommen. Größere Hautdefekte müssen plastisch gedeckt werden. Ob eine freie oder gestielte Plastik gemacht wird, ist von der Beschaffenheit des Wundbettes abhängig. Meist verwenden wir zur freien Plastik Hautlappen aus voller Hautdicke. Wenn Sehnen, Gelenkskapsel oder -knorpel und periostloser Knochen freiliegen, soll eine gestielte Plastik gemacht werden, da freie Plastiken dort nur schlecht anheilen und mit der Unterlage fest verwachsen. Unter diesen Narben können die Sehnen dann nicht gleiten. Beugeseitige Defekte an der Grifffläche der Finger werden mit Haut vom Hypothenar der anderen Hand gedeckt, da diese Haut auch Tastrillen hat, die für das feine Empfindungsvermögen der Fingerbeere unerläßlich sind. Bei größeren Hautdefekten mit starker Zerreißung und Verschmutzung ist es oft zweckmäßig, die Hautplastik verzögert, das ist nach 5 Tagen, durchzuführen. In der Zwischenzeit darf der primäre, trockene Wundverband nicht gewechselt werden, da es sonst zu einer Sekundärinfektion des Wundgebietes kommt. Wenn eine primäre Hautplastik durchgeführt werden mußte, so soll eine primäre Beugesehnennaht oder -plastik nicht durchgeführt werden.

Nerven: Für einen funktionstüchtigen Finger ist eine gute nervöse Versorgung unerläßlich. Die Ergebnisse von Sehnennähten oder Plastiken sind bei fehlender Sensibilität fast immer schlecht. Deshalb sollen Nervenverletzungen an den Fingern primär versorgt werden, wenn der Operateur genügende Erfahrung darin hat. Fingernerven können bis knapp zur Endgelenksbeugefalte genäht werden. Die Technik ist allerdings wegen der Kleinheit der Verhältnisse schwierig und erfordert zartestes Operieren mit der Lupe und feinstes Nahtmaterial. Primäre Nervendefekte, wie sie besonders nach Kreissägeverletzungen auftreten, sollen durch plastischen Ersatz überbrückt werden. Die Ergebnisse der sekundären Nervennaht sind gleich gut wie bei der primären. Die Sekundärnaht ist aber wesentlich einfacher, da das Perineurium narbig verdickt ist und sich leichter fassen läßt. Hat der Operateur nicht genügend Erfahrung, so ist es besser, die Nervennaht sekundär durch einen Geübten durchführen zu lassen. Auch die freie Transplantation zur Ueberbrückung des Nervendefektes soll im allgemeinen sekundär gemacht werden. Die Fingernerven sind rein sensible Nerven und der Weg der Faser bis zum Endorgan ist kurz, daher haben sie von allen Nervennähten die beste Prognose.

Wenn eine Nervennaht durchgeführt werden mußte, sollen Sehnennähte oder -plastiken an der Beugeseite nicht gleichzeitig gemacht werden, da die notwendige Ruhigstellung der Nervennaht eine frühzeitige Mobilisierung der Sehnennaht unmöglich macht und es zu Verwachsungen kommt.

Knochen: Bei offenen Knochenbrüchen an den Fingern mit Sehnenverletzungen besteht beugeseitig oft eine Verletzung des Fingernerven und streckseitig ein Defekt der Sehne. Die Heilung des Knochenbruches erfolgt um so rascher, je exakter die Ruhigstellung des Bruches durchgeführt ist. Damit das Gleichgewicht der Muskeln nicht durch Achsenknickungen gestört ist und damit die Sehnen nicht durch vorstehende Knochenzacken oder Kallus am Gleiten gehindert werden, ist eine anatomische Reposition anzustreben. Das Repositionsergebnis wird mit dünnen durchbohrten Drahtnähten oder mit temporär eingeführten Bohrdrähten aufrecht erhalten. Mit der primären Osteosynthese der offenen Fingerbrüche haben wir gute Ergebnisse erzielt. Sehnennähte und Plastiken an der Beugeseite sollen erst nach der knöchernen Heilung durchgeführt werden.

Sehnenverletzungen im einzelnen: Die Prognose und die Entscheidung, was bei einer Sehnendurchtrennung gemacht werden soll, hängt wesentlich von der betroffenen Sehne und von der Lokalisation der Durchtrennung ab. Es wird deshalb die Indikation und die Technik für die einzelnen Sehnen getrennt dargestellt.

I. Lange Beugesehnen der dreigliedrigen Finger.

1. Profundussehnen:

Die Durchtrennung der Profundussehne macht im allgemeinen keine sehr störenden Ausfälle. Das Endgelenk des Fingers kann nicht mehr gebeugt werden und die grobe Kraft des Fingers ist herabgesetzt. Bei offenen Durchtrennungen kann es zu Verwachsungen des zentralen Sehnenstumpfes an die Mittelhandknochen kommen. Dann besteht ein stärkerer Funktionsausfall, da durch die innige Verbindung der vier Profundussehnen untereinander auch die anderen Finger in Mitleidenschaft gezogen werden und alle Endgelenke nicht mehr voll eingeschlagen werden können. Beim Versuch des Faustschlusses kommt es zu krampfartigen Schmerzen im Bereich der Beugemuskeln am Vorderarm.

a) Gedeckte Risse der Profundussehnen:

Der Riß erfolgt immer innerhalb der Sehnenscheide, gewöhnlich im Bereich des Durchtrittes der Profundussehne durch die Sublimissehne im Grundglied. Seltener ist der Ausriß des Ansatzes der Sehne am Endglied mit oder ohne Knochenbeteiligung. Das ausgebrochene Knochenstück kann so groß sein, daß es zur Subluxation des Endgliedes nach dorsal kommt. Dann muß das ausgerissene Stück offen mit entfernbaren Drahtnähten fixiert werden. Bei kleinen Knochenausrissen ist es besser, den Knochen zu entfernen und nur die Sehne zu nähen. Bei gedeckten Rissen im

Bereich der Sehne sind die Sehnenenden aufgefasert und eine Naht ist selten möglich. In diesen Fällen wird das Endgelenk in mittlerer Beugestellung von 30 bis 40^0 mit Tenodese fixiert. In einigen Fällen haben wir die Tenodese an die beiden Schenkel der Sublimissehne gemacht und konnten dadurch eine angedeutete aktive Beugung im Endgelenk erzielen. Eine Arthrodese im Endgelenk haben wir für diese Verletzung nicht ausgeführt.

b) Offene Durchtrennung der Profundussehnen:

Erfolgt die Durchtrennung der Sehne distal des Ansatzes der Sublimissehne, so soll die Sehne primär genäht werden. Die Ergebnisse der Sehnennaht sind immer gut, da, wenn es zu Verwachsungen an der Nahtstelle kommt, der Erfolg der Naht dem einer Tenodese entspricht. Bei weiter distal gelegenen Durchtrennungen ist es am besten, den distalen Stumpf ganz zu entfernen und den zentralen bis zum Ansatz der Sehne am Endglied vorzuziehen und dort mit einer ausziehbaren Drahtnaht zu fixieren. Dadurch kann es nicht zu Verwachsungen im Bereich der Nahtstelle kommen. Die Profundussehne kann am Zeigefinger 15, am 3. Finger 12, am 4. Finger 10 und am 5. Finger 8 mm vorgezogen werden. Eine gleichzeitige Verlängerung der Sehne am Vorderarm, wie wir es bei der langen Daumenbeugesehne machen, ist nicht möglich, da die Profundussehnen zu innig miteinander verwachsen sind. Durchtrennungen der Profundussehnen zentral vom Ansatz der Sublimissehnen nähen wir nicht, da die Gefahr der Verklebung mit der Sublimissehne zu groß ist. Eine Resektion der erhaltenen Sublimissehne und primäre oder sekundäre Beugesehnenplastik erscheint uns wegen des nicht sicheren Erfolges für diese Verletzung nicht gerechtfertigt. Sollten später Beschwerden bestehen, so führen wir die Tenodese wie bei den gedeckten Rissen durch.

2. Flexor pollicis longus:

Die lange Daumenbeugesehne nimmt eine Ausnahmestellung gegenüber den anderen langen Beugesehnen ein, da sie allein in einer Sehnenscheide verläuft und der Bewegungsablauf nicht mit anderen Beugemuskeln gekoppelt ist. Die Prognose bei Verletzungen dieser Sehne ist daher günstiger. Man wird fast immer eine primäre Naht mit gutem Erfolg durchführen können. Der straffe Anteil der Sehnenscheide reicht vom Grundgelenk bis zum Endgelenk des Daumens, das sind etwa 3 bis 4 cm, dieselbe Strecke läßt sich die Sehne an ihrem Uebergang in den Muskel zentral des Handgelenkes schräg oder z-förmig verlängern. Bei Durchtrennungen im Bereich des Daumengrundgliedes, also in der kritischen Zone, ist es möglich, den distalen Stumpf zu resezieren und den zentralen um das gleiche Maß zu verlängern. Dadurch wird die Sehnennaht zum Ansatz der Beugesehne am Endglied verlagert und die Gefahr der Verwachsungen ist sehr gering. Durchtrennungen weiter zentral liegen in Höhe der kurzen Daumenmuskeln, dort ist die Verwachsungsgefahr gering und sie können primär genäht werden.

3. Sublimissehnen:

Gedeckte Risse der Sublimissehnen sind klinisch fast nicht diagnostizierbar. Die offene Durchtrennung der Sublimissehne allein ist relativ häufig. Der Ausfall bei fehlender Funktion der Sublimissehne ist sehr gering. Zu beachten ist aber, daß, wenn der distale Stumpf der Sublimissehne in das Grundglied reicht, er dort verwachsen kann und es dadurch zu einer Beugekontraktur im Mittelgelenk kommt. Es soll deshalb der distale Sublimisstumpf bis auf 8 mm reseziert werden.

4. Durchtrennung beider Beugesehnen:

Den gedeckten Riß beider Beugesehnen haben wir nur einmal beobachtet, in diesem Fall wurde eine freie Sehnenplastik durchgeführt. Bei der offenen Durchtrennung beider Beugesehnen ist die Lokalisation der Durchtrennung von größter Wichtigkeit. Am schlechtesten sind die Behandlungsergebnisse im Bereich der Sehnenscheide (kritische Zone von Bunnel), weiter zentral werden die Ergebnisse besser und zentral des Handgelenkes sind sie fast ausnahmslos gut. Die Ergebnisse der primären Naht beider Sehnen im Bereich der kritischen Zone sind fast immer schlecht. Auch wenn die Sublimissehne reseziert wird und nach seitlicher Spaltung der Sehnenscheide nur die Profundussehne allein genäht wird, sind die Ergebnisse oft nicht befriedigend. Deshalb führen wir jetzt in diesem Bereich überhaupt keine primäre Beugesehnennaht mehr durch. Die Wunde wird exakt ausgeschnitten und die Haut allein genäht. Offene Knochenbrüche und Nervendurchtrennungen werden operativ versorgt und die Haut wird durch Naht oder Plastik geschlossen. Nach einwandfreier Wundheilung und Abklingen aller reaktiven Veränderungen und Durchblutungsstörungen wird die verzögerte Sehnenplastik der Profundussehne durchgeführt. Die genähten Nerven sollen wieder weitgehend funktionstüchtig sein und die Beweglichkeit des

Fingers soll passiv frei sein. Der früheste Termin für die verzögerte Plastik ist 3 bis 4 Wochen. Dann wird der Finger von einem mittseitlichen Schnitt eröffnet und die Sehnenscheide, soweit sie narbig verändert ist, reseziert. Am Grund- und Mittelglied wird je ein Halteband belassen, das aber seitlich gespalten wird. Auch alle übrigen Narben, die von der primären Verletzung herrühren, sollen sorgfältig entfernt werden. Zur Plastik verwenden wir die Sehne des Palmaris longus, die mit ihrem Gleitgewebe von 4 Querschnitten am Vorderarm entfernt wird. Manchmal verwenden wir auch die Sublimissehne, wenn diese genügend lang ist, oder Strecksehnen der 2. bis 4. Zehe. Die Ergebnisse mit den Zehenstrecksehnen sind die besten, da sie dünn sind und deshalb leichter Anschluß an die Ernährung finden. Die Fixation des freien Transplantates erfolgt in der Hohlhand in Höhe des Abganges der Musculi lumbricales mit einer versenkten Drahtnaht, darüber werden mit feinsten Nähten die Lumbricales vernäht, um Verwachsungen zu verhindern. Am Endglied erfolgt die Fixation mit ausziehbarer Drahtnaht am 2 bis 3 mm langen distalen Stumpf der Profundussehne. Bei glatten Schnittverletzungen und einwandfreien Wundverhältnissen haben wir in einigen Fällen die primäre Plastik gleichzeitig mit der ersten Wundversorgung durchgeführt. Die Ergebnisse sind aber nicht besser als bei der verzögerten Plastik, während das Operationsrisiko größer ist.

Bei Durchtrennung beider Beugesehnen zentral vom Blindsack der Sehnenscheiden nähen wir primär, aber nur die Profundussehne, die Sublimissehne wird entfernt. Werden beide Sehnen genäht, so verwachsen die Nahtstellen und es kommt zu einer Bewegungseinschränkung wegen des verschieden langen Ausschlages der beiden Beugesehnen. Erst zentral des Handgelenkes und im Karpalkanal sollen alle Sehnen primär genäht werden.

II. Strecksehnen.

1. Gedeckte Risse und Ausrisse:

Die gedeckten Risse und Ausrisse der Strecksehnen erfolgen entweder am Ansatz der Streckaponeurose am Endglied oder am Ansatz der langen Strecksehne am Mittelglied. Die Ausrisse erfolgen entweder mit oder ohne Knochenstück.

Sehnenabrisse am Endglied:

Diese Risse heilen bei guter Ruhigstellung des Endgelenkes in Ueberstreckung konservativ, wenn die Behandlung innerhalb der ersten Tage einsetzt. Am besten hat sich uns zur Ruhigstellung die temporäre transartikuläre Fixation des Endgelenkes durch 5 Wochen bewährt, eine gleichzeitige Ruhigstellung des Mittelgelenkes in Beugestellung erscheint dabei nicht erforderlich zu sein.

Bei knöchernen Ausrissen muß zwischen kleinen und großen Ausrissen unterschieden werden. Kleine Ausrisse legen sich bei Ueberstreckung gut an und werden wie die reinen Sehnenausrisse behandelt. Bei großen Ausrissen kommt es bei Ueberstreckung im Endgelenk zu einer Subluxation nach volar und es besteht meist eine Verwerfung der Gelenksflächen. In diesen Fällen ist es oft notwendig, das abgebrochene Stück operativ freizulegen und es mit einer entfernbaren Drahtnaht an das Endglied zu fixieren. In gleicher Weise werden frische, offene Sehnenausrisse versorgt.

Bei frischen Ausrissen der langen Strecksehne am Mittelglied steht das Mittelgelenk im Beuge-, das Endgelenk in Streckstellung. Diese Verletzung soll bald operativ behandelt werden, da es sonst zur Ausbildung des sogenannten Knopflochmechanismus kommt. Die Naht der dünnen, breiten Strecksehne erfolgt am besten mit einer quer fortlaufenden Drahtnaht, die beiderseits aus der Haut herausgeleitet und über Schrotkörner gespannt wird.

Mit der gleichen Technik versorgen wir den seltenen Längsriß der Streckaponeurose über dem Grundgelenk mit Luxation der langen Strecksehne nach seitlich.

2. Offene Strecksehnendurchtrennungen:

Wenn kein Substanzverlust besteht, ist die Prognose der offenen Strecksehnendurchtrennungen an den Fingern und am Handrücken gut. Die Nahttechnik ist einfach und für das Endergebnis nicht sehr ausschlaggebend. Gewöhnlich verwenden wir die von Bunnel angegebenen Achternähte durch Sehne und Haut oder, wenn diese durchschneiden, die quer fortlaufende ausziehbare Drahtnaht. Bei der langen Daumenstrecksehne, die allein verläuft und deshalb mehr Neigung zum Zurückschlüpfen hat, ist es manchmal notwendig, eine Entlastungsnaht in Form einer zweiten Achterschlinge weiter zentral anzulegen.

3. Offene Strecksehnendurchtrennungen mit Substanzverlust:

Die Prognose dieser Verletzung ist am Finger schlecht. Der Defekt entsteht meist durch Holzbearbeitungsmaschinen und neben dem Sehnendefekt besteht auch ein Defekt der Haut und manchmal auch ein Defekt des Knochens oder des Knorpels des Mittelgelenkes. Die notwendige Hautplastik verwächst mit dem Knochen und Versuche der sekundären Strecksehnenplastik haben bei uns fehlgeschlagen. Bei kleineren Defekten über dem Mittelgelenk gelingt es manchmal, durch Naht die seitlichen Zügel der Streckaponeurose median zusammenzunähen und damit die Streckfähigkeit wieder herzustellen. Bei größeren Defekten ist dies aber nicht möglich; dann ist es am besten, primär oder sekundär die Arthrodese des Mittelgelenkes in mittlerer Beugung durchzuführen. Durch die dabei entstehende Verkürzung können oft Hautdefekte durch Naht geschlossen werden.

Sehnendefekte am Handrücken sind prognostisch wesentlich besser. Wenn der Defekt nur eine Strecksehne betrifft, näht man den zentralen und peripheren Stumpf an die benachbarte Sehne und überbrückt damit den Defekt. Die Ergebnisse sind gut, auch wenn gleichzeitig eine Hautplastik durchgeführt werden muß. Bei Defekten mehrerer Strecksehnen ist es besser, primär nur die Haut plastisch zu decken und sekundär eine Ueberbrückung der Defekte mit freien Transplantaten durchzuführen oder eine Verlagerung des Extensor proprius des 2. oder des 5. Fingers zu machen.

Die gezeigten Ergebnisse können nur mit exakter Indikationsstellung und mit subtilster Technik erreicht werden. Es ist deshalb verständlich, daß in vielen Ländern eigene Handzentren geschaffen wurden, in denen Chirurgen arbeiten, die sich nur mit der Chirurgie der Hand beschäftigen. Sehnennähte und Plastiken an der Hand und an den Fingern sind technisch schwierige und große Eingriffe, die vom praktischen Arzt nicht durchgeführt werden sollen.

Die moderne Behandlung der Brustfelleiterung

Von

Prof. Dr. G. Salzer

Wien

Seit der Einführung der Antibiotika und der hochwirksamen Sulfonamide ist in der Prognose und Therapie des akuten Pleuraempyems eine grundlegende Wandlung eingetreten. Das zeigt das Krankengut der II. Chirurgischen Klinik in Wien:

In dem Zeitabschnitt von 1933 bis 1941 wurden 208 Patienten mit akuter Brustfelleiterung in die Klinik eingeliefert, von denen 92, d. s. 44%, dem Leiden zum Opfer fielen. Dagegen kamen 1946, dem Jahre, in welchem in Wien erstmals das Penicillin fallweise und in kleinen Mengen greifbar war, 11 Kranke mit 3 Todesfällen zur Beobachtung, während in den Jahren 1947 bis 1954 nur mehr 19 Fälle an der Klinik zur Aufnahme kamen, von welchen keiner mehr starb. Aus dieser Zusammenstellung scheint hervorzugehen, daß seit der Einführung des Penicillins das akute Pleuraempyem weitgehend seine Schrecken verloren habe und kaum mehr als chirurgische Erkrankung zu werten sei, da es von Internisten und Kinderärzten mit konservativen Mitteln zur Ausheilung gebracht wird.

Die Beantwortung der Frage, ob diese Auffassung zu Recht besteht, soll eine der Aufgaben dieses Vortrages sein. Wenden wir uns nämlich dem chronischen Pleuraempyem zu, so können wir folgende überraschende und erschreckende Feststellung machen. In den Jahren 1933 bis 1941 kamen an der Klinik 41 unspezifische chronische Empyeme zur Aufnahme, von denen 6 starben, und in dem gleichen Zeitraum 12 tuberkulöse Empyeme mit

7 Todesfällen. Dagegen wurden 1946 bis 1954 114 unspezifische und 77 spezifische Empyeme eingewiesen. Wenn auch die enorme Zunahme der chronischen Empyeme in den letzten Jahren zum Teil in der Tatsache ihre Erklärung findet, daß die Klinik Denk im letzten Dezennium sich zum größten Zentrum der Thoraxchirurgie in Oesterreich entwickelt hat, in welches aus dem ganzen Lande die Fälle zusammenströmen, so zeigt es doch, daß die Behandlung des akuten Empyems in vielen Fällen nicht zur Ausheilung, sondern zum Uebergang in das chronische Stadium führt. Abgesehen davon, daß das chronische Empyem zur schließlichen Heilung meist großer und größter chirurgischer Eingriffe bedarf, ist seine Mortalität auch heute noch eine beträchtliche. Es wäre daher die regelmäßige Heilung des akuten Empyems und die Verhinderung des Ueberganges in das chronische Stadium von ausschlaggebender Wichtigkeit.

Ich bin bereits in einer Arbeit aus dem Jahre 1942 an Hand des Krankengutes der Klinik den Ursachen für die Entstehung des chronischen Empyems nachgegangen und konnte damals nachweisen, daß der Hauptgrund für die Entwicklung einer Empyemresthöhle oder einer chronischen Empyemfistel die ungenügende Entleerung des Empyemeiters darstellt. Damals lautete die typische Vorgeschichte der chronischen Empyeme etwa folgendermaßen:

Nach Feststellung des Empyems durch Probepunktion wird dieses mehrmals abpunktiert und dann, wenn die Pleurahöhle trotz Punktionen immer wieder sich rasch mit Eiter füllte, drainiert. Daraufhin schnelle Besserung und Versiegen der Eiterung gewöhnlich innerhalb von wenigen Wochen. Dann wird ohne Röntgenkontrolle das Drain entfernt, worauf bald wieder Schmerzen und Fieber auftreten und jetzt ausgeführte Röntgenkontrollen die Empyemresthöhle sicherstellen. Ich habe damals die an der Klinik schon seit Uebernahme derselben durch Prof. Denk geübte obligate Fistelfüllung vor endgültiger Entfernung der Drainage als sicherstes Mittel zur Verhütung einer Resthöhle gefordert, da das Drain erst entfernt werden darf, wenn nur mehr der Drainkanal darstellbar ist.

Genau dieselben Forderungen bestehen auch heute, 12 Jahre später, trotz aller neuer hochwirksamer Antibiotika und Sulfonamide völlig zu Recht. Auch bei den in der letzten Zeit zur Beobachtung gekommenen chronischen Empyemen kann immer wieder die oben skizzierte typische Anamnese erhoben werden.

Zur Vermeidung der chronischen Empyemresthöhle und der Empyemfistel ist daher auch heute eine enge Zusammenarbeit zwischen Internist bzw. Kinderarzt und Chirurg von ausschlaggebender Wichtigkeit. Wenn trotz mehrfacher Punktionen und Instillation von Antibioticis und Sulfonamiden in die Pleurahöhle, selbstverständlich neben allgemeiner antibiotischer Medikation, das Empyem sich immer wieder füllt oder gar entweder durch innere Fistel oder durch Eindringen von Luft bei den Punktionen es zur Ausbildung eines Pyopneumothorax kommt, ist unverzüglich die Bülausche Heberdrainage mit Dauersaugung anzulegen. Die Drainage muß so lange liegen bleiben, bis durch eine Fistelfüllung bewiesen ist, daß sich die Lunge völlig an die Brustwand angelegt hat und keinerlei zentrale Erweiterungen des Drainkanals mehr vorhanden sind. Wird so vorgegangen, dann kann man das chronische Empyem mit großer Sicherheit vermeiden.

Alles bisher Gesagte gilt für das unspezifische metapneumonische oder metastatische Empyem, sowie den durch Abszeßperforation entstandenen unspezifischen Pyopneumothorax.

Ganz anders wird man bei dem in einem künstlichen, wegen Lungentuberkulose angelegten Pneumothorax entstandenen unspezifischen oder spezifischen Empyem vorgehen müssen. Hier handelt es sich ja darum, trotz der Infektion, den Pneumothorax und den Lungenkollaps aufrechtzuerhalten da bei Absaugen des Eiters und der Luft es zum raschen Ausdehnen der Lunge und damit zum Wiederaufflackern des tuberkulösen Prozesses kommen würde. In diesen Fällen muß unser Trachten dahingehen, durch allgemeine und lokale antibiotische Therapie und Spülung mit Sulfonamiden die Pneumothoraxhöhle zu sterilisieren. Dies gelingt bei den Fällen ohne Kavernenperforation zumeist ohne Bülausche Drainage, doch bilden sich im Laufe der Behandlung immer derartige Schwarten, daß später nach Abheilen der Lungentuberkulose der Pneumothorax nicht mehr aufgeht, so daß zum Verschluß der Pneumothoraxhöhle zu operativen Maßnahmen geschritten werden muß.

In der operativen Behandlung des chronischen Empyems und des verschwarteten Pneumothorax hat neben den klassischen Methoden der Thorakoplastik nach Scheede und Heller die schon Ende des vorigen Jahrhunderts von Delorme angegebene Dekortikation in den letzten Jahren dank der Einführung der Antibiotika und Sulfonamide, der intratrachealen Narkose und der Blutkonserve ständig an Bedeutung gewonnen. Ein Ueberblick über die Behandlungsmethoden und Erfolge beim chronischen Pleuraempyem und verschwarteten Pneumothorax ergibt folgendes Bild:

1933 bis 1941 wurden an der Klinik 53 chronische Empyeme behandelt, von denen 20 durch konsequent durchgeführte Saugdrainage noch zur Ausheilung gebracht werden konnten, während einer moribund eingeliefert wurde und vor Einleitung irgend einer Therapie ad exitum kam. Bei 32 Patienten wurden zum Verschluß der Resthöhle Thorakoplastiken verschiedenen Umfanges ausgeführt, von denen 12 starben. 1946 bis 1954 kamen 191 chronische Empyeme zur Aufnahme, 19 davon so spät und in so schlechtem Zustand, daß sie trotz aller moderner therapeutischer Hilfsmittel nicht mehr operationsfähig gemacht werden konnten und ihrem Leiden erlagen.

In 25 Fällen führte konsequente Dauersaugdrainage zum Ausheilen der Höhle, 95mal wurden Thorakoplastiken mit 10 Todesfällen und seit 1950 48mal die Dekortikation mit 3 Todesfällen ausgeführt. Die Dekortikation besteht im wesentlichen darin, daß durch Entfernung der auf der Lungenoberfläche befindlichen viszeralen Pleuraschwarte die Lunge von ihrem starren Panzer befreit wird, so daß sie sich ausdehnen und den Pleuraraum wieder voll ausfüllen kann, womit es zu einem Verschluß der Empyemhöhle unter Wiederherstellung physiologischer Bedingungen kommt.

Um eine möglichste Restitutio ad integrum zu erreichen, ist es jedoch wichtig, nicht nur die Lunge zu entrinden, sondern auch die parietale Pleuraschwarte total zu entfernen, um so auch dem knöchernen Thorax seine Beweglichkeit wiederzugeben. Es wird daher de facto bei dieser Operation der ganze Pleurasack in toto entfernt, so daß die Bezeichnung „Pleurektomie" das Wesen des Eingriffes besser umreißt, als der sonst gebräuchliche Ausdruck Dekortikation. Erweist sich bei der Operation ein Teil der Lunge als so schwer erkrankt, daß eine Ausdehnung des Lappens entweder nicht mehr möglich oder z. B. bei der Tuberkulose nicht wünschenswert erscheint, dann kann gleichzeitig mit der Pleurektomie die Resektion des entsprechenden Lungenabschnittes entweder in Form der Segmentresektion, der Lobektomie oder in schwersten Fällen die Pleuropneumonektomie ausgeführt werden. Unter den 48 eben erwähnten Pleurektomien sind auch die Fälle der kombinierten Pleurolobektomien und Pleuropneumonektomien mitinbegriffen.

Betrachten wir zusammenfassend das Ergebnis der Behandlung der chronischen Brustfelleiterung in den letzten 8 Jahren gegenüber den Jahren 1933 bis 1941, so ist besonders auffallend die erschreckend große Zahl von Kranken, die erst in völlig desolatem und nicht mehr behandlungsfähigen Zustand an die Klinik kommen. Für diese gilt in besonderem Maße die schon eingangs aufgestellte Forderung, daß auch heute im Zeitalter der Antibiotika rechtzeitig die chirurgische Behandlung des Empyems einsetzen muß. Trotzdem sich die Mortalität der großen chirurgischen Eingriffe, Plastiken und Pleurektomien gegenüber früher wesentlich gebessert hat, beträgt sie immer noch ungefähr 10%. Wenn man weiterhin bedenkt, daß die überwiegende Mehrzahl der chronischen Empyeme vermieden werden könnte, wenn die oben skizzierten Behandlungsprinzipien beim akuten Empyem eingehalten würden, kann zum Schluß dieses Vortrages nicht eindringlich genug an die praktischen Aerzte, Internisten und Kinderärzte die Bitte gerichtet werden, bei jedem akuten Empyem, das nicht rasch auf antibiotische Therapie und Punktionen zur völligen Abheilung kommt, den Chirurgen beizuziehen. Denn jedes nicht im Anfangsstadium kupierte Empyem ist auch heute noch eine chirurgische Erkrankung.

Aussprache: Hr. Dr. W. Kircher (Graz): In der ersten Zeit nach der Einführung des Penicillins erschienen auch in der pädiatrischen Literatur zahlreiche Berichte über günstige Erfahrungen bei der Penicillinbehandlung der kindlichen Empyeme. Leider hat sich inzwischen einiges zum Ungünstigen gewendet. Die häufige Anwendung der Antibiotika hatte eine gewisse negative Auslese der Empyeme insofern zur Folge, als heute die klinisch schweren Staphylokokkenempyeme im Säuglingsalter das Bild beherrschen.

Ich möchte die kindlichen Empyeme nach den am häufigsten vorkommenden Erregern in zwei Gruppen einteilen, die sich in ihrem klinischen Erscheinungsbild, ihrer Prognose und der zweckmäßig einzuschlagenden Therapie wesentlich voneinander unterscheiden.

1. Die Pneumokokkenempyeme sind bis heute ein dankbares Objekt der Penicillinbehandlung geblieben. Wir haben seit 1948 15 Kinder, davon 5 Säuglinge, mit Penicillin behandelt.

Zwei Säuglinge und ein größeres Kind konnten nicht geheilt werden. Bei dem größeren Kind handelte es sich um einen moribund eingewiesenen Patienten, der am Tag nach der Klinikaufnahme ad exitum kam, dasselbe gilt auch für einen Säugling. Der andere verlorengegangene Säugling hatte gleichzeitig eine ausgedehnte Osteomyelitis der linken Tibia. Man darf also sagen, daß die Pneumokokkenempyeme bei rechtzeitiger Behandlung durchwegs mit internen Maßnahmen zur Heilung gebracht werden können.

Wir gaben das Penicillin gleichzeitig intramuskulär und intrapleural. Intrapleural täglich oder jeden zweiten Tag 30.000 bis 100.000 E. Bei 2 Kindern brauchte das Penicillin nur einmal intrapleural gegeben werden, durchschnittlich war das sechsmal notwendig. Intramuskulär wurden 10.000—20.000 E. pro Kilogramm und Körpergewicht durchschnittlich 26 Tage lang verabfolgt.

Als eine Folge der wirksameren Pneumoniebehandlung durch die Antibiotika darf auch die Tatsache angesehen werden, daß die Pneumokokkenempyeme in den letzten Jahren wesentlich seltener geworden sind.

2. Die Staphylokokkenempyeme sind weiterhin ein prognostisch ungünstiges Leiden geblieben. Sie kommen in den letzten Jahren eher häufiger vor, worauf auch zahlreiche Berichte in der amerikanischen und französischen Literatur hinweisen.

Vorwiegend werden davon Säuglinge, und zwar besonders junge Säuglinge, befallen. Es handelt sich fast durchwegs um eine Komplikation der sogenannten primär abszedierenden Pneumonie, deren klinisches Bild von Wiskott vor 20 Jahren eingehend beschrieben wurde. Sie ist besonders dadurch charakterisiert, daß es schon innerhalb der ersten Woche, hin und wieder schon in den ersten Krankheitstagen, zur Abszedierung und als deren Folge zum Auftreten eines Pyopneumothorax kommt.

Die schlechte Prognose des Pyopneumothorax im Säuglingsalter ist allgemein bekannt, zumal zum Zeitpunkt des Auftretens des Empyems noch gleichzeitig ausgedehnte Lungenpartien pneumonisch infiltriert sind. Ueberdies sind die Staphylokokken in den letzten Jahren in einem immer größer werdenden Prozentsatz resistent gegen Penicillin, meist auch gegen Streptomycin, geworden. Die Literaturangaben darüber schwanken zwischen 50 und 80%. Von den 22 Säuglingen mit Pyopneumothorax sind 16 (80%) gestorben. Da das Staphylokokkenempyem praktisch durchwegs als Komplikation bei der primär abszedierenden Pneumonie auftritt und die Behandlungsaussichten nach dem Auftreten des Empyems sehr schlecht sind, sollte man versuchen, durch sofortige Einleitung einer wirksamen antibiotischen Behandlung der primär abszedierenden Pneumonie, das Auftreten des Empyems überhaupt zu verhindern. Sowohl auf Grund unserer klinischen Erfahrungen als auch der Resistenzprüfungen müssen wir dem Chloromycetin dabei den Vorzug geben. Bei 9 Säuglingen, die schon am ersten Krankheitstag behandelt wurden, trat nur in 5 Fällen ein Empyem auf, während das früher praktisch in 100% der Fall war. Allerdings gelang es in keinem Fall, die Abszedierung zu verhindern. Ein Einfluß des Chloromycetins auf den Verlauf war aber insofern immer zu erkennen, als die Kinder rasch entfieberten und sich das Allgemeinbefinden deutlich besserte. Auch kam es zu einer Verzögerung des Krankheitsverlaufes, die Abszedierung erfolgte erst nach der ersten Krankheitswoche. Zu dieser Zeit bestanden schon ausgedehntere Pleuraverklebungen, so daß der Pyopneumothorax nicht mehr so gefährliche Veränderungen des Mediastinums zur Folge hatte.

Beim Spannungspyopneumothorax genügt es in den meisten Fällen, die Luft von Zeit zu Zeit mit der Spritze abzusaugen. In 3 Fällen füllte sich die Luft so rasch nach, daß wir eine Buelausche Drainage anlegen mußten. Es gelang damit aber nur, das Leben um einige Tage zu verlängern.

Die häufige Anwendung der Antibiotika auch in der Praxis führt dazu, daß man oft die Erreger im Eiter nicht mehr nachweisen kann. Man muß sich in diesen Fällen nach dem klinischen Bilde richten. Primär abszedierende Pneumonien sind immer durch Staphylokokken hervorgerufen. Bei Mischinfektionen wird man zweckmäßig ein Antibiotikum wählen, gegen welches alle Erreger empfindlich sind, was gerade für das Chloromycetin im allgemeinen Geltung hat.

Auf die Wichtigkeit der Allgemeinbehandlung bei den Säuglingen, die durch die Antibiotika keineswegs überflüssig geworden ist, sei noch kurz hingewiesen. Vor allem möchte ich auf die gute Wirkung von Bluttransfusionen aufmerksam machen.

Die praktische Verwertbarkeit der modernen Thromboseprophylaxe und Therapie während der Schwangerschaft und im Wochenbett

Von

Dr. **J. Reitinger** und Dr. **H. Riess**

Wien

Wie auf vielen anderen Gebieten der Medizin sind auch die Erfolge bei der Prophylaxe und Behandlung der Thromboembolie in den letzten Jahren wesentlich günstiger geworden. Die neuen Erkenntnisse der Gerinnungsphysiologie und vor allem die Entdeckung und Anwendung der neuen Antikoagulantien lassen uns die Behandlung dieser Erkrankung wesentlich aussichtsreicher erscheinen. Dies ist um so erfreulicher, da die Zahl der Thromboseerkrankungen, wie man auch vielfach statistisch nachgewiesen hat, zugenommen hat. Diese Zunahme mag von mancher Seite als eine scheinbare angesehen werden, da man sicherlich in letzter Zeit allgemein mehr Augenmerk auf diese Erkrankung legt und damit auch früher unbeachtet gebliebene Fälle erfaßt. Dies ist insofern von großem Vorteil, da bekannterweise die Prodromalsymptome einer entstehenden Thrombose oft so geringfügig sind, daß sie leicht übersehen werden können. Es sei gleich vorweggenommen, daß für die Anwendung der schon eingangs erwähnten neuen Antikoagulantien während der Schwangerschaft und im Wochenbett infolge der geänderten Gerinnungsverhältnisse und ferner wegen der Gefahr einer eventuellen Schädigung des Kindes zu diesen Zeiten besondere Richtlinien gelten, auf die später noch näher eingegangen werden soll. Neben dieser modernen Antikoagulantientherapie, die heute nicht mehr ausschließlich klinischen Betrieben vorbehalten ist, sondern unter bestimmten Voraussetzungen auch vom praktischen Arzt durchgeführt werden kann, haben die seit jeher angewandten üblichen physikalischen Maßnahmen keineswegs an Bedeutung verloren.

Die besondere Neigung zur Thrombosebildung während der Schwangerschaft und vor allem post partum beruht sicher zum Teil auf den besonderen Gerinnungsverhältnissen zu dieser Zeit. Diese Eigenschaft des Blutes ist wohl im Rahmen der physiologischen Veränderungen während der Gravidität als natürliche Schutzmaßnahme gegen die Gefahr einer Verblutung während der Geburt und im Wochenbett anzusehen. So wurden Erhöhungen des Prothrombingehaltes, des Faktor VII, der Thrombokinase sowie des Fibrinogengehaltes nachgewiesen. Aber auch die Veränderung des Kalziumstoffwechsels ist hinlänglich bekannt. Außer diesen Veränderungen in der Blutbeschaffenheit finden wir in der Gravidität noch weitere thrombosefördernde Momente: vor allem die Erweiterung der venösen Gefäße, insbesondere der unteren Extremitäten und die dadurch bedingten geänderten Strömungsverhältnisse. Für den „Status varicosus" in den unteren Körperpartien in der zweiten Schwangerschaftshälfte ist das Zusammenwirken mehrerer Faktoren verantwortlich zu machen: Grundlegende Bedeutung besitzt die Wirkung des Oestrogens, das eine Auflockerung der Gewebe herbeiführt, und die des Progestins, das eine Tonusherabsetzung der Venenwand bedingt. Hinzu kommen noch die physiologische Schwangerschaftsobstipation, der Druck des Fruchthalters und in den letzten Monaten des kindlichen Schädels auf die großen Beckenvenen. Von wesentlicher Bedeutung ist ferner eine angeborene, vielfach vererbte allgemeine Bindegewebsschwäche.

Die Diagnose der oberflächlichen Thrombose und Phlebitis wird durch ihre leicht erkennbaren Symptome kaum Schwierigkeiten bereiten. Die aber wesentlich gefährlicheren tiefen Thrombosen im Bereiche der unteren Extremitäten werden trotz der zahlreichen beschriebenen klassischen Symptome, weil dieselben eben oft fehlen, nicht erkannt. Gerade diese Thrombosen sind aber die Ursache für eine spätere eventuelle Embolie. Von den oben erwähnten klassischen Symptomen beschrieb z. B. Deneke den Druckschmerz der Plantarregion, Hohmanns Schmerzen in der Wade durch passive Dorsalflexion des Fußes bei gestrecktem Bein. Für das Weiterschreiten einer Thrombose spricht ein zunehmendes Oedem des Unterschenkels, das bei Thrombosen im Bereich der Beckenvenen auch im Bereich des Oberschenkels und sogar der Schamlippen auftreten kann. Dabei kommt es auch oft zu Blasenbeschwerden, Schmerzen beim Stuhlgang wie auch in der Scheide. Bei Ausbreitung der Thrombose bis zur Vena cava treten beiderseits Oedeme auf, manchmal auch Meteorismus oder Aszites. Bei solch hochgradigen Thrombosen wird sich im weiteren Verlauf ein Kollateralkreislauf im Bereiche der Bauchvenen ausbilden. Von den allgemeinen Symptomen sei das oft beschriebene Mahlersche Zeichen erwähnt, das sich in einem treppenförmigen Anstieg der Pulskurve bei gleichbleibender Temperatur äußert. Döring fand wieder einen charakteristischen Pulsanstieg bei Temperaturabfall oder umgekehrt Pulsabfall bei Temperaturanstieg unter besonderer Berücksichtigung der Morgenwerte. Ferner sei noch auf die negative Flüssigkeitsbilanz hingewiesen, die schon bei noch latenter Thrombose feststellbar ist. Die zahlreichen zum Teil sehr komplizierten diagnostischen Laboratoriumsmethoden sind weder verläßlich noch für den Praktiker durchführbar. Lediglich die Thrombelastographie bietet auch nach unseren Erfahrungen die Möglichkeit, eine Thrombosegefährdung bereits längere Zeit vor Einsetzen der klinischen Symptome zu erkennen. Doch ist auch diese Methode leider nur klinischen Betrieben vorbehalten.

Was nun die Thromboseprophylaxe während der Gravidität betrifft, so seien zunächst von den Allgemeinmaßnahmen diejenigen erwähnt, die eine Förderung des Kreislaufes und damit Verhinderung der Stase bedingen. Die auch für die Geburt sich als sehr vorteilhaft erwiesene Schwangerengymnastik ist der Förderung des Kreislaufes sehr zweckdienlich. Wir konnten dies bei den von uns beobachteten Frauen immer wieder bestätigt finden, und nie traten bei denselben, selbst wenn sie Varizenträgerinnen waren, Thrombosen oder Embolien während der Schwangerschaft oder post partum auf. Varizenträgerinnen sind bekanntlich in graviditate, wo sich Varizen häufig verschlimmern, und im Wochenbett besonders thrombosegefährdet. Die besten Behandlungserfolge sowohl bezüglich der Prophylaxe als auch der Therapie dieser Komplikation hat man nach den an vielen tausend Patientinnen gewonnenen Erfahrungen von Sigg und anderen Autoren auch in der Schwangerschaft durch Verödung mit geeigneten Injektionsmitteln und Methoden. Von ausschlaggebender Bedeutung sowohl bei der Varizenverödung als auch bei der konservativen Behandlung der Venenerweiterungen ist das straffe

Einbinden in der richtigen Art und Weise von den Zehengrundgelenken bis nötigenfalls zur Leistenbeuge. Wegen des Abrutschens der gewöhnlichen elastischen Binden am Oberschenkel ist es zweckmäßig, in solchen Fällen einen Elastoplastverband anzulegen. Die dauernde Kontrolle dieser Maßnahmen gehört mit in die Behandlung des Arztes. Zu den allgemeinen Verhütungsmaßnahmen gehört ferner die Verordnung einer entsprechenden Diät sowie die Regelung der Darmtätigkeit.

Als weitere prophylaktische Maßnahme für thrombosegefährdete Schwangere ist die medikamentöse Behandlung zu erwähnen. Als erstes kommt wieder die Stützung der Herztätigkeit und Anregung des Kreislaufes in Frage. Einen gefäßtonisierenden Effekt zeigt auch der zirkulationsfördernde Vitamin B_1-haltige Roßkastanienextrakt, das Venostasin. Nach Rotschow besitzt es auch eine kapillarabdichtende, entzündungshemmende Wirkung, die seine Anwendung bei Gefäßerkrankungen und insbesondere bei Thrombophlebitiden rechtfertigt. In neuerer Zeit wird Vitamin E in Kombination mit Kalzium erfolgreich als prophylaktische und therapeutische Maßnahme bei Thrombosegefährdung bzw. Erkrankung angewendet. Nach unseren Erfahrungen scheint gerade diese Therapie für die Zeit der Gravidität besonders geeignet, da wir hiermit bei thrombosegefährdeten Schwangeren in den meisten Fällen eine ausreichende antithrombotische Behandlung erreichten, ohne daß es zu einer Schädigung oder Blutung bei Mutter und Kind kam. Diese Gefahrenmomente sind jedoch bei einer Behandlung mit Heparin, Dicumerolpräparaten und anderen Antikoagulantien nicht völlig auszuschließen. Als weitere prophylaktische Maßnahme sowie auch in der Therapie der Thrombose wird von zahlreichen Autoren die Hirudoidsalbe angegeben. Die wirksame Substanz dieser Salbe wird aus tierischen Organen gewonnen und soll gerinnungshemmende, dem Heparin ähnliche hautresorbtive Stoffe enthalten. Die Ansichten über die Wirksamkeit dieses Mittels sind verschieden. Während die einen keinerlei Veränderungen der Gerinnungszeiten des Blutes feststellen konnten, soll nach Ansicht von anderen Autoren die Hemmung der Koagulation ausreichend sein, ja sogar der des Dicumerols nahekommen. Der große Vorteil besteht aber darin, daß eine fortlaufende Bestimmung der Gerinnungszeit nicht nötig ist. So verlockend diese Behandlungsart wegen ihrer Einfachheit erscheinen mag, ist sie doch in mancher Hinsicht nicht ungefährlich, da man mit dieser Therapie keineswegs eine ausreichende antikoagulierende Wirkung bei tiefen Thrombosen erreicht und somit andere zweckentsprechende Behandlungsmaßnahmen zu unterlassen geneigt ist. Damit sind wir bereits bei der Therapie der manifesten Thrombosen.

Die Behandlung der Thrombose in graviditate richtet sich vor allem nach dem Ausmaß derselben und nach der Schwere der Erkrankung. Bei oberflächlichen und leichteren Thrombosen und Thrombophlebitiden finden wir mit den schon in der Prophylaxe angegebenen Maßnahmen unser Auslangen, wobei wir besonderen Wert auf das straffe Einwickeln der Unterschenkel legen. Dadurch erreichen wir Schmerzfreiheit auf schnellstem Wege und können auch die Frauen sehr rasch mobilisieren. Den Wert dieser Behandlung hat Sigg an Hand vieler Fälle bewiesen. Diese Therapie kann aber auch noch medikamentös — wie bereits oben beschrieben — unterstützt werden. Bei ausgedehnteren thrombotischen Prozessen, vor allem tiefer Venen, pflegen wir das Bein bei strenger Bettruhe hochzulagern bzw. das untere Bettende hochzustellen. Bei Entzündungserscheinungen werden Alkohol-Burrow-Umschläge angenehm empfunden. Neben Kreislaufmitteln wird eine intensive medikamentöse Therapie notwendig sein. In vielen Fällen wird man mit der bereits erwähnten Ephynal-Kalzium-Therapie das Auslangen finden. Bei schweren Thrombosen, die lebensbedrohlich erscheinen, wird auch bei der Graviden eine ausreichende Heparinbehandlung ohne Rücksicht auf eventuelle Blutungsgefahren notwendig sein. Wir glauben auch, daß diese Gefahr sowohl für die Mutter als auch für das Kind vielfach überschätzt wird. Sollte nämlich während dieser Heparintherapie die Geburt beginnen, so besteht durch Injektion von Protaminsulfat die Möglichkeit, die antikoagulierende Wirkung des Medikaments sofort zu kompensieren und normale Gerinnungsverhältnisse herzustellen. Vor einem besonders schwierigen Problem stehen wir, wenn bei einer Graviden mit schweren Thrombosen der unteren Extremitäten oder der Beckenvenen die Geburt einsetzt. Die Frage, ob diese Geburt konservativ zu leiten oder durch operative Maßnahmen zu Ende zu führen ist, wurde bereits vielfach diskutiert. Beide Methoden sind sicherlich mit einem gewissen Risiko für die Mutter verbunden. Die Gefahr besteht entweder in Form einer mechanisch provozierten Embolie oder auch durch die Möglichkeit einer neuerlichen Thrombose im Operationsgebiet mit Rücksicht auf die schon bestehende Thrombosebereitschaft. Wir glauben, daß bei wirklich schweren Thrombosen die Schnittentbindung gerechtfertigt erscheint, da dadurch die Zeit der Geburt und damit die fördernden Momente für eine eventuelle Embolie herabgesetzt werden. Außerdem kann durch eine rechtzeitig eingeleitete antikoagulierende Therapie ein Fortschreiten der bestehenden Thrombose und die Entstehung einer neuen, eventuell durch die Operation bedingten, Thrombose verhindert werden.

Die Prophylaxe im Wochenbett erstrecke sich vorwiegend auf physikalische Maßnahmen, wobei vor allem auf das Frühaufstehen und die generelle Wochenbettgymnastik besonderer Wert gelegt wird. Sofern es sich um keine operativen Entbindungen handelt, lassen wir die Patienten am zweiten Tag nach der Geburt aufstehen. Mit der systematisch durchgeführten Wochenbettgymnastik erreichen wir zwei Vorteile: einerseits eine Kräftigung der erschlafften Bauchdecken- und Beckenbodenmuskulatur, anderseits eine kreislauffördernde und damit antithrombotische Wirkung. Seit Durchführung dieser Art von Prophylaxe im Wochenbett ist die Zahl der Fälle an Thromboseerkrankungen an unserer Klinik auffallend zurückgegangen. Thrombosen sind nur auf einige wenige Fälle, die meist operativ entbunden wurden, beschränkt geblieben. Zur Vermeidung solcher Thrombosefälle bemühen wir uns, mittels klinischer Methoden und mit der Thrombelastographie die Gefährdung rechtzeitig zu erkennen. Besteht eine solche, so leiten wir sofort eine antikoagulierende Therapie ein. Dazu verwenden wir derzeit fast ausschließlich das Oxycumarinderivat Marcoumar, da es im Vergleich zu den anderen per oral wirksamen Mitteln die weitaus beste Verträglichkeit bei gleichzeitig geringster Dosierung aufweist und die Einhaltung einer konstanten therapeutischen Wirkungsbreite gewährleistet. Eine Kontrolle der Gerinnungswerte ist natürlich erforderlich, worauf später noch näher eingegangen werden soll. Die moderne Therapie der Thrombose und Embolie überhaupt und so auch der im Wochenbett unterscheidet sich von der früheren Behandlung vor allem durch die Anwendung der Antikoagulantien. Der Vorteil bei dieser Behandlung liegt hauptsächlich in einer Abkürzung des Krankenlagers, einer frühzeitigen Mobilisierung der Patienten und vor allem in der Verhinderung der Spätfolgen. Es ist seit Einführung dieser Therapie bereits genügend Zeit verstrichen, um ihren Wert auch in Hinsicht auf diese Spätschäden beurteilen zu können. Die so schweren Störungen der Zirkulation in den unteren Extremitäten im Anschluß an Thrombosen im Wochenbett, die oft ausgedehnte Ulcera crura, schwere Varizenbildung, hochgradig indurierte Oedeme, hartnäckige Ekzeme, dunkel pigmentierte Flecken, schmerzhafte Krämpfe der Beinmuskulatur usw. zur Folge haben, können nunmehr durch eine zweckentsprechende Behandlung vermieden werden. In sozialer Hinsicht ist dies insofern von großer Wichtigkeit, da damit vielfach eine vorübergehende oder bleibende Invalidität verhindert werden kann. Diesen Punkten hat man bisher vielleicht zu wenig Bedeutung beigemessen und das ärztliche Handeln war hauptsächlich gegen die unmittelbaren Beschwerden und die Gefahr der drohenden Embolie gerichtet; mit den Spätfolgen hat man sich eben abgefunden. Wir haben schon eingangs erwähnt, daß die antikoagulierende Therapie nicht mehr den Kliniken und Krankenhäusern allein vorbehalten ist. Trotzdem wird auch heute noch allgemein gefordert, daß jede schwere oder ausgedehntere Thrombose einer stationären Behandlung zugeführt wird. Wir können in diesem Rahmen nicht in die Details der antikoagulierenden Therapie eingehen und wollen nur einige, den Praktiker interessierende Fragen streifen.

Es ist wohl selbstverständlich, daß der Arzt, der eine Therapie mit Antikoagulantien durchführen will, mit der Pharmakologie und Dosierung dieser Medikamente bestens vertraut sein muß. Die Indikationsstellung zu dieser Behandlung muß auch im Wochenbett besonders kritisch durchgeführt werden, da hier neben der Blutungsgefahr bei der Mutter auch eine eventuelle Schädigung des gestillten Kindes in Rechnung gezogen werden muß. Als Kontraindikationen sind auch hier unter anderem Störungen der normalen Blutgerinnung, Leber- und Nierenerkrankungen, Ulcera des Magen-Darmtraktes u. dgl. zu berücksichtigen. Eine gleichzeitige Behandlung mit Blutegeln ist unbedingt abzulehnen. Hat sich nun der Praktiker entschlossen, eine antikoagulierende Therapie im Privathaus durchzuführen, so muß die Gewißheit gegeben sein, daß er die nötige Zeit und Mühe sowie die erforderlichen technischen Voraussetzungen aufbringen kann, dieselbe gewissenhaft durchzuführen. Die wichtigsten Aufgaben erwachsen dabei in der laufenden Kontrolle der Gerinnungswerte sowie in der klinischen Beurteilung des Krankheitsgeschehens. Dazu gehört natürlich unbedingt ein entsprechendes Maß an Erfahrung. Während früher die Blutkontrollen lediglich in entsprechend eingerichteten Laboratorien durchgeführt werden konnten, gibt es heute bereits eine Reihe von Methoden, die diese Untersuchungen auch am Krankenbett mit ausreichender Genauigkeit ermöglichen. Hervorgehoben sei die

Methode von Marbet und Winterstein, die mit einem sehr handlichen Gerät die Ueberwachung sowohl der Heparin- als auch Dicumeroltherapie am Krankenbett gestatten. Bezüglich der Dosierung sei nur ganz allgemein gesagt, daß man sich unbedingt, vielleicht aus Angst vor einer Blutung, vor Unterdosierung hüten soll. Damit wird die Gefahr der drohenden Embolie nur noch erhöht. An ein festes Schema kann man sich bei dieser Therapie nicht halten und es ist immer entsprechend dem Falle individuell zu dosieren. Es gilt aber als allgemeine Richtlinie, daß zumindest bei der Dicumeroltherapie im Wochenbett eher etwas höher als normal dosiert werden muß, um die entsprechenden therapeutischen Gerinnungswerte zu bekommen. Daß wir während dieser Therapie besonderes Augenmerk auch auf das gestillte Kind lenken müssen, ist wohl selbstverständlich. Wenn auch ein Uebergehen des Antikoagulans auf das Kind durch die Muttermilch von einzelnen Autoren nachgewiesen wurde, so sind doch noch nie ernstliche Schädigungen solcher Kinder beschrieben worden.

Wenn wir noch kurz auf die Wahl der Medikamente selbst eingehen, so sei diesbezüglich erwähnt, daß sicher das Heparin als das Mittel der Wahl anzusehen ist. Leider verhindert seine Kostspieligkeit die allgemeine Anwendung und die häufig notwendige intravenöse Applikation erschwert Arzt und Patient die Therapie. Bei schwersten Thrombosen und Embolien in graviditate und im Wochenbett ist jedoch das Heparin nach wie vor das einzige Mittel für eine zweckentsprechende und erfolgreiche, ja sogar oft lebensrettende Therapie. Aus der Gruppe der Dicumarine verwenden wir derzeit fast ausschließlich das Oxycumarin Marcoumar. Marcoumar zeichnet sich durch eine besonders protrahierte Wirkung aus und ermöglicht daher, eine konstante Herabsetzung des Prothrombinpotentials ohne wesentliche Schwierigkeiten aufrechtzuerhalten. Als therapeutisches Optimum betrachten wir den Bereich zwischen 15% und 25% Prothrombinkomplex nach Quick. Individuelle Schwankungen der wirksamen Dosis sind, wie bei allen Antikoagulantien vom Dicumaroltyp, auch hier vorhanden und können nur durch fortlaufende Bestimmung der Gerinnungsverhältnisse richtig beurteilt werden. Lediglich als Durchschnittswerte können folgende Dosen empfohlen werden: am ersten Tag 6 Tabletten (à 3 mg), am zweiten Tag 3 Tabletten. Am dritten Tag der Behandlung muß die Gerinnungskontrolle unter allen Umständen durchgeführt und je nach dem Resultat die weitere Dosierung bestimmt werden. Die Erhaltungsdosis beträgt im Durchschnitt pro die 1 Tablette. Nur die Kontrolle der Gerinnungsverhältnisse gestattet die Erhaltungsdosis richtig zu bemessen. Bezüglich der einzelnen Kontrollmethoden sei hier nur erwähnt, daß für die Kontrolle der Dicumarinwirkung die Quicksche Einstufenmethode durchaus genügt. Bei Ueberdosierung erwies sich das öllösliche Vitamin K_1, das zur Zeit leider nur peroral verabreicht werden kann, als zuverlässiger und rasch wirkender Antagonist. Dieses Vitamin K_1 — unter dem Namen Konakion im Handel erhältlich — ist somit als spezifisches Antidot Mittel der Wahl für die Therapie der Blutungen, die während der Marcoumartherapie auftreten können.

Abschließend wollen wir noch einmal hervorheben, daß — so wie bei vielen anderen Erkrankungen — auch für die Thrombose und Embolie die vorbeugenden Maßnahmen von ausschlaggebender Bedeutung sind. In der Durchführung dieser Prophylaxe hat auch der Praktiker ein weites Aufgabengebiet. Darüber hinaus ist es bei dem heutigen Stand der antikoagulierenden Therapie mit den sicher und verläßlich wirkenden Medikamenten sowie der bereits sehr vereinfachten Ueberwachungstechnik möglich, unter den früher erwähnten Voraussetzungen diese Behandlung auch im Privathaus durchzuführen.

Fortschritte in der Behandlung der Speiseröhrenverätzung und deren Folgezustände

Von

Dr. K. Burian

Wien

Mit 2 Abbildungen

Trotz diverser Vorsichtsmaßregeln bei der Abgabe und Abfüllung von ätzenden Substanzen werden auch heute noch relativ häufig Speiseröhrenverätzungen beobachtet. Die Ausdehnung und der Grad der Schädigung wird von mehreren Faktoren bestimmt. So besonders vom Charakter, der Menge und Konzentration des Aetzmittels, außerdem aber auch von den zum Zeitpunkt der Verätzung sezernierten Speichelmengen und von der mesenchymalen Reaktionsfähigkeit des betroffenen Organismus.

Während oberflächliche Verätzungen meist ohne Folgen abheilen, führen tiefergreifende Schädigungen immer zu derben Narbenbildungen, die, entsprechend ihrer Ausdehnung und Lokalisation, das Oesophaguslumen verschieden stark einengen. Ursprünglich glaubte man, durch eine Hemmung der sekundär entzündlichen Reaktionen mit Antibiotika auch die konsekutive Stenosierung günstig beeinflussen zu können. Es zeigte sich jedoch, daß durch eine antibiotische Therapie lediglich die früher häufig zu beobachtenden mediastinalen Komplikationen auf ein Minimum reduziert werden, die Narben- und Stenosenbildung aber nicht beeinflußt wird.

Man kann den Verlauf einer schweren Speiseröhrenverätzung in 3 Abschnitte unterteilen, und demnach auch die jeweils erforderliche Therapie.

Im ersten Stadium bietet der Patient ein schwer schockiertes Zustandsbild, es bestehen heftige Schmerzen unter dem Sternum, die Nahrungs- und Flüssigkeitsaufnahme ist meistens unmöglich, der Kreislauf liegt darnieder.

Wird innerhalb der ersten Tage dieser Schockzustand erfolgreich überwunden, tritt die Erkrankung in das zweite Stadium, das durch die einsetzende Demarkierung der zerstörten Gewebspartien und eine sehr lebhafte mesenchymale Gewebsreaktion charakterisiert ist. In diesem Stadium der Demarkierung ist die spontane Perforationsgefahr besonders groß, gleichzeitig setzt aber auch eine üppige Granulationsgewebsbildung in den geschädigten Gewebspartien ein, durch die die entstandenen Defekte ausgefüllt werden. Schon in diesem Stadium, das nach etwa 4 bis 6 Tagen einsetzt und 3 bis 6 Wochen dauert, können Stenosebeschwerden beobachtet werden.

Im dritten Stadium erfolgt die Konsolidierung, indem das Granulationsgewebe durch derbes Narbengewebe ersetzt wird und die Epithelisierung der Wundflächen erfolgt. Dieses Stadium stellt einen Dauerzustand dar, der auch durch wiederholte Bougierungen nur gebessert, aber kaum beseitigt werden kann.

In therapeutischer Hinsicht steht im akuten Stadium die Schockbekämpfung mit diversen Kreislaufmitteln, Infusionen usw. im Vordergrund. Die weitere Therapie ist bestrebt, die konsekutive Stenosierung zu verhindern bzw. auf ein Mindestmaß zu beschränken. Im Prinzip sind es nur verschieden modifizierte Arten der Bougierung, mit denen man dieses Ziel zu erreichen sucht. Lediglich die von Salzer propagierte Frühbougierung setzt wenige Tage nach der Verätzung ein, also zu einem Zeitpunkt, da noch keine Stenosen bestehen. Es wird vielfach über ausgezeichnete Behandlungserfolge mit der Frühbougierung berichtet, doch haftet diesen Statistiken vielfach der Fehler an, daß keine endoskopischen Befunde vor Behandlungsbeginn vorliegen und daher möglicherweise auch viele Fälle inbegriffen sind, die ohne Bougierungsbehandlung stenosenfrei abgeheilt wären. Einige namhafte Autoren haben von einer zu frühzeitigen Bougierung abgeraten, da das Risiko einer artifiziellen Perforation zu groß sei. Im allgemeinen wählt man bisher den Mittelweg und begann zwischen 2. und 3. Woche mit der Dilatationsbehandlung.

Unabhängig von dem funktionellen Endergebnis, das bei kritischer Prüfung sehr unbefriedigend ist, erstreckt sich eine Bougierungsbehandlung über viele Monate und vielfach erfordert die Retraktionstendenz des Narbengewebes auch im Verlaufe des weiteren Lebens immer wieder Bougierungen. Eine Behandlung also, die sehr mühevoll, langwierig und nicht ungefährlich ist.

Die großen Fortschritte auf dem Gebiete der Hypophysen-Nebennierenrindenphysiologie, besonders aber die

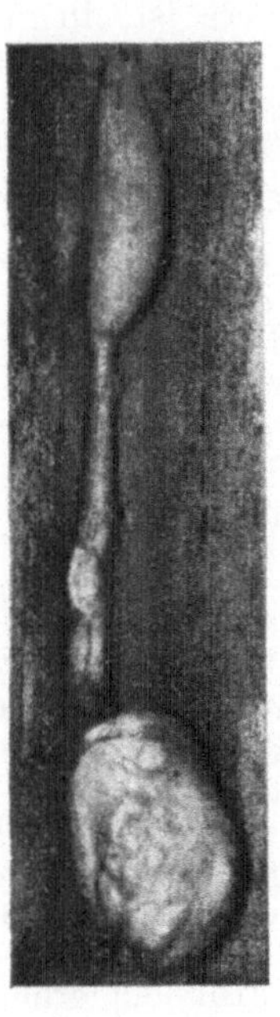

a

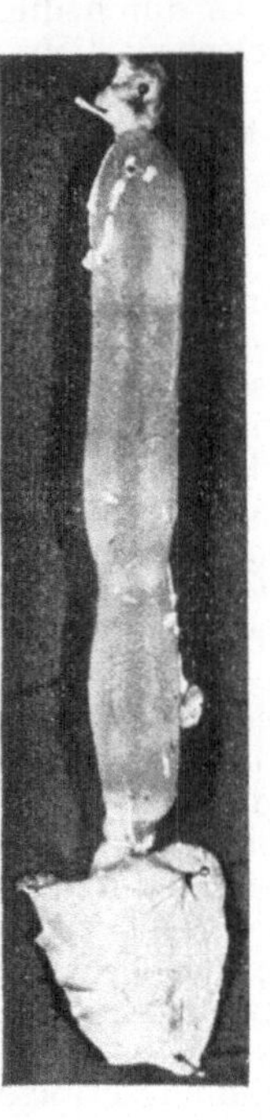

b

Abb. 1. Oesophaguspräparat eines allein mit Antibiotika (a) und eines mit Cortison und Antibiotika (b) behandelten Versuchstieres

Entdeckung, daß deren Hormone ACTH und Cortison neben anderen mesenchymalen Reaktionen auch die Bildung von Granulationsgewebe und Bindegewebe weitgehend hemmen, legten den Versuch nahe, auch deren Einfluß auf den Verlauf von Speiseröhrenverätzungen zu prüfen. Wir hofften, damit sowohl die initiale Schockreaktion als auch die konsekutive Narbenbildung günstig zu beeinflussen.

Eine Verätzung stellt zwar primär ein aseptisches Geschehen dar, das aber in der Speiseröhre sehr bald durch

Sekundärinfektion in einen septischen Prozeß verwandelt wird. Eine Behandlung mit Cortison oder ACTH erschien uns daher anfänglich nicht ungefährlich, da diese beiden Hormone bekanntlich auch die Resistenz und die physiologischen Abwehrvorgänge hemmen. Wir haben diese Therapie daher vorerst an einer größeren Tierversuchsreihe geprüft

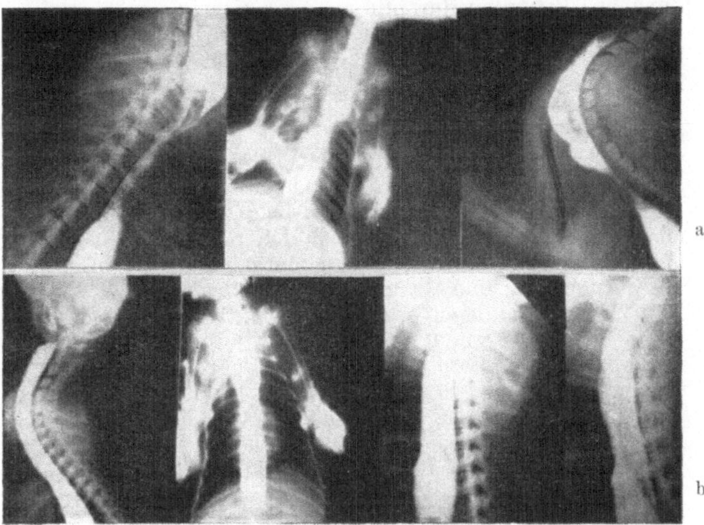

Abb. 2. Röntgenologische Oesophagusfunktionsprüfungen von verätzten Speiseröhren, die allein mit Antibiotika (a) und mit Cortison und Antibiotika (b) behandelt wurden

und sind zu folgendem Ergebnis gelangt. Im Vergleich zu einer alleinigen antibiotischen Therapie wird unter einer kombinierten Behandlung mit Cortison und Antibiotika die Anzahl der Komplikationen deutlich herabgesetzt. Das Schockstadium wird leichter überwunden und die Narbenbildung wird derart gehemmt, daß eine Stenosierung meist vollkommen verhindert, zumindest aber weitgehend eingeschränkt werden kann (Abb. 1 u. 2).

Auf Grund dieser günstig verlaufenen Tierversuche behandeln wir seit $1^1/_2$ Jahren alle schwereren Verätzungen mit Cortison. Es ist verständlich, daß sowohl zur Wertbeurteilung dieser Therapie, aber auch wegen ihrer Kostspieligkeit, nur solche Fälle behandelt werden, die mit Sicherheit eine Stenosierung erwarten lassen. Während früher endoskopische Untersuchungen in den ersten Tagen nach der Verätzung wegen der Perforationsgefahr vermieden wurden, kann man heute eine solche in intratrachealer Narkose bei völlig entspanntem Oesophagus ohne Gefährdung des Patienten durchführen und sich so ein objektives Bild vom Ausmaß und dem Grad der Schädigung machen. Die Cortisonbehandlung muß von einer massiven antibiotischen Therapie begleitet werden und soll so früh als möglich nach der Verätzung einsetzen. Es ist immer wieder eindrucksvoll, wie rasch damit der Schockzustand überwunden werden kann. Auffallend ist auch ein Nachlassen der Schmerzen, schnelles Abschwellen des stark ödematösen Oesophagus, so daß der Patient bald wieder Nahrung zu sich nehmen kann. Wir warnen daher, selbst bei schwersten Verätzungen zwecks Aufrechterhaltung der Ernährung nie gezwungen, eine Gastrostomie anzulegen.

Nach Abklingen der akuten Erscheinungen muß man den Patienten genau durchuntersuchen lassen, um eine eventuelle Kontraindikation gegen eine Cortisonbehandlung aufzudecken. Wenn eine solche nicht besteht, wird die Behandlung mit einer Tagesdosis von 100 bis 125 mg fortgesetzt. Die Behandlungsdauer richtet sich nach dem Heilverlauf und muß bis zur völligen Abheilung aller Wundflächen aufrecht erhalten werden, was in der Regel nach 4 bis 6 Wochen der Fall ist. Wir haben die Erfahrung gemacht, daß es günstiger ist, die Behandlung mit ACTH einzuleiten, da dadurch das Schockstadium besser und rascher überwunden wird, während die im weiteren Verlaufe der Behandlung gewünschte Bindegewebshemmung durch Cortison besser erreicht wird.

Im vergangenen Jahr haben wir sieben äußerst schwere Verätzungen auf diese Weise behandelt und sind zu folgenden Ergebnissen gelangt: In keinem Fall trat eine mediastinale oder peritoneale Komplikation auf, das primäre Schockstadium wurde wesentlich rascher überwunden, als es normalerweise der Fall ist, der Heilverlauf war im Vergleich zu der bisherigen Behandlungsform deutlich abgekürzt und betrug im Durchschnitt 4 bis 6 Wochen. Die Heilung verlief völlig stenosenfrei, so daß eine Bougierung in keinem Fall erforderlich war. Die Abkürzung des Heilverlaufes erscheint insofern interessant, da doch sonst dem Cortison eine Verzögerung der Wundheilung zugeschrieben wird. Das dürfte daran liegen, daß die bisher angewandte Bougierungsbehandlung immer wieder zu kleineren Zerreißungen im Narbengewebe führt, aber auch die neugebildete zarte Schleimhaut abschert. Auch ist es sicherlich von Bedeutung, ob das junge Schleimhautepithel eine granulationsgewebsreiche oder -arme Wundfläche abdeckt. Es ist bekannt, daß das Epithel auf einer üppigen Granulationsgewebsunterlage minderwertig ist. Es zeigt überstürzte Zellteilungen, bildet tiefe Zapfen in die Unterlage und ist in einem ständigen Umbau begriffen. Anscheinend überträgt sich die Wachstumstendenz des Granulationsgewebes auf das Epithel. Da unter der Cortisonbehandlung die Wundflächen aber ausgesprochen granulationsgewebsarm sind, dürfte auch das neugebildete Epithel wesentlich hochwertiger und widerstandsfähiger sein. Im übrigen wurde auch von chirurgischer Seite berichtet, daß die Wundheilung schwerer Verbrennungen unter ACTH oder Cortison beschleunigt verläuft.

Zusammenfassend kann man sagen, daß mit der Cortisontherapie der frischen Speiseröhrenverätzung ein grundlegender Wandel der bisherigen Behandlungsform erreicht wurde. Ohne der so mühevollen und langwierigen Bougierung wird sowohl der Heilverlauf abgekürzt als auch die Stenosenbildung verhindert. Diese Erfahrung wurde in der Zwischenzeit auch von amerikanischen Autoren bestätigt (Weisskopf, Rosenberg und Mitarbeiter).

Während obiges Behandlungsschema für die frische Speiseröhrenverätzung Erwachsener als erprobt und feststehend betrachtet werden kann, sind wir bei der Behandlung von Kindern keinesfalls so sicher. Das dürfte daran liegen, daß wir einerseits zu wenig Erfahrung besitzen, anderseits aber auch Kinder auf diese Hormone anders reagieren als Erwachsene. Möglicherweise werden ACTH und Cortison durch die antagonistische Wirkung des im kindlichen Organismus vermehrt gebildeten somatotropen Hormons beeinflußt. Wir haben erst ein Kind einer Cortisonbehandlung zugeführt, wobei es sich um eine äußerst schwere Verätzung handelte, die in moribundem Zustand an der Klinik aufgenommen wurde. Unter sofortigen Gaben von ACTH kam es zu einer eindrucksvollen Besserung des fast aussichtslos erscheinenden Allgemeinzustandes. Das Kind konnte am Leben erhalten werden, doch konnten wir eine Stenosierung nicht verhindern. Anscheinend hatten wir auf Grund mangelnder Erfahrung eine insuffiziente Dosierung gewählt. Einen optimalen Behandlungsplan für kindliche Speiseröhrenverätzungen können wir bis jetzt nicht aufstellen, doch sind wir bemüht, diese Fragen an Hand des entsprechenden Krankenmaterials weiter zu prüfen.

Es war naheliegend, Cortison auch zur Behandlung alter Verätzungsstenosen heranzuziehen, doch zeigte sich, daß die alleinige Cortisonbehandlung zu keiner überzeugenden Verbesserung der Passage führt. Ausgehend von der Tatsache, daß selbst die schonendste Bougierung Zerreißungen und Blutungen im Narbengewebe der Stenose erzeugt (Burian), und diese Läsionen für die späteren Stenosenrezidive verantwortlich zu machen sind, haben wir eine kombinierte Cortison-Bougierungsbehandlung ausgearbeitet und an einer Anzahl alter Stenosen erprobt. Sie beruht im Prinzip darauf, durch eine kräftige Bougierung eine hinlängliche Erweiterung der Stenose zu erreichen und durch die alleinige Fortsetzung der Cortisontherapie die neuerliche Narbenbildung in den zerrissenen Gewebspartien der Stenose zu verhindern. Abgesehen davon, daß es unter Cortison viel leichter und rascher gelingt, die Stenose zu dilatieren, wird der größte Nachteil der alleinigen Bougierungsbehandlung, nämlich die immer wieder auftretenden Stenosenrezidive, umgangen. Damit ist der einmal erreichte Behandlungseffekt ein annähernd dauerhafter.

Wir haben 6 alte Stenosen auf diese Weise behandelt und konnten eine völlig ausreichende und dauerhafte Passage erzielen. Es handelte sich dabei durchweg um Patienten, die vor dieser Behandlung in regelmäßigen Abständen von mehreren Wochen bougiert werden mußten und nun im Laufe einer einjährigen Beobachtungszeit keine Nachbehandlung mehr benötigten.

Obwohl wir bisher kein Versagen der Cortisonbehandlung beobachten konnten, zweifeln wir nicht daran, daß unter einem größeren Material auch Fälle vorkommen werden, die auf diese Therapie nicht ansprechen. Aus der internen Medizin sind vereinzelte Fälle bekannt, die weder auf ACTH noch auf Cortison, eine der bekannten Mesenchymreaktionen entwickelten, auch können mitunter Resorptionsstörungen ein Wirksamwerden dieser Substanzen verhindern. Bei Versagern muß man daher an diese Möglichkeiten denken, doch werden sie sicher nur vereinzelte Ausnahmen darstellen, die nicht ins Gewicht fallen. Diese Fälle können durch diverse Funktionsproben erfaßt und so immer noch der bisher üblichen Behandlungsform zugeführt werden.

Die bisherigen Erfahrungen lassen erkennen, daß der Cortisontherapie mit der Behandlung der Speiseröhrenverätzungen ein sehr wirkungsvolles Indikationsgebiet eröffnet wurde, wobei die Kosten dieser Behandlung durch die Abkürzung des Heilverlaufes bei weitem aufgewogen werden.

Literatur: Burian und Glaninger: Zschr. Laryng., 7/8, 33 (1954), S. 449. — Rosenberg, Kundermann, Vroman und Moolten.: Arch. Surg. (Am.), 63 (1951), S. 147. — Weisskopf: Ann. Otol., 61, 3 (1952), S. 681.

Indikationen der Radiumtherapie gutartiger Erkrankungen in der Praxis

Von

S. Tappeiner

Wien

Mit 2 Abbildungen

Die Radiumtherapie hat trotz der ständigen Weiterentwicklung der konkurrierenden Röntgennah- und Röntgenkontaktbestrahlung für die erfolgreiche Behandlung bestimmter Erkrankungen in der Dermatologie unvermindert ihren Wert behalten. Da Radium nur an verhältnismäßig wenigen Instituten zur Verfügung steht und seine Anwendung spezielle Kenntnisse erfordert, sind auch seine Indikationen, vor allem bei gutartigen Leiden, nicht genügend bekannt. Dies rechtfertigt wohl eine kurze, die wichtigsten einschlägigen Erkrankungen umfassende Darstellung.

In Oesterreich hat sich vor allem die von Riehl sen. im Jahre 1912 gegründete Radiumstation in Wien um therapeutische Erkenntnisse bemüht. Wenn auch ursprünglich zur Geschwulstbehandlung bestimmt, wurde ihr Wert ebenso bei den verschiedensten Hauterkrankungen mit Erfolg erprobt. Die in über vier Jahrzehnten von der Klinik an vielen tausenden Patienten mit den verschiedensten Erkrankungen gesammelten Erfahrungen wurden in einer Reihe von Publikationen (Riehl sen. und Kumer, Arzt, Fuhs, Musger u. a.) niedergelegt. Die innige Verbindung, die zwischen Hautklinik und Radiumstation im Wiener Allgemeinen Krankenhaus durch die Personalunion des klinischen Vorstandes besteht, berechtigt den Dermatologen, über dieses Thema zu sprechen.

Auf die physikalischen Grundlagen und die Dosierung des Radiums soll hier nicht näher eingegangen werden, da ja nur praktisch-therapeutische Fragen zur Erörterung stehen.

Welche pathologische Hautveränderungen sind nun für die Radiumbehandlung besonders geeignet? Rein technisch vor allem solche von nicht zu großer Ausdehnung, wenngleich durch entsprechende Anordnung der Radiumträger die Grenzen diesbezüglich nicht zu eng gezogen sind. Im folgenden seien jene Dermatosen erwähnt, bei denen sich die Radiumtherapie besonders bewährt.

Die chronische Paronychie, die entweder ein oder auch mehrere Nagelbetten befallen kann und durch verschiedene Strepto- und Staphylokokkenarten bedingt ist, erweist sich häufig jeder Therapie gegenüber als refraktär. Klinisch ist sie durch eine entzündliche Rötung und Schwellung im Bereich des Nagelbettes und Nagelfalzes mit beträchtlicher Schmerzhaftigkeit gekennzeichnet und ist meist durch kleine Verletzungen, z. B. beim Maniküren, bedingt. Die lokale Anwendung der verschiedensten antibiotischen Medikamente ist dabei in der Regel nicht sehr erfolgreich. Meist genügen schon einige Radiumbestrahlungen, um diese so lästige Störung zum Schwinden zu bringen. Auch die bei chronischem Verlauf häufig konsekutiv auftretende kosmetisch sehr störende Nageldystrophie wird dadurch günstig beeinflußt. Ein zweites staphylogenes, äußerst therapieresistentes Leiden ist die Infektion der Follikel der Nasenhaare, die Sycosis vibrissarum. Eine Heilung ist nur durch die Epilation der Vibrissen möglich, die aus technischen Gründen nur mit Radium erfolgen kann. Dabei werden in drei Sitzungen jeden zweiten Tag in die Nasenöffnungen Dominici-Röhrchen eingelegt. Etwa 3 Wochen nach der letzten Bestrahlung kommt es dann zum Ausfallen der Nasenhaare. Selbstverständlich ist auch eine lokale medikamentöse Therapie zur Entfernung der schmerzhaften Krusten nötig. Zur Bekämpfung der Infektion und zur Verhütung eines Rezidivs hat uns vor allem die Terramycinsalbe gute Dienste getan.

Umschriebene chronische Ekzeme, vor allem anal, sowie zirkumskripter Pruritus in der gleichen Lokalisation geben in therapieresistenten Fällen eine Indikation zur Radiumtherapie. Bei idiopathischem Pruritus ani erzielt man jedoch mit der Hydrocortonsalbe meist einen überraschenden Erfolg in wenigen Tagen auch bei jenen Fällen, die jahrelang bestanden haben und gegen jede Therapie refraktär waren. Ein heftig juckender, lokalisierter Lichen ruber planus läßt sich durch Radium häufig subjektiv und objektiv günstig beeinflussen und zum Schwinden bringen.

In früheren Jahren wurden die hypertrophischen und exulzerierenden Formen des Lupus vulgaris, vor allem in der Mundhöhle und in der Nasenschleimhaut mit Radium bestrahlt. Durch die moderne Tuberkulosebehandlung ist diese Indikation hinfällig geworden.

Verrucae, die anscheinend in den letzten Jahren besonders gehäuft auftreten, geben nur in vereinzelten, durch die Lokalisation bedingten Fällen Anlaß zur Radiumbestrahlung.

Hierher gehören die besonders therapierefraktären und störenden perionchyalen und subungualen sowie plantaren Warzen. Verrucae planae juveniles können bei nicht zu großer flächenhafter Ausdehnung mit Radium bestrahlt werden, reagieren aber nach unserer Erfahrung ebenso günstig auf Grenzstrahlen. In der Regel werden aber die gewöhnlichen Warzen, vor allem bei größerer Zahl, mit sehr gutem Erfolg mit der Röntgennahbestrahlung nach Chaoul — wir verwenden ein Gerät in der Modifikation nach van der Plaats — behandelt, wenn man es nicht vorzieht, die Warzen durch Kaltkaustik bzw. den scharfen Löffel zu entfernen.

Ein besonders dankbares Behandlungsobjekt der Radiumtherapie sind bestimmte Formen von oft überaus schmerzhaften, an den Fußsohlen und interdigital lokalisierten Schwielenbildungen. Mit Radium erreicht man in den meisten Fällen Heilung, wobei der Erfolg ein andauernder ist. Man darf dabei jedoch nicht übersehen, daß diese Clavi häufig durch Verbildungen des Fußskelets bedingt sind und daher ein dauernder Erfolg erst nach Anpassen gutsitzender Einlagen zu erwarten ist. Es soll daher in gegebenen Fällen zu Beginn der Radiumtherapie ein Orthopäde zu Rate gezogen werden, um die pathologischen statischen Verhältnisse zu korrigieren. Bei hochgradigen Fußdeformitäten, die orthopädisch nicht mehr ausgeglichen werden können, gibt auch die Radiumtherapie kein zufriedenstellendes Resultat. Warnen möchten wir nach unseren Erfahrungen vor der Exzision solcher Clavi, da sich im Anschluß daran meist eine sehr schmerzhafte Narbenbildung zeigt, die therapeutisch kaum beeinflußbar ist.

Hypertrophische Narben sind ein dankbares und erfolgreiches Gebiet der Radiumtherapie. Bei flächenhaften, oft bis zu 1 cm hohen hypertrophischen Narben nach Verbrennungen, die im Gesicht und an den Händen funktionsbehindernd und kosmetisch störend wirken, kann man mit der Radiumbehandlung eine wesentliche Abflachung, weiche, glatte Narben und dadurch ein gutes funktionelles Resultat erreichen. Bei Spontankeloiden sind die Erfolge etwas weniger gut, es gibt manchmal ausgesprochene Versager. Auch die Vorbestrahlung, anschließende operative Entfernung des Keloids und Nachbestrahlung führen durchaus nicht in allen Fällen zu einem zufriedenstellenden Ergebnis. In der Regel sollte man Keloide nicht operativ entfernen, da die sich bildende hypertrophische Narbe meist größer und kosmetisch noch störender ist.

Ein an sich seltenes Leiden, für das die Radiumtherapie fast die einzige Behandlungsmethode darstellt, ist die Induratio penis plastica, die in manchen Fällen mit der Dupuytrenschen Fingerkontraktur kombiniert ist. Pathologisch-anatomisch findet sich ein derbes, grauweißes, schwieliges Bindegewebe, das in fortgeschrittenen Fällen Verkalkungen und sogar Verknöcherungen aufweisen kann. Klinisch tastet man im Bindegewebe zwischen und über den Schwellkörpern dorsal eine schwielige, derbe, verschieden scharf begrenzte, oft plattenartige Verhärtung, die sich bei der Erektion in Form einer dorsoventralen oder seitlichen Knickung manifestiert. Die psychische Belastung durch dieses Leiden ist auffallend stark, es treten sexualneurasthenische sowie depressive Zustände auf, die bis zu Suizidgedanken führen, vor allem wenn sich Schwierigkeiten in der Kohabitation ergeben. Wenn sich auch eine sichere Voraussage für die Radiumtherapie nicht stellen läßt, kann man auf Grund der an der Radiumstation gemachten Erfahrungen sagen, daß etwa 40% von ihrem Leiden befreit, etwa 30% gebessert und 30% objektiv nicht wesentlich beeinflußt werden. Bei Kalk- oder Knochenbildung ist von der Radiumbestrahlung kein Erfolg zu erwarten; diese Beobachtungen sind eventuell der chirurgischen Therapie zuzuführen. Beginnende Stadien werden in der Regel günstiger beeinflußt als ältere Fälle. Die Behandlung dauert viele Monate, die oft vorhandenen Schmerzen schwinden allerdings meist nach den ersten Bestrahlungen. In den letzten

Jahren haben wir zur Unterstützung der Radiumbehandlung und bei therapieresistenten Fällen hohe Dosen Vitamin E (300 mg täglich) über lange Zeit gegeben, ohne allerdings wirklich überzeugende Besserungen zu sehen. Hinsichtlich der Behandlung und Prognose gilt für die Dupuytrensche Kontraktur das gleiche wie bei der Induratio penis plastica Gesagte.

Die eindruckvollsten Erfolge zeigt die Radiumtherapie gutartiger Hautkrankheiten bei bestimmten Angiomformen. Der kosmetische Effekt hierbei ist so ausgezeichnet, daß er mit keiner anderen Methode erreicht werden kann. Um uns vom Wert der Röntgenkontaktbestrahlung bei Angiomen ein Urteil zu bilden, haben wir die während der Kriegsjahre an der Klinik wegen kavernösen Angiomen mit dem Gerät von van der Plaats bestrahlten Kinder nachuntersucht und konnten praktisch bei allen mehr oder minder intensive, kosmetisch sehr störende Spätschäden in Form einer alabasterartigen Sklerosierung der Haut mit Atrophie, Pigmentverschiebung, schüsselförmigem Einsinken sowie zahlreichen Teleangiektasien feststellen, so daß wir auf Grund dieser Nachkontrollen diese Behandlungsart gar nicht mehr versucht haben.

Zunächst seien jedoch jene Fehlbildungen der Blutgefäße erwähnt, die für die Radiumbehandlung nicht geeignet sind. Dazu gehören: die sogenannten Naevi aranei, bei denen von einem zentral erweiterten Gefäß spinnwebenartig zarte Gefäßreiserchen ausstrahlen, ferner Blutzysten und schließlich Teleangiektasien. Diese können rasch und ökonomisch mit Kaltkaustik behandelt werden. Um zur Zweckmäßigkeit der Radiumtherapie Stellung zu nehmen, werden die Angiome eingeteilt:

a) der Naevus flammeus, das sogenannte Feuermal,
b) das kutane kavernöse Angiom, der Blutschwamm,
c) das subkutane kavernöse Angiom.

Das ersterwähnte, der Naevus flammeus, der häufig zur Radiumbehandlung geschickt wird, läßt sich dadurch leider nicht wesentlich beeinflussen. Diese Angiomform ist überhaupt sehr therapierefraktär. Auch die Kohlensäureschneebehandlung gibt bei größeren Flächen keinen kosmetisch befriedigenden Erfolg, da eine ganz gleichmäßige Vereisung in der Regel nicht gelingt und als Endzustand meist eine unschöne, störende, scheckige Fläche restiert. Auch die Ergebnisse der Bucky-Bestrahlung sind beim Feuermal nicht ermunternd, wenngleich es bei Beginn in möglichst frühem Lebensalter manchmal gelingt, die Flecke zum Abblassen zu bringen. Keinesfalls soll man durch die Strahlentherapie eine Rückbildung zu erzwingen versuchen, da bei zu starker Dosierung überaus störende Strahlenschäden entstehen, die häßlicher als das ursprüngliche Angiom und irreparabel sind. Die nicht so selten beim Neugeborenen sichtbaren, die Eltern sehr beunruhigenden planen Naevi an der Stirnmitte sowie im Nacken, vom Volksmund als „Storchenbiß" bezeichnet, bilden sich in den ersten Lebensmonaten erfahrungsgemäß von selbst zurück und sollen nicht behandelt werden.

Die unbestrittene Domäne der Radiumtherapie sind die rasch wachsenden kutanen und kutan-subkutanen Angiomformen der Kleinstkinder. Je früher mit der Bestrahlung begonnen wird, um so besser ist das Ergebnis. Es können ohneweiters Säuglinge, die nur wenige Wochen alt sind, bestrahlt werden. Eine Schädigung des Organismus ist durch die geringe nötige Strahlenmenge nicht zu befürchten und auch nicht beobachtet worden. Besonders vorsichtig wird man bei Angiomen über offenen Fontanellen sein, um eine Hirnschädigung zu vermeiden. Die chirurgische Behandlung und die kaustische Zerstörung sowie die Verödungstherapie sind unseres Erachtens abzulehnen, da daraus unschöne Narben resultieren, die vor allem im Gesicht — der häufigsten Lokalisation — besonders störend wirken. Auch bleiben bei diesen Eingriffen meist Angiomreste zurück, die dann wieder zu wuchern beginnen. Demgegenüber sind die Erfolge der Radiumtherapie in kosmetischer Hinsicht nicht zu übertreffen. In fast allen Fällen kommt es zu völligem Schwinden mit normaler Haut. Daß auch ausgedehnte Angiome, die für das Kind wegen der möglichen Blutung eine Lebensgefahr bedeuten können, erfolgreich bestrahlt werden, sollen Ihnen aus der großen Zahl der behandelten Kinder 2 Beobachtungen aus den letzten Jahren zeigen. Das zu Behandlungsbeginn 8 Monate alte Kind hatte an der rechten Wange und Oberlippe einen etwa im Versorgungsgebiet des zweiten Trigeminusastes gelegenen wulstig vorspringenden angiomatösen Knoten. (Demonstration von Bildern.) Die letzte Kontrolle 4 Jahre nach Abschluß der Bestrahlung zeigt völlige, kosmetisch ausgezeichnete Heilung. Noch eindrucksvoller war der Effekt bei einem zweiten Kind, dessen ganze rechte Gesichtshälfte einschließlich der Augenlider und des rechten Ohres sowie Teile der Lippen in eine tumoröse angiomatöse Geschwulst umgewandelt war (Abb. 1). Wegen Blutungen aus diesen angiomatösen Knoten mußte das Kind an die Klinik aufgenommen werden und es wurde im dritten Lebensmonat die Bestrahlung begonnen. Den Endzustand zeigt am besten die Abb. 2. 4 Jahre nach Abschluß der Bestrahlung ist die

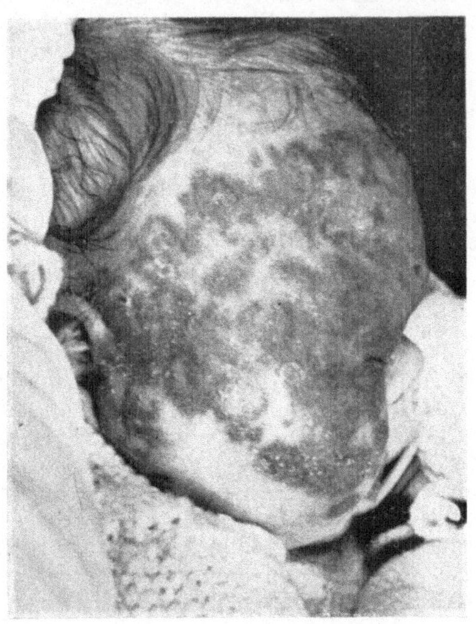

Abb. 1. Ausgedehntes, die rechte Gesichtshälfte einnehmendes kutanes kavernöses Angiom

Haut in diesem Bereich wohl etwas gefältelt, schlaff, jedoch von normaler Farbe, das Angiom völlig zurückgebildet. Strahlenschäden sind nicht nachweisbar, auch nicht zu erwarten, da in insgesamt 8 Bestrahlungen pro Feld nur geringe Radiumdosen appliziert wurden. Manchmal bleiben an den Randpartien Angiomreste übrig, die sich oft erst einige Monate nach Abschluß der Behandlung zurückbilden.

Von entscheidender Wichtigkeit für den Erfolg der Angiombehandlung ist der Beginn im frühesten Säuglingsalter, da das reifer werdende Angiomgewebe strahlenresistenter wird und eine Rückbildung dann nicht mehr mit der gleichen Wahrscheinlichkeit erwartet werden kann.

Exulzerierte Angiome müssen zuerst völlig epithelisiert sein, bevor man mit der Radiumtherapie beginnt. Auch wenn es während der Behandlung zu geschwürigem Zerfall kommt — ein an sich seltener Umstand, der aber durchaus nicht immer dem Radium zur Last gelegt werden

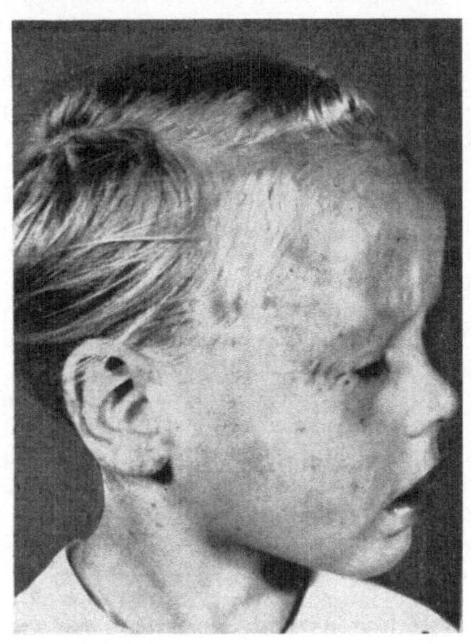

Abb. 2. Dasselbe Kind 4 Jahre nach Abschluß der Radiumbehandlung

kann —, muß man mit der weiteren Bestrahlung bis zur soliden Vernarbung zuwarten.

S t r a h l e n s c h ä d e n konnten wir bei der von uns geübten Bestrahlung mit kleinen, in bestimmtem Intervall wiederholten Dosen nicht feststellen. Bei Angiomen größerer Ausdehnung, deren Behandlung erst in relativ spätem Lebensalter begonnen wurde und die daher eine größere Strahlenmenge erforderten, kam es ganz vereinzelt nach vielen Jahren zur Ausbildung kleinster Teleangiektasien, die aber mittels Diathermie leicht beseitigt werden können. Ausgeprägte Radiumschäden mit Atrophie, Sklerosierung und Pigmentverschiebung haben wir nie beobachtet. Man muß nur an der chronisch intermittierenden Bestrahlung mit kleinen Dosen festhalten und die Behandlung im richtigen Zeitpunkt, d. i. die deutliche Rückbildung, beenden. Immer kommt es zuerst zum Abblassen im Zentrum, während die Randpartien länger bestehen bleiben. Die Rückbildung darf nicht durch unnötiges und schädliches Weiterbestrahlen erzwungen werden. Erfahrungsgemäß blassen auch die peripheren Anteile in einigen Monaten ab. Bei den subkutanen Angiomen sind die Erfolge nicht ganz so gute. Immerhin ist auch hierbei die Radiumtherapie angezeigt, und nur in ganz vereinzelten Fällen, die nicht völlig zur Rückbildung kommen, wird man sich zur Operation entschließen. Noch etwas weniger günstig als die subkutanen Angiome sprechen die Lymphangiome auf die Radiumtherapie an, aber auch bei diesen gutartigen Geschwülsten ist ein Versuch mit Radium angezeigt, zumal nach einer primären Operation unschöne Narben und Rezidive nicht selten sind.

M. D. u. H.! Ich habe in kursorischer Darstellung versucht, die für die Praxis wichtigsten Indikationen der Radiumtherapie gutartiger Hauterkrankungen zusammenzufassen. Daß auch zahlreiche andere benigne Störungen, wie z. B. Leukoplakien, Epulis, Granuloma annulare, Cheilitis, senile Keratosen, gute Erfolge geben, sei nebenher erwähnt. Auf die ganz ausgezeichnete Wirkung der Radiumemanation bei den verschiedensten Krankheiten einzugehen, verbietet die knappe Zeit. Jedenfalls können Sie aus dieser Uebersicht entnehmen, daß die Radiumtherapie nicht nur bei malignen Erkrankungen, sondern auch bei gutartigen Läsionen ihre volle Berechtigung hat und bei manchen, wie z. B. kavernösen Angiomen, die Therapie der Wahl ist.

Die moderne Therapie der Verbrennungen

Von

Dr. **Wolf Wittels**

Wien

Anläßlich der 3. Oesterreichischen Aerztetagung 1949 berichtete Zehetner aus der Klinik Arzt und 1952 S. Ziffren aus Iowa über die Behandlung der Verbrennungen. In der Zwischenzeit ist eine Anzahl teils zusammenfassender, teils ganz spezialisierter Publikationen auf diesem Gebiet erschienen.

Eine kritische Sichtung der seit etwa einem halben Dezennium an der Universitätsklinik für Haut- und Geschlechtskrankheiten in Wien durchgeführten Verbrennungstherapie, wobei die Bedürfnisse der in der Praxis tätigen Aerzte besondere Berücksichtigung finden sollen, soll die erzielten Fortschritte vor Augen führen.

Der praktische Arzt ist fast immer der erste, dem der durch eine Verbrennung Verunglückte gebracht wird, und von ihm verlangen mit Recht Patient und dessen Begleitung, daß schnellstens etwas geschehe. Trotzdem soll sich der Arzt deshalb nicht das Gesetz des Handelns aufzwingen lassen, sondern sich zuerst einige grundsätzliche Fragen beantworten, ehe er eine Therapie beginnt. Bei stark schmerzhaften Verbrennungen ist, im Gegensatz zu früheren Anschauungen, mit der Gabe von starken Analgeticis inklusive Alkaloiden nicht zu zögern.

Zwei grundsätzliche Fragen bestimmen alle weiteren Maßnahmen:

1. Welche Verbrennung muß unbedingt und schnellstens in ein entsprechend eingerichtetes Spital eingeliefert werden?

2. Welche therapeutischen Maßnahmen sind zu ergreifen, um eine bestmögliche Weiterversorgung im Spital vorzubereiten?

Die Entscheidung der ersten Frage ist abhängig von

a) Ausdehnung,

b) Grad der Verbrennung,

c) Alter des Patienten.

Jede Verbrennung von mehr als 10% der Körperoberfläche bei Kindern bzw. 20% bei Erwachsenen gehört in Spitalspflege, da bei ihr Komplikationen von seiten des Allgemeinzustandes zu erwarten sind. Zur ungefähren Orientierung über die Ausdehnung sei die sogenannte „Neuner-Regel" nach Berkow bzw. Wallace demonstriert.

Die Bestimmung des Grades ist im Augenblick des Unfalles sehr schwierig, oft unmöglich. Patienten mit eindeutig dreigradigen derben Nekrosen (schon gleich beim Unfall) von Handgröße und darüber sollen ebenfalls stationär behandelt werden, da fieberhaft-eitrige Komplikationen zu erwarten sind, bzw. primäre Exzision und anschließende plastische Deckung versäumt werden können. Schnellstmöglicher Abtransport ist unbedingtes Gebot. Im Zweifelsfalle ist eher zu viel als zu wenig ins Spital einzuweisen.

Die Entscheidung der zweiten Frage, welche therapeutischen Maßnahmen zu ergreifen sind, kann bestimmend für den weiteren Verlauf der Verbrennungskrankheit sein. Bei Abgabe in ein Spital sollen weitere zeit- und kraftraubende Prozeduren, wie z. B. langwieriges Verbinden, unterlassen werden. Unangebracht sind ausgedehnte Salbenverbände, da sie meist stark wärmeentziehend wirken. Vollkommen abzulehnen sind Tanninpräparate in jeder Form, sei es als Salbe, Gelee oder Lösung, denn sie alle verhindern eine einwandfreie Beurteilung der lokalen Veränderungen und sind für die kommenden Tage eine Quelle der Eiterretention und des Schmerzes bei der sehr schwierigen Entfernung des Tanninschorfes. Die ausggedehnte Verbrennung soll in saubere weiße Wäsche, wenn möglich unter Zugabe eines Sulfonamidpuders gut eingehüllt und anschließend warm zugedeckt abtransportiert werden. Wurde TAT (Tetanusantitoxin) verabreicht, so ist es deutlich und auffallend auf den Begleitpapieren zu vermerken.

Zur Begründung und Erklärung dieser Forderungen sollen die therapeutischen Möglichkeiten einer stationären Behandlung entsprechend dem Ablauf der Verbrennungskrankheit in den wesentlichen Grundzügen angeführt werden.

Schon kürzeste Zeit nach dem Unfall (daher rascheste Einlieferung!) droht dem Schwerverbrannten der Schock. Gissane und Jackson unterscheiden hier 3 Formen:

1. den drohenden oder latenten Schock, der durch die dem Organismus zur Verfügung stehenden Kompensationsmöglichkeiten beherrscht wird;
2. den beherrschbaren klinischen Schock;
3. den irreversiblen Schock.

Letzterer tritt dann ein, wenn entweder die Verbrennung an sich zu schwer ist oder wenn die Therapie des zu beherrschenden klinischen Schocks zu spät einsetzt, was nicht eindringlich genug hervorgehoben werden kann. Die Erfahrung an einem großen Krankengut zeigt, daß auch schwerste, früher sicher verlorene Verbrennungen, bei rechtzeitigem Beginn einer genau dosierten Infusionstherapie vor dem Auftreten der ersten Symptome des Schocks gut über diese lebensbedrohende Phase gebracht werden können, während selbst eine sehr energische Therapie mit ausreichenden Infusionsmengen bei bereits eingetretenem Schock erfolglos bleiben kann.

Die Therapie des Verbrennungsschocks besteht in einer kontinuierlichen intravenösen Infusionsbehandlung durch mindestens 48 Stunden, wobei isotonische Salzlösungen und hochmolekulare kolloidale Lösungen, wie menschliches Mischplasma, Periston oder Compensan zu gleichen Teilen verabreicht werden. Unter Hämatokritkontrolle sowie der Beachtung der Urinausscheidung, des Blutdruckes, des Pulses und der Atemfrequenz werden hier Flüssigkeitsmengen verabreicht, deren 24-Stunden-Menge bei 6 bis 7 Liter und deren 48-Stunden-Menge bei 10 bis 11 Liter liegen kann. Nach Nennung dieser Zahlen ist es klar, daß hier nur unter genauester klinischer und Laboratoriumskontrolle das therapeutische Optimum von der durch Lungenödem deletär wirkenden Ueberdosierung getrennt werden kann. Mit dieser Therapie ist es aber gelungen, in extremen Fällen Verbrennungen mit einer Gesamtausdehnung von 55 bis 58%, teilweise tief dreigradig, durchzubringen.

Viel diskutiert ist auch die Anwendung von ACTH und Cortison in der Schockphase. Wir konnten uns wegen mancherlei Bedenken, deren Anführung hier zu weit führen würde, zu dieser Therapie bisher noch nicht entschließen.

Abschließend zum Kapitel Schock sei nochmals darauf hingewiesen, von welcher eminenten Bedeutung ein schneller Transport in ein Spital in diesem Falle ist. Steht nun aus unbeeinflußbaren Gründen ein längerer Transport bevor, bzw. kommt der Verunglückte erst spät in die Hände des einweisenden Arztes, so kann dieser durch die Verabreichung von warmen Flüssigkeiten, mit Zusatz kleiner Mengen Kochsalz und Speisesoda (1 Teelöffel auf 1/4 Liter Flüssigkeit) den Eintritt des Schocks hinauszögern. Unbedingt zu vermeiden ist es, den immer sehr durstigen Verbrannten ad libitum Wasser, Bier oder ähnliches trinken zu lassen.

Neben dieser Allgemeintherapie im Frühstadium, die vor allen anderen Maßnahmen den Vorrang genießt und die auf der ganzen Welt in annähernd gleicher Weise durchgeführt wird, erhebt sich die Frage nach der Behandlung der lokalen Hautveränderungen. Aus der Vielzahl der angegebenen Therapien seien nur einzelne, entweder selbst erprobte oder andernorts in großer Zahl mit gutem Erfolg durchgeführte Maßnahmen angeführt.

Die anschließend erwähnten Verfahren eignen sich mit Ausnahme der offenen Verbrennungsbehandlung ebenso zur Versorgung von Brandwunden, die nicht unter die Kriterien für eine Spitalsbehandlung fallen, in der Sprechstunde, wobei sie wahlweise je nach der Lokalisation und sicherlich auch nach der persönlichen Einstellung und Erfahrung mit ihnen angewendet werden können.

1. Der sterile Puder-Watte-Verband, auch „Druckverband" genannt. Er wird an der Klinik sehr häufig und mit sehr guten Resultaten angewandt und bietet folgende Vorteile: Er kann bis zu 14 Tagen ohne Wechsel belassen werden, schont somit den Patienten, entlastet das Pflegepersonal und ist sparsam im Materialverbrauch, allerdings muß er beim erstenmal entsprechend und ohne zu sparen angelegt werden. Er sorgt für eine entsprechende Ruhigstellung und ist imstande, größere Exsudatmengen aufzusaugen. Er ist kostspielig, das Liegenlassen muß kontrolliert werden.

2. Die offene Verbrennungsbehandlung. Sie ist das genaue Gegenteil des sterilen Verbandes. Der Patient wird vollkommen unverbunden in ein sauberes Spitalsbett gelegt und das Eintrocknen des Exsudates wird abgewartet. Vorteile sind: Zeit- und Verbandmaterialersparnis, angeblich auch Einsparung von Infusionsflüssigkeit und frühere Abheilung. Das Verfahren ist unserer Meinung nach nur auf aseptischen Stationen, die über reichlichstes Wäschematerial verfügen, anwendbar und schließt alle Ver-

brennungen, die auf ihre Wunden zu liegen kommen würden, von diesem Verfahren aus.

3. Die Sulfonamid-Gel-Behandlung. An einem größeren Krankengut wurde an der Klinik das Aristamid-Gel, eine gallertartige Masse in einer Tube, und an einzelnen kleinen Fällen das Badional-Gel erprobt. Diese Behandlung bietet bei entsprechend ausgewählten Patienten, deren Verbrennungen möglichst ein- bis zweigradig ohne besonders ausgedehnte Blasenbildung sein sollen, viele Vorteile. Es wird kein Verbandmaterial benötigt (daher billig), das verletzte Hautgebiet ist der visuellen Kontrolle nicht entzogen und sekundäre Infektionen treten kaum auf.

4. Die Salbenbehandlung. Sie ist bei nicht ausgedehnten ein- bis zweitgradigen Verbrennungen den anderen Verfahren gleichwertig und behauptet ihren Platz bei bestimmten Lokalisationen, wie z. B. im Gesicht und im Bereich des Genitales und des Gesäßes.

Unter der großen Zahl der angebotenen Präparate hat sich uns, vor allem bei kindlichen Verbrennungen sowie bei oberflächlich dreigradigen und lokalisiert tief dreigradigen, die Bepanthensalbe gut bewährt, da sie Abheilung und Epithelisierung beschleunigt.

In einem späteren Stadium stehen uns zur Entfernung drittgradiger Nekrosen mehrere Verfahren zur Verfügung. Bei tief drittgradigen Nekrosen, die einen Verlust der Haut in ihrer gesamten Dicke inklusive ihrer Anhangsgebilde zur Folge hat, bewährte sich uns die Ablösung der Nekrosen mit einem 0·9%igen Phosphorsäurekleister bzw. Brenztraubensäurekleister, in Kombination mit einer ein- bis zweistündigen Wasserbettbehandlung, am besten. Bei oberflächlichen Nekrosen empfiehlt sich neben häufigen, länger dauernden Bädern die Anwendung von abdauenden Pankreasfermentpräparaten, wie Nekrosolva (Kalichemie), oder Tryptodigest-Puder von Sanabo. Bei diesen Präparaten muß jedoch der Patient aufmerksam gemacht werden, daß sie durch eine kurze Zeit stark schmerzhaft sind.

Nach der Reinigung von den Nekrosen ist die Anwendung von epithelisierungsfördernden Salben und Pasten angezeigt. In Frage kommen hier silbernitrat- und perubalsamhaltige Präparate, wie Philonin oder Granugenpaste sowie Scharlachrotsalbe, oder etwa die panthotensäurehaltige Bepanthensalbe anderseits.

Die ausgedehnten drittgradigen Verbrennungen mit ihren großen Wundflächen müssen unbedingt mit Hauttransplantationen gedeckt werden, da eine spontane Epithelisierung meist unmöglich ist, bzw. die der Patient infolge allgemeiner Entkräftung durch den dauernden enormen Eiweißverlust nicht erlebt. Die freie Transplantation mittels Dermatomlappen 3 bis 5 Wochen nach dem Unfall hat sich uns am besten bewährt.

Kurz sei das Problem der Homoiotransplantation erwähnt, da Familienmitglieder und Betriebskollegen von Verunglückten nicht selten mit dem Anerbieten an den behandelnden Arzt herantreten, daß sie Haut spenden möchten. Dazu ist zu sagen, daß ein endgültiges Anheilen von Homoiotransplantaten der menschlichen Haut selbst unter Verwandten, die blutgruppengleich sind, auch unter ACTH und Cortisongabe nicht zu erwarten ist. Die Vornahme einer Homoiotransplantation ist nur dann indiziert, wenn man bei schwersten Verbrennungen, die infolge des immensen Säfte- und Eiweißverlustes zugrunde gehen würden, Zeit zu weiteren, später durchzuführenden Maßnahmen gewinnen will.

Ein bisher sehr wenig bekanntes und unseres Wissens kaum angewandtes Verfahren, mit einem Minimum von zu transplantierender Haut eine möglichst große Fläche zu epithelisieren, haben wir in der Anwendung des Plasma-Sprays nach Mlczoch-Vinazzer bei Läppchentransplantationen gefunden. Mit diesem aus menschlichem Mischplasma, aus einem oder mehreren Antibioticis und einer Thrombinlösung (Topostasin „Roche") bestehendem Spray, der einen festhaftenden Plasma-Fibrinfilm erzeugt, gelingt es, Läppchentransplantate und Epithelinseln in auch sekundär infizierter Umgebung in kurzer Zeit zu einer intensiven Epithelaussprossung anzuregen.

Neben den operativen und lokalen Behandlungsmöglichkeiten bei ausgedehnten dreigradigen Verbrennungen ist die Erhaltung eines bestmöglichen Allgemeinzustandes von ausschlaggebender Bedeutung. Es ist quantitativ nachgewiesen, daß man selbst bei einer alle Möglichkeiten der roborierenden Allgemeintherapie ausschöpfenden Behandlung nicht imstande ist, bei diesen Patienten eine positive Stickstoffbilanz herzustellen. Trotzdem ist ein bestmögliches Resultat unbedingt anzustreben. Entsprechend zusammengestellte eiweiß- und vitaminreiche Ernährung, regelmäßige Bluttransfusionen zur Bekämpfung der sekundären Anämie sind erforderlich. Zusätzlich ist die parenterale Applikation von reichlich Vitamin C, B-Komplex inklusive Pyridoxin, erforderlich. Außerdem soll der Gesamteiweißspiegel wenn möglich über 6·0 g% gehalten werden, was durch zusätzliche Verabreichung von Aminosäurepräparaten, wie z. B. Aminosol vitrum, unterstützt wird.

Abschließend zu diesen Ausführungen sei noch zu den sowohl kosmetisch als auch funktionell sehr störenden Spätfolgen nach drittgradigen Verbrennungen Stellung genommen. Es sind dies die mit Recht so gefürchteten hypertrophischen und zu Keloiden entarteten Verbrennungsnarben. Bei entsprechend geringer Ausbildung ist eine Strahlentherapie mit Radium durchaus erfolgversprechend. Handelt es sich um stark ausgedehnte, vor allem auch zu schweren Kontrakturen führende Narbenzüge, so ist die chirurgische Exzision mit anschließender plastischer Versorgung angezeigt. Leider hat sich bei der hypertrophischen Narbenbildung, soweit uns aus eigenen Erfahrungen und aus der Literatur bekannt ist, die Cortisontherapie nicht bewährt, da die eventuell zu erzielende Besserung nach Absetzen des Medikamentes nicht, wie etwa bei strikturierenden Oesophagusnarben, weiterhin bestehen bleibt.

Der Bewegungstherapie als Abschluß der Behandlung lang bettlägeriger Patienten ist in der Rekonvaleszenz besondere Aufmerksamkeit zuzuwenden.

Wiederbelebung und Sauerstofftherapie

Von

O. Schmid-Schmidsfelden

Graz

Mit 1 Abbildung

Bevor ich auf einige aktuelle Gesichtspunkte der Wiederbelebung und die Rolle der Sauerstofftherapie im Rahmen derselben zu sprechen komme, gestatten Sie mir bitte, daß ich ganz kurz auf einige Fragen Bezug nehme, die mir prinzipiell wichtig erscheinen.

Zunächst zum Begriff Wiederbelebung, welcher sehr verschieden definiert wird. Killian versteht darunter die Ueberwindung der Folgen einer schweren Atemstörung oder eines Atemstillstandes durch Vergiftungen verschiedener Art. Im Ausland versteht man unter „Reanimation" oder „Resuscitation" ein eigenes Fachgebiet der klinischen Medizin, welches alle Zustände akuter und subakuter Lebensgefahr einschließt. Man könnte diesem nicht eng abzugrenzenden Feld der Wiederbelebung nun auch die eigentliche oder „Wiederbelebung im engeren Sinne" gegenüberstellen. Letztere wäre dann jenen Fällen vorbehalten, bei denen vor Einsetzen der Therapie tatsächlich ein agonaler Zustand, ein Atem- bzw. Herzstillstand oder beides angetroffen wird.

Damit sind wir schon beim Indikationsbereich der Wiederbelebung. Wenn auch ihre Zahl heute sehr klein ist, so sind die Fälle von akutem Herz- und Atemstillstand die ernstesten und damit dringlichsten. Ihre Ursache ist sehr verschiedener Art. Meist ist es ein Zusammenwirken mehrerer Noxen, durch welche es zum Zusammenbruch der vitalen Funktionen kommt. Hier und bei den im Anschluß an Traumen, Verbrennungen und Operationen großen Ausmaßes auftretenden schweren Kreislaufdepressionszuständen, die unbedingt einer Wiederbelebung bedürfen, spielen

Schock, Blutverlust und Anoxie ätiologisch eine große Rolle. Dank prophylaktischer Maßnahmen, wie Frühbehandlung im Schockraum mit vegetativer Stabilisierung, ausreichendem Blutvolumensersatz und Oxygenisation bei fortlaufender Kreislaufkontrolle und Anwendung moderner Narkoseverfahren, sind auch diese Fälle selten geworden. Weiter können Wiederbelebungsmaßnahmen speziell bei Bewußtlosen indiziert sein (nach Schädeltraumen, Schlafmittelvergiftungen, Narkosezwischenfällen, Aspiration). Von der Vielzahl der in das umfangreiche Gebiet fallenden Möglichkeiten seien hier nur noch der Hämolyse-Transfusionszwischenfall und die unmittelbar lebensbedrohlichen Zustandsbilder bei Luft-, Fett- und Thromboembolie, bei Tetanus und Poliomyelitis sowie nach elektrischem, Ertrinkungs- und Kälteunfall erwähnt.

Wenn wir fordern, daß jeder einmal eingetretene Zustand akuter Lebensgefahr einer den pathophysiologischen Veränderungen des Organismus Rechnung tragenden, raschest einsetzenden und gezielten Wiederbelebungstherapie zu unterziehen ist, erhebt sich als nächstes die Frage, wer für diese Aufgabe am besten herangezogen werden soll. In großen Kliniken des Auslandes erwies sich die Heranbildung eigener Fachärzte hierfür als vorteilhaft. Wo keine eigenen Reanimateure zur Verfügung stehen, versieht deren ärztliche Tätigkeit die Anästhesieabteilung, eine Institution, welche sich auch in Oesterreich in zunehmendem Maße durchzusetzen beginnt. Auf Grund seiner über das praktische Gebiet der Schmerzbekämpfung weit hinausreichenden Kenntnisse und Erfahrungen sollte der Facharzt für Anästhesiologie auch über das beste Rüstzeug in der Erkennung, Indikationsstellung und Beherrschung von dringlichen Notfällen im und außerhalb des Operationssaales verfügen. In dem gerade für die Wiederbelebung so wichtigen Teamwork kommt ihm also eine sehr verantwortungsvolle Rolle zu.

Die heute als im wesentlichen schon gesichert anzusehenden Erkenntnisse über Schock und Aggression haben zu Behandlungsmethoden geführt, die den z. B. durch ein schweres Trauma in Gefahr geratenen Organismus, der nur unkontrollierte Abwehrversuche unternimmt, die gar bald zur völligen Erschöpfung und zum Tode führen können, vor einem Energieverlust bewahren, indem sie gewissermaßen eine „vita minima" erzeugen. Déchoquage, Neuroplegie und Hibernation im Sinne von Laborit sind uns geläufige Begriffe geworden. Und die Praxis scheint den

Beweis geliefert zu haben, daß durch diese Methoden das Problem des Ueberlebens einer lebensgefährlichen Situation eine ideale Lösung fand. Die Hibernotherapie erfordert jedoch bezüglich Indikation, Beurteilung und Beherrschung des Zustandes des Patienten unbedingt die permanente Bereitschaft eines erfahrenen Anästhesisten, sind doch nahezu alle Kriterien, die uns zu einer objektiven Wertung der Lebensfunktionen dienen, hier wesentlich andere als sonst.

Beim schweren hämorrhagischen Schock gilt es jedoch als erstes, das zirkulierende Blutvolumen wieder herzustellen und die Hypoxie der lebenswichtigen Organe zu beseitigen. Neben unterstützenden Maßnahmen, wie mäßiger Trendelenburg-Lage, Blutstillung und Autotransfusion, gewinnen in kritischen Fällen zwei Verfahren besondere Bedeutung, da ihre gleichzeitige Anwendung, ohne wesentliche technische Schwierigkeiten zu bieten, am schnellsten zu einer Besserung von Kreislauf und Atmung führt: Sauerstoffbeatmung und intraarterielle Bluttransfusion. Erwähnt sei noch die Möglichkeit, anstatt der A. radialis eine größere im Operationsgebiet liegende Arterie oder die Aorta für die Transfusion heranzuziehen. Erfolgreiche Wiederbelebung ist nach einigen Autoren auch durch Bluttransfusion in die Karotis oder ins Herz selbst möglich.

Trotz wesentlicher Besserung bzw. Wiedereinsetzen der Herzaktion kann es nach Wiederbelebungsbemühungen plötzlich wieder zu Krisenperioden kommen. Diese sind als Ausdruck eines anoxiebedingten Hirnödems aufzufassen und enden bei nicht richtiger Erkennung und Therapie meist letal. Posttraumatisch, intra- und postoperativ können ebenfalls gleichartige Gefahrensituationen auftreten. Der Anoxie ist durch ausreichende Lungenventilierung mit reichlich Sauerstoff und Kohlensäureabsorption vorzubeugen. In der Therapie besitzen wir heute neben dem Sauerstoff im Humanalbumin einen wertvollen Helfer. Der Anoxämiezwischenfall hat durch Einbeziehung des Humanalbumins (20%ige Lösung) in die Wiederbelebungsmaßnahmen viel von seinem Schrecken verloren, worauf kürzlich auch Steinbereithner hinwies. Zudem spielt anscheinend das Albumin bei Schockzuständen eine wesentliche Rolle, wofür die bisherigen Ergebnisse der gemeinsam mit Zirm angestellten Untersuchungen sprechen.

Geht es um die Wiederbelebung eines Patienten, bei dem bereits ein Herzstillstand eingetreten ist — sei es aus toxischer, reflektorischer, asphyktischer oder hämorrhagischer Ursache —, müssen dem Ernst der Situation gerecht werdende Sofortmaßnahmen ergriffen werden, und zwar: Behebung etwaiger Atemhindernisse, Intratrachealbeatmung mit Sauerstoff und Herzmassage. Während der Chirurg nach Thorakotomie das Herz manuell rhythmisch komprimiert und dadurch einen künstlichen Kreislauf schafft, werden durch den Anästhesisten zur selben Zeit die Lungen im Ueberdrucksystem sauerstoffbeatmet. Diesem oft noch zu einer dramatischen Rettung führenden aktiven Teamwork gegenüber müssen alle anderen angegebenen Maßnahmen als unterlegen bezeichnet werden. Eine wirkliche Asystolie wird kaum je durch Anwendung einer äußeren Herzmassage, durch CO_2-Atmung, Stimulantien und intrakardiale Injektionen beseitigt werden können.

Die Durchführung erster Wiederbelebungsversuche bei einem Atemstillstand kann durch einen versierten Laienhelfer bereits am Unfallort wirksam einsetzen. Wo es geht, sollten jedoch, und dies besonders bei größeren Katastrophen, unverzüglich ein erfahrener Rettungsarzt und ein Anästhesist zum Unfallort gebracht werden und dort die oft doch unzulänglichen extrapulmonalen Maßnahmen der künstlichen Atmung durch intrapulmonale Sauerstoffbeatmung ablösen. Wir halten ein einfaches Sauerstoffgerät mit CO_2-Absorptionseinrichtung im Pendelsystem und Absaugvorrichtung sowie dazugehörigem Instrumentarium für Intubation, Notbronchoskopie und Tracheotomie als jederzeit einsatzbereite, transportable Wiederbelebungsausrüstung für die beste Lösung. Für das Rettungswesen und speziell für Krankenhäuser stehen heute moderne Beatmungsapparate zur Verfügung. Ueberdies kann jeder Narkoseapparat dazu verwendet werden.

Für die Behandlung von hypoxischen Schockphasen nach Unfällen oder Operationen kann bei noch erhaltener Atemtätigkeit und erhaltenem Bewußtsein die Insufflation mit reinem Sauerstoff oder einem Gemisch O_2-CO_2 (95 : 5) mittels Gesichtsmaske oder Nasalkatheter Wertvolles leisten. Bei schwerverletzten, bewußtlosen und deliranten Patienten mit Dyspnoe-Erscheinungen bevorzugen wir zur Behandlung das Sauerstoffzelt, welches sich uns seit mehr als zwei Jahren in einer großen Zahl ernster Fälle selbst bei tagelanger, kontrollierter Anwendung ausgezeichnet bewährt hat. Für Erwachsene wie für Kinder leisten auch kleine Geräte, Hauben bzw. Glocken Gutes. Bei ausgesprochener Insuffizienz oder Sistieren der pulmonalen Tätigkeit muß der Gasaustausch durch Beatmung bewerkstelligt werden. Der Atemweg wird durch einen Trachealtubus mit aufblasbarer Manschette absolut freigehalten, durch den Aspiriertes oder Sekret abgesaugt werden kann. Ein einfaches, verläßliches Therapie- und gleichzeitig Absauggerät bringt die

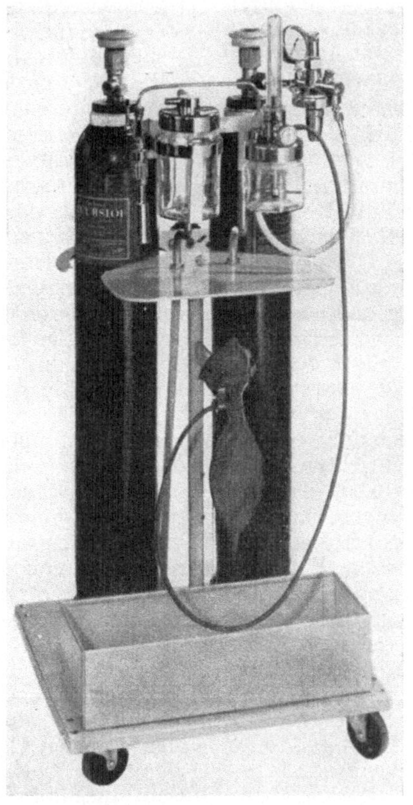

Abb. 1. Sauerstoff-Therapiegerät mit Absaugvorrichtung (Loos & Co., Amsterdam, Generalvertretung für Oesterreich: C. Reiner, Wien IX, Mariannengasse 17)

Firma Loos in den Handel (Abb.). Für die Beherrschung gefährlicher apnoischer Phasen sind jedoch hauptsächlich die Erfahrung und die Geschicklichkeit des behandelnden Anästhesisten von ausschlaggebender Bedeutung. Seine dosierte, rhythmische Atembeutelkompression bringt das entscheidende Kriterium für den Erfolg einer künstlichen Atemwiederbelebung.

Für kontinuierliche künstliche Beatmung von Atemgelähmten eignen sich unter bestimmten Voraussetzungen auch automatische Apparate, wie der Craffordsche Spiropulsator, der Biomotor, die eiserne Lunge und die elektrische Lunge. Der Wert einer Sauerstoffzufuhr auf anderem als dem direkten pulmonalen Weg ist umstritten. Verfahren der intravenösen, subkutanen und rektalen Sauerstoffzufuhr konnten sich im allgemeinen nicht durchsetzen.

Wenn wir bei jedem Wiederbelebungsverfahren die Verwendung von Sauerstoff nannten, so geschah dies auf Grund der in Theorie und Praxis bestätigten souveränen Bedeutung dieses Gases für die Vorbeugung wie Behandlung lebensgefährlicher Situationen. Ihnen allen, gleichgültig welcher Aetiologie sie sind, ist eines gemeinsam: die Gewebshypoxie, welche zur Anoxie überleitet. Gelingt es uns nicht, diese zu durchbrechen, so verlischt das Leben durch Versagen der auf Sauerstoffmangel besonders empfindlichen Zentren. Eine einzige Einschränkung ist zu machen. Diese bezieht sich auf die völlig anders gelagerten Verhältnisse bei der Hibernation. Hier kommt es zu einer Drosselung der O_2-Aufnahme und auch des tatsächlichen O_2-Verbrauches des Hirngewebes, weshalb der hibernierte Mensch mit wenig Sauerstoff sein Auslangen findet. Dennoch empfiehlt es sich, auch hier temporär von Sauerstoffgaben Gebrauch zu machen, vor allem in den kritischen Anfangs- und Endphasen der Hibernation.

Auf Grund eigener, im Laufe der letzten fünf Jahre gemachter Erfahrungen kann gesagt werden, daß sich im Rahmen der Schockbekämpfung und Wiederbelebung der Gebrauch von Sauerstoff außerordentlich bewährt hat. Durch O_2-Beatmung und andere, als besonders geeignet geschilderte Wiederbelebungsmaßnahmen, wie intravenöse Plasma-, Albumin- und Bluttransfusion, intraarterielle Transfusion, Herzmassage, vegetativer Blockade und Schmerzbekämpfung gelang es uns, sogar schwerste Schockzustände nach Verletzungen, Verbrennungen und Operationen erfolgreich zu beherrschen.

Ich bin mir darüber im klaren, daß in diesem Rahmen nur eine unvollständige Uebersicht gegeben werden konnte. Viele gerade auf diesem Gebiet so interessante und wichtige Details mußten unerwähnt bleiben.

Literatur beim Verfasser.

Chronische Endometritis und Zykluspathologie

Von

H. Homma

Salzburg

Mit 4 Abbildungen

Seit Hitschmann und Adlers grundlegender Trennung entzündlicher Korpusschleimhautveränderungen im Sinne der allgemeinen pathologischen Anatomie von den hormonal bedingten Zyklusphasenbildern wurde diese Trennung auf das Peinlichste befolgt. Wohl wurde immer wieder versucht, progressive Schleimhautzustände kausal auf entzündliche Vorgänge zu beziehen, so noch 1934 von Fogue, aber merkwürdigerweise nie gefunden, daß die Entzündung auf die Zyklusphasenbildung hemmend sich auswirken könne, obwohl dieser Gedanke doch hätte naheliegen müssen. So fest verankert war die Lehre Hitschmanns und Adlers, daß Zyklushemmungsbilder im Sinne unvollkommenen Aufbaues oder unvollkommener Funktion nicht auf behinderte Ansprechbarkeit der Korpusschleimhaut, sondern stets auf gestörte Ovarialfunktion bezogen wurden. Unterstützend für die a priori-Geneigtheit solcher Annahmen waren mit Endometritiden naturgemäß oft vergesellschaftete Adnexerkrankungen, zumal in einer Zeit, in der die Gonorrhoe noch nicht so wirksam behandelt werden konnte wie heute.

Es ist eigentlich selbstverständlich, daß die Chronizität von Endometritiden entweder zur Voraussetzung hat, daß die Basalschichte chronisch entzündet ist und das zyklische Regenerat von da aus jedesmal frisch entzündlich infiltriert wird — das wurde von Hartmann gezeigt — oder daß die Functionalis persistiert. Von besonderer Bedeutung erscheinen in diesem Zusammenhang lymphatische Knötchen, die auch sonst im Rahmen chronischer Entzündung immer wieder angetroffen werden. R. Meyers Vermutung, daß sie der gestaltliche Ausdruck einer zentralisierten und vielleicht dadurch ökonomischeren Produktion der Lymphozyten im Entzündungsgebiet sind, ist sehr verlockend. Selbstverständlich bedeuten sie in der Functionalis, daß diese viele Wochen nicht abgestoßen worden ist, weil sie ja erst gestaltliche Spätlinge chronischer Entzündung darstellen. Aber auch in der Basalis gehören sie keineswegs zum normal-histologischen Bild. Wenn trotzdem ihre entzündliche Genese in der Basalis oft in Abrede gestellt wurde (Pankow, R. Schröder u. a.), so sicher deshalb, weil die Entzündung sich weder klinisch noch feingeweblich mehr manifestiert, weil sie obsolet geworden ist. Sicherlich kommt diesen lymphatischen Knötchen in der Basalis keinerlei klinische Bedeutung mehr zu; das soll aber nicht heißen, daß sie nicht doch entzündlicher Genese sind, wie überall wo sie im Musterbild nicht vorkommen.

Hinsichtlich der Aetiologie chronischer Endometritiden steht im Vordergrund die bakterielle Infektion. Freilich ist die Gonorrhoe in den letzten Jahren stark in den Hintergrund getreten. Die bakterielle Aszension bei Insuffizienzen des Zervikalkanalverschlusses, wie bei Collumkarzinom oder Cervixpolypen, führt zwar nach wie vor zu chronischen Entzündungen des Endometriums, besonders wenn sie bei noch zyklierenden Frauen oft zur Behinderung des regelmäßigen Abstoßens der Schleimhaut führen oder bei Frauen jenseits des Klimakteriums die Schleimhaut ohnedies nicht mehr abgestoßen wird. Aber diese Entzündungen der Korpusschleimhaut könnte man als konkomittierende Endometritiden bezeichnen und es kommt ihnen keine führende Krankheitsbedeutung zu. In dieser Hinsicht stellen die heute stark dominierenden Endometritiden nach Abortus insofern einen klinischen Gegensatz dar, als sie im Krankheitsgeschehen führend sind und der Histologe dem Kliniker gute Dienste leisten kann, wenn er den entzündlichen Charakter der Erkrankung erkennt und diese Fälle klinisch unklarer Blutungsgenese von den rein hormonal bedingten trennt. Gerade diese Fälle postabortaler oder postpartaler Genese, die stets mit Retention vorwiegend bloß mütterlicher, aber auch gar nicht so selten fötaler Schwangerschaftsprodukte einhergehen, wurden noch vor Dezennien, in der Zeit Hitschmann und Adlers, wie etwa von Hartmann, aus dessen Untersuchungsgut ausgeschlossen; war man doch damals bestrebt, quasi in Analogie zu den Aschoffschen

Untersuchungen über Appendicitis, die formale Genese der chronischen Endometritis zu klären; die Anwesenheit von Schwangerschaftsprodukten wurde dabei als störend empfunden. Nun wirken diese aber nur als guter Nährboden für Keime, keinesfalls, wie vielfach angenommen (R. Meyer, H. Albrecht), durch auf autolytischem Weg entstandene Stoffe. Beweis für diese Behauptung sind Fälle von missed abortion, die stets entzündliche Veränderungen der Korpus-

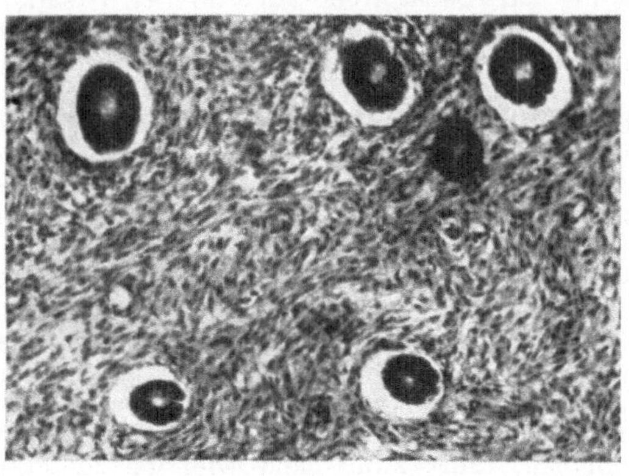

Abb. 1. 6453/53: Spindelzelliges Stroma mit diffus verteilten Rundzellen. 44 Jahre

schleimhaut vermissen lassen, weil eben hier Keimbesiedlung ausbleibt, solange nicht partielle Ablösung des toten Eies erfolgt.

Hinsichtlich des mikroskopischen Bildes der Entzündung kommt nun, wie heute allgemein trotz gegenteiliger Aeußerungen (H. Albrecht, M. Henkel) anerkannt wird, den Plasmazellen eine führende Rolle zu. Freilich fehlen, wie schon R. Meyer behauptete, Plasmazellen im Anfangs- und Spätstadium chronischer Endometritis. In unserem Material sahen wir sie erst in der 3. Woche nach Beginn des Abortus auftreten und fanden sie auch noch bis zu 3 Monaten nachher. Es wäre aber im Sinne R. Curlettos auch auf Frühformen mit zwar schon pyroninophilem, aber noch nicht sehr reichlichem Plasma ohne Radspeichenbau des Kernes und juxtanukleäre Vakuole sowie auf regressive Formen zu achten. Oft findet man, etwa von der 4. Woche nach dem Beginn des Abortus an, bereits ein deutlich spindelzelliges Stroma mit eingestreuten kleinen Rundzellen, die dem Stroma eine unruhige Note geben, die im normalen Zyklusbild nicht vorkommt (Abb. 1). Lymphozytenanhäufungen um Drüsen (Abb. 2) sind ebenfalls ein Befund, der für den Entzündungszustand kennzeichnend ist, wobei die Frage, ob diese Infiltrate von der Basalis oder von der Oberfläche stammen (H. Hartmann), ohne praktische Bedeutung ist. Wohl ist im An-

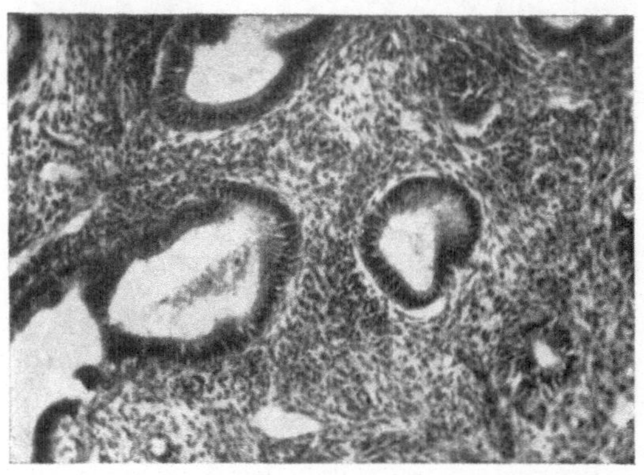

Abb. 2. 6434/53: Circumglanduläre Infiltrate bei glandulärer Hyperplasie. 31 Jahre

fangsstadium des Zyklus das Stroma rein rundzellig und wird auch am Ende der zweiwöchigen Aufbauphase eines vierwöchigen Zyklus überhaupt nie eindeutig spindelzellig. Das Bild ist hier ausgesprochen ruhig in allen Phasen, die Ansätze zu Spindelzellbildern gleichmäßig und nicht zu verwechseln mit dem krassen Nebeneinander entzündlichen Lymphozyten und ausgebildeter Spindelzellen bei chronischer Endometritis.

Polymorphkernige Leukozyten kommen in diffus schütterer Verteilung in der Schwangerschaftsdezidua immer vor; hier kommt ihnen aber kein Entzündungswert zu; hingegen gehören sie nicht zum Bild chronischer Endometritis, jedoch sind sie stets zu finden, wenn Schleimhautanteile nekrotisch werden. Am imponierendsten treten sie, wie allgemein bekannt, beim Absterben retinierter Schwangerschaftsprodukte im Rahmen des inkompletten Abortus auf. Aber auch in Abstoßung begriffene Schleimhautteile bei den verschiedensten Zuständen, wie etwa bei der mensuellen Abstoßung oder bei verzögerter Abstoßung oder auch bei Abstoßung von Teilen glandulär-hyperplastischer Schleimhaut und natürlich bei analogen Zuständen im Rahmen chronischer Endometritis, führen zu eitriger Exsudation. Ungleichmäßig verteilte polymorphkernige Leukozyten sind auch in der Korpusschleimhaut, wie überall, der Ausdruck exsudativer

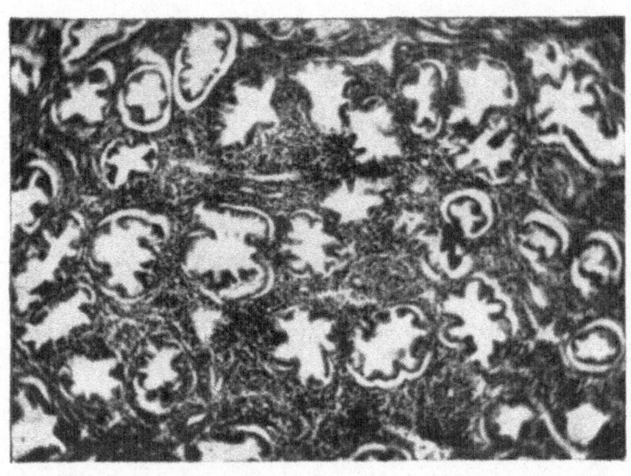

Abb. 3. 5068/54: enge gebuchtete Drüsenschläuche. 20 Jahre

Entzündung. Für die klinisch so wichtige Diagnose chronische Endometritis aber sind sie ohne Bedeutung.

Neben diesen Bildern, die die Merkmale chronischer Entzündung zum Inhalt haben, wie sie die allgemeine pathologische Anatomie lehrt und wie sie seit Hitschmann und Adler, wenn auch nicht in allen Details, so doch grundsätzlich allgemein anerkannt werden, gibt es aber auch Drüsen- und Stromabilder, die Anomalien des Zyklus entsprechen, die in den Lehrbüchern der allgemeinen pathologischen Anatomie nicht vorkommen, aber doch in einem so hohen Prozentsatz an sicher entzündliche Veränderungen gebunden sind, daß ihre Abhängigkeit von diesen nicht bezweifelt werden kann.

Es handelt sich dabei durchaus um Minusvarianten funktioneller Umwandlung bis zum völligen Fehlen solcher, dann unter dem Bilde unvollkommenen protrahierten Aufbaues oder auch glandulärer, seltener glandulär-zystischer Hyperplasie. Ein besonders häufiges einprägsames Bild solcher unvollkommener Funktion zeigt die Abbildung 3. Relativ enge, im Schnitt gebuchtete Drüsenschläuche mit deutlich eosinophilem, aber nur wenig vermehrtem Zytoplasma ihrer Epithelzellen und dementsprechend fehlender oder sehr geringer Abrückung der Kerne mit scharfer Innenkontur und fehlendem oder fast fehlendem eosinophilem Sekret in der Lichtung. Diese Schilderung zeigt schon, wie weit diese Bilder von solchen voller, auch junger funk-

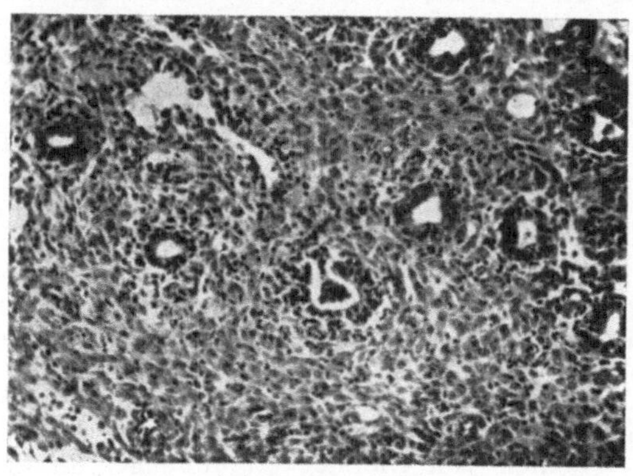

Abb. 4. 5001/53: Deciduale Reaktion. 30 Jahre

tioneller Umwandlung entfernt sind. Der Einwand, es handle sich dabei gar nicht um durch Entzündung gestörte funktionelle Umwandlung, sondern um Störung der Gelbkörperhormonproduktion durch begleitende Adnexitis bzw. Oophoritis, wird dadurch widerlegt, daß gerade bei diesen postabortalen Endometritiden Adnexerkrankungen nur in einem kleinen Teil der Fälle vorkommen. Gerade dieses Bild, das schon bei schwachen Vergrößerungen in die Augen springt, sollte stets Anlaß sein, eine Spezialfärbung mit Methylgrünpyronin zu machen und nach Plasmazellen oder deren Vorstufen bzw. Involutionsformen oder nach anderen oben angeführten Entzündungsmerkmalen zu suchen. Freilich ist für Plasmazellfärbung routinemäßige Alkoholfixierung Voraussetzung.

In gleicher Weise sollte bei jüngeren Frauen, bis zu etwa 40 Jahren, eine deziduale Reaktion der Stromazellen (Abb. 4) zu gleichem Nachforschen nach entzündlichen Veränderungen Veranlassung geben. Solche deziduale Reaktion, die sich stets hinsichtlich der Größe der Dezidualzellen weit unter den Graviditätsdezidualzellen halten und zumeist nur stellenweise, oft um Functionaliskapillaren zu finden sind, haben wir bei Frauen im 5. Dezennium auch ohne entzündliche Veränderungen gefunden; bei jüngeren aber fast ausschließlich bei chronischer Endometritis. Stets findet sich dieses Bild leichter stellenweiser dezidualer Umwandlung der Stromazellen gleichsam auf Kosten funktioneller Umwandlung der Drüsen; diese zeigen dabei stets unvollkommene sekretorische Umwandlung.

Wieder in anderen Fällen findet man das Bild des oft als atrophisch bezeichneten Endometriums. Dieser Ausdruck wäre besser durch unvollkommenen protrahierten Aufbau zu ersetzen, da ja keinesfalls ein eutrophisches Stadium der Korpusschleimhaut vorangegangen ist, wie es der pathologisch-anatomische Begriff der Atrophie postuliert. Eher ließe sich noch von Hypoplasie des Endometriums sprechen. Auch hier findet man bei Frauen bis zum 40. Lebensjahr sehr oft Zeichen der Entzündung. Fälle primärer oder sekundärer hormonaler Insuffizienz kommen weit seltener zur Beobachtung als solche entzündungsbedingten unvollkommenen Aufbaues infolge behinderter Ansprechbarkeit der Korpusschleimhaut. Auch hier gestattet diese Behauptung das Fehlen von Eierstockerkrankungen in der überwältigenden Mehrzahl der Fälle.

Ganz ähnlich liegen die Dinge bei glandulärer Hyperplasie; auch sie hat verhinderte funktionelle Umwandlung und verhinderte Abstoßung zur Voraussetzung und ist bei jüngeren Frauen zumeist entzündungsbedingt. Freilich kommt auch im 2., 3. und 4. Lebensdezennium rein hormonal bedingte glanduläre Hyperplasie vor; sie überwiegt aber erst im 5. Dezennium. Reine Fälle glandulärer Hyperplasie zeigen entsprechend dem protrahierten überschießenden Aufbau ein spindelzelliges gitterfaserreiches Stroma, im Stadium der Progression auch reichlich Mitosen; diese können bei schwacher Vergrößerung vor und nach dem Asterstadium Lymphozyten ähnlich sehen und jene Unruhe vortäuschen, die Lymphozyten in spindelzelligem Stroma bei Endometritis erzeugen. Das numerische und topische Verhältnis solcher Bilder zu Asterstadien der Mitrosen verhindert Verwechslung. Die leukozytenreichen abstoßungsbedingten Infiltrate bei glandulärer Hyperplasie können mit der präexistenten chronischen Endometritis nicht verwechselt werden.

Unser Material setzt sich aus etwa 6000 Abrasiones der Jahre 1949 bis 1954 zusammen; diese Zahl ist nicht durch Abzählen aller Kürettagefälle dieser Jahre gewonnen, sondern durch Zählen solcher im Dezember 1953 (99), im Februar 1954 (113) und im April 1954 (108) und durch Mitteln, Extrapolieren und Abrunden gewonnen. In gleicher Weise wurden die Prozentzahlen von Fällen inkompletten Abortus, chronischer Endometritis und primärer hormonaler Störung ermittelt. Von den Abrasiones wurden als chronische Endometritis, in der überwiegenden Mehrzahl histologisch durch den Nachweis hyalinisierter mütterlicher Schwangerschaftsprodukte (Beitzke) oder klinisch als postabortal gesichert, etwa 30% vermerkt, während etwa 20% als inkompletter Abortus aufscheinen; die restlichen 50% betreffen großenteils als rein hormonal bedingt aufgefaßte Zyklusstörungen; selbstverständlich dominieren unter diesen Frauen des 5. und 6. Dezenniums.

Der hohe Prozentsatz von Endometritisdiagnosen — so etwa im Gegensatz zu C. J. Ruck, der bloß 70 Fälle von Endometritis unter 2759 Abrasiones und zu Arturo Valiani, der 282 Fälle von Endometritis unter 2500 Abrasiones fand — erklärt sich ohne weiteres aus der Einbeziehung der Fälle mit Lymphknötchen in Basalis und Functionalis, der diffusen Lymphozyteninfiltrate im spindelzelligen gitterfaserreichen Stroma und der erweiterten Plasmazellendiagnostik nach R. Curletto. Die Berechtigung zu solch revolutionärem Vorgehen ergibt sich aber einerseits, wie schon erwähnt, aus dem Nachweis hyalinisierter mütterlicher Schwangerschaftsprodukte, anderseits aus der Anamnese, die auch klinisch den postabortalen Zustand als gegeben erscheinen ließ. Die große Zahl von Fällen inkompletten Abortus läßt auch eine große Zahl von Endometritiden post abortum erwarten, eine Ueberlegung, die mit der hier geschilderten erweiterten Endometritisdiagnose harmonisiert.

Zusammenfassend ergibt sich also, daß unter klinisch unklaren Blutungen bei Frauen unter 40 Jahren die Endometritis eine größere Rolle spielt als bisher angenommen worden ist und daß unter diesen Endometritiden die durch retinierte mütterliche Schwangerschaftsprodukte bedingten sehr stark überwiegen.

Die erweiterte Endometritisdiagnose stützt sich

1. außer auf reife Plasmazellen auch auf deren Vorstufen und Spätformen nach R. Curletto sowie auf die Bilder lymphozytärer Anordnung:

a) diffuse Lymphozyteninfiltrate in spindelzelligem Stroma,

b) umschriebenere Lymphozyteninfiltrate um Drüsen,

c) lymphatische Knötchen als Ausdruck besonderer Chronizität der Entzündung, oft obsoleter solcher,

2. auf Bilder durch die chronische Entzündung gehemmter Funktion bis zum völligen Ausfall solcher; besonders kennzeichnend sind:

a) enge gebuchtete Drüsen,

b) deziduale Stromareaktion.

Literatur: Beitzke, H.: Zbl. Gynäk., 1 (1932), S. 56. — Curletto, R.: Omnia Medica, Pisa, 1953. — Dumoulin, J. G. und Hughesdon, E. P.: J. Obstetr. Gynaec. Brit. Empire, 58 (1951) S. 222. — Novak, E.: Gynecologic and Obstetric Pathology, Philadelphia und London, 1953. — Ruck, C. J.: Zbl. allg. Path., 88 (1952), S. 317. — Valiani, A.: Scritti ostetrici e ginecologici, VI (1952/53), S. 104—116.

Die Therapie der hämolytischen Syndrome im Kindesalter

Von

H. G. Wolf

Wien

Die hämolytischen Syndrome umfassen alle jene Erkrankungen, die mit akutem oder chronischem Blutzerfall einhergehen und vor allem im Stadium der hämolytischen Krise ein ziemlich übereinstimmendes klinisches Bild mit Anämie, Hyperbilirubinämie, Ikterus und Milzvergrößerung aufweisen. Dabei kann die Ursache der Hämolyse in den Erythrozyten oder im Serum gelegen sein, weshalb wir korpuskuläre und extrakorpuskuläre Hämolysen unterscheiden. Auch die Einteilung in endogene (angeborene) und exogene (erworbene) hämolytische Krankheiten hat sich als brauchbar erwiesen. Da sich aus der Aetiologie und Pathogenese der einzelnen hämolytischen Syndrome die therapeutischen Indikationen ergeben, ist eine exakte Diagnostik vor Beginn der Therapie unbedingtes Erfordernis.

Von den angeborenen hämolytischen Erkrankungen spielt in unseren Breiten nur der kongenitale hämolytische Ikterus, also die konstitutionelle Kugelzellanämie, eine Rolle, während die mit anderen Formanomalien der Erythrozyten einhergehenden Hämolysen (Ovalo-, Drepanozytose, Cooley-Anämie usw.) bei uns nicht vorkommen. Beim kongenitalen hämolytischen Ikterus ist nach wie vor die Splenektomie die Therapie der Wahl, es sei denn, es finden sich zusätzlich erworbene hämolysierende Agentien (Agglutinine, Hämolysine) im Serum, die dann nach den später zu schildernden Prinzipien behandelt werden müssen. Eine hämolytische Krise wird durch einige Transfusionen von Vollblut oder Erythrozytenkonzentrat beherrscht und nach Normalisierung der klinischen Befunde die Splenektomie angeschlossen. Im Kindesalter ist dieser Eingriff schon deshalb indiziert, weil es ohne Entfernung des meist beträchtlichen Milztumors zu Entwicklungsverzögerung bzw. -stillstand kommt (hämatischer Infantilismus) und bei einer großen Anzahl von Fällen später Gallensteine mit allen ihren Folgen beobachtet werden. Außerdem ist jederzeit auch bei leichteren Fällen das Auftreten einer schweren akuten hämolytischen Krise möglich. Die Splenektomie führt meist nicht zur völligen Normalisierung der hämatologischen Befunde, aber zur wesentlichen Einschränkung des Erythrozytenabbaues. Eisenmedikation ist nur in den seltensten Fällen indiziert, da ja das Eisen nach Zerfall der Erythrozyten wieder verwertet werden kann. Wohl aber leistet eine Anregung der Erythropoese durch Leberpräparate, Folsäure oder Vitamin B_{12} Gutes. Auch Vitamin C in hohen Dosen ist angezeigt.

Unter den erworbenen Hämolysen erfordern die toxisch bedingten eine Behandlung der zugrunde liegenden Noxe, also die infektiös-toxischen die Therapie der jeweils vorliegenden Infektionen (Streptokokken, Malaria usw.), die chemisch-toxischen die Ausschaltung des schädigenden Agens (Anilin, Sulfonamide usw.). Auch hier werden die akuten hämolytischen Krisen manchmal Transfusionen erfordern.

Ebenso werden die symptomatischen hämolytischen Komponenten gewisser Systemerkrankungen (Leukämie, Periarteriitis nodosa, Lupus erythematodes usw.) durch Behandlung der Grundkrankheit gebessert. Hier kann in schwer beeinflußbaren Einzelfällen die Splenektomie notwendig werden. Schon bei dieser Gruppe, die häufig mit positiven serologischen Befunden einhergeht, kommt dem ACTH bzw. Cortison eine große Bedeutung zu, während diese Medikamente eine ausschlaggebende Rolle bei den sogenannten Loutitschen Anämien spielen.

Es handelt sich dabei um Hämolysen extrakorpuskulärer Genese, bei denen Substanzen im Serum vorkommen, deren Wirksamkeit zu Agglutination und Lyse der körpereigenen Erythrozyten führt. Erst die Forschungsergebnisse der letzten Zeit haben gezeigt, daß das klinische Bild der Lederer-Brillschen Anämie in sehr vielen Fällen auf serologisch nachweisbare autoaggressive Mechanismen zurückgeht, die auf dem Wege einer Antigen-Antikörper-Reaktion eine hochgradige Schädigung der roten Blutkörperchen hervorrufen. Diese geschädigten Erythrozyten fallen dann sehr leicht den physiologischen Eliminationsvorgängen im RES, also hauptsächlich in der Milz, zum Opfer. Dabei ist es in Laboratoriumsversuchen möglich, verschiedene Agglutinine und Hämolysine je nach der Wirksamkeit in Hinblick auf Temperatur- und p_H-Abhängigkeit zu unterscheiden. Zweifellos stellt die für die Praxis bedeutungsvollste Untersuchungsmethode der sogenannte Coombs-Test dar, der inkomplette Antikörper im Serum oder an den Erythrozyten des Patienten nachweist. Eine große Zahl von Fällen dieser Coombs-positiven Anämien gehört dem Kindesalter an, obwohl auch Erwachsene erkranken.

Eine Anzahl von Kriterien, wie BSR, Hämoglobinwert, Retikulozyten- und Erythroblastenzahl im peripheren Blut, ferner der Serumbilirubinspiegel und die hochgradige Leukozytose hat sich als brauchbar für die Diagnose der erworbenen hämolytischen Anämie erwiesen. Auch in prognostischer Hinsicht besitzen sie großen Wert, wie aus der annähernden Normalisierung nach Abschluß der Behandlung hervorgeht. Entscheidend aber sind bis zu einem gewissen Grad die serologischen Befunde, insbesondere die quantitativ ausgewertete Coombssche Reaktion. Ein hoher indirekter Wert, der das Vorliegen von frei zirkulierenden Antikörpern im Serum der Patienten, also meist einen Antikörperüberschuß nach Absättigung der Erythrozyten, anzeigt, stellt einen prognostisch ungünstigen Befund dar und wird im Rahmen einer schweren hämolytischen Krise oder auch kurz vorher erhoben. Negative Befunde im indirekten Test zeigen dagegen eine, wenn auch oft nur vorübergehende Beendigung der autogenen Antikörperproduktion an. Der direkte Coombs-Test, der die Beladung der roten Blutkörperchen selbst mit Antikörpern nachweist, bleibt sehr häufig auch außerhalb der eigentlichen Krisen, meist sogar nach völliger klinischer Heilung, positiv.

Die Therapie hat verschiedene Gesichtspunkte zu berücksichtigen. Die akute hämolytische Krise kann aus vitaler Indikation die Zufuhr von Erythrozyten als Sauerstoffträger notwendig machen. Da Plasma in sehr vielen Fällen zu einer besonderen Verstärkung der Hämolyse führt, verwenden wir neuerdings nur noch Erythrozytenkonzentrate, die am besten aus mehrmals in warmer physiologischer NaCl-Lösung gewaschenen und damit serumfreien Erythrozyten bestehen sollen. Die prätransfusionelle Kreuzprobe zeigt häufig Unverträglichkeit auch bei genauer Beachtung von Blutgruppe und Rh-Faktor, da die im Serum der Patienten vorkommenden Agglutinine und Hämolysine auch blutgruppen- und faktorengleiche Erythrozyten angreifen. Tatsächlich kommt es oftmals auch bei Verwendung von Erythrozytenkonzentraten zu einer Zunahme der Hämolyse nach der Transfusion, weshalb unter Umständen sogar eine totale Blutwechseltransfusion bei einer schweren hämolytischen Krise indizidiert erscheinen kann. Wir transfundieren nur bei vitaler Indikation nach fraktionierter Oehleckerscher Vorprobe und geben dabei bis zu 300 ccm Konzentrat 2- bis 3mal in täglichen Intervallen, dann noch 1- bis 2mal zweitätig, und müssen dabei eine allfällige Verschlechterung der Gelbsucht in Kauf nehmen. Gleichzeitige intravenöse Gaben von 30 mg ACTH, Vitamin B-Komplex und hohen Dosen Vitamin C haben sich bestens bewährt. Auch Kreislaufmittel können notwendig werden. Da für die Aetiologie der erworbenen hämolytischen Anämien häufig Virusinfekte anzuschuldigen sind, geben wir auch Antibiotika mit Virus-Spektrum, anfänglich intravenös und dann per os, kombiniert mit Depotpenicillin intramuskulär.

Obwohl die theoretischen Grundlagen der Verwendung von ACTH und Cortison bei antigen-antikörper-bedingten Erkrankungen noch keineswegs gesichert sind, stellen die Hämolysen mit positiven serologischen Befunden eine absolute Indikation für diese Therapie dar. Wir beginnen dabei mit 2mal 25 mg ACTH täglich durch etwa 10 Tage und reduzieren diese Dosis langsam, bis schließlich eine Erhaltungstherapie mit Cortison per os für einige Zeit an die Stelle von ACTH tritt. Selbstverständlich ist bei dieser Therapie mit relativ hohen Dosen der genannten Steroidhormone genauestens auf Intoxikationserscheinungen zu achten (Gewichtszunahme, Blutdrucksteigerueng, Glykosurie, Cushing-Syndrom), wobei wir bei längerer ACTH-Medikation häufig eine Thrombosebereitschaft beobachten konnten, die bei Prothrombinbestimmung mit gerinnungshemmenden Mitteln (Tromexan) beseitigt werden muß.

Zusätzlich geben wir ein Antihistaminikum (z. B. Aviletten, 4mal 1 Tablette täglich), ferner Vitamin C in hohen Dosen (2mal 500 mg per os) und B_{12} intramuskulär. Nach Besserung der hämatologischen Situation, insbesondere auch der serologischen Befunde, ist die Splenektomie indiziert, die in etwa der Hälfte der Fälle zur klinischen Heilung führt. Die Splenomegalie ist nicht nur ein wesentlicher markhemmender Faktor, wie aus den hypersplenischen hämolytischen Anämien ohne serologische Befunde hervorgeht, sondern auch die Hauptstätte der Antikörperbildung und des Erythrozytenzerfalls.

Da der Verlauf der erworbenen hämolytischen Anämien von Fall zu Fall ein wechselnder ist, kann das angeführte Behandlungsschema nur richtungweisend sein und muß jeweils nach den gegebenen klinischen und serologischen Befunden entsprechend modifiziert werden. Auch sind Rezidive jederzeit möglich, die jedoch im allgemeinen wieder auf die beschriebene Therapie ansprechen. Allerdings ist die Prognose der erworbenen hämolytischen Anämie eher eine schlechte, wenn auch lang dauernde Remissionen und echte Heilungen, besonders nach Kombination von ACTH-Kur und Splenektomie, vorkommen.

Ein weiteres wichtiges hämolytisches Syndrom des Kindesalters stellt der Morbus haemolyticus neonatorum dar, eine ebenfalls antigen-antikörper-bedingte Erkrankung, bei der bereits in utero die Schädigung der klinischen Erythrozyten durch spezifische Antikörper des mütterlichen Serums stattfindet. Ueber die Therapie dieser Fötose und die dabei erzielten Früh- und Spätergebnisse hat Kölbl aus unserer Klinik auf diesem Kongreß berichtet. Hier ist die Blutwechseltransfusion mit Austausch des gesamten kindlichen Blutes durch entsprechendes Vollblut die Therapie der Wahl. Die Verhinderung des Kernikterus ist das Hauptziel der Behandlung, die im übrigen durch kleinste Dosen von ACTH und durch Stimulierung der Erythropoese unterstützt werden kann.

Schließlich sind noch die akuten Hämolysen nach Transfusionszwischenfällen zu erwähnen, die jedoch im Kindesalter selten sind. Hier spielt die Vermeidung inkompatibler Transfusionen durch sorgfältige Austestung der klassischen Blutgruppen und des Rh-Faktors sowie durch genaue Ausführung sicherer prätransfusioneller Verträglichkeitsproben die wichtigste Rolle. Wir haben seit der Durchführung dieser Maßnahmen keinen einzigen ernsteren Transfusionszwischenfall erlebt. Sicher ist auch die geringere Avidität der Isoagglutinine im frühen Kindesalter ein Grund für die Seltenheit von Transfusionsstörungen; die prätransfusionelle Kreuzprobe im NaCl- und Eiweißmilieu muß jedoch auch in der Kinderheilkunde unbedingt gefordert werden. Bei Auftreten von verdächtigen Symptomen während der Transfusion, wie Schüttelfrost oder Rückenschmerzen, ist die Zufuhr des Frisch- oder Konservenblutes sofort abzubrechen und ein Antihistaminikum sowie Kalzium intravenös zu injizieren.

Die neuzeitliche Therapie der eitrigen Meningitiden im Kindesalter und ihre Erfolge

Von

A. Rosenkranz

Wien

Es soll im folgenden über die Erfahrungen mit der modernen Therapie eitriger Gehirnhautentzündungen berichtet werden, wie sie an der Wiener Universitäts-Kinderklinik (Vorstand: Prof. Dr. K. Kundratitz) seit dem Jahre 1946 (Erhalt des Penicillins in Wien) an insgesamt 36 Kindern gewonnen werden konnten. In diese Untersuchungsreihe wurden nur zweifelsfreie, typische Fälle dieser Erkrankung einbezogen.

Das Erkrankungsalter zeigte eine deutliche Prävalenz der Säuglinge, worauf auch in der Literatur immer wieder hingewiesen wird. 21 Säuglingen standen 15 Kinder gegenüber, die älter als ein Jahr waren.

Der bakteriologische Befund ergab 13mal Neisseria meningitidis, 12mal Diplococcus lanceolatus, 2 mal Haemophilus influenzae, 2mal Streptococcus pyogenes haemolyticus und 1mal Staphylococcus pyogenes aureus. In 6 Fällen war der Keimnachweis nicht gelungen. Nur in der kleineren Anzahl der Fälle konnte ein vermutlicher Ausgangspunkt gefunden werden (Otitis media, Sinusitis, Pneumonie, unspezifische Spondylitis).

Die Therapie wurde möglichst ätiotrop durchgeführt und dementsprechend nach dem bakteriologischen Ergebnis (Art, Empfindlichkeit, Resistenz des aus dem Liquor gezüchteten Keimes) vorgegangen. Selbstverständlich wurde sofort mit einer energischen Behandlung begonnen, ohne dieses Ergebnis erst abzuwarten. Es soll zuerst auf die angewandten Chemotherapeutika und Antibiotika kurz eingegangen werden.

Sulfonamide wurden in einer durchschnittlichen Tagesdosis von 0·25 g/kg verabreicht, bei Pneumokokken- und Influenzameningitiden bis zu 0·6 g/kg. Die Behandlungsdauer erstreckte sich, je nach Schwere der Erkrankung, auf mehrere Wochen. Bei Behandlungsbeginn wurden diese meist parenteral verabreicht, doch kann es manchmal nach intramuskulärer Injektion zu mehr weniger schweren Muskelblutungen kommen, die meist auch sehr langsame Resorption zeigen. Beschrieben sind sogar aseptische Nekrosen und Exulzerationen (Gasser). Andere der bekannten Nebenwirkungen der Sulfonamide haben wir bei diesen Fällen nicht beobachten können. Daß diese nicht intrathekal appliziert werden dürfen, braucht nicht eigens betont werden. In Unkenntnis dieser Tatsache kam es seinerzeit zu einer sehr hohen Sterblichkeit, besonders der Säuglinge, und auch zu einer hohen Anzahl von Defektheilungen (67% bei Janicek und Martischnig).

Penicillin wurde in üblicher Weise intramuskulär ebenfalls nach Schwere und Art der Erkrankung mehrere Wochen hindurch verwendet. Gleichzeitig damit wurde die intrathekale Applikation kombiniert, doch diese von der intramuskulären Verabreichung überdauert. Es ist bekannt, daß die intrathekale Injektion eine Dosierung von 1000 O. E. im Kubikzentimeter nicht überschreiten darf und als maximale Einzeldose 10.000 O. E. gelten, da es bei höherer Dosierung zu schweren zerebralen Schädigungen kommen kann und auch Todesfälle beschrieben sind (z. B. Zellweger). Bei dieser vorsichtigen Dosierung haben wir durch die intrathekale Verabreichung nie irgend welche Schäden gesehen und stimmen in der Empfehlung dieser mit Bossert, Rossi, Gasser u. a. überein, wenngleich auch von manchen Autoren diese Applikationsweise als überflüssig bzw. sogar als schädlich bezeichnet wird (Bunn, Goldstein, De Lange). Diese Empfehlung erscheint um so mehr begründet, da parenteral zugeführtes Penicillin nur ungenügend die Liquorschranke passiert. Es wird sogar notwendig sein, in manchen Fällen Penicillin auch subokzipital und subdural zu verabreichen, da gewisse Hirnpartien (vor allem die Stirnregion) sonst nur ungenügend vom Penicillinstrom erreicht werden. Es ist bekannt, daß normale Zellzahl und Keimfreiheit des Liquors nicht immer mit vollständiger Heilung identisch ist und daher noch andere Kriterien zu beachten sein werden (Temperatur, klinisches Bild, Senkungsreaktion, Körpergewicht, Allgemeinzustand). Vor Normalisierung des Liquors dürfen Sulfonamide und Penicillin niemals abgesetzt werden, da sonst eine Rezidivgefahr besteht.

Streptomycin wird seit Einführung anderer Antibiotika in der Regel nur sehr wenig angewandt (Dosierung und Verabreichung wie bei Meningitis tbc.).

Chloromycetin, Terramycin und Aureomycin werden in einer Tagesdosis von 20 bis 40 mg/kg angewandt, wobei die Dauer ebenfalls weitgehend von der Erkrankung und ihrem Verlauf abhängig sein wird (Tage bis Wochen). Speziell dem Chloromycetin wird eine besondere Diffusionsfähigkeit durch die Blut-Liquorschranke zugeschrieben. Nach Deane ist es bei jedem Erreger angezeigt und soll daher gleich für die Sofortbehandlung herangezogen werden. Außer leichten Darmstörungen haben wir bei dieser Antibiotikagruppe keinerlei Nebenwirkungen feststellen können. Von Bedeutung erscheint uns die Mitteilung von Walter, daß Gram-positive Keime, die sich gegenüber Aureomycin resistent erwiesen, meist auch gegen Terramycin unempfindlich blieben, während bei den Gram-negativen Erregern meist eine gekreuzte Resistenz diesen beiden Antibiotika gegenüber beobachtet werden konnte.

Weitere therapeutische Maßnahmen sind die Verabreichung von Seren (besonders bei Meningokokken), Blut- und Plasmatransfusionen, γ-Globulin, Retroplasmin, Vitaminzufuhr, Kreislaufmittel, Nebennierenpräparate, allenfalls auch Reizkörper und eine primäre Flüssigkeitszufuhr bei einer allfälligen Dehydratation. Wichtig erscheint auch eine entsprechende Fokalsanierung.

Von den angeführten Pharmaka haben sich erfahrungsgemäß bei bestimmten Formen der eitrigen Meningitis bestimmte am besten bewährt. Bei der Pneumokokkenmeningitis sind die besten Resultate mit kombinierter, hochdosierter Sulfonamid-Penicillin-Therapie (intramuskulär und intrathekal) und Aureomycin zu erzielen. Meningokokkenmeningitiden werden neben der Serumtherapie einer intensiven Sulfonamid-Penicillin-Behandlung unterzogen. Bei der Influenzameningitis ist das Chloromycetin das Mittel der Wahl. Daneben werden Sulfonamide in hoher Dosis verabreicht. Wirksam sind auch Aureomycin und Streptomycin. Staphylo- und Streptokokkenmeningitiden werden ebenso wie die durch Pneumokokken verursachten zu behandeln sein, wenngleich auch in letzter Zeit eine besondere Zunahme penicillinresistenter Stämme bei Staphylokokken gemeldet wird.

Nach Literaturangaben werden bei Friedländer- und Colimeningitiden Chloromycetin, Aureomycin, Streptomycin und Sulfonamide, bei der prognostisch bisher recht ungünstigen Pyocyaneusmeningitis Polymyxin angewendet.

Derzeit werden unsere Patienten sofort nach Einlieferung in die Klinik einer kombinierten Sulfonamid-Penicillin-Aureomycin- (Terramycin- oder Chloromycetin-) Behandlung unterzogen und dann der weitere Behandlungsplan vom bakteriologischen Ergebnis abhängig gemacht.

Behandlungsergebnisse. Insgesamt konnten wir bei 25 Kindern eine komplette Heilung erzielen. Defektheilungen waren 5 zu verzeichnen, davon entfielen 4 auf die Alterskategorie unter einem Jahr. Unter diesen Defektheilungen fanden sich Hör- und Sehstörungen, ganglionäre Symptome und verschiedene Grade von Hydrocephalus. Bakteriologisch waren unter diesen dreimal Meningokokken und einmal Pneumokokken zu verzeichnen. Die Gesamtmortalität betrug 6 Kinder, doch wurden 2 davon bereits moribund und ein weiteres Kind erst nach längerer Krankheitsdauer eingewiesen. Unter diesen 6 Verstorbenen waren 4 Säuglinge. Bakteriologisch waren von diesen 6 Kindern bei 4 Pneumokokken nachgewiesen worden. Hingewiesen sei darauf, daß wir die Ueberlegenheit der kombinierten, antibiotischen Behandlung gegenüber einer alleinigen Sulfonamid-Penicillin-Therapie nicht nur im Sinne einer größeren Anzahl von kompletten Heilungen und geringerer Mortalität, sondern auch durch weniger Defektheilungen beobachten konnten. Bei alleiniger Sulfonamid-Penicillintherapie von Pneumokokkenmeningitiden weist Scholz unter 73 Kindern 40 Todesfälle aus und Urban hat bei gleicher Therapie noch eine Mortalität von 37%. Petersen beschreibt bei der gleichen Erkrankung 8 Todesfälle von 16 Patienten mit dieser Therapie, dagegen nur einen einzigen (wieder von 16) bei kombinierter Behandlung mit Aureomycin. Bei Influenzameningitis konnte Ross durch Chloromycetin-Sulfonamid-Therapie unter 15 Fällen 13 Heilungen ohne Restzustände erzielen. Demgegenüber stehen nur 73% Heilungen bei Gasser mit Sulfonamiden und den „älteren" Antibiotika. Auch die Gefahr der Defektheilungen und der Rezidive wird allgemein bei der modernen, kombinierten Therapie wesentlich geringer angesehen. So beschreibt z. B. Gross einen Fall von Pneumokokkenmeningitis, der bei Sulfonamid-Penicillin-Therapie zweimal rezidivierte und wo erst durch Aureomycin endgültige Heilung erzielt werden konnte. Auch bei Unterdosierung oder ungenügend langer

Dosierung ist die Rezidivgefährdung eine ungleich größere. Auftretende Rezidive sind wie die primäre Erkrankung zu behandeln.

Aus unserem Material ergeben sich auch die höhere Morbidität und Mortalität sowie die höhere Anzahl von Defektheilungen bei den Säuglingen. Gerade aber bei diesen ist die Diagnose manchmal besonders schwierig. Typische, meningeale Symptome können vollkommen fehlen, auch das Zeichen der vorgewölbten Fontanelle muß nicht ausgeprägt sein. Nach Kleinschmidt ist des öfteren „Lebensschwäche" die Einweisungsdiagnose. In Parenthese sei darauf hingewiesen, daß ein einmaliges, negatives Ergebnis einer Lumbalpunktion nicht mit absoluter Sicherheit eine Meningitis ausschließt (Autopsiebeobachtung von Zischinsky).

Die Frühdiagnose und demgemäß früheste, antibiotische Behandlung ist für das Schicksal der Kinder mit eitriger Meningitis von entscheidender Bedeutung. Defektheilungen und Todesfälle sind unter den spät behandelten Kindern viel häufiger. Bei den erwähnten Defektheilungen soll es sich nach neueren Ansichten um subdurale Ergüsse handeln, deren Frequenz mit 20 bis 40% angegeben wird. Die Ursache soll in einer erhöhten Durchlässigkeit der Kapillarwand bestehen, die zu einem Flüssigkeitsaustritt mit konsekutiver, membranöser Kapselbildung führt. Hinweissymptome für diese Ergüsse wären Anhalten des Fiebers und der meningealen Erscheinungen, Vergrößerung des Kopfumfanges und Auftreten von Herdsymptomen. Nachzuweisen sind diese Ergüsse durch Fontanellenpunktion. Um zerebrale Schäden zu vermeiden, wird empfohlen, diese frühzeitig abzupunktieren oder durch operative Maßnahmen die gebildeten Membranen zu entfernen.

Von den als geheilt entlassenen Kindern konnten 12 einer Nachuntersuchung unterzogen werden. 10 von diesen blieben neurologisch vollkommen erscheinungsfrei, nur wiesen 3 geringe, psychische Veränderungen auf (Zornigkeit, Stimmungslabilität, geringe, psychische Retardation). 2 Kinder, die ebenfalls als geheilt entlassen wurden, wiesen ataktische Gangstörungen und Zeichen von Vestibularisuntererregbarkeit auf. Von Scholz wird nicht nur auf Gangstörungen aufmerksam gemacht, sondern auch erwähnt, daß Defektgeheilte zu einem späteren Zeitpunkt schwerere oder ganz andere Schäden aufweisen können.

Immer wieder wird auf einen ausgesprochenen Dispositionsfaktor der Meningitis hingewiesen (z. B. Ries). Oft ist in der Familie eines solchen Patienten eine neurologische Belastung nachzuweisen (gehäuftes Auftreten von Krämpfen, Poliomyelitis, Lähmungen, Psychosen in solchen Familien). Aber auch leichtere Erkrankungen scheinen in einem solchen, neurologisch belasteten Milieu gehäuft aufzutreten (Migräne, Kopfschmerzen, Kurzsichtigkeit usw.). Es ist bekannt, daß es meist besonders „fragile“ Gehirne sind, die an entzündlichen Prozessen erkranken (Organanfälligkeit und Neurodisposition).

Zusammenfassend möchten wir die Notwendigkeit der frühesten Diagnose und der sofort einzuleitenden-den Therapie noch einmal hervorheben. Die Behandlung soll mit Sulfonamiden, Penicillin und Aureomycin (bzw. Terramycin oder Chloromycetin) begonnen und dann nach dem bakteriologischen Resultat weitergeführt werden. Um Rezidive und Defektheilungen zu vermeiden, ist zu fordern, daß diese Behandlung genügend intensiv und genügend lange durchgeführt wird. Rezidive sind wie die primäre Erkrankung zu behandeln. Eine entsprechende Fokalsanierung darf nicht außer acht gelassen werden.

Hr. Prof. Dr. F. Scheminzky (Innsbruck):

Am Ende unserer Tagung habe ich allen Vortragenden, Diskussionsrednern und Zuhörern für ihre Mühe und Geduld herzlich zu danken. Mit den Worten: „Auf Wiedersehen beim Oesterreichischen Aerztekongreß 1955“, möchte ich unsere Tagung schließen.

Generalversammlung

Prof. Dr. F. Scheminzky eröffnet die Generalversammlung.

1. Bericht des Sekretariates Prof. Dr. E. Domanig: Der Kongreß 1953 war von 550 Teilnehmern besucht. Die Zahl der Mitglieder beträgt 1954: 414 (4 Zugänge, 3 Austritte, 4 Verstorbene: Prof. V. Orator, Prim. E. Krösbacher, Prim. W. Stöhr, Prof. F. Hamburger).

2. Bericht des Kassiers Prof. Dr. H. Schnetz: Einnahmen: S 75.315·73, Ausgaben: S 48.686·09 somit ein Reinertrag von S 26.629·64. Die Kassengebarung wurde von den Herren Kassenrevisoren überprüft und in Ordnung befunden.

3. Bericht der Kassenrevisoren Prim. Dr. F. Lasch und Prof. Dr. A. Hittmair (Vertreter Prof. Dr. S. Tapfer) stellen den Antrag auf Entlastung. Einstimmig angenommen.

Prof. Dr. F. Scheminzky dankt dem Sekretär und dem Kassier für die sehr mühevolle Arbeit.

4. Neuwahl des Vorstandes:

a) Wahl des Präsidenten für 1955: Prof. Dr. F. Brücke (einstimmig).

b) Wahl des Vizepräsidenten für 1955: Prof. Dr. E. Lauda (einstimmig).

c) Wahl der Schriftführer: Prof. Dr. A. Frisch, Prim. Dr. H. Rotter; Kassier: Prof. Dr. H. Schnetz; 2 Kassenrevisoren: Prof. Dr. A. Hittmair, Prim. Dr. F. Lasch; Sekretär: Prof. Dr. E. Domanig. Ausschußmitglieder: Vorschläge: L. Arzt, F. Puntigam, H. Kunz, A. Winkelbauer, F. Uher, P. Eiselsberg, K. Fellinger, A. Plenk, A. Leb, J. Grass, F. Scheminzky, F. Mandl. (Einstimmig angenommen.)

5. Wahl des nächstjährigen Tagungsortes: Salzburg (einstimmig).

6. Allfälliges: Herr L. Arzt bittet 1. um rechtzeitige Einsendung der Manuskripte, 2. von Abbildungen, Kurven und Tabellen wegen der hohen Herstellungskosten Abstand zu nehmen. Herr E. Lauda verlangt, daß Vorträge, die Propaganda für Medikamente enthalten, nicht zugelassen werden sollen.

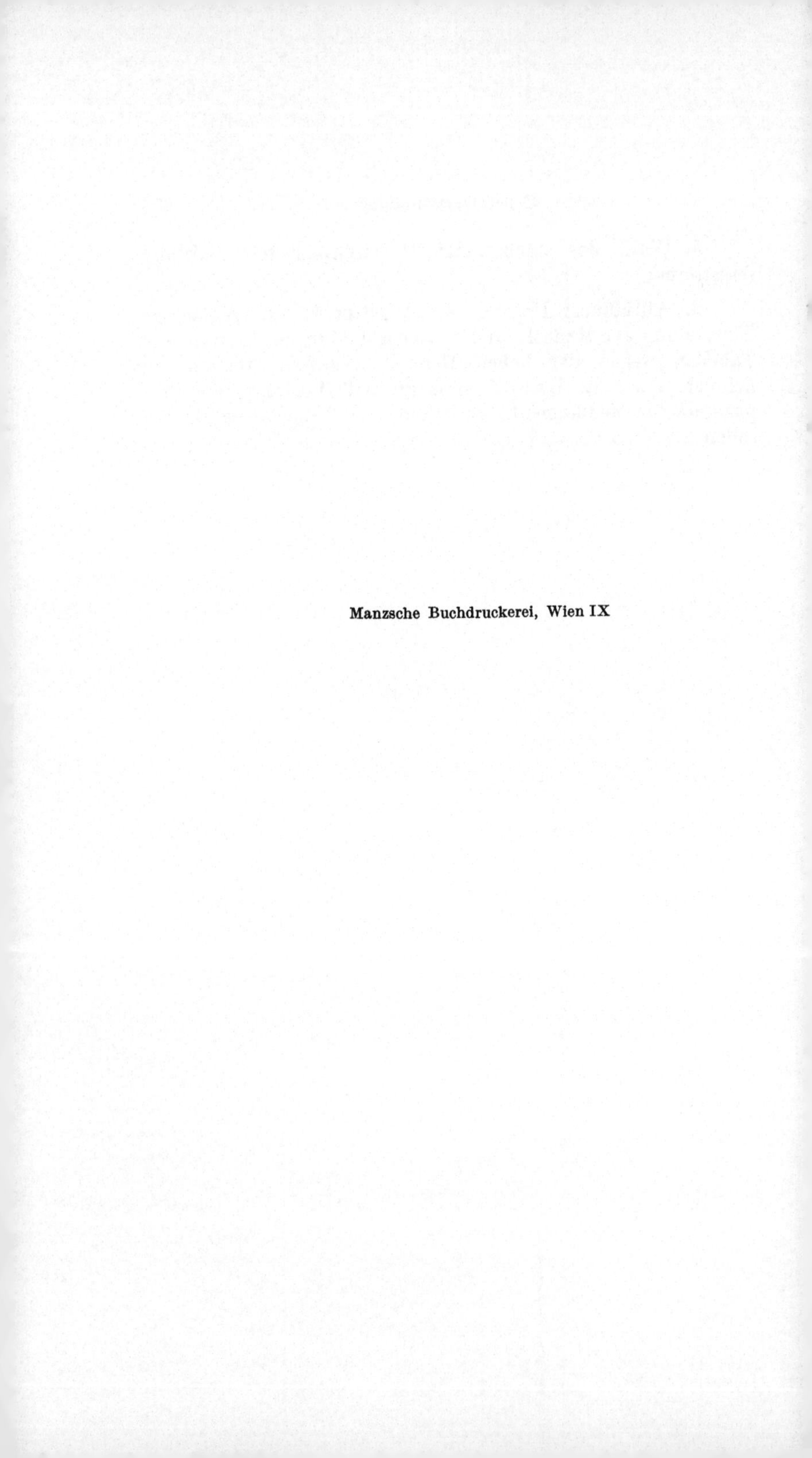

Manzsche Buchdruckerei, Wien IX